Internist Dr. med. Karl F. Maier

Kursbuch Verdauung

Internist Dr. med. Karl F. Maier

Kursbuch Verdauung

Kneipp-Verlag Leoben · Wien · Bad Wörishofen · Stuttgart

ISBN 3-901794-18-2

Autor: Internist Dr. Karl F. Maier, A-8344 Bad Gleichenberg 32. — Layout, Fotosatz, technische Bearbeitung: Verlag des Österreichischen Kneippbundes GmbH., 8700 Leoben.
Titelbild: PiX. — Druck: Carinthia, Klagenfurt.

1. Auflage. Leoben, März 1997

Inhaltsverzeichnis

VORWORT

Dieses Buch entstand auf Anregung meines langjährigen Freundes Dr. med. Wolfgang Exel, des bekannten Journalisten und Vorsorgemediziners.

Wir glauben, dass im deutschsprachigen Raum ein praktisches Nachschlagewerk für »Bauchangelegenheiten« bisher gefehlt hat. Diese Lücke soll die vorliegende Neuauflage schließen.

Gleichgeblieben ist das Bemühen des Autors, mit dem Leser den kürzesten Weg zu einer praktisch anwendbaren Medizin mit menschlichem Antlitz zu gehen.

Darüber hinaus soll das Kursbuch Verdauung dem Interessierten in allen Bauchfragen weiterhin die Richtung vorgeben.

Mein besonderer Dank für laufende Korrekturen gilt meiner Frau Reinhild sowie den kritischen Geistern Lisa, Philipp und Richard.

Sehr geschätzt habe ich die sorgfältige Durchsicht der neuen Auflage durch meine Mitarbeiterin MTA Maria Fabian. Für viele Lesezeichen dankbar bin ich den Damen Dr. Ursula Schmidt und Mag. Ulrike Wiedner.

Dem Kneipp-Verlag danke ich für die unverändert patienten- und lesertaugliche Gestaltung.

Dr. med. Karl F. Maier

Bad Gleichenberg, im März 1997

Anmerkung für den Leser:

In allen Abschnitten — die Behandlung betreffend — werden die meisten Medikamente unter ihrem »richtigen« Namen genannt. So also, wie sie der Patient in der Apotheke bekommt. Dies entspricht meiner Absicht, dass der Medikamentenkonsument »sein« Mittel wieder erkennen soll. Eine Werbeabsicht liegt dem Autor fern, aus dem fortlaufenden Text und besonders im Anhang (Medikamenten-Spezial) ist meine kritische Einstellung leicht nachvollziehbar.

Die Beurteilung der Mittel fußt auf zwei Säulen: eine ist die internationale Literatur, die andere ist die persönliche 25-jährige Erfahrung mit Medikamenten in Klinik und Praxis.

Aus der Nennung der Mittel ist nicht zu schließen, dass diese für den Patienten frei erhältlich sind. Vielmehr dürfen praktisch alle nur nach ärztlicher Untersuchung verschrieben werden. In dieser Hinsicht sind alle genannten Medikamente teilweise auch als Beispiele für empfehlenswerte Mittel aufzufassen.

EINLEITUNG

Andrea Hagen wird heute die Gallenblase entfernt. Vier schwere Koliken in drei Wochen haben die Operation bei der 37-jährigen Bankangestellten und Mutter zweier Kinder unabwendbar gemacht. Ihr 40-jähriger Ehemann Manfred (Filialleiter) war wegen Magenbeschwerden vor einem Monat bei der Magenspiegelung — seither hält er Diät und nimmt abends eine Tablette ein.

Die 13-jährige Tochter Petra ist untergewichtig, beim letzten Arztbesuch wurde der Verdacht auf eine beginnende Magersucht geäußert. Florian, dem achtjährigen Sohn, wurde letzte Weihnachten der Blinddarm entfernt.

Die Mutter von Andrea leidet seit 35 Jahren an hartnäckiger Verstopfung, der Vater von Manfred besitzt seit der Darmkrebsoperation vor fünf Jahren einen künstlichen Ausgang.

In der Schulklasse von Petra hat ein Kind Zöliakie, ein Klassenkamerad von Florian hat während des letzten Ferienlagers einen Darmverschluss mitgemacht.

Die Bankkollegin von Andrea ist wegen einer geschwürigen Darmerkrankung sehr häufig im Krankenstand, ein Mitarbeiter von Manfred hat eine chronische Gelbsucht und wird vorzeitig in die Frühpension geschickt.

Dies ist kein »Lazarettbericht«, sondern eine aus dem täglichen Leben gegriffene Schilderung einer normalen Alltagsfamilie, wie sie in Mitteleuropa hunderttausendfach vorkommt. Jeder Mensch entwickelt im Laufe seines Lebens eine eigene »Bauchkarriere«. Zur Veranschaulichung sei die »Bauch«-Lebensgeschichte des heute 77-jährigen Franz G., Amtsrat in Ruhe, erzählt:

1920 als Säugling 4 infektiöse Durchfallerkrankungen
1927 als Volksschüler blinddarmoperiert
1932 und 1934 Wurminfektionen
1940 als Frontsoldat Ruhrinfektion und infektiöse Gelbsucht
1944 als Kriegsgefangener Unterernährung und blutende Magengeschwüre
1946 in den USA magenoperiert
1954 Gallenkoliken
1959 Bauchspeicheldrüsenentzündung bei Gallensteinen
1964 Gallenblasenoperation
1971 wiederum Gelbsucht durch Gallengangsteine
1976 Verstopfungsprobleme — bis heute
1982 Entfernung eines gutartigen Darmpolyps
1985 Leberentzündung nach Afrikaurlaub
1987 Hämorrhoidenblutung
1989 Salmonelleninfektion in der Türkei
1991 erneut Darmpolypoperation, Gastritis
1992 Darmblutung nach Penizillinbehandlung
1993 Speiseröhrenentzündung
1995 3. Operation wegen Darmpolyps
1997 Hämorrhoidenoperation

Der 77-jährige Amtsrat Franz G. ist seit 12 Jahren in Pension, fühlt sich eigentlich gesund, hält keine Diät und spielt dreimal in der Woche Tennis, er ist ein ganz normaler »Mann von der Straße« . . .

Das Beispiel dieses Durchschnittsbürgers soll uns daran erinnern, dass Krankheiten von Magen und Darm alltäglich sind.

Alle möglichen Störungen und Leiden im »Bauch« zu kennen, ist nicht notwendig. Über das Wichtigste und Häufigste aber Bescheid zu wissen, kann im Ernstfall sehr nützlich sein . . .

Das Motto zu diesem Buch soll daher sein: Niemand kann alles über alles wissen; deshalb muss man von allem wenigstens etwas wissen. Für die meisten Menschen ist es besser, etwas von allem als alles nur über eine einzige Sache zu wissen.

Das Buch wendet sich daher an alle Interessierten.

Jeder Mensch leidet mindestens einmal — die meisten Menschen oft — im Leben an einer Störung im Verdauungsbereich.

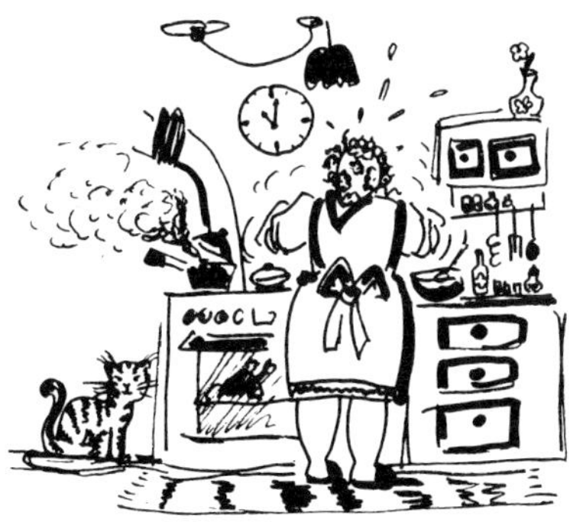

Der Verdauungstrakt ist die »Küche« unseres Körpers.

Der Verdauungstrakt ist die »Küche«, der Wirtschaftsraum, unseres Körpers. In diesem riesigen Laboratorium müssen alle Energiestoffe — beginnend mit der Muttermilch — mit dem Mund aufgenommen und über den Darmausgang ausgeschieden werden.

Unser »tägliches Brot« durchläuft auf dem langen Weg bis zur Ausscheidung eine Vielzahl von Stationen. Dabei wird die Nahrung von den Zähnen zerkleinert, im Mund eingespeichelt und über die Speiseröhre in den Magen transportiert. Salzsäure und Verdauungssäfte machen aus allen Speisen einen Brei, der im Dünndarm chemisch aufbereitet wird. Leber, Galle und Bauchspeicheldrüse sind auf dieser Station die wichtigsten Helfer.
Im Dickdarm kommt es zu einer weiteren Eindickung, damit das ermöglicht wird, was wir normalen Stuhlgang nennen.

Eine regelrechte Verdauung ist für unser Wohlbefinden und unsere Leistungsfähigkeit enorm wichtig. Der Säugling und das heranwachsende Kind gedeihen nur bei gesunder Verdauung erwartungsgemäß.

Bei der Mukoviszidose, einer Erkrankung der Schleimdrüsen, oder bei der Zöliakie — dabei können gewisse Eiweißstoffe nicht aufgenommen werden — gibt es erhebliche Verzögerungen der Entwicklungsreife.

Jugendliche erleiden durch Magersucht verletzende Einschnitte in die Lebenskurve, bösartige Erkrankungen beim Erwachsenen bringen eine krisenhafte Gefährdung der Existenz mit sich.

Der Verdauungstrakt hat beträchtliche Auswirkungen auf die persönliche Lebensgeschichte, auf gesellschaftliche Beziehungen — man denke nur an die Probleme bei künstlichem Ausgang! — und großen Einfluss auf das Gesundheitssystem des ganzen Staates.

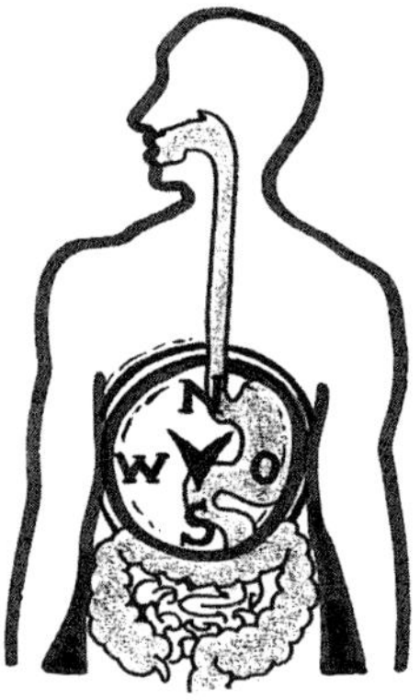

Ein Verdauungskompass zum Lesen.

Wenn wir unser Verdauungssystem mit einer Landkarte vergleichen, soll uns das Buch ein Kompass vom Mund bis zum Darmausgang (Anus = After) sein.

Es ist ein Ratgeber für alle Tage, ein Nachschlagewerk für die ganze Familie.

Neben der normalen Anatomie werden alle wichtigen Störungen, Krankheiten und Leiden von »oben bis unten« besprochen. Die ausführliche Darstellung von Leitsymptomen wie Schluckstörungen, »Bauchweh«, Durchfall, Verstopfung, Blutstuhl oder Abmagerung erleichtern dem Leser das Finden des für ihn wichtigen Kapitels. Nachdem der »Bauch« unter verschiedenen Gesichtspunkten erklärt wird, sind teilweise Wiederholungen notwendig — sie dienen dem besseren Verständnis.

Die Möglichkeiten der Alternativmedizin werden überall dort aufgezeigt, wo ihr ein sinnvoller, helfender Stellenwert zukommt. Bei vielen Überlegungen kommt zum Ausdruck, dass Schul-, Haus- und Alternativmedizin kein Konkurrenzverhältnis haben, sondern nebeneinander bestehen sollten.

Übersichtliche Tabellen und Spezialkapitel wie z. B. über Diäten, Krebs, Vorsorge und Notfallsituationen erleichtern dem Leser die rasche Orientierung beim gewünschten Thema.

ZEICHENERKLÄRUNG:

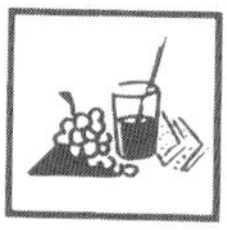 = DIÄT

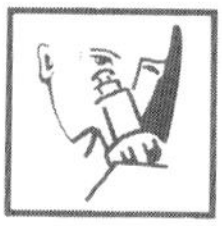 = DIAGNOSE

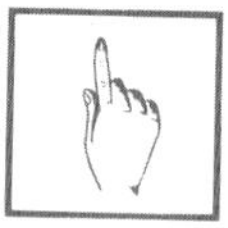 = VORSORGE

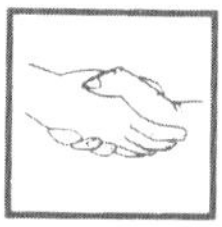 = BEHANDLUNG

 = GESUNDHEIT

DIE ANATOMIE

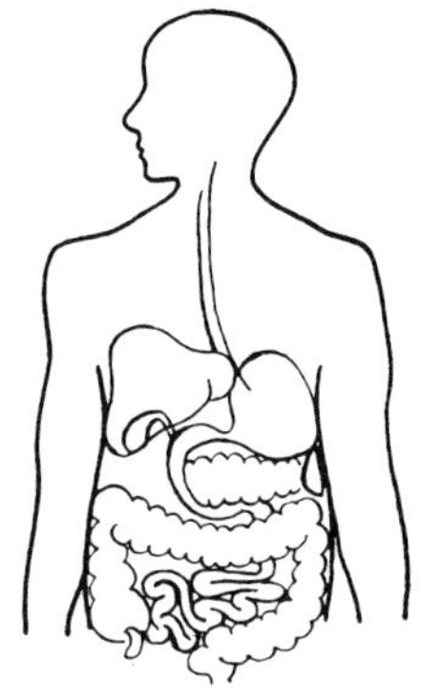

Wo liegen unsere Verdauungsorgane?

Anatomie bedeutet: Aufbau der gesunden Organe.

Die Nahrungsaufnahme dient dem Wachstum und der Erhaltung des Körpers.

Sie ermöglicht ihm, Energie und Wärme, also Leistung, zu erzeugen.

Der Abbau von Nahrungsstoffen erfolgt im Verdauungskanal, in einem Schlauch, der mit Schleimhaut und Drüsen ausgekleidet ist.

Verdauung heißt Zerkleinerung der Nahrung, die in Flüssigkeiten gelöst, der chemischen Verwertung durch Enzyme zugeführt wird.

Enzyme beschleunigen oder verzögern die chemischen Reaktionen.

Die Mundhöhle

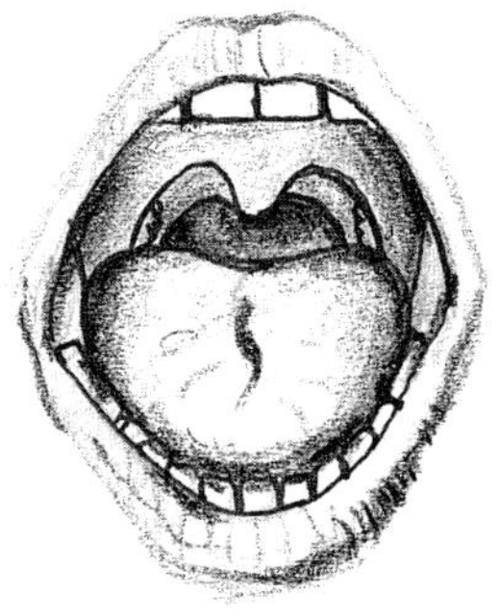

Die Mundhöhle ist die Eintrittspforte für die Verdauung.

Die wichtigsten Organe sind Zunge, Zähne und Speicheldrüsen. Die Speichelstoffe oder Enzyme bringen die Verdauung der Stärke in Gang. Die Zunge führt den eingespeichelten Brei nach hinten.

Wenn die Rachenwand berührt wird, kommt es zur Auslösung des Schluckreflexes.

Die Zunge

Die Zunge ist ein starker Muskel, der mit Schleimhaut überzogen ist. Die Muskeln ermöglichen Bewegungen in alle Richtungen und machen die Zunge zum wichtigen Transportorgan. Die Geschmacksknospen an der Schleimhautoberfläche sind dafür verantwortlich, dass wir süß, sauer, salzig und bitter schmecken. Daneben gibt es für das Tastempfinden — wichtig für das Saugen an der Mutterbrust! — noch die Fadenpapillen.
Die Zunge wird vom 12. und 5. Hirnnerv versorgt.

Die Zähne

Die Zähne sind in den Alveolen, den Wurzelfächern des Ober- und Unterkiefers, mit dem Periodontium, der Wurzelhaut, verbunden. Die Wurzelhaut übernimmt den Kaudruck der Zähne als Zug und überträgt ihn auf den Kiefer.

Aufbau der Zähne

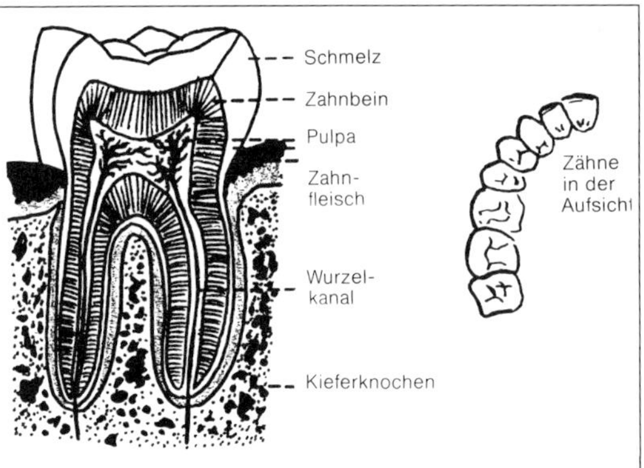

Aufbau des Zahnes.

Jeder Zahn besteht aus Krone, Hals und Wurzel. Der häufig gefährdete Zahnhals liegt zwischen dem Rand des Wurzelfaches und dem Oberrand des Zahnfleisches. Im Zahninneren liegt die Pulpa (Zahnmark), die sich in die Wurzelkanäle fortsetzt. Durch das Wurzelloch gelangen Gefäße und Nerven in den Zahn. Das schmerzempfindliche Zahnbein, Dentin, wird im Bereich der Krone von Schmelz, im Wurzelbereich nur von Zement bedeckt.

Der Schmelz hat mit 97 Prozent den höchsten Mineralsalzgehalt.

Der Zahnhalteapparat besteht aus den Zahnfächern, dem Zahnfleisch und den Gewebefasern von Wurzelhaut und Zement.

Das Milchgebiss hat 8 Schneidezähne, 4 Eckzähne und 8 Milchmahlzähne. Das Dauergebiss hat 28 bis 32 Zähne. Die sogenannten Weisheitszähne kommen oft verspätet oder gar nicht zum Durchbruch.

Das Vorkommen aller Zahnarten in unserem Mund — wir haben Schneide-, Beiß-, Vormahl- und Mahlzähne — soll uns daran erinnern, dass wir alle Nahrungsmittel essen können, der Mensch ist von der Schöpfung offensichtlich als Allesfresser konstruiert . . .

Die Speicheldrüsen

Die wichtigsten sind die Ohrspeicheldrüsen, die Unterkieferspeicheldrüsen und die Unterzungenspeicheldrüsen. In 24 Stunden werden von allen bis zu 1,5 Liter Speichel erzeugt. Dabei mischt sich Spülspeichel mit dem aktiven Verdauungsspeichel. Die Nahrung wird dadurch gleitfähig, und es werden so Stoffe frei, die eine Geschmacksempfindung auslösen.

Im Mund beginnt die Verdauung des Zuckers. Der Vagusnerv oder Parasympathikus fördert, der »nervöse« Gegenspieler Sympathikus hemmt die Speichelbildung. Das ist der Grund dafür, dass wir bei Aufregungen und Nervosität einen »trockenen Mund« bekommen, bzw. uns der Mund »wässrig« wird beim Anblick köstlicher Speisen!

Rachen und Speiseröhre

Der Rachen, Pharynx, ist ein verbindender Schlauch zwischen der Mund- und Nasenhöhle und dem Eingang der Speiseröhre.

Der berühmte Grazer Anatom Walter Thiel war als sehr strenger — und manchmal — humorvoller Prüfer weithin bekannt und gefürchtet. Einem sprachlich unsicheren Kandidaten aus dem Orient zeigte Thiel einen Pharynx. Professor Thiel: »Herr Kollege, was ist das?« Der Mann aus dem Osten, etwas zögernd: »Das ist ein Pharynx, ein Pharynx, ein sogenannter Larynx (= Kehlkopf!)« Darauf Thiel mit würdiger Miene: »Herr Kollege, das ist ein Genügend, ein Genügend, ein sogenanntes Nicht Genügend!«

Beim Schlucken wird das Gaumensegel angehoben und somit die Verbindung zu den Nasenhöhlen unterbrochen. Der Kehldeckel wird durch den Zungengrund auf den Kehlkopf gedrückt. Somit sind für den Schluckreflex die Luftwege verschlossen. Gesteuert wird dieser komplizierte Vorgang durch ein eigenes Nervenzentrum im verlängerten Rückenmark.

Die Speiseröhre, Ösophagus

Dieser 25 cm lange Muskelschlauch liegt hinter der Luftröhre und vor der Wirbelsäule.

Er verbindet den Rachen mit dem Magen.

Wenn der geschluckte Bissen durch regelmäßig ablaufende Muskelbewegungen in den Magen transportiert wird, nennt man das Peristaltik.

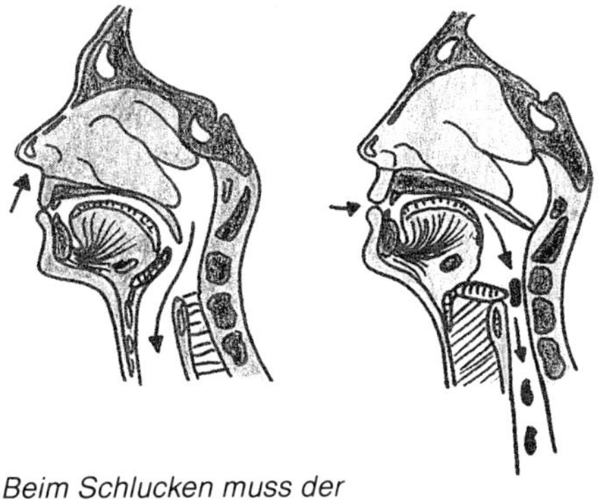

Beim Schlucken muss der Kehlkopf verschlossen sein.

Der Magen

Dieser ausgeweitete Teil des Verdauungsschlauches liegt im linken Oberbauch und mit seiner Rückseite auf der Bauchspeicheldrüse, dem Pankreas. Links vom Magen liegt die Milz, rechts davon die Leber, unter ihm der Dickdarm.

Der Magen hat eine große, äußere und eine kleine, innere Krümmung = Kurvatur, am Magenmund mündet die Speiseröhre ein, der Pförtner oder »Pylorus« schließt den Magen gegen den Zwölffingerdarm ab.

Durch den Überzug mit einer feinen Haut kann sich der Magen gegen alle Nachbarorgane bewegen. Die Magenschleimhaut hat miteinander zusammenhängende Längsfalten.

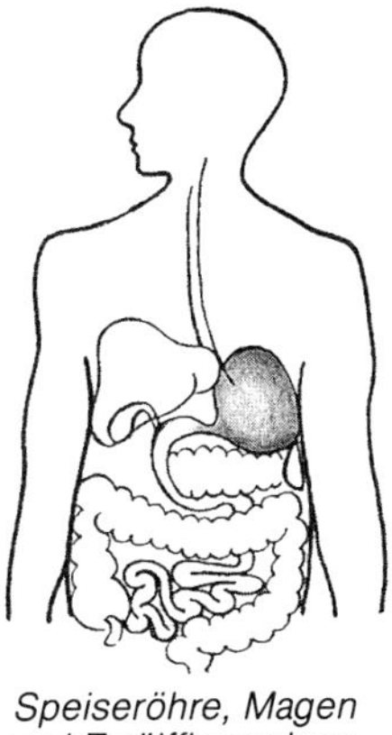

Speiseröhre, Magen und Zwölffingerdarm.

Nervengeflechte in der Magenwand steuern die schubweise Entleerung. Die Speisen bleiben — je nach Nahrungsart — ca. 1 bis 5 Stunden im Magen. Fett hat die längste Verweildauer, Zucker die kürzeste.

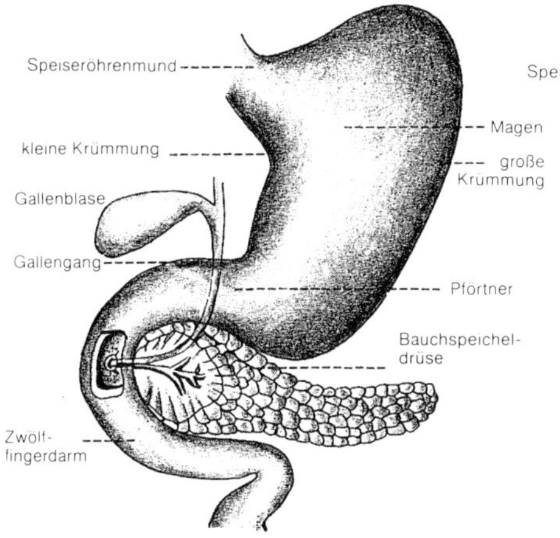

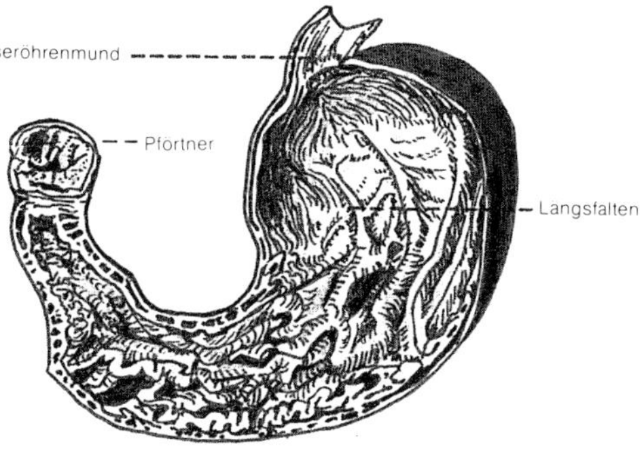

Die Längsfalten des Magens.

Der Magen mit Zwölffingerdarm.

In den Magendrüsen bilden die Nebenzellen schützende Schleimstoffe, die Hauptzellen produzieren den Eiweißspalter Pepsin, und die Belegzellen erzeugen Salzsäure.

Der Hauptnerv für den Magen ist der Vagusnerv, sein Gegenspieler Sympathikus hemmt alle Funktionen.

Die Bauchspeicheldrüse, Pankreas

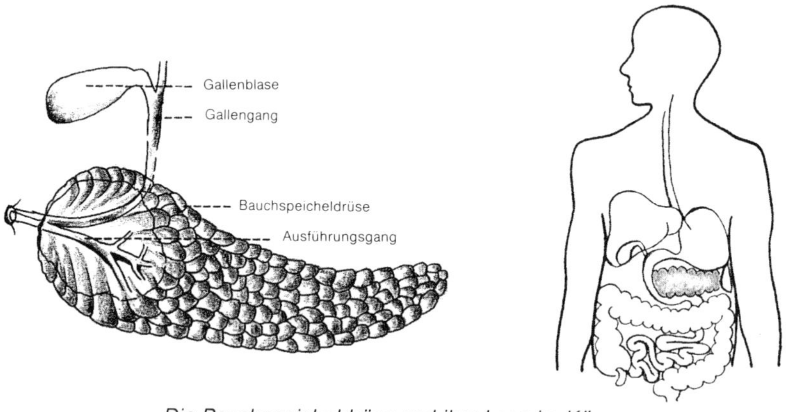

Die Bauchspeicheldrüse und ihre Lage im Körper.

Das Pankreas liegt hinter dem Magen, es krümmt sich wie eine dicke Schnecke vorne um die Wirbelsäule herum. Das weit »hinten« liegende Organ wird in Kopf, Körper und Schwanz unterteilt. Der Kopf legt sich in die Zwölffingerdarmschlinge, der Körper liegt vor der Wirbelsäule und hinter dem Magen, der Schwanz blickt in Richtung Milz und Niere. Diese besonders geschützte Lage hat für den Chirurgen im Fall des Falles einen großen Nachteil, weil das Organ nur schwer zu erreichen ist. Durch die ganze Drüse verläuft ein Ausführungsgang, der in den Zwölffingerdarm mündet.

Die Bildung von Bauchspeichel wird sowohl vom Vagusnerv als auch durch Stoffe aus dem Blut angeregt. Pro Tag werden 1 bis 1,5 Liter Saft erzeugt. Wegen des Anteils an Natron reagiert der Pankreassaft alkalisch (basisch).
Zusätzlich enthält die Bauchspeicheldrüse noch einen Inselapparat: In den B-Zellen wird das Hormon Insulin hergestellt. Es ist für den Zuckerstoffwechsel lebenswichtig. Die A-Zellen erzeugen Glukagon, das sich gegenteilig zum Insulin verhält, nämlich den Blutzucker erhöht.

Die Leber

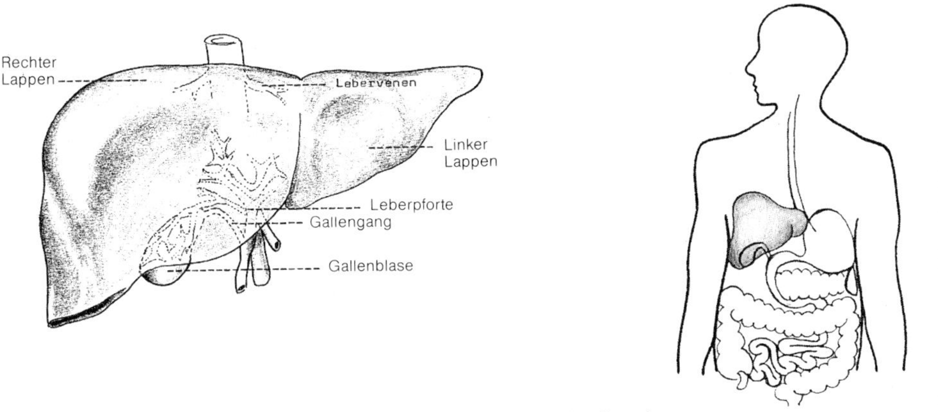

Der Aufbau der Leber und ihre Lage im Bauchraum.

Die Leber hat als größte Drüse ein Gewicht von 1,5 kg. Im rechten Oberbauch hinter dem Rippenbogen und unter dem Zwerchfell gelegen, hat sie mit ihrer Unterfläche Kontakt zu den Baucheingeweiden. Links von der Leber liegt der Magen, an ihrer Unterfläche trägt sie die säckchenförmige Gallenblase. Hinter dem rechten Leberlappen liegt die rechte Niere.

In die Leberpforte münden und in ihr beginnen Pfortader, Leberarterie, Nerven, Gallengänge und Lymphgefäße.

Die Gallenblase und die Gallengänge

Die Gallenblase — ein äußerst zartes Säckchen — liegt in der rechten Lebergrube. Sie ist ein reines Reserveorgan, ein Speicher für die Gallenflüssigkeit.

Die »Galle« selbst wird nur in der Leber erzeugt.

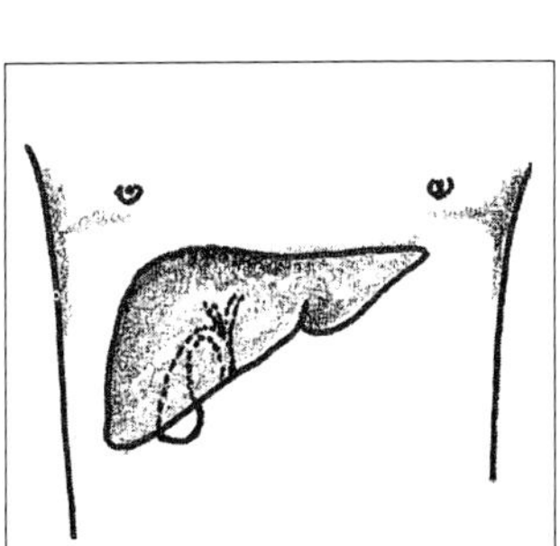

Leber und Gallenblase.

Aus dem rechten und dem linken Leberlappen gehen zwei große Gallengänge hervor, die sich zum Leberteil der Gallengänge verbinden. Über den Gallenblasengang steht die Gallenblase mit den Gallenwegen in Verbindung. Der Gallenblasengang und der Leberteil der Gallengänge vereinigen sich zum galleführenden

Gang. Dieser mündet zusammen mit dem Pankreasgang, dem Ausführungsgang der Bauchspeicheldrüse, in den Zwölffingerdarm. Dabei kann die Einmündung der beiden Gänge aber auch getrennt sein.

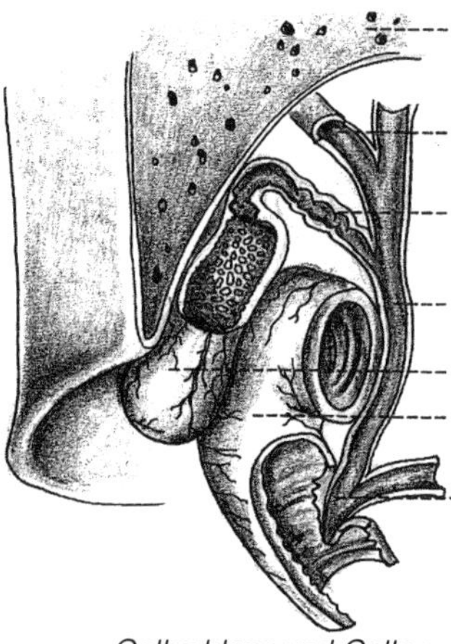

Gallenblase und Gallenwege.

Einiges über die Lebergefäße:

Die Leberarterie bringt sauerstoffgesättigtes Blut in die Leber.

Die Pfortader ist ein gartenschlauchdickes Blutgefäß, das alles venöse, sauerstoffarme Blut aus den Bauchorganen sammelt. Sie bringt die im Darm aufgenommenen Zucker und Spaltprodukte der Eiweißkörper — die Aminosäuren — in die Leberzellen.

Nach der Aufarbeitung in den Leberzellen gelangt das Blut über die Lebervenen in die untere Hohlvene und von dort ins Herz, wo der Kreislauf von neuem beginnt.

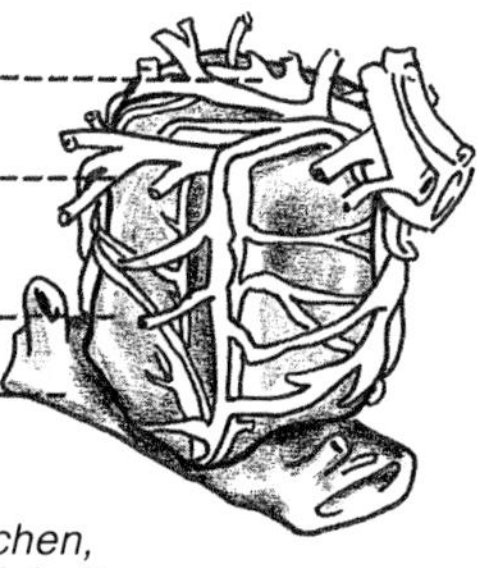

Das Leberläppchen, eine zentrale Einheit.

Das kleinste, zusammengehörende Arbeitsteam der Leber ist das Leberläppchen. Alle Gefäße verlaufen zwischen den 1 bis 2 mm großen, sechseckigen Läppchen. Die dazwischen liegenden »Kupffer-Sternzellen« haben eine große Bedeutung für die Abwehrfunktionen des Körpers.

Die Ausscheidung der Galle erfolgt zwischen die Leberzellen. Die vor allem nächtliche Absonderung beträgt in 24 Stunden fast 1 Liter Galle. Die Galle zerteilt im Zwölffingerdarm das Fett in kleinste Klümpchen, welche dann vom Bauchspeichelsaft abgebaut werden können.

Unsere Leber ist im Körper sozusagen das »Mädchen für alles«. Einige der wichtigsten Funktionen der Leberzellen sind:

1. Kohlenhydrate werden in den Leberzellen als Baustein Glykogen gespeichert. Insulin unterstützt die Speicherung. Adrenalin, das Hormon des Nebennierenmarks, und das Glukagon der Bauchspeicheldrüse fördern die Zuckerbildung.

2. Aus den Aminosäuren wird körpereigenes Eiweiß gebildet. Harnstoff — das Abbauprodukt des Eiweißstoffwechsels — wird aus den Leberzellen über das Blut in die Niere transportiert und dort über den Harntrakt ausgeschieden.

3. Die Leber als chemische Fabrik kann Medikamente und Hormone in eine unwirksame, ausscheidungsfähige Form überführen — sonst würden ja z. B. alle eingenommenen Pillen ständig im Körper kreisen und sehr rasch zur Vergiftung führen.

4. Die Leber ist einer der größten Blutspeicher. Bei Bedarf können durch Gefäßverengung schnell große Blutmengen in den Körper gepresst werden.

5. Die Kupffer-Sternzellen sind die Recyclingmaschinen der Leber. »Alte« rote Blutkörperchen (Erythrozyten) kommen in den »Lebershredder«; aus dem Blutfarbstoff Hämoglobin wird der Gallenfarbstoff Bilirubin gebildet. Dabei wird Eisen frei, das in der Leber gespeichert wird.

6. Die Leber speichert das für die Blutgerinnung wichtige Vitamin K und erzeugt den Eiweißkörper Fibrinogen; dieser ist dafür verantwortlich, dass frische Wunden aufhören zu bluten. Im Überschuss erzeugt, erhöht das Fibrinogen aber auch die Gefahr für Gefäßverschlüsse — es drohen Herzinfarkt, Schlaganfall und »Raucherbein«.

Wo die Nahrung aufgenommen wird

Der Dünndarm

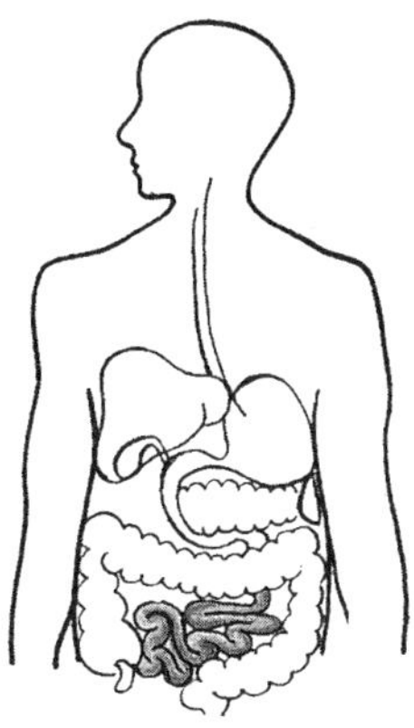

Der Dünndarm im Bauchraum.

Die Gesamtlänge beträgt ca. 4 Meter.

Im Dünndarm wird die Nahrung in aufnahmefähige Bestandteile zerlegt.

Den kürzesten Anteil hat der Zwölffingerdarm (Duodenum). Er liegt an der Rückwand der Bauchhöhle und umfasst den Kopf der Bauchspeicheldrüse. Seinen Namen hat er bekommen, weil er eine Länge von zwölf nebeneinander gelegten Fingern hat.

In den absteigenden Teil münden der gallefϋhrende Gang und der Ausführungsgang der Bauchspeicheldrüse.

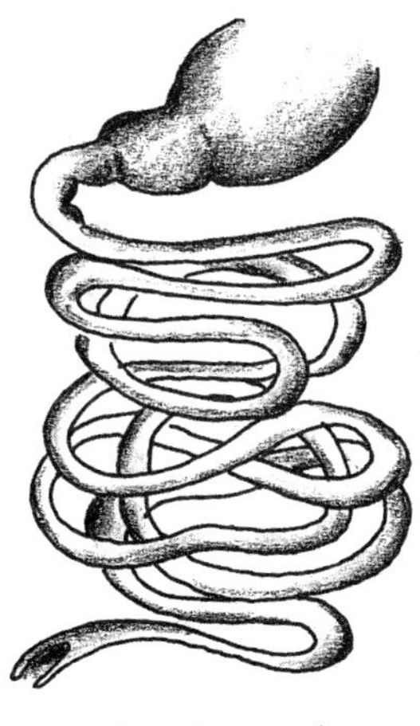

Leerdarm und Krummdarm machen einige Meter aus.

Die Mündung der beiden Gänge kann gemeinsam oder getrennt erfolgen.

Die Schleimdrüsen des Duodenums heißen Brunner-Drüsen.

Am Dünndarm selbst unterscheiden wir den Leerdarm, Jejunum, und den Krummdarm, Ileum.

Die Dünndarmschleimhaut hat Zotten mit Saum- und Becherzellen. In diesen Zotten werden Zucker und Aminosäuren aufgenommen und dann auf dem Blutweg durch die Pfortader der Leber zugeführt.

Der Darmsaft besteht zur Hauptsache aus Wasser, Salzen und Enzymen.

Die Bewegungen des Dünndarmes, als Peristaltik bezeichnet, werden selbständig durch Reflexe gesteuert und hängen vom geflechtartigen vegetativen Nervensystem in der Darmwand ab.

Wo entsteht der »Stuhl«?

Der Dickdarm, Kolon

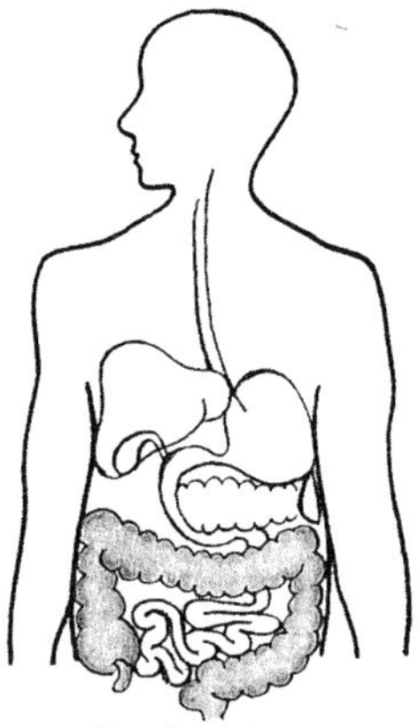

Der Dickdarm.

Er hat einen größeren Durchmesser als derjenige des Dünndarmes und ist ca. 1,5 bis 2 Meter lang. Wie ein Bilderrahmen umgibt der Dickdarm den Dünndarm. Er beginnt rechts unten mit dem Blinddarm oder Caecum, an dem der Wurmfortsatz, der »Appendix« hängt. Den Wurmfortsatz bezeichnet man wegen seines lymphatischen Gewebes auch als Darmtonsille oder Darmmandel. Das gleiche »lymphatische« Gewebe haben auch Lymphknoten, Mandeln und Milz.

Der aufsteigende Dickdarm geht unter der Leber vorbei und dann in das Querkolon über. Dieses verläuft unter dem Magen normalerweise gerade zur Milz hinüber. Der absteigende Dickdarm geht dann in die S-förmige Sigmaschlinge (Sigma griech.: S, zwanzigster Buchstabe des griechischen Alphabets) über.

Die Dickdarmbewegungen setzen die von Speiseröhre, Magen und Dünndarm begonnene Peristaltik bis zum Darmausgang fort.
Die Peristaltik besteht aus einem rhythmischen Wechsel von Zusammenziehung und Erschlaffung. Dadurch wird der Darminhalt in Richtung Mastdarm gequetscht und geschoben. Gesteuert wird diese sinnvolle Bewegung von Geflechten des vegetativen Nervensystems ohne »Zutun des Kopfes«.

Die Hauptaufgabe des Dickdarmes ist neben der Wasseraufnahme die Vergärung des unverdaulichen Zellstoffes durch die Darmbakterien.

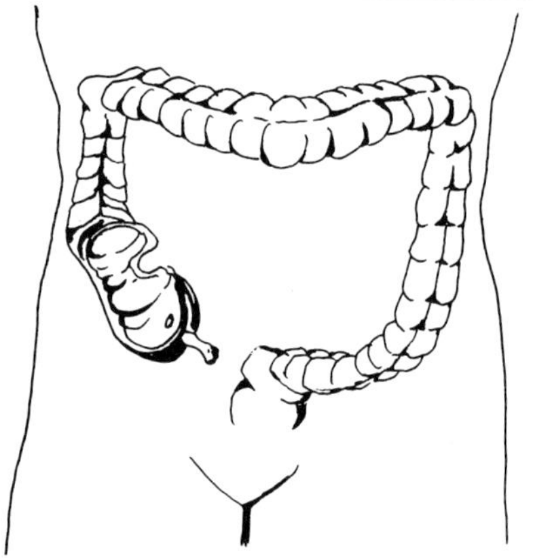

Die Abschnitte des Dickdarmes mit dem Wurmfortsatz.

Wo jede Verdauung endet

Der Mastdarm und Analkanal

Der Mastdarm oder das Rektum beginnt in der Mitte des Kreuzbeines, die sogenannte »Ampulle« ist der eigentliche Stuhlbehälter. An die Ampulle schließt sich der Analkanal, der mit längsgestellten Falten zur äußeren Haut überleitet. Unter diesen Falten liegen Venenpolster, welche wie ein Ventil den Darm nach außen abschließen. Am Darmausgang befinden sich ein

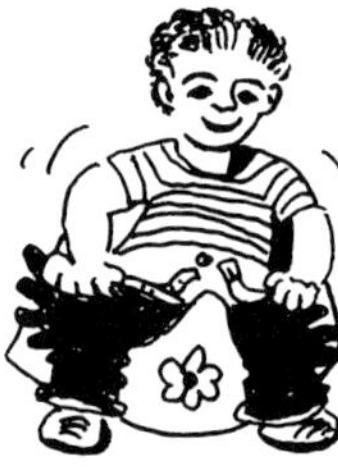

Der Dickdarm muss erst trainiert werden . . .

innerer und äußerer Ringmuskel. Der innere Ringmuskel funktioniert reflektorisch durch entsprechende Darmfüllung und wird vom Vagusnerv automatisch geleitet. Der äußere, »quergestreifte« Muskel kann durch den eigenen Willen beherrscht werden. Er muss in den ersten Lebensjahren trainiert werden, bis das Kleinkind »rein« ist.

Und was bleibt übrig?

Der Stuhl, Kot oder die »Faeces«

Der Stuhl besteht aus Wasser, unverdaulichen Nahrungsresten, Schleim, Verdauungssäften und einer riesigen Anzahl von Bakterien.

Was können wir unter Benützung unserer 5 Sinne aus dem Stuhl »herauslesen«?

Die große Stuhlübersicht

Die Tagesmenge ist von der Nahrungszufuhr, der Aufnahme im Dünndarm, der Wiederaufnahme von Wasser im Dickdarm und von der Darmflora abhängig.

Die **Menge** beträgt etwa bei ausschließlicher

Kartoffelkost . . . . 600 Gramm/Tag,
Schwarzbrotkost . . . . 800 Gramm/Tag,
und bei Eiweißkost . . . . 60 Gramm/Tag.

Werden diese Mengen überschritten, kann das auf eine allgemeine Verdauungsschwäche hinweisen.

Der **Geruch** wird im wesentlichen durch die Eiweißfäulnisprodukte Indol und Skatol bestimmt.

Stechend — sauer . . bei Gärungsstuhl (= mangelhafte Kohlenhydratverdauung)
Faulig — gasig . . . . bei Fäulnisstuhl, Teerstuhl
Jauchig . . . . bei Gewebezerfall von Tumoren

Die **Farbe** schwankt von normal hell- bis dunkelbraun durch Sterkobilin und wird durch die Nahrung, aber auch durch Medikamente beeinflusst.

Tonfarben . . . . bei Gallengangsverschluss
Lehmgrau, silberglänzend . . . Fettstuhl bei Pankreasverschluss, Mukoviszidose
Gelbgrün . . . . Dünndarmstühle bei Durchfall
Grün . . . . Blattgemüse
Schwarzbraun/schwarzrot . . . Blutwurst, Kakao, Brombeeren, Kirschen, Heidelbeeren
Teerschwarz . . . Magenblutung, Dünndarmblutung, Wismut-, Kohle- und Eisentabletten
Blutig . . . . Hämorrhoiden, Blutungen bei Kolitis und Dickdarmkrebs

Die **Stuhlform** ist hauptsächlich vom Wassergehalt abhängig, normalerweise fest und geformt.

Schafkotartig	krampfartige Verstopfung
Tonig-schmierig-weich	Fettstuhl
Schaumig-hell	Gärungsdurchfall
Weißlich-schaumig-glänzend-voluminös	Zöliakie
Schleimig-blutig-eitrig	Kolitis, Ruhr, Krebs
Schleimig-wässrig-flockig	Cholera

Die **chemische** Reaktion ist von der Nahrungsart abhängig.

Neutral	gemischte Kost
Sauer	Gärung hat das Übergewicht — Kohlenhydrate!
Alkalisch	Fäulnis hat das Übergewicht — Eiweiß!

Das Bauchfell, Peritoneum

Alle Organe des Bauchraumes sind von einer glatten Haut umgeben. Durch etwas Flüssigkeit können sich die Bauchorgane gleitend aneinander vorbeischieben, sie können sich aber nicht voneinander abheben.

Die Bauchhöhle selbst ist mit der gleichen, glitschigen Haut »tapeziert«, dadurch wird eine — im Normalzustand — lautlose Baucharbeit möglich.

Die Milz ist nur zufällig im Bauch . . .

Die Milz, Lien

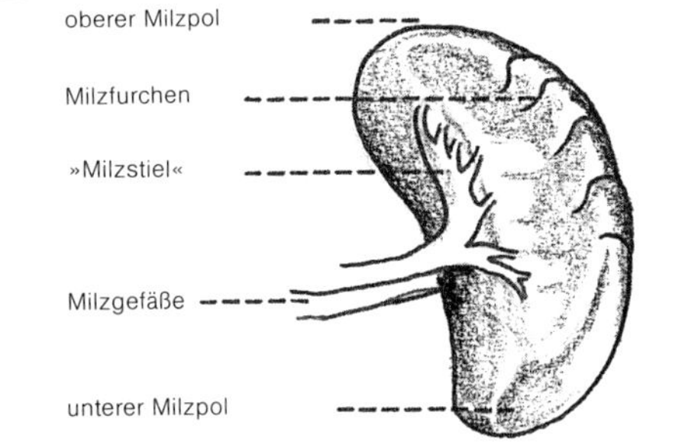

Die Milz ist ein wichtiger Blutspeicher.

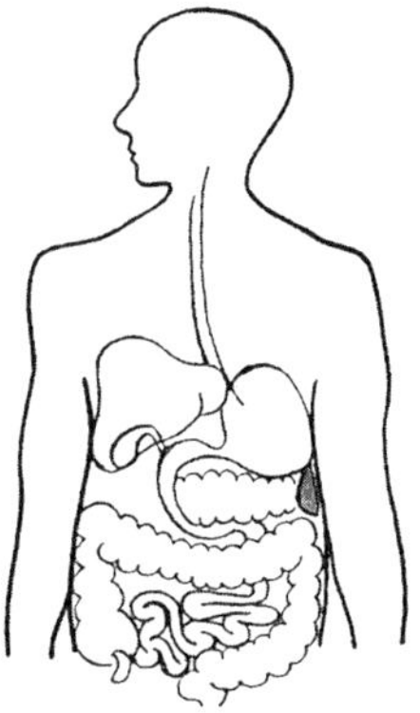

Die Milz.

Die Milz ist zwar auch ein Bewohner des Bauchraumes, hat aber selbst keinen Anteil an den Verdauungsvorgängen. Sie liegt im linken Bauchraum, links vom Magen. Hinter der Milz liegt die linke Niere.

Die Hauptaufgabe der Milz ist es, als Blutspeicher und für körpereigene Abwehrfunktionen zu dienen.

Nur in gesunden Tagen brauchen wir uns keine Gedanken über unsere »Küche im Bauch« zu machen. Schon beim kleinsten Bauchweh aber fragen wir:

Wie funktioniert unsere Verdauung?

Wasser und Salze können ohne besondere Bearbeitung von der Darmwand aufgenommen werden. Eiweiß, Fett und Kohlenhydrate müssen dagegen bis zu ihren letzten Bausteinen abgebaut werden.

Nach der mechanischen Zerkleinerung durch die Zähne und die Mundmuskulatur erfolgt eine Durchfeuchtung mit dem Mundspeichel. Dadurch wird die Speise

1. schlüpfrig für den weiteren Transport und
2. werden durch das Speichelenzym Ptyalin die Kohlenhydrate bis zu Malzzucker gespalten: Wer lange genug Brot kaut, spürt plötzlich den süßen Geschmack. Der notwendige Speichel wird von den Speicheldrüsen zur Verfügung gestellt.

Der Schluckreflex verhindert den Übertritt der Speisen in den Nasen-Rachenraum. Wenn der Speisebrei das untere Drittel der Speiseröhre berührt, öffnet sich automatisch der Magenmund und es erfolgt der Übertritt in den Magen.

Woraus besteht der Magensaft?

Er ist eine klare, saure Flüssigkeit und enthält:

1. Salzsäure,
2. Enzyme, das sind die Stoffe, die die Verdauung bewirken, vorwiegend Pepsin, Labenzym und Steapsin,
3. Schleim.

Wann wird Magensaft gebildet?

1. Bei Appetit.
2. Beim Gedanken an gutes Essen (mmmhhh . . .).
3. Die Speise im Magen veranlasst die Ausschüttung des Hormons Gastrin, welches auf dem Blutweg die Magendrüsen zur Salzsäurebildung anregt.

Der Magensaft wirkt durch seinen Salzsäuregehalt fäulniswidrig, Bakterien können abgetötet werden. Ein weiterer Bestandteil, der Castle'sche Faktor, ermöglicht zusammen mit Vitamin B12 die Reifung der Blutkörperchen. Eiweiß wird durch Pepsin und Salzsäure zerlegt, das Labenzym bringt die Milch zur Gerinnung. Die Fettverdauung wird im Magen nur eingeleitet, die Hauptarbeit passiert im Dünndarm. Die wellenförmigen Bewegungen der Peristaltik treiben den Speisebrei in den Zwölffingerdarm, den ersten Teil des Dünndarms. Im Dünndarm werden alle drei Hauptnahrungsstoffe bis zu den letzten Bestandteilen abgebaut.

Was bewirkt die Bauchspeicheldrüse?

1. Wirkung auf die Kohlenhydrate: Das Speichelenzym spaltet Stärke und Glykogen, unsere »Kohlenhydratkonserve«, bis zu Malzzucker, Maltose. Die weitere Spaltung bis zu Traubenzucker, Glukose, übernimmt der Darmsaft.
2. Eiweißkörper: Das Trypsin spaltet die Eiweißkörper bis zu den Aminosäuren auf.
3. Fette: Gallensäuren bringen Fette in eine feine Verteilung. Dann erst können aus dem Fett Glyzerin und Fettsäuren erzeugt werden.

Welche Stoffe der Darmschleimhaut sind an der Verdauung beteiligt?

1. **Maltase** spaltet Malzzucker in Traubenzucker und die Laktase den Milchzucker in Traubenzucker und Galaktose. Als Traubenzucker, Fruchtzucker und Galaktose können die Kohlenhydrate nun von der Darmschleimhaut aufgenommen werden.
2. **Peptidasen** zerlegen die einfachen Eiweißkörper in die aufnahmefähigen Aminosäuren.
3. **Lipase** spaltet die Fette.

Nach der Aufnahme werden Zucker und Aminosäuren in die Blutgefäße weitergeleitet. Zucker wird als Glykogen in der Leber und der Muskulatur gespeichert. Die gespaltenen Fette werden über Lymphbahnen in die Venen abgeführt. Neben den Verdauungsvorgängen, die durch Enzyme betrieben werden, gibt es noch die Zersetzung durch Fäulnis und Gärung. Dafür sind im Darm die Milchsäure- und Colibakterien zuständig.

Wie geht es im Dickdarm weiter?

Der noch wässrig-breiige Darminhalt wird durch Aufsaugung oder Resorption von Wasser zum Kot eingedickt. Die Kotfarbe ist von der Nahrungsart abhängig. Fleisch macht ihn dunkelbraun, Milch hellgelb. Bei Fleischnahrung ist die Kotmenge geringer als bei Pflanzenkost. Neben unverdauten Nahrungsresten finden sich im Stuhl große Mengen an Bakterien sowie Mineralstoffe wie Kalzium, Eisen und Magnesium.

Der Verdauungsschlauch hat eine überaus große Oberfläche mit einer Fülle von zu erledigenden Aufgaben. Neben der Wahrnehmung von Schutzfunktionen müssen viele Stoffe (Sekrete) abgesondert werden, um die lebenswichtigen Nährstoffe aufnehmen zu können. Leber, Gallenblase und Bauchspeicheldrüse unterstützen dabei den Darm. Alle Funktionen werden vom vegetativen Nervensystem und von Hormonen gesteuert.

Mit den heutigen Diagnosemöglichkeiten lassen sich die einzelnen Organe fast lückenlos untersuchen. Trotzdem werden besonders Tumoren noch immer zu spät erkannt, weil Vorsorgeuntersuchungen viel zu wenig genutzt werden. Während in früherer Zeit — die noch nicht so lange her ist — die Behandlung nur aus der Kombination Operation und Diät bestand, gibt es heute medikamentöse Möglichkeiten der Behandlung, die vielen Krankheiten ihren Schrecken genommen haben. Gute Beispiele sind der Säfteersatz bei der Pankreasschwäche oder die Hemmung der Säure beim Magengeschwür. Andererseits kennen wir für die meisten Lebererkrankungen kein wirksames, medikamentöses Behandlungsprinzip. Hier müssen wir auf die Fähigkeit zur biologischen Wiederherstellung (Regeneration) vertrauen.

Keine Angst vor der Untersuchung des Verdauungstraktes

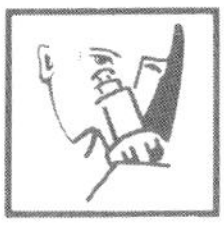

Sie beginnt schon im Zahn-, Mund- und Rachenbereich. Die Eigendiagnostik bei der täglichen Mundhygiene kann viel bewirken. Zur wirksamen Zahnpflege und zugleich Kontrolle braucht man nicht nur Bürste und Wasserstrahlgerät, sondern auch einen Zahnspiegel und Färbetabletten, um schädliche Beläge oder »Plaques« rechtzeitig zu erkennen. Ein halbjährlicher Routinebesuch beim Zahnarzt hilft mit, großen Schäden vorzubeugen. Neben der zahnärztlichen Untersuchung kommt vor allem das Röntgen als Einzel-, Schicht- oder Panoramaaufnahme zur Anwendung. Gewebsentnahmen im Mundbereich zu mikroskopischen Untersuchungen können eine wertvolle Hilfe sein. Zur Abklärung von Störungen im Mundboden werden Computertomographie und »MR« verwendet. Die Untersuchung durch einen Kieferchirurgen oder Kieferorthopäden kann weitere Aufschlüsse bringen. Die Untersuchung des Rachens gehört in die Hand des HNO-Arztes, der auch eine apparative Spiegelung dieser Übergangsregion machen kann.

Wir kommen zur Sache

Die eigentliche Untersuchung des Verdauungstraktes

Durch die Krankheitsgeschichte lassen sich oft schon gewisse Erkrankungen erkennen oder ausschließen. Nur bei hochakuten Zuständen muss man sich oft auf die rasche Abfolge von »Apparateuntersuchungen« stützen. Manche Organe können nur durch aufwendige Techniken untersucht werden. Die Ultraschalluntersuchung oder Sonographie macht auch sehr verborgene Organbezirke sichtbar. Aufwendiger ist das Röntgen, das durch die Computertomographie eine elegante Ergänzung erfahren hat. Die Endoskopie, Spiegelung der inneren Organe, bietet enorme Möglichkeiten auch hinsichtlich der Behandlung, z. B. Operationen, ohne den Bauch aufschneiden zu müssen. Die Erhebung von Laborwerten, Funktionstests und Untersuchungen mit radioaktiven Isotopen beschließen den diagnostischen Reigen.

Jede Untersuchung und Diagnosestellung beginnt mit der Aufnahme der Krankheitsgeschichte. Dabei ist es zweckmäßig, sich auf die Fragen des Arztes vorzubereiten.

Welche Fragen sind vom Arzt zu erwarten?

Die erste Frage gilt dem Bauchschmerz: Tut es weh? Wo tut es weh?

Die Art, der Charakter des Schmerzes kann

- »allgemein«,
- örtlich,
- andauernd,
- zeitweilig,
- stechend,
- dumpf,
- bohrend,
- brennend
  und
- krampfartig sein.

Wichtig ist, ob der Schmerz abhängig oder unabhängig von der Nahrungsaufnahme auftritt.

Besteht normaler Appetit oder Hungergefühl, hat sich das Gewicht verändert?

Gibt es Unverträglichkeiten gegenüber Fett, bestehen Schluckstörungen, Sodbrennen, Übelkeit, Aufstoßen, Blähungen?

Das Erbrochene als Symptom für eine eher akute Krankheit kann sauer, gallig, blutig (Hämatemesis), schwarz oder kaffeesatzartig sein.
Wenn Kot erbrochen wird, nennt man dies »Miserere« (lat.: »erbarme dich«).
Alle Änderungen des Stuhlverhaltens bringen wichtige Aufschlüsse für den Arzt.

Durchfälle können

- wässrig,
- schleimig,
- blutig,
- eitrig
  oder
- fettig sein.

Schwarzen Stuhl bezeichnet man unabhängig von der Ursache als »Teerstuhl«. Verstopfung kann akut oder chronisch sein. Wichtig ist die Beantwortung der Frage, ob Verstopfung mit Durchfällen abwechselt! Wie sind die Lebensgewohnheiten, wie ist das Verhältnis zu den Genussmitteln Kaffee, Nikotin, Alkohol?

Schließlich: Werden Medikamente genommen, welche, seit wann, welche Dosierung, zu welchem Zweck werden sie eingenommen? Dem Arzt nicht eine Liste zeigen, welche Pillen man einnehmen soll, vielmehr sollte ihm direkt gesagt werden, welche Medikamente man tatsächlich einnimmt!

Welche Untersuchung — wann?

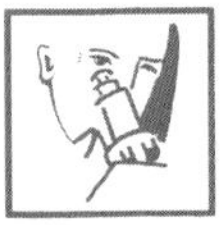

Für den betroffenen Magen-Darmkranken ist es wichtig, sich auf die Art und Abfolge der Untersuchungen einstellen zu können. Das Ziel der folgenden Darstellung ist der aufgeklärte, mündige Patient (lat. »patiens« = leidend).

Nun also zum ärztlichen Teil.

Die Betrachtung = Inspektion des Körpers

Starke Blässe findet man bei Blutarmut, Gelbfärbung bei Gelbsucht = Ikterus. Typische Lebersymptome bei fortgeschrittener Lebererkrankung sind:

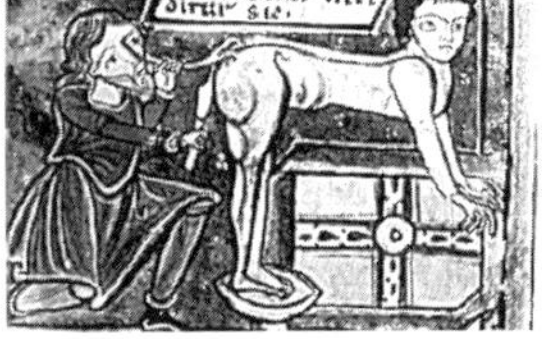

Besichtigung des Darmausganges — einst.

eine Rotfärbung der Handinnenflächen, die mangelnde Bauchbehaarung als sogenannte Bauchglatze, viele sternförmige Feuermäler und die weibliche Umformung der Männerbrust sind bei Leberschrumpfung = Zirrhose zu sehen.

Die Mundhöhle und die Gegend des Darmausganges müssen bei jeder genauen Untersuchung inspiziert werden.

Die Abtastung des Bauches

Vergrößerte Milz und Leber können dabei erkannt werden, ebenso Wasseransammlungen im Bauch = Aszites. Tumoren können ertastet werden, ein örtlicher oder allgemeiner Druckschmerz kann entscheidende Hinweise liefern.

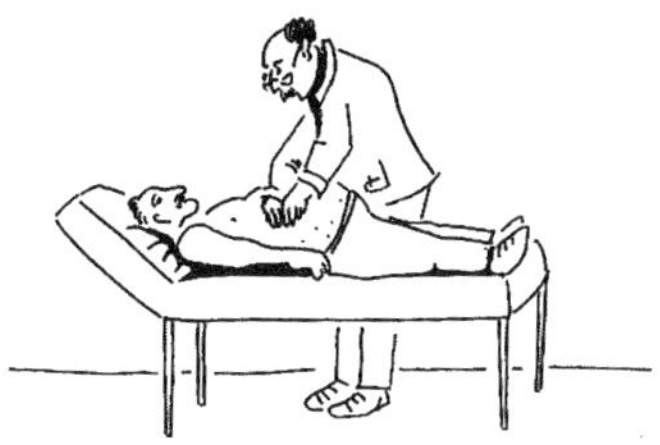

Bei der Bauchabtastung, der »Palpation«, können wichtige Veränderungen festgestellt werden.

Die Untersuchung des Mastdarmes mit dem Finger

Sie wird in bequemer Seitenlage des Patienten mit etwas angezogenen Beinen durchgeführt. Schließmuskelfunktion, Prostata und auch weibliche Geschlechtsorgane können beurteilt werden, tiefsitzende Tumoren des Mastdarmes sind tastbar.

Die Auskultation = Abhören mit dem Stethoskop

Beurteilt werden die Darmgeräusche. Sie können normal, gesteigert, spärlich oder plätschernd sein. Eine Aussage über die Darmfunktion ist damit möglich. Wenn die Darmgeräusche fehlen, kann ein Ileus, das ist ein Darmverschluss, vorliegen: Man spricht von »Totenstille« im Bauch.

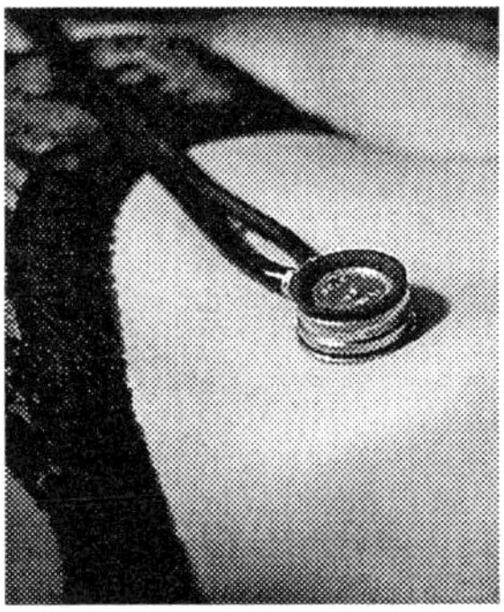

Das Abhören (»Auskultation«) des Bauches, kann wichtige Aufschlüsse bringen.

Die Perkussion = Abklopfen

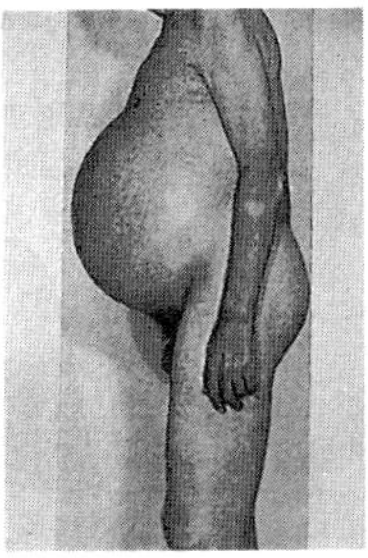

Bauchwassersucht — »Aszites« bei Leberzirrhose.

Bei verstärkter Gasansammlung im Darm = Meteorismus, entsteht beim Beklopfen des Darmes ein Geräusch, als ob man auf eine Trommel schlagen würde.

Bei der Bauchwassersucht ergibt sich eine ganz typische Geräuschkulisse.

Gerüche

Ein auffallender säuerlicher oder acetonartiger Geruch (wie Nagellackentferner) kann den Untersuchungsgang in eine bestimmte Richtung, z. B. Bauchsymptome bei Zuckerkrankheit, lenken.

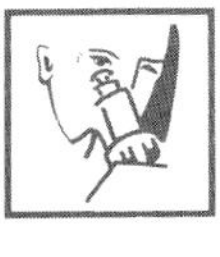

Untersuchungstipp für Patienten: Die Untersuchung ruhig und gelassen über sich ergehen lassen, nach Möglichkeit entspannt bleiben — und wenn Zeit bleibt — auf die Fragen des Arztes vorbereiten!

Den Fledermäusen abgeschaut — Die Ultraschalldiagnostik, Sonographie

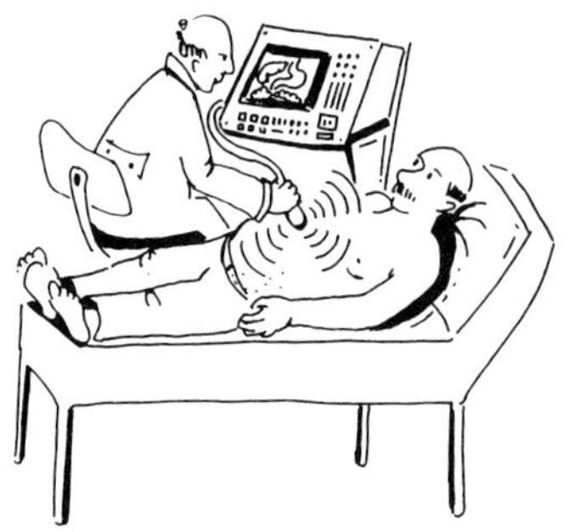

Die Ultraschalluntersuchung ist schmerzlos, schnell und sicher.

Besonders gut lassen sich »feste« Organe mit Ultraschall untersuchen: Leber, Bauchspeicheldrüse und Milz sowie flüssigkeitsgefüllte Organe wie die Gallenblase und große Blutgefäße. Tumoren und Flüssigkeitsansammlungen im Bauch sind ebenso gut zu erkennen. Für den Darm ist der Ultraschall nicht die erste Wahl. In allen akuten Fällen ist die Sonographie ohne irgendeine Vorbereitung durchzuführen. Ist die Untersuchung nicht akut notwendig, aber geplant, wird dem Patienten empfohlen, nüchtern, d. h. mit leerem Magen, zu kommen.

Im Rahmen einer Sonographie kann auch eine Gewebsprobe entnommen werden, z. B. aus der Leber. Man bekommt dadurch auf direktem Wege eine genaue Organdiagnose.

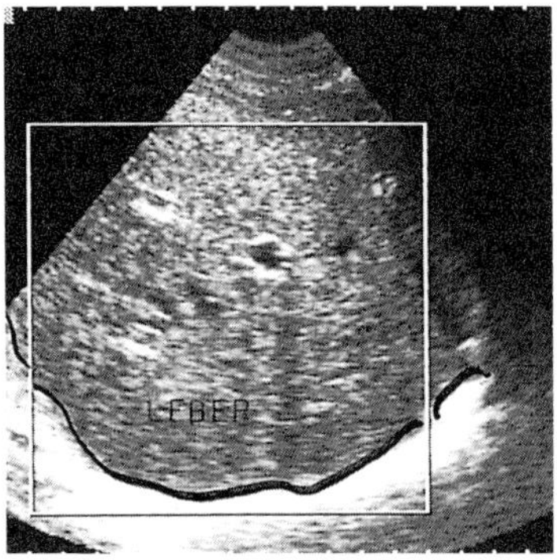

Manfred T., 31 Jahre
Normale Leber

Tumoren, Abszesse, Zysten und verdächtige Organbezirke sind so ohne große Belästigung des Patienten schnell abzuklären. Die Gewebsentnahme ist durch die örtliche Betäubung oder Lokalanästhesie praktisch schmerzlos. Das Komplikationsrisiko der Gewebsentnahme ist extrem gering. Das ganze Verfahren heißt »ultraschallgeführte Feinnadelpunktion« = FNP.

Die Befunde werden verschieden formuliert, je nachdem wie das zurückkehrende »Echo« aussieht. Typische Ausdrücke sind: »Unauffällig, unregelmäßig strukturiert, echoverdichtet«. Durch das Auflösungsvermögen der modernen Ultraschallgeräte sind genaue Unterscheidungsmöglichkeiten bis in den Millimeterbereich heutzutage normaler Qualitätsstandard. Mit Ultraschall hervorragend zu erkennen sind Leberveränderungen, Steine in den Gallenwegen sowie solide (feste) und zystische Tumoren in allen Organen.

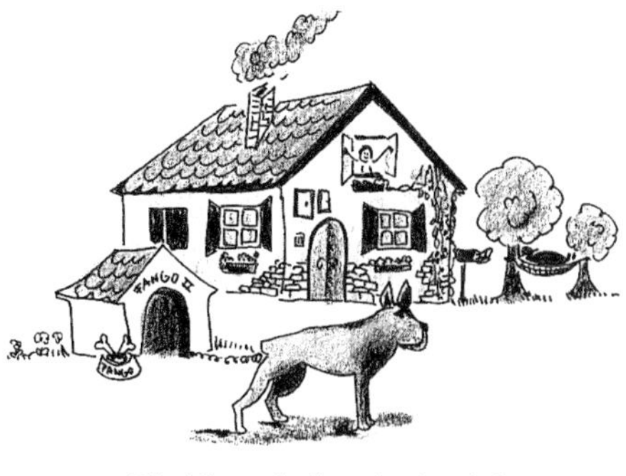

Die Ultraschallmethode wird ständig überwacht.

Komplikationen bei der Untersuchung und Gegenanzeigen für den Ultraschall gibt es nicht, ein schädigender Einfluss der bei der Untersuchung verwendeten Schallwellen auf das Körpergewebe konnte bisher noch nie nachgewiesen werden. Es sind auch weltweit die sog. »watchdog«-(Wachhund-)Gruppen aktiv, die mit grossem Forschungsaufwand und hohen Untersuchungszahlen keine Auswirkungen des Ultraschalls auf die Körperzellen feststellen konnten.

Diagnosetipp: Ultraschall ist **die** Methode für die »festen« Organe Leber, Pankreas und Milz, für Flüssigkeiten sowie Gallenblase, Zysten und Tumoren. Am besten nüchtern bleiben, den Arzt bitten, ein körperwarmes Kontaktgel zwischen Bauchhaut und Ultraschallkopf zu verwenden. Die Untersuchung ist unschädlich!

Wird noch »röntgenisiert« im Bauch?

Das normale, sogenannte konventionelle Röntgen war bis in die 60er Jahre praktisch die einzige nichtoperative Untersuchung am Verdauungstrakt. Das »übliche« Röntgen ist auch heute noch wichtig, aber durch Spezialuntersuchungen doch in den Hintergrund getreten.

Bei der Leeraufnahme wird einfach der Bauchraum fotografiert, sie wird meist in akuten Fällen eingesetzt. Zu sehen sind »freie« = aus dem Darm ausgetretene Luft, Flüssigkeits»spiegel« beim Darmverschluss und kalkhältige Steine in der Gallenblase und Verkalkungen in der Bauchspeicheldrüse.

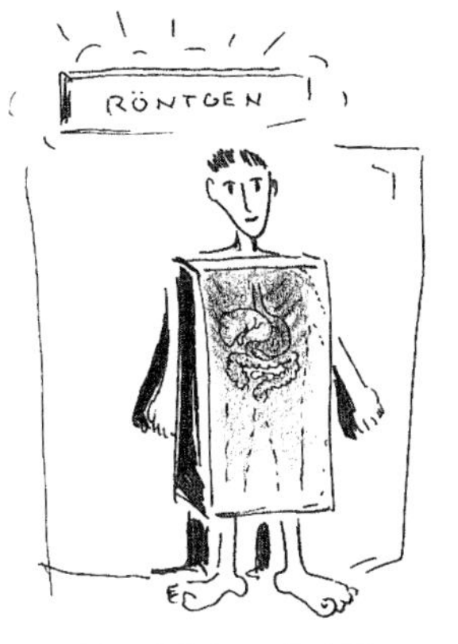

Das Röntgen hat für den Bauch einen hohen Stellenwert.

Für die Kontrastdarstellung wird eine Milch aus Bariumsulfat (ungiftig!) geschluckt, gebräuchlich dafür ist der Ausdruck »Bariumschluck«, oder in den Darm mittels Einlauf (»Kontrasteinlauf«) eingebracht. Auf diese Weise lässt sich der ganze Verdauungsschlauch vom Speiseröhreneingang bis zum Darmausgang darstellen. Gut zu sehen sind Lage, Länge, Weite, Bewegungsablauf (Peristaltik) und grössere Tumoren von Speiseröhre, Magen und Darm.

Entzündungen und kleine Geschwülste entgehen dabei häufig der Diagnose.

Wie ist der Ablauf einer Röntgen-Darmuntersuchung?

Am Vortag vor der Untersuchung wird an Stelle des Mittagessens das Abführmittel X-Prep getrunken. Danach soll sehr viel Flüssigkeit getrunken werden. Am besten Mineralwasser, klare Suppen und Kräutertees. Nach 5 bis 9 Stunden setzt ein eher milder Durchfall ein. Leichte Bauchkrämpfe sind möglich und harmlos. Nun wird fleissig weiter getrunken, bis der Stuhl praktisch nur mehr aus gefärbtem Wasser besteht. Bis zur Untersuchung am nächsten Tag keine feste Nahrung. Eine 1/2 Stunde vor der Untersuchung wird noch ein kleiner Einlauf (Klysmol) verabreicht, um letzte Stuhlreste zu entfernen. Die Qualität des Untersuchungsergebnisses steht und fällt mit der Darmvorbereitung! Durch jodhältige Kontrastmittel, die man schlucken muss oder intravenös injiziert werden, lassen sich Gallenblase und Gallenwege sehr gut abbilden. Bei einer Jodallergie darf diese Untersuchung aber nicht gemacht werden. Ein »Kontrastmittelzwischenfall« ist ein schwerwiegendes, lebensbedrohendes Ereignis!

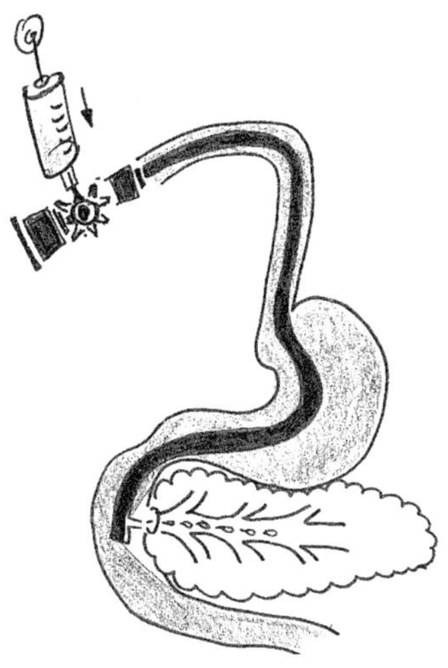

Bei der »ERCP« wird ein Kontrastmittel durch das Endoskop eingespritzt.

Eine Kombination aus Röntgen und Endoskopie = Spiegelung ist die ERCP = endoskopisch retrograde Cholangiopankreatikographie. Über eine Sonde im Zwölffingerdarm werden sozusagen »von hinten« Gallen- und Pankreasgänge sowie die Gallenblase mit einem Kontrastmittel dargestellt. Auch Operationen lassen sich auf diese Weise am wachen, nicht narkotisierten Patienten durchführen. Die PTC = perkutane, transhepatische Cholangiographie wird durchgeführt, wenn die ERCP nicht gelingt oder wenn es die anatomischen Verhältnisse, z. B. nach einer Billroth-Operation, unmöglich machen. Nach örtlicher Betäubung wird durch die Haut eine Punktionsnadel in die Leber vorgeschoben. Man versucht, einen Gallengang zu punktieren, um dann Kontrastmittel einzuspritzen. Indem das Kontrastmittel über die Gallenwege abfließt, kommt es zur Darstellung auf dem eingesetzten Bildschirm bzw. auf dem Röntgenbild.

ERCP und PTC sind sehr elegante Methoden, auch kleine krankhafte Prozesse darzustellen.

Sie müssen aber unter stationären Bedingungen, das heißt im Spital, gemacht werden, weil unangenehme Komplikationen auftreten können. Hohe, fieberhafte Temperaturen z. B. erfordern eine sofortige Antibiotikagabe.

Diagnosetipp Galle: Die ERCP ist in jedem Fall eine Sache für den geübten Untersucher und für den geduldigen Patienten!

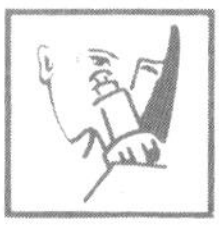

Die Röntgendarstellung von Blutgefäßen mittels Kontrastmittel kann bei einem Verdacht auf Gefäßmissbildungen oder stark gefäßhältige Tumoren nötig sein. Die Untersuchung heißt »selektive Arteriographie«.

Diagnosetipp Röntgen: Röntgen zur Bauchdiagnostik ist immer noch notwendig.

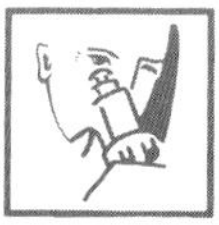

Die Strahlenbelastung ist durch modernste Gerätschaft verschwindend gering und im Vergleich zum diagnostischen Gewinn vernachlässigbar. Jodallergiker dürfen mit jodhältigen Kontrastmitteln nicht untersucht werden!

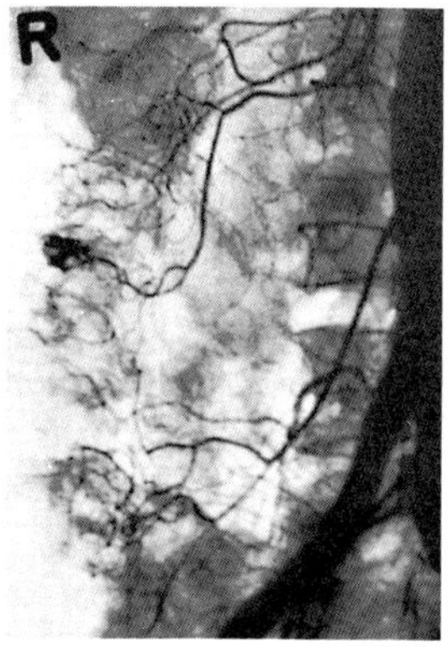

»Angiographie« Gefäßdarstellung im Bauchraum

Die Computertomographie

Hier misst ein computergesteuerter Röntgenstrahl die Dichte der angepeilten Organe. Die Röntgenröhre bewegt sich dabei in einer Kreisbahn um den Patienten herum. Das »CT« sollte aber erst vorgenommen werden, wenn man mit anderen Untersuchungsmethoden diagnostisch nicht fündig geworden ist.

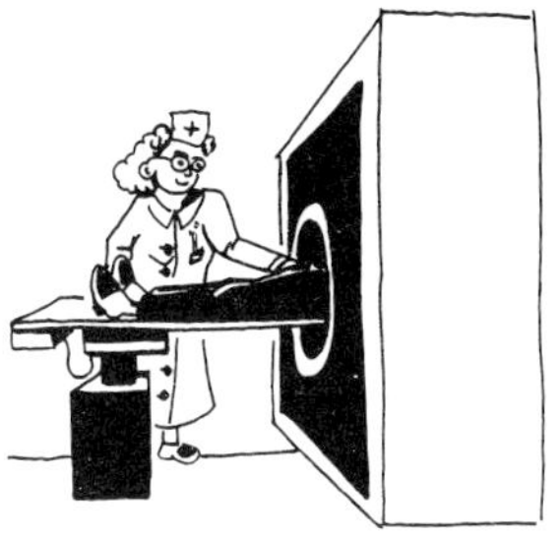

Die Computertomographie kann kleinste Tumoren aufspüren

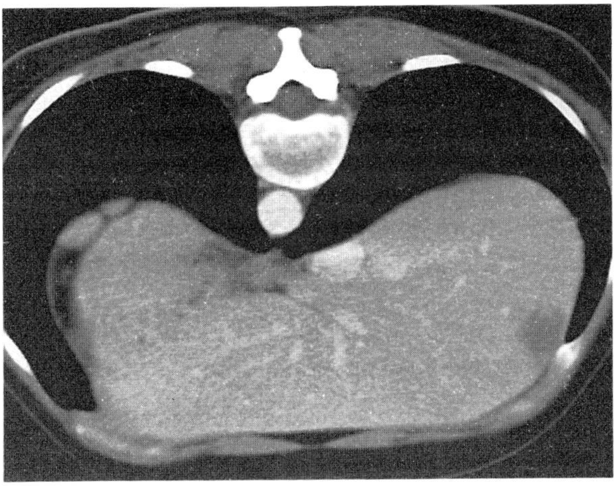

Computertomographie der Leber

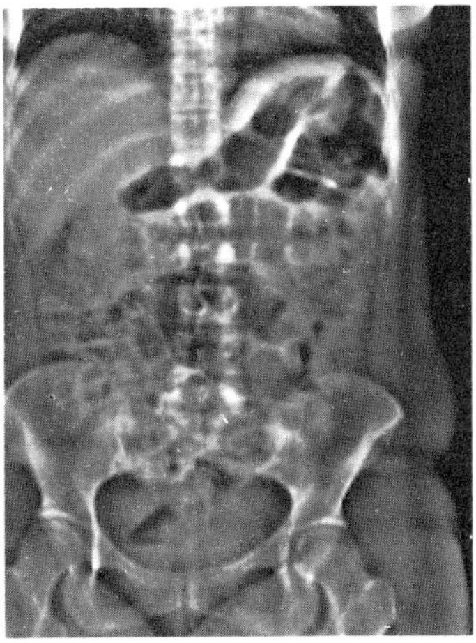

Computertomographie des Bauchraumes

Mit dem CT lassen sich alle Organe genauestens darstellen, besonders klar gelingt die Abbildung der Bauchspeicheldrüse.
Das CT ist durch seine Brillanz zum »Goldstandard« der Untersuchungen mit »X-rays« = Röntgenstrahlen geworden. Wegen der Strahlenbelastung und aus Kostengründen sollte nicht »jedes Bauchweh« von vornherein mit der Computertomographie untersucht werden.

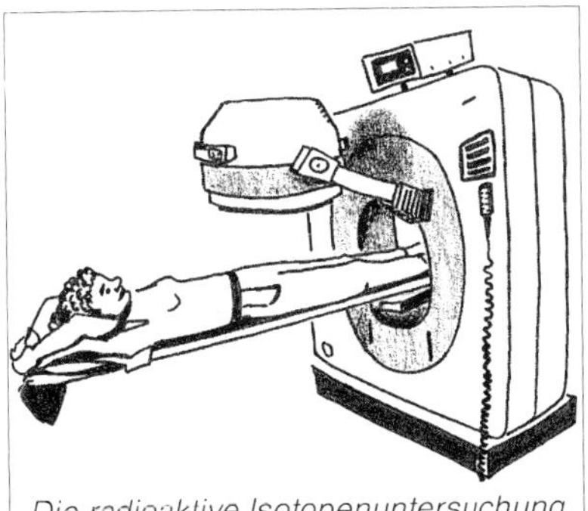

Die radioaktive Isotopenuntersuchung für spezielle Fragen

Untersuchungstechnik mit radioaktiven Isotopen

Die Untersuchung nennt man Szintigraphie, das Gerät heißt Scanner.

Radioaktive Stoffe werden in den Körper eingebracht, deren Verteilung in den Organen wird durch Abtasten mit einem Geigerzähler gemessen.

Die Bedeutung der Isotopenmethode ist durch Ultraschall und CT stark zurückgedrängt worden.

Die Endoskopie = Spiegelung der inneren Organe

Was sind Endoskope und woraus bestehen sie?

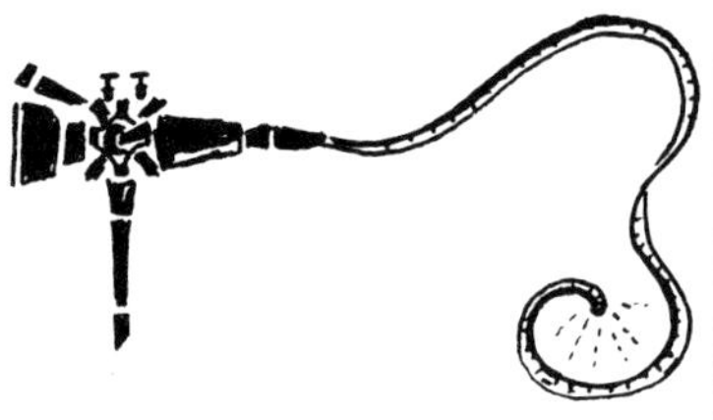

Die Spiegelung (Endoskopie) hat die Diagnostik des Verdauungsschlauches revolutioniert.

Die Instrumente bestehen innen aus feinsten Glasfasern, die zu Lichtbündeln gefasst werden.
Über eine Kaltlichtquelle — »kalt« um Verbrennungen zu vermeiden — wird Licht z. B. in den Magen »eingespiegelt«.

Das Bild des beleuchteten Organs wird über die Lichtbündel zum Auge des Untersuchers zurückgeleitet. Dabei können durch Spezialkameras Fotos gemacht werden oder das Gerät ist zur Bilddarstellung überhaupt an ein Videosystem angeschlossen und der Arzt schaut während der Untersuchung auf einen Bildschirm = Videoendoskopie. Beim Videosystem wird das Bild digital erzeugt und weitergeleitet.

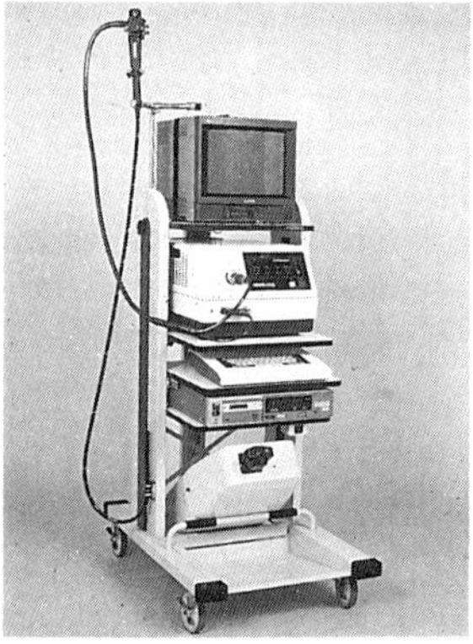

Video — Endoskopie

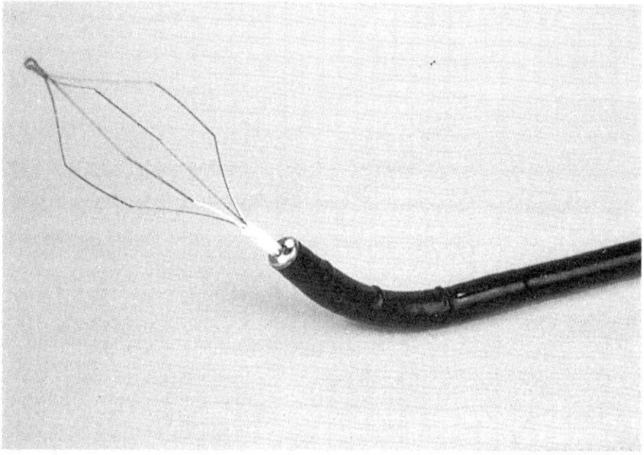

»Dormia-Körbchen« zur endoskopischen Steinholung

Mit Zusatzinstrumenten, wie Zangen und Bürsten, lässt sich Gewebe zur mikroskopischen Untersuchung entnehmen. Als Erweiterung dieser Techniken hat sich die operative Endoskopie durchgesetzt.

Wichtig für Patienten: Als Standarddiagnostik hat die Endoskopie nur sehr wenige Gegenanzeigen (Kontraindikationen). Die wichtigste Gegenanzeige ist der überängstliche Patient, der durch seine verrkrampfte Abwehr die Absicht des Arztes, auf raschem, meist schmerzlosem Weg zu einer Diagnose zu kommen, durch mangelnde Mitarbeit vereitelt.
Da es bei der operativen Endoskopie, z. B. der Abtragung von Polypen, doch vereinzelt zu Komplikationen wie einer Nachblutung kommen kann, wird vom Untersuchten meistens eine schriftliche Einverständniserklärung verlangt.

Die entsprechende Aufklärung durch den Arzt über den Umfang des beabsichtigten Eingriffes ist natürlich die Voraussetzung dazu!

Die endoskopische Untersuchung von Speiseröhre, Magen und Zwölffingerdarm

Für die Untersuchung der Speiseröhre gelten folgende Gründe:

- Schluckstörungen,
- Schmerzen hinter dem Brustbein,
- Sodbrennen,
- chronische Lebererkrankungen und
- Blutungsverdacht.

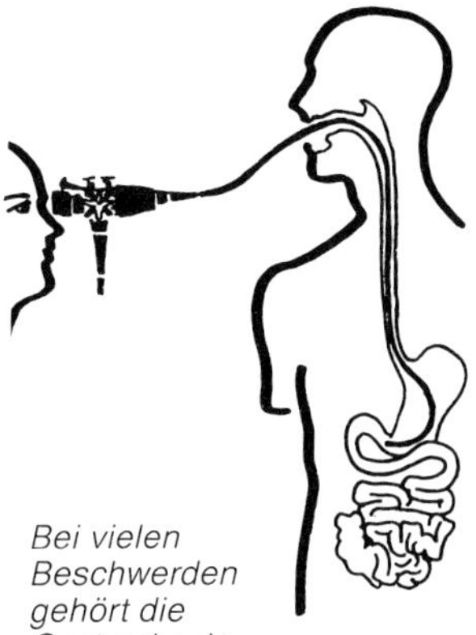

Bei vielen Beschwerden gehört die Gastroskopie zur Routinediagnostik.

Die Behandlungsmöglichkeiten über das Endoskop sind die Dehnung einer geschrumpften Speiseröhre, die Entfernung von Fremdkörpern — z. B. verschluckten Münzen oder Fischgräten — und die Blutstillung bei Krampfadern der Speiseröhre.

Die Gastroskopie = Endoskopie des Magens

Sie wird durchgeführt bei

- unklaren Beschwerden im Oberbauch,
- unklarer Blutarmut = Anämie,
- schwarzem »Teerstuhl«,
- Tumor- oder Geschwürsverdacht und
- Behandlungen mit Medikamenten, welche die Magenschleimhaut stark reizen könnten: Kortison, Rheumamittel und Blutverdünnung mit Marcoumar oder Sintrom.

Gründe für eine endoskopische Behandlung sind Entfernen von kleinen, gutartigen Tumoren (Polypen), Stillen blutender Wunden oder Geschwüre, Herausholen von verschluckten Fremdkörpern oder Fadenresten nach Operationen.

Die Gegenanzeigen zur Gastroskopie sind die gleichen wie für die Speiseröhrenendoskopie.

Anschließend an den Magen wird regelmäßig auch der Zwölffingerdarm (Duodenum) mituntersucht. Dabei geht es um die Suche nach Entzündungen und Geschwüren. Tumoren im Duodenum sind eine extreme Seltenheit.

Diagnosetipp Magen: Was hat der Patient vor der Spiegelung zu beachten? 5 bis 8 Stunden vorher darf nichts gegessen und getrunken werden. Eine medikamentöse Vorbereitung mit Beruhigungsmitteln (= Tranquilizern) ist meistens nicht notwendig.

Wie geht eine Magenspiegelung vor sich?

In linker Seitenlage des Patienten wird der Rachen — um das Schlucken des Gerätes zu erleichtern — mit einem Spray, z. B. Xylocain, örtlich betäubt.

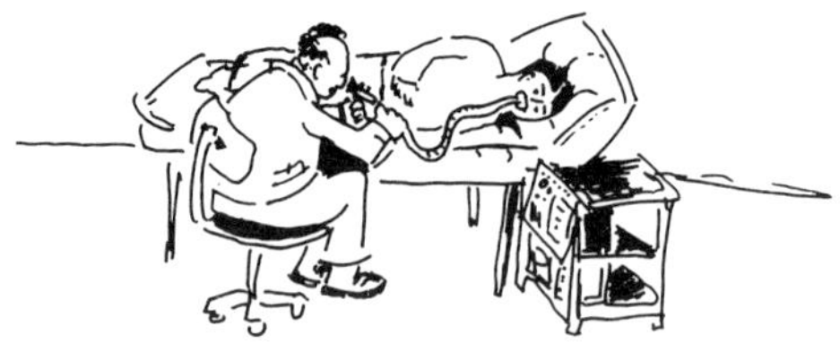

Die Gastroskopie ist die *Untersuchung für Speiseröhre, Magen und Zwölffingerdarm.*

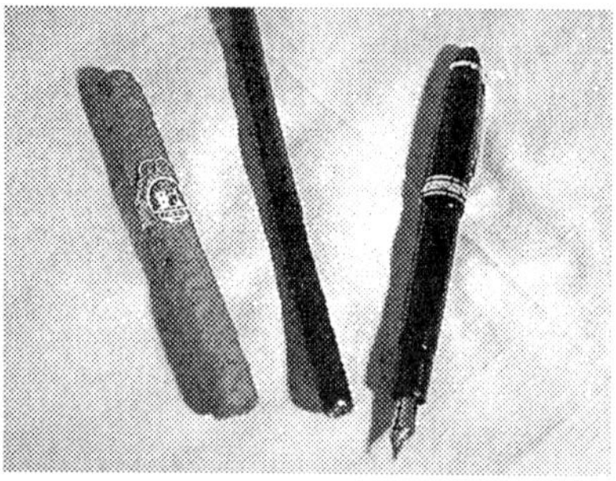

Die meisten Endoskope sind dünner als eine Füllfeder oder Zigarre.

Das kugelschreiberdünne Gerät wird nun eingeführt, wobei der Patient aufgefordert wird, zu schlucken. Ein »Beißring« aus Kunststoff verhindert, dass auf den empfindlichen Schlauch gebissen wird. Die Untersuchung dauert einige Minuten, ist insgesamt unangenehm, aber schmerzlos. Alle Innenflächen des Magens können genau inspiziert werden. Die Entnahme einer Gewebsprobe dauert nur wenige Sekunden, der Patient spürt nichts, weil die Magenschleimhaut schmerzunempfindlich ist. Eine kurze Nachbeobachtung schließt sich an den Eingriff an. Die schon erwähnte ERCP erfolgt im Anschluss an die Gastroskopie.

Gründe für eine ERCP sind:

- mögliche Störungen des Gallen- und Pankreasabflusses,
- ungeklärte Gelbsucht,
- Tumorverdacht im Gallenbereich,
- Verdacht auf chronische Entzündung oder
- Tumoren der Bauchspeicheldrüse.

Gegenanzeigen sind akute Entzündungen von Leber, Galle und Pankreas sowie eine bekannte Allergie gegen Kontrastmittel. Die Behandlungsmöglichkeiten der ERCP sind sehr groß und werden praktisch ständig erweitert, z. B. lassen sich Steine entfernen und zertrümmern, Schrumpfungen und Verengungen beseitigen — das geschieht mit ganz kleinen Messern!

Endoskopie des Dünndarmes, Jejunoskopie und Ileoskopie

Mit entsprechend langen Geräten können vom oberen Dünndarm (Jejunum) Gewebsproben entnommen werden. Tumoren im Dünndarm sind selten.

Endoskopie des Dickdarmes = Koloskopie

Man ist dazu übergegangen, möglichst den ganzen Dickdarm und nicht nur den unteren Abschnitt, den Mastdarm, zu spiegeln.

Wenn es nicht im Rahmen einer Vorsorgeuntersuchung geschieht, sind folgende Gründe für die Spiegelung maßgeblich:

- chemischer Blutnachweis im Stuhl,
- Blutabgang aus dem Darm,
- Durchfälle,
- Verstopfung,
- vor einem Darmröntgen,
- unklare Röntgenbefunde,
- Nachweis von Polypen und bösartigen Tumoren,
- Kontrolle nach Darmoperationen,
- Verdacht auf eine ungeklärte Darmverengung,
- das familiär gehäufte Vorkommen von Tumoren im Verdauungstrakt.

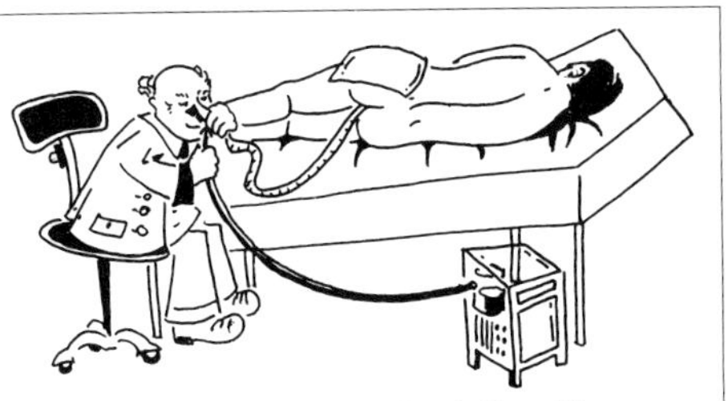

Die Koloskopie sollte ***frühzeitig*** *eingesetzt werden.*

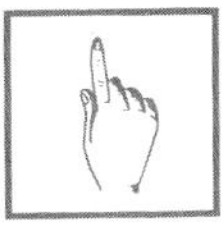

Vorsorgetipp Darm:

Alle Blutsverwandten I. Grades von an Magen-Darm-Krebs-Erkrankten sollten sich wenigstens jedes 3. Jahr einer eingehenden Endoskopie unterziehen. Diese Prophylaxe ist zwar umständlich — aber für den eventuell Betroffenen leichter zu ertragen als eine fortgeschrittene Krebserkrankung. Auch für die Allgemeinheit kommt Vorsorge letzten Endes immer billiger.

Wie muss man sich auf eine Koloskopie vorbereiten?

Meistens genügt es, 24 Stunden vorher keine feste Nahrung, sondern nur Tee und klare Suppe sowie ein Abführmittel, z. B. X-Prep, einzunehmen. Sollte dieses Tee- und Suppenfasten nicht ausreichen — was selten der Fall ist —, müssen 1 bis 2 Tage vorher mehrere Liter einer Salzlösung getrunken werden.
Die häufigste Behandlungsart mit der Koloskopie ist die Entfernung von Polypen. Der Vorgang wird »Polypektomie« genannt. Gegengründe, Kontraindikationen für die Koloskopie sind sehr schlechter Allgemeinzustand und hochakute Darmentzündungen. Die Notfallendoskopie setzt sich über alle möglichen Gegengründe dann hinweg, wenn mit keiner anderen Untersuchung eine Diagnose erzielt werden kann, die dem Patienten aus einer lebensbedrohenden Situation helfen kann. Das gilt übrigens für alle Untersuchungen in der Medizin.

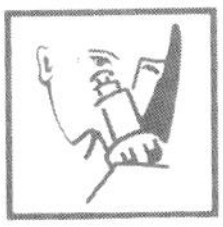

Diagnosetipp Endoskopie:

Die Endoskopie stellt große Ansprüche an die Konzentration und Geduld des Untersuchers, fordert aber auch Geduld und willige Mitarbeit des Patienten. Daher: Je besser die Zusammenarbeit mit dem Untersucher ist, desto rascher ist die erfolgreiche Spiegelung beendet.

Die Laparoskopie, Bauchspiegelung

Die Laparoskopie diente früher praktisch ausschließlich der Diagnose; es können dabei die Bauchorgane direkt betrachtet und Gewebsproben entnommen werden.

In den letzten Jahren wurde sie zur operativen Methode ausgebaut: Der größte Teil aller steinhältigen Gallenblasen wird bereits laparoskopisch entfernt.

Einiges zur Technik:

Nach örtlicher Betäubung wird über eine Spezialnadel ein Gas (N_2O) in den Bauchraum geblasen, wodurch die Bauchdecke abgehoben wird. Sodann wird über ein dikkes Rohr die Optik eingeführt.

Gründe für die Untersuchung sind alle Zustände, bei denen es auf eine direkte Betrachtung der Organe ankommt. Im Vordergrund stehen Leber, Gallenblase und Milz.

Gegengründe sind ungenügende Leistungen von Herz und Lungen sowie erhöhte Blutungsbereitschaft. Nach dem Eingriff muss eine 24-stündige Bettruhe eingehalten werden.

Während die diagnostische Laparoskopie durch CT und Sonographie wesentlich an Bedeutung eingebüßt hat, wird die operative Laparoskopie immer wichtiger!

Endosonographie

Bei diesem Verfahren werden die Vorteile der Spiegelung (Endo) mit denen des Ultraschalls (Sonographie) kombiniert. An der Spitze des Endoskopes befindet sich ein kleines Ultraschallgerät, welches die Wände von Magen und Darm abtastet. Damit können schon frühzeitig kleine Tumoren in der Schleimhautwand erkannt werden.

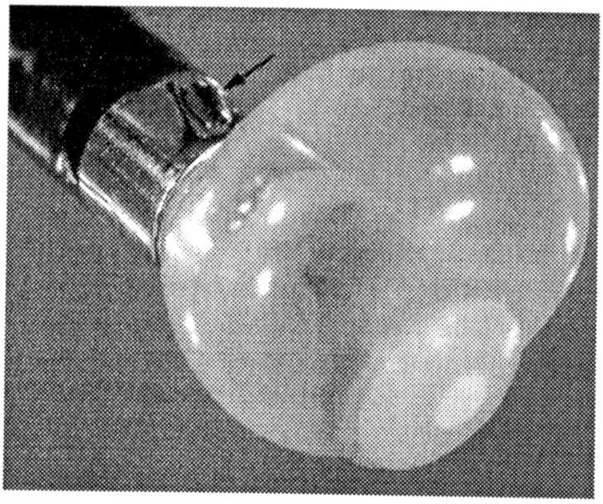

Bei der Endosonographie sind Ultraschall und Spiegelung in einem Gerät vereint!

Magnetresonanztomographie (»MRT«, »MR«)

Diese Methode gewinnt auch im Bauchraum immer größere Bedeutung. So lassen sich etwa die ableitenden Gallenwege und die Gänge der Bauchspeicheldrüse unter Zuhilfenahme von Kontrastmitteln auf brillante Weise darstellen. Das ohne Röntgenstrahlen arbeitende MR ist heute aus der Bauchdiagnostik nicht mehr wegzudenken.

Achtung:

Während der Untersuchung mit MR muss man völlig ruhig liegen und man darf keine Metallteile (z. B. Prothesen) im Körper haben!

LABORUNTERSUCHUNGEN für den Verdauungstrakt

Die Erhebung von Laborwerten spielt im Verdauungstrakt eine überragende Rolle. Viele Diagnosen sind überhaupt erst durch den Einsatz des Labors möglich geworden. In Akut- und Notfällen kommt es darauf an, rasch zu einer Diagnose zu kommen, das dafür notwendige laborchemische Notfallprogramm ist bei vielen niedergelassenen Ärzten und Spitalsambulanzen auch rund um die Uhr vorhanden. Es umfasst die Erhebung folgender »Werte«:

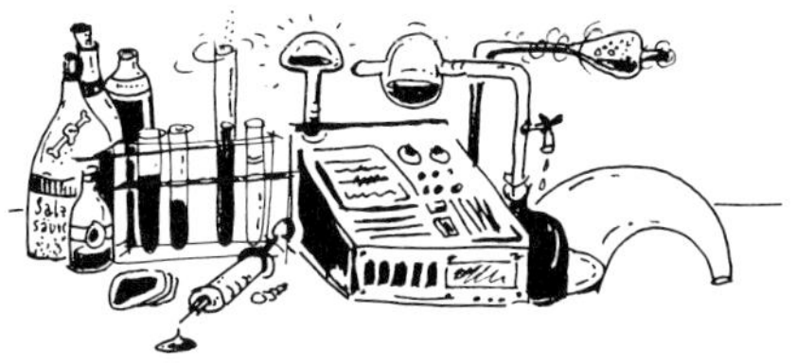

Laboruntersuchungen spielen im Verdauungstrakt eine sehr große Rolle.

- Hämoglobin, Erythrozyten, Leukozyten, Hämatokrit, Thrombozyten, Natrium, Kalium, Kalzium, Chlorid, Kreatinin, Harnstoff, Lipase, Alpha-Amylase, Blutzucker, GOT, LDH, CK-NAC, CK-MB, Bilirubin, Quick-Test, PTT, PTZ, Fibrinogen und Harnanalyse.

Für die weitere Diagnostik werden zusätzliche Labordaten benötigt. Dabei werden auch in kurzen Abständen bestimmte Laborwerte wiederholt erhoben; eine Trendanalyse — ähnlich einer »Hochrechnung« — kann schon in der Frühphase wesentliche Aufschlüsse über den Verlauf der Krankheit bringen: Die Prognose, der Heilverlauf, lässt sich frühzeitig voraussagen.

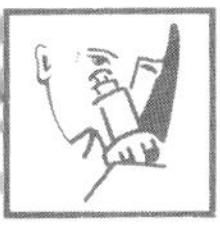

Diagnosetipp Labor:

Bei vielen »Bauchkrankheiten« genügen zur Sicherung der Diagnose oft nur ganz wenige Laborwerte! Beim akuten Blinddarm kommt es z. B. auf die weißen Blutkörperchen an, bei der Bauchspeicheldrüse auf die »Amylase«, bei der Leber auf die »Leberwerte«.

Normalwerte in der Labordiagnostik

Bei sogenannten »Normalwerten« — die in Wirklichkeit nur europäische Durchschnittswerte sind — muss berücksichtigt werden, auf welche internationalen Bezugsgrößen sich das jeweilige Labor bezieht.

Unterschiede gibt es außerdem durch Geschlecht, Alter, Schwangerschaft und Tageszeit.

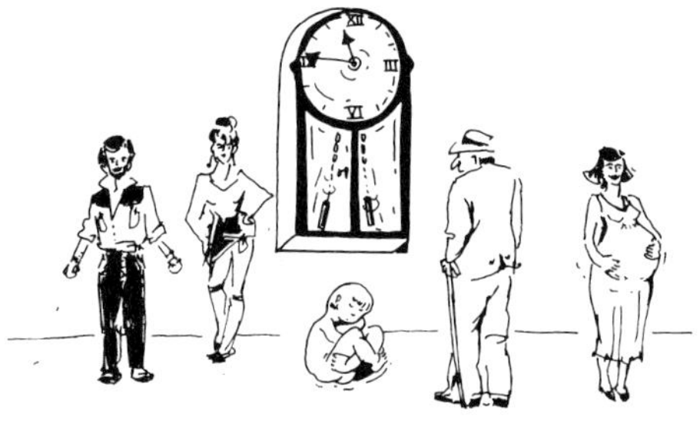

Laborwerte schwanken nach Alter, Geschlecht, Tageszeit und ändern sich in der Schwangerschaft.

Bei welchen Zuständen im Bauch können sich die Laborwerte verändern?

Blutsenkung 5 — 25
erhöht bei allen Entzündungen und Tumoren

Erythrozyten 4 — 5,5 Mio
(rote Blutkörperchen) vermindert nach Blutungen und bei Tumoren

Leukozyten — 10 000
(weiße Blutkörperchen) erhöht bei akuter Entzündung (»Blinddarm«!)

Hämatokrit 36 — 50
(Blutdicke) vermindert nach Blutungen

Blutplättchen 130 — 350
(Thrombozyten) erhöht bei manchen Tumoren

Quickwert 70 — 130
(Blutgerinnung) vermindert bei Leberzirrhose

Blutzucker 70 — 105
erhöht bei Zuckerkrankheit und Entzündungen der Bauchspeicheldrüse

Harnsäure — 6
erhöht bei Gicht und Tumorzerfall

Cholesterin 120 — 200
vermindert bei Tumoren

Blutfette — 170
erhöht oder vermindert bei gewissen Tumoren, ansonsten nahrungsbedingt

Bilirubin — 1
(Gallenfarbstoff) erhöht bei Gelbsucht, Morbus Meulengracht, Blutzerfall und Tumoren

»Leberwerte«:

GOT 2 — 18
erhöht bei Leberentzündung

GPT 5 — 22
erhöht bei Leberentzündung, Mononukleose

Gamma-GT 4 — 28
erhöht bei Leberschäden und Krebs

AP 40 — 170
erhöht bei Gallenstau und Tumoren

Cholinesterase 2400 — 8500
erhöht bei Fettleber, vermindert bei Leberzirrhose, Leberkrebs

LDH 40 — 240
erhöht bei Blutungen, Tumoren und Metastasen

GLDH — 4
erhöht bei Leberschaden

CK 10 — 80
(»Herzwert«) erhöht bei Herzinfarkt

Alphaamylase — 120
(aus Pankreas) erhöht bei Pankreatitis und Magenoperation

Harnamylase — 560
erhöht bei Pankreatitis

Lipase — 200
(aus Pankreas) erhöht bei Entzündungen und Tumoren der Bauchspeicheldrüse

Harnstoff 10 — 50
(Eiweißabbauprodukt) erhöht bei Nierenschwäche

Kreatinin 0,6 — 1,1
(Eiweißschlacke) erhöht bei Nierenschwäche

Gesamteiweiß 6,2 — 8,2
erhöht bei Entzündungen, vermindert bei Tumoren

»Elektrolyte«:

Natrium 135 — 151
Kalium 3,5 — 5,5
Kalzium 2,1 — 2,7
Chlorid 95 — 110
Magnesium 0,7 — 1,1
Eisen 50 — 150 (vermindert bei den meisten Tumoren)

Welche »Werte« bei welchen Organen sind besonders wichtig? Wegen der zentralen Rolle im Verdauungstrakt beginnen wir mit der Leber.

Laboruntersuchungen bei Lebererkrankungen

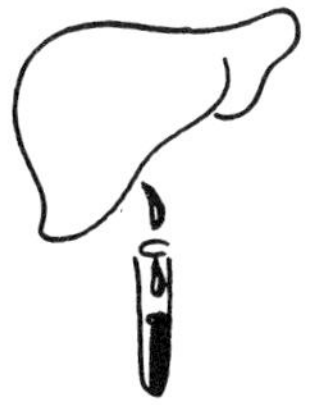

Das »Leberlabor« ist eine eigene Wissenschaft.

Wenn die Leberzelle geschädigt wird, treten verstärkt Enzyme = »Leberwerte« aus der Zelle aus und sind dann im Blut nachweisbar. Bei verminderter Zellarbeit werden auch weniger Eiweißkörper und zu wenig Faktoren für die Blutgerinnung erzeugt.

Durch die eingeschränkte Abbauleistung steigt der Gallenfarbstoff im Blut an — der Mensch wird gelb. Durch die schlechtere Entgiftungsfunktion wird auch der Ammoniakgehalt höher. Bei Erkrankungen sind also Ammoniak und Bilirubin erhöht, Gerinnungsfaktoren und Blutplättchen (Thrombozyten) dagegen vermindert. Von den wichtigsten Werten sind im Krankheitsfall GOT, GPT, LDH, Gamma-GT, GLDH und die AP erhöht, die Cholinesterase ist auch erhöht oder bei Zirrhose stark vermindert. Darüber hinaus kann die Untersuchung des Eisen- und Kupferstoffwechsels wichtige Aufschlüsse bringen.

Funktionstests wie der Kollertest und die Bestimmung der Galaktose-, Indozyanin- und Koffeinclearance sind heute weniger wichtig. Bei Tumorverdacht muss auch das Alpha-Fetoprotein (AFP) gemessen werden.

Neben den Transaminasen braucht man die »Hepatitisserologie« zum Nachweis einer infektiösen Gelbsucht. Dabei fahndet man nach Antikörpern gegen Hepatitisviren. Wegen der möglichen Ansteckungsgefahr ist immer eine besonders beschleunigte Abklärung gefragt!

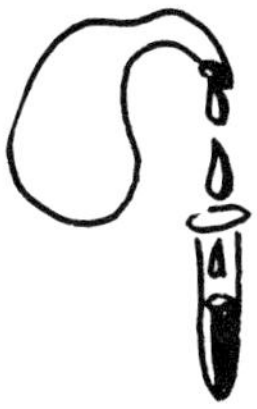

Gallenerkrankungen machen deutliche Laborverschiebungen.

Labor bei Gallenerkrankungen

Es kommt hier hauptsächlich auf die Ursachenerkennung einer Gelbsucht an.
Wichtig sind Bilirubin, Gamma-GT und AP = alkalische Phosphatase.

Zusätzlich kann aus dem Zwölffingerdarm Gallensaft abgesaugt und z. B. auf Erreger wie Salmonellen — die sich dort gerne aufhalten und jahrelang »überwintern« können — oder Lamblien untersucht werden.

Labor bei Pankreaserkrankungen

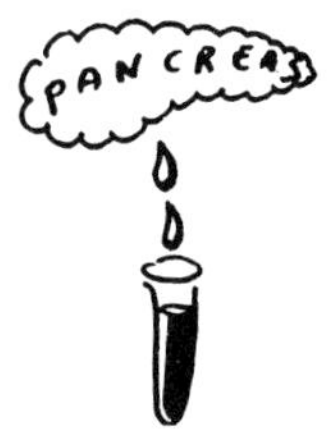

Krankheiten der Bauchspeicheldrüse können oft nur im Labor erkannt werden.

Wichtig ist vor allem die Bestimmung der Blut- und Harnamylase sowie der Lipase (= fettspaltender Stoff), die bei Entzündungen stark erhöht sind. Die Untersuchung des Kalziums ist wichtig für die Prognose: Ein starker Abfall deutet auf einen schweren Krankheitsverlauf hin! Zur Routinediagnostik gehört die Untersuchung von Blut- und Harnzucker, in besonderen Fällen auch die Bestimmung der körpereigenen Hormone Insulin und Glukagon. Die Untersuchung auf Chymotrypsin, einen eiweißspaltenden Stoff, ist relativ einfach, während Stuhluntersuchungen auf Muskelfasern, Fett und Stärke praktisch verlassen wurden.

Die direkte Bestimmung des Pankreassaftes über eine Sonde im Duodenum ist äußerst aufwendig, aber die genaueste Prüfung der Organfunktion. Die Untersuchung heißt Pankreassekretionsanalyse. Untersucht werden Bicarbonat, Amylase, Trypsin, Chymotrypsin und Lipase.

Praktische Bedeutung hat der Pankreolauryltest, wobei durch die Farbstoffausscheidung im Harn auf die Güte der Organleistung geschlossen werden kann.

Labor bei Magenerkrankungen

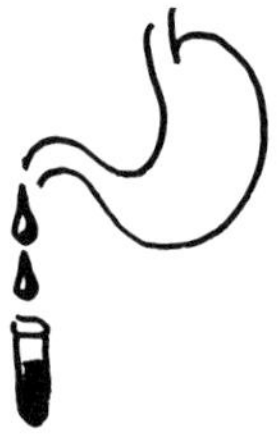

Seit der Einführung der Gastroskopie ist das Magenlabor von geringerer Bedeutung

Neben dem Blutbild ist die Untersuchung des Magensaftes wichtig.

Dabei wird über eine Sonde Magensaft abgesaugt und vor und nach einer Reizung mit Pentagastrin — das ist ein sehr starker »Säurelocker« — die Menge des Magensaftes gemessen.

Eine Säurelosigkeit liegt vor, wenn auch nach stärkster Reizung praktisch keine Säure nachweisbar ist. In besonderen Fällen wird auch das magensäurebildende Hormon Gastrin durch eine radioaktive Methode bestimmt.

Labor bei Darmerkrankungen

Eine einfache, aber sehr wichtige Methode ist die Untersuchung auf »okkultes« Blut. Was heißt okkult? Von okkult (= versteckt) spricht man, wenn Blut im Stuhl chemisch nachweisbar ist, aber mit freiem Auge kein Blut zu sehen ist.

Die Untersuchung auf verstecktes Blut hat beim Darmlabor größte Wichtigkeit

Vorsorgetipp Krebs:
Der Test ist eine Krebsvorsorgeuntersuchung und sollte ab dem 40. Lebensjahr einmal pro Jahr durchgeführt werden. Ist der Test positiv, müssen weitere Untersuchungen erfolgen, so lange bis ein blutender Krebs als Ursache mit Sicherheit auszuschließen ist. Um die Zuverlässigkeit des Tests zu verbessern, müssen gewisse Vorkehrungen beachtet werden, z. B. darf in der Testperiode kein rohes Fleisch verzehrt werden, weil sonst »falsch-positive« Ergebnisse zu erwarten sind — ein langwieriger Untersuchungsablauf ohne Ergebnis, aber mit beträchtlicher Belästigung des Patienten könnte in Gang gebracht werden.

Im Dünndarm wird vor allem nach den Ursachen einer Durchfallerkrankung gesucht. Beim Xylosetest werden die Harnausscheidung und die Blutkonzentration der getrunkenen D-Xylose gemessen. Der Laktosetoleranztest misst die ausreichende Spaltung von Laktose in Glucose und Galaktose. Beim Vitamin-B12-Resorptionstest wird die Ausscheidung von radioaktiv markiertem B12 im Harn gemessen. Störungen deuten vor allem auf eine Erkrankung im unteren Dünndarm hin. Bei krankhaften Eiweißverlusten über den Darm kann der PVP-Test hilfreich sein, dabei wird ein zugeführter radioaktiv markierter Kunststoff im Stuhl gemessen. Gestörte Darmfunktionen sind oft infektiöser Natur, der Fahndung nach Viren, Pilzen, Bakterien und Parasiten kommt daher eine große Bedeutung bei. Auch an die Veränderung der Darmflora durch eingenommene Medikamente, vor allem Antibiotika (Penizillin), ist bei allen Untersuchungen des Darmes zu denken.

Was macht der Tumor im Labor?

Laborspezial: »Tumormarker«

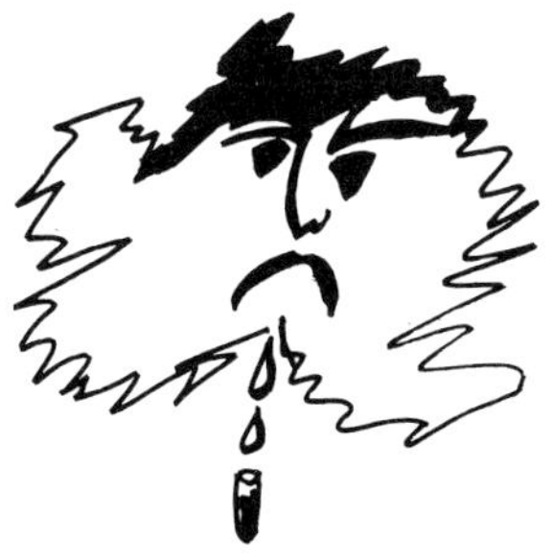
Die Tumorzelle produziert die »Tumormarker«.

Tumormarker sind Stoffe, die bei Tumoren entweder überhaupt auftreten oder im Falle einer Tumorerkrankung in höheren Konzentrationen nachweisbar sind.

Es handelt sich um Eiweißkörper, die von den Tumorzellen selbst oder auch von anderen Zellen durch entsprechende Reizung gebildet werden. Dabei ist besonders zu beachten:

1. Auch beim Nichttumorkranken oder beim Gesunden können Tumormarker gefunden werden.
2. Ein negativer Befund schließt das Vorhandensein eines Tumors nicht aus.

Die für den Verdauungstrakt wichtigsten Marker heißen:

CEA = Carcinoembryonales Antigen
Normalwert: unter 3,0 ng/ml

CA 19-9 = Carbohydrat-Antigen 19-9
Normalwert unter 37,0 U/ml

AFP = Alpha-Fetoprotein
Erwachsene unter 7,0 U/ml, Neugeborene 33.000 — 100.000 U/ml

Gut geeignet sind für Magen, Darm, Galle und Pankreas CEA und CA 19-9, für die Leber dieselben Werte und zusätzlich AFP.

Wann sollen die Tumormarker zum Einsatz kommen?

1. Als Test bei Risikogruppen, z. B. bei Leberzirrhosepatienten mit Verdacht auf Leberzellkrebs.
2. Wenn Symptome vorhanden sind, die an einen Tumor denken lassen.
3. Bei bekanntem Tumor:
   a) aus der Höhe des Wertes kann auf die Ausbreitung des Tumors oder auf Metastasen = Absiedelungen geschlossen werden.
   b) zur Verlaufskontrolle vor, nach, bzw. während der Behandlung.

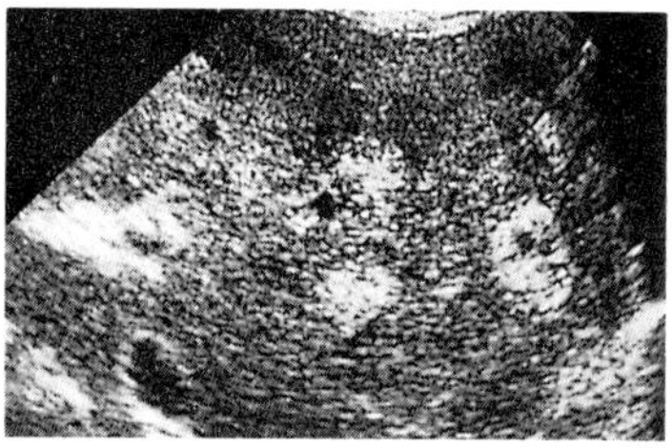

Otto I., 65 Jahre
Metastasenleber

Vorsorgetipp Verdauungskrankheiten:

Die einfachste Vorsorge ist die Erstellung eines Fragenkatalogs an sich selbst!

Eine Selbstuntersuchung für Krankheiten des Verdauungstraktes gibt es naturgemäß nicht, aber die Selbstbeobachtung kann dem untersuchenden Arzt vieles erleichtern. Welche Fragen sollen wir uns vor einer Untersuchung selbst stellen?

Die wichtigsten Fragen:

- Fühle ich mich krank, müde, abgeschlagen — und kann ich dafür Gründe wie z. B. eine Grippe angeben?
- Habe ich an Gewicht abgenommen — gibt es einen Grund dafür — Diät, neues Gebiss?
- Haben sich meine Lebensgewohnheiten geändert und damit auch Essgewohnheiten — alleinstehend, »Singlehaushalt«?
- Passen mir meine Kleider plötzlich nicht mehr — Gewichtsabnahme?
- Bemerke ich Blut im Stuhl — Hämorrhoidenblutung?
- Haben sich meine Stuhlgewohnheiten geändert?
- Habe ich sogenannte Wechselstühle, wechselt Durchfall mit Verstopfung?
- Wie sieht der Stuhl aus?
- Sind Probleme beim Kauen und Schlucken da, bestehen Sodbrennen, Durchfall, Verstopfung?
- Welche Speisen und Getränke vertrage ich nicht?
- Habe ich eine unerklärliche Abneigung gegen Nahrungsmittel, die ich früher gern gegessen habe, z. B. Fleisch?
- Gibt es in meiner Familie Darmerkrankungen?
- Besteht im Wohnbereich ein Kontakt zu Haustieren — Parasiten, Würmer?

- Habe ich mit Salmonellen kontaminierte Nahrungsmittel gegessen?
- Wurde eine Auslandsreise gemacht — Hepatitis — infektiöse Gelbsucht?

Der Fragebogen kann nicht vollständig sein, dazu sind die Lebensumstände vieler Menschen zu verschieden, aber er soll uns auf die Fragen des Arztes vorbereiten.

Der eigentliche Untersuchungsablauf kann durch die Vorbereitung auf die Gesundheitsfragen wesentlich erleichtert und vor allem beschleunigt werden!

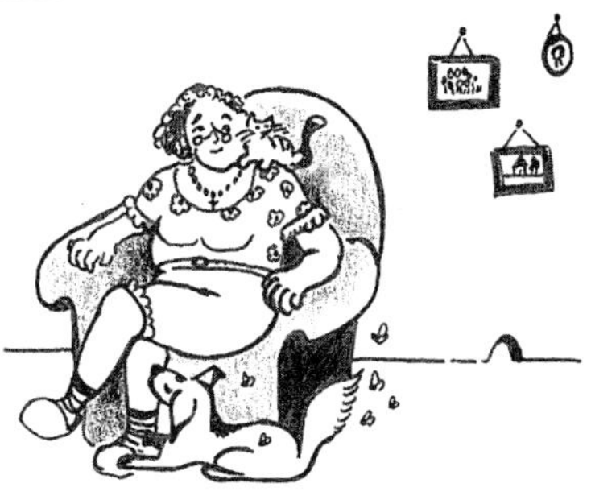

Vielgeliebte Haustiere können gefährliche Krankheitserreger übertragen.

Besonders in der ehemaligen Sowjetunion waren Fragebögen im Gesundheitswesen sehr verbreitet — und bei der Bevölkerung nicht sonderlich beliebt. So brachte das sowjetische Magazin »Krokodil« eine Karikatur, die einen Mann im überfüllten Saal eines Ambulatoriums zeigt. Er ist mit dem Ausfüllen eines Berges von Dokumenten beschäftigt und fragt einen neben ihm stehenden Arzt: »Genosse Doktor, sagen Sie mir die Wahrheit! Habe ich Hoffnung, bis zum Ende des Ausfüllens zu leben?«

In welcher Reihenfolge laufen nun Untersuchungen im Verdauungstrakt ab?

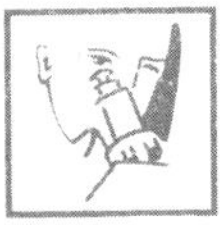

Diagnosetipp Untersuchungsablauf:

1. Die bisherige Krankheitsgeschichte (Anamnese) und die »klinische Untersuchung« ergeben bereits die Richtung, in die das weitere Vorgehen zu planen ist.

2. Labor mit Untersuchung von Blut und Harn mit einigen Abänderungen, je nachdem, welches Organ am ehesten als Krankheitsort in Frage kommt. Hat jemand eine starke Gelbfärbung (Ikterus) der Haut, muss rasch geklärt werden, ob nicht eine ansteckende Virusentzündung der Leber dahinter steckt. Bei starken Bauchbeschwerden muss auch untersucht werden, ob nicht eine akute Entzündung der Bauchspeicheldrüse vorliegt — Amylase und Lipase-Bestimmung! — oder »nur« eine akute Appendizitis (Blinddarmentzündung).

3. Ultraschall
Wegen der fehlenden Belastung des Patienten wird die Ultraschalluntersuchung (Sonographie) praktisch als Routinemethode angesehen. Besonders bei Krankheiten von Leber, Galle und Pankreas ist der Wert der sofort erhaltenen Information sehr hoch.

4. Endoskopie
Bei Verdacht auf eine akute Blutung wird die Spiegelung ohne weitere Vorbereitung sofort als Notfallendoskopie durchgeführt, sonst werden Magen- und Mastdarm-

spiegelung (Gastroskopie und Rektoskopie) als Routineuntersuchung mit dem Patienten geplant. Die Koloskopie bedarf einer Vorbereitung von mind. 24 Stunden.

5. Röntgen
Das Magenröntgen hat neben der Gastroskopie nur mehr geringes Gewicht, die Röntgenuntersuchung von Dünn- und Dickdarm erfordert die gleiche Vorbereitung wie die Koloskopie und bringt vor allem bei angeborenen Andersartigkeiten des Darmes — zu lang oder zu weit — zusätzliche Aufschlüsse.

6. Röntgenuntersuchungen mit Kontrastmitteln, die Computertomographie, die Endoskopie mit fallweiser Operation (ERCP) und die Laparoskopie stehen wegen möglicher Komplikationen am Ende der Untersuchungsskala. Für spezielle Fragen steht das »MR« zur Verfügung.

7. Die Endosonographie braucht einen sehr spezialisierten, erfahrenen Untersucher und bleibt speziellen Fragestellungen vorbehalten.

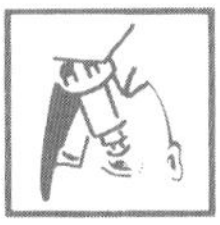

Diagnosetipp Notfall:

Bei der notfallmäßigen Untersuchung bleibt die »Untersuchungsmaschinerie« nach der gestellten Diagnose fürs Erste einmal stehen. Bei der Routineabklärung einer Verdauungsstörung wird auch nach der Ultraschalldiagnose »Gallensteine« noch ergänzend der Magen untersucht. Der Grund: etliche Krankheiten — beispielsweise das Zwölffingerdarmgeschwür — erzeugt bei manchen Menschen keine typischen Symptome; zum anderen gilt auch hier das Prinzip: »Man kann 'Läuse und Flöhe' haben« (also zwei Krankheiten gleichzeitig).

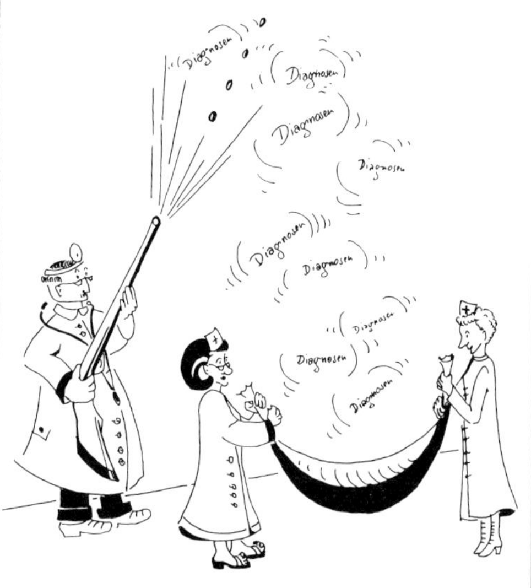

Der
»Schrotschussdiagnosen«
VORSICHT!

Zu warnen ist aber vor jeder »Schrotschussdiagnostik«: Dabei werden alle vorhandenen diagnostischen Verfahren eingesetzt, »der Diagnostiker schießt in die Luft und wartet, was herunterfällt«. Beim Schrotschussverfahren werden tatsächlich viele Befunde erhoben, die meisten haben mit den eigentlichen Problemen des Patienten sehr wenig zu tun. Mit zunehmender Untersuchungsdauer steigt das Risiko, eine »Untersuchungskrankheit« durch eine Komplikation zu erleiden — und seien es »nur« verstochene Venen.
Darüber hinaus wird die entscheidende Diagnose verschleppt, was bei rasch wachsenden Tumoren verhängnisvoll sein kann.
Dieses beschriebene Vorgehen spricht nicht für Geschick, Takt und Erfahrung des Untersuchers!

Was fehlt den Organen?
Die Organkrankheiten

Krankheiten der Zähne und der Mundhöhle

Mund und Zähne haben als erste Station eine große Bedeutung für den ganzen nachfolgenden Verdauungsschlauch. Viele gravierende Verdauungsstörungen können hier ihre Ursache haben. Eine schlechte Zerkleinerung der Nahrung und mangelnde Einspeichelung gefährden von Anfang an eine normale Verdauungsfolge. Deshalb werden die wichtigsten Erkrankungen der Zähne und der Mundhöhle vorangestellt.

Müssen faule Zähne sein?
Die Zahnkaries, Zahnfäule

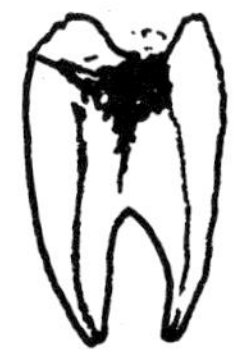

Zahnkaries lässt sich verhindern.

Nicht einmal 2 % der Erwachsenen in den Industriestaaten (aber auch bei Naturvölkern!) haben ein kariesfreies Gebiss!

Wie entsteht Karies?

Bakterien im Zahnbelag erzeugen in den Nahrungsresten aus Kohlenhydraten bzw. Zucker Milchsäure; diese entkalkt den Zahnschmelz und das Zahnbein, durch zusätzliche Infektionen wird der Gewebsdefekt größer und als »Loch« für das Auge sichtbar. Die Karies entsteht besonders gerne in Nischen und überall dort, wo die Beläge durch die Zahnpflege schwierig zu entfernen sind.

Der Kariesverlauf geht langsam und zuerst völlig symptomlos vor sich. Schon ein Spätsymptom ist eine wachsende Empfindlichkeit auf süß und sauer, auf Wärme und Kälte. Bei diesen Symptomen ist die Zahnfäule meistens schon ins Zahnbein, Dentin, vorgedrungen.

Kann man sich gegen Karies schützen?

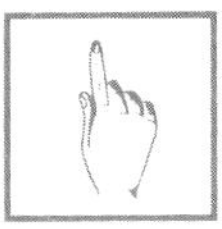

Ja, durch eine gesunde vollwertige Nahrung und durch richtige Pflege, schon schwieriger ist die Behandlung der Karies.

Es müssen alle krankhaft erweichten Zahnteile weggebohrt werden, das Loch, die »Kavität« selbst verheilt nicht, sondern muss mit körperfremdem Material verschlossen, »versiegelt« werden.

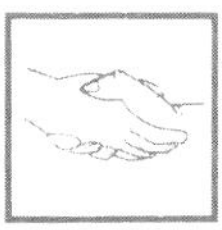

Zahnärztliche Zemente, Kunststoffe und Edelmetalle wie Gold kommen als Füllstoffe in Frage.
Die Verwendung des Quecksilber enthaltenden Amalgams entspricht eigentlich nicht mehr dem modernen Wissensstand.

Der kurze Weg zur Prothese

Die Parodontose, Zahnbettschwund

Diese Zahnfleischerkrankung ist sehr häufig und eine der Hauptursachen für vorzeitigen Zahnausfall. Zahnstein und Beläge finden sich vor allem auf den empfindlichen Zahnhälsen. Ein starker Mundgeruch zeugt vom Gewebszerfall. Die Zähne lockern sich bald und werden nur noch von Geweberesten mühsam gehalten. Durch den Zahnfleischschwund wird der Zahn scheinbar »länger« und droht auszufallen. Gründe für die gefürchtete Parodontose gibt es leider allzu viele:

- Mangelnde Mundpflege,
- Überlastung einzelner Zähne beim Lückengebiss,
- Zahnstein und Beläge,
- Zuckerkrankheit,
- Durchblutungsstörungen,
- Vitaminmangel, z. B. Skorbut (Vitamin-C-Mangel).

Behandlung der Parodontose

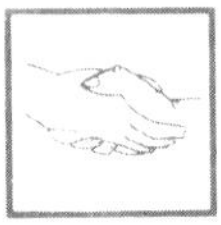

Am wichtigsten ist die Beseitigung der Entzündung, um danach alle anderen krankmachenden Faktoren auszuschalten. Näheres siehe unter professionelle Zahnreinigung.

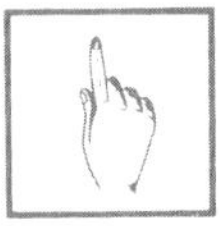

Vorsorgetipp Zahn:

Nur rechtzeitige Parodontosebehandlung kann eine vorzeitige Prothese verhindern!

Erkrankungen der Mundschleimhaut

Die häufig vorkommenden »Aphthen« sind kleine, von einem roten Hof umgebene Bläschen, die aufplatzen und bis zu 10 Tage beträchtliche Schmerzen verursachen können. Der Grund ist eine Virusinfektion, die sich durch körperliche Erschöpfung leichter ausbreiten kann. Eine örtliche Behandlung mit Pyralvex Berna und mit Kamillenspülungen (Kamillosan) ist meistens ausreichend.

Wie entsteht der »Milchmund« ohne Milch?

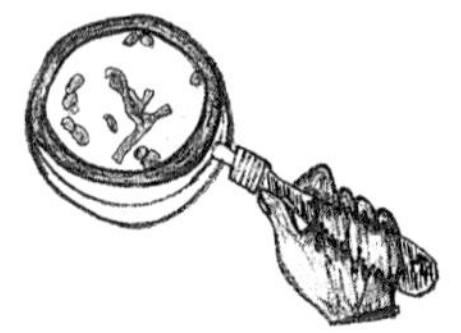

Candida unter der Lupe.

Ein »Soor« ist eine Pilzerkrankung mit weißlichen Belägen, die sich leicht abwischen lassen. Der Erreger — Candida albicans — kann, ohne Krankheitserscheinungen hervorzurufen, von vornherein auf der Haut und den Schleimhäuten vorhanden sein.

Die Schleimhaut sieht aus, als hätte man gerade Milch getrunken. Vorkommen: bei Einnahme von Antibiotika und Kortison sowie durch schlechte Mund- und Zahnpflege bei Prothesenträgern. Häufig sind Asthmatiker betroffen, die kortisonhältige Sprays und Inhalatoren verwenden müssen. Auch bei schlechtem Allgemeinzustand durch Krebs, Tuberkulose oder AIDS kann sich leicht eine Soorinfektion einstellen. Unangenehm und gefährlich ist ein in die Speiseröhre absteigender Soor. Die Erkrankung kann sehr schmerzhaft sein.

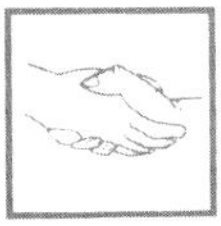

Behandlung: Spülungen mit Kamille und Myrrhe, Einnahme von Mycostatin Suspension. Wenn ein Soor oft auftritt oder durch die Behandlung nicht verschwindet, muss an eine ernste Grundkrankheit gedacht werden.

»Candida« — siehe auch »Infektiöse Erkrankungen«

Infektionen durch Syphilis oder Tuberkulose müssen ebenso durch eine Gewebsprobe geklärt werden wie die Leukoplakien: Das sind rundliche, glänzende Schleimhautinseln, die durch chronischen Druck z. B. beim Prothesenträger oder beim Pfeifenraucher entstanden sind.

Bei AIDS treten — spät im Krankheitsverlauf — braune bis violette Schleimhautveränderungen auf. Mischinfektionen mit Pilzen sind typisch.

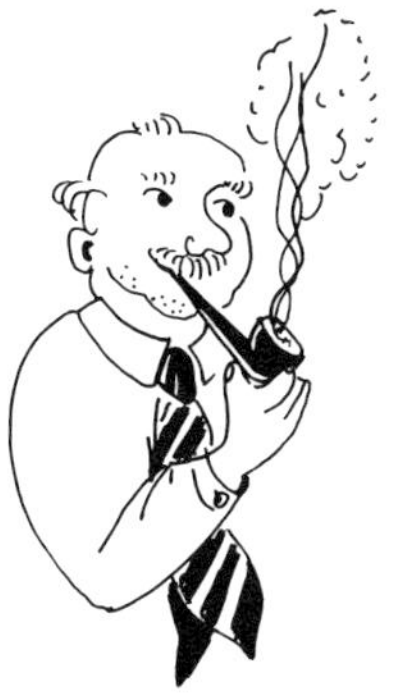

Pfeifenraucher erkranken öfter an Mundhöhlenkrebs.

Zeig' mir die Zunge

Erkrankungen der Zunge

Eigentliche Zungenerkrankungen sind eher selten. In der antiken Medizin galt die Zunge (lat.: lingua) als Spiegel des Körpers, und man meinte, man könne alle Krankheiten der Verdauung an der Zunge ablesen. Manche Krankheiten des Verdauungstraktes zeigen sich tatsächlich auf der Zunge.

Die »glatte« Zunge oder »Mangelzunge« kann ein Symptom bei fehlender Magensäure sein. Bei der »Leberzunge« sind Zungenspitze und Ränder bläulich verfärbt. Eine Schwäche des rechten Herzens verursacht die tiefblaue »Stauungszunge«. Die »trockene« Zunge ist ein akutes Symptom mangelnder Flüssigkeit im Körper; ist sie beständig vorhanden, kann das sogenannte Sjögren-Syndrom vorliegen. Bei dieser Krankheit kommt es zu einer mangelhaften Befeuchtung aller Schleimhäute. »Landkartenzunge« und die schwarze »Haarzunge« können sehr rasch auftreten z. B. bei Antibiotikatherapie oder starkem Alkohol- und Nikotingenuss. Die Veränderungen verschwinden meistens ohne jegliche Behandlung. Die »belegte« Zunge ist ein allgemein bekanntes Symptom bei Infektionskrankheiten. Die eigentliche Zungenentzündung, Glossitis, ist sehr schmerzhaft, die Zunge ist gerötet und schmerzt bei geringsten Reizen. Sie kommt

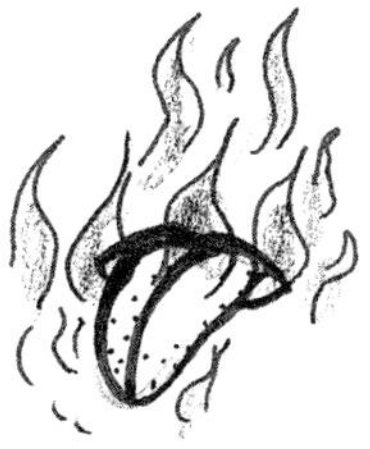

Zungenbrennen — ist die Seele gesund?

bei schweren Erschöpfungszuständen vor; die »glatte, entzündete« Zunge findet man bei der perniziösen Anämie, einer ernst zu nehmenden Blutarmut. Häufig ist »Zungenbrennen«: Zu sehen ist an der Oberfläche nichts; manchmal liegt der Grund in einer Überempfindlichkeit gegenüber gewissen Stoffen einer Zahnprothese, viel häufiger — ja fast immer! — sind psychische Störungen dafür verantwortlich. Eine genaue Untersuchung ist trotzdem notwendig!

Krankheiten der Speicheldrüsen

Von praktischer Bedeutung — weil häufig — sind Speichelsteine und Mumps.

Mumps, Parotitis epidemica

Diese Viruserkrankung befällt beide Ohrspeicheldrüsen und heißt auch Ziegenpeter. Die Symptome sind Fieber und eine Schwellung beider Drüsen, sodass die Ohrläppchen abgehoben werden. Bettruhe von einer Woche Dauer, reichlich Flüssigkeitszufuhr und leichte Kost sind meistens ausreichend.

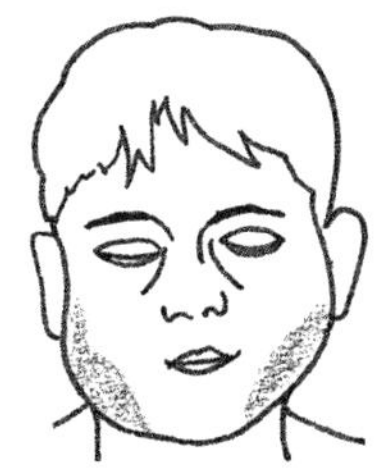

Bei »Ziegenpeter« sind die Ohrspeicheldrüsen geschwollen.

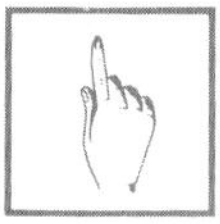

Komplikationen wie eine Mitbeteiligung der ähnlich gebauten Hoden, Eierstöcke und Tränendrüsen sind beim Kind selten, kommen beim Erwachsenen aber häufiger vor. Daher sollten Knaben und Mädchen ohne durchgemachten Mumps vor der Pubertät geimpft werden!

Speichelsteine

Der Stein oder Grieß sitzt meistens im Ausführungsgang der Unterkieferdrüse. Das Hindernis stört, besonders wenn »das Wasser im Mund zusammenlaufen soll«. Die Entfernung erfolgt komplikationslos durch den Zahnarzt.

Die Krankheit des Sigmund Freud

Tumoren der Mundhöhle

Verdächtig für einen Tumor im Mund ist »eine Wunde, die nicht heilen will«. Alle im Mund neu aufgetretenen Wunden, die nicht innerhalb von 10 bis 14 Tagen folgenlos abheilen, sind möglicherweise der Beginn eines Tumors. Der Verdacht wird noch erhärtet, wenn die »Wunde« schmerzlos ist. Man sollte in diesem Fall keine verlängerten Selbstversuche mit Tees oder Geheimrezepten probieren, sondern die Mundhöhle vom Spezialisten untersuchen lassen.

An einem Krebs der Mundhöhle litt der große Psychoanalytiker Professor Sigmund Freud von 1923 bis zu seinem Tod 1939.

Über 33-mal (!) wurde er meist von Dr. Pichler operiert. Nach einer der vielen Operationen beschrieb Sigmund Freud seinen Zustand 1929 so:

»Es stellt sich so einfach vor, ein Stück Kiefer durch eine Prothese zu ersetzen und alles ist in Ordnung. Aber die Prothese selbst ist nie ganz in Ordnung, die Versuche zu ihrer Verbesserung auch noch nicht abgeschlossen. Meine rechte untere Gesichtshälfte ist gefühllos, das rechte Ohr durch Verzerrung außer Funktion, ich höre auf dieser Seite nichts als ein beständiges Rauschen und bin sehr gestört, wenn in einer kleinen Gesellschaft mehrere Personen anzuhören sind. Kauen und Schlucken kann ich, aber mein Essen verträgt keine Zuschauer.«

(Zitiert nach Hans Bankl.)

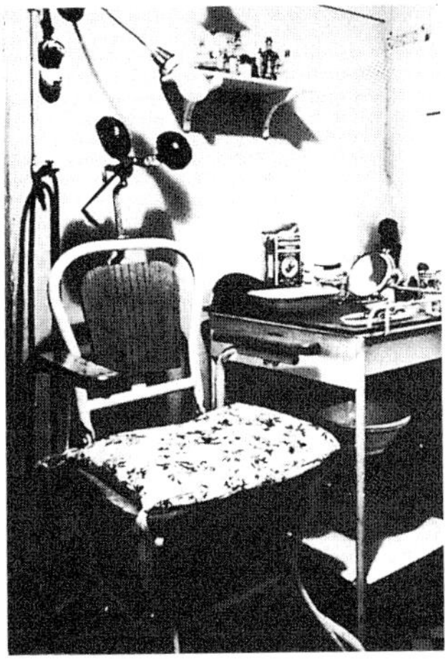

Auf diesem »Behandlungssessel« in seiner Wohnung wurde Sigmund Freud insgesamt 33-mal in der Mundhöhle operiert.

»Spezial«: Mund- und Zahnhygiene

Prophylaxe von Karies und Parodontose, Zahnfleischschwund

1. Die richtige »Zahnernährung«

Vollwertige Kost und verstärkte Zufuhr von Kalzium, Fluor und der Vitamine C und D sind eine gute Basis, besonders während der Schwangerschaft und der Zahnentwicklung. Eine wichtige Kariesprophylaxe ist das ausreichende Kauen, um die Selbstreinigung im Mund zu unterstützen. Vermeiden Sie weiche, klebrige, süße Speisen. Viel frisches Obst und etwas rohes Gemüse »zwischendurch« tun dem ganzen Körper gut. 1 bis 2 Äpfel pro Tag wirken auf das Zahnfleisch wie eine Massage und fördern die Durchblutung. Nach Möglichkeit jede Speise frisch zubereiten, Konserven und Fertigkost nur selten essen.

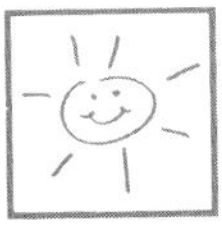

Naschereien, Süßigkeiten, Zuckerl und Schokolade sollten eher seltene Gäste sein, besonders im Kindermund.
Die Ernährungsrichtlinie heißt demnach:
Frisch! Naturbelassen! Viel kauen!

2. Die richtige Zahnpflege

Die Zahnpflege muss beim Kleinkind einsetzen. Mit gut schmeckenden Zahnpasten geht die Gewöhnung an die Bürste schneller. Zähne und Zahnfleisch müssen nach jeder Mahlzeit gut gereinigt werden. Die notwendige Putzzeit beträgt 2 Minuten, diese Mindestzeit sollte nicht unterschritten werden. Eine fluoridhaltige Markenzahnpaste ist zu bevorzugen.
Vademecum, Blendamed, Elmex und Lacalut sind empfehlenswert. Entscheidend ist der mechanische Effekt — egal ob man händisch oder mit einer elektrischen Zahnbürste putzt. Es muss verhindert werden, dass aus den weichen Belägen festhaftende »Plaques« entstehen.

Wie putze ich meine Zähne richtig?

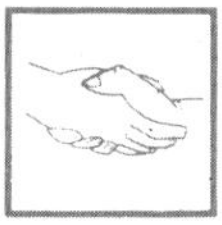

Brauchbar sind nur Kurzkopfzahnbürsten mit einer Größe von 10 x 25 mm Größe. Die Kunststoffbürsten müssen abgerundete Ecken haben. Die Bürste wird mit kreisenden Bewegungen vom Zahnfleisch zur Krone hin drehend systematisch — sehr wichtig! — über alle Zahnflächen bewegt. Nach dem Putzen Mund gut spülen und anschließend mit einer Markenzahnseide die Zahnzwischenräume säubern. Den Abschluss, zumindest abends, bildet eine kräftige Munddusche. Zahnseide nie vergessen! Auf den Waschtisch gehören auch ein Zahnspiegel und Färbetabletten, mit denen man sich von der Qualität des Putzens überzeugen kann.

Zahnpflege bei Prothesenträgern: Ein abnehmbarer Zahnersatz muss nach jeder Mahlzeit herausgenommen und ebenso wie das Restgebiss gründlich gereinigt werden. Viele Prothesenträger sind leider der Meinung, dass mit der Einsetzung eines künstlichen Gebisses die Zahnpflege aufhört.

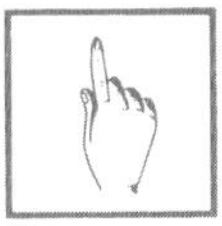

Behandlungstipp Mund: Mundpflegemittel sollten in der Konzentration nicht überschritten werden, um Schäden an Kunststoffteilen zu vermeiden!

Vorsorgetipp Zahn: Zweimal im Jahr zum Zahnarzt zur Untersuchung, einmal pro Jahr eine professionelle Zahnreinigung durchführen lassen.

Brennen, bluten, abmagern . . .
Erkrankungen der Speiseröhre (Ösophagus)

Die häufigsten Symptome sind Missempfindungen hinter dem Brustbein als Fremdkörpergefühl, Druckgefühl oder saures Aufstoßen mit Brennen. Schluckstörungen oder Schmerzen beim Schlucken erfordern eine umgehende Untersuchung.

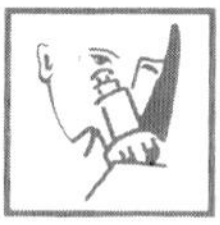

Die wichtigsten Diagnosemittel sind Endoskopie, Röntgen und die Manometrie: Dabei wird der Verschlussdruck des unteren Speiseröhrenmuskels gemessen. Große Bedeutung hat die Langzeit-ph-Metrie bekommen: Durch eine liegende Sonde werden 12 bis 36 Stunden lang die Säurewerte gemessen. Endosonographie und Computertomographie sind selten notwendig. Behandlungsmethoden an der Speiseröhre: medikamentös, operativ oder Bestrahlung. Die wichtigsten und häufigsten Erkrankungen der Speiseröhre sind die Refluxkrankheit, Krampfadern und der Krebs.

Wenn die Magensäure bergauf fließt
Die Refluxkrankheit

Reflux heißt Rückfluss. Durch einen mangelhaften Verschlussmechanismus zwischen Speiseröhre und Magen fließt immer wieder Mageninhalt in die Speiseröhre zurück. Daraus folgen Aufstoßen, Sodbrennen, Übelkeit und Brechreiz. Durch den sauren Mageninhalt wird die Schleimhaut des Ösophagus gereizt; die Schleimhautentzündung, »Ösophagitis«, kann zu Geschwüren und narbigen Verziehungen führen.

Ursachen des Reflux:

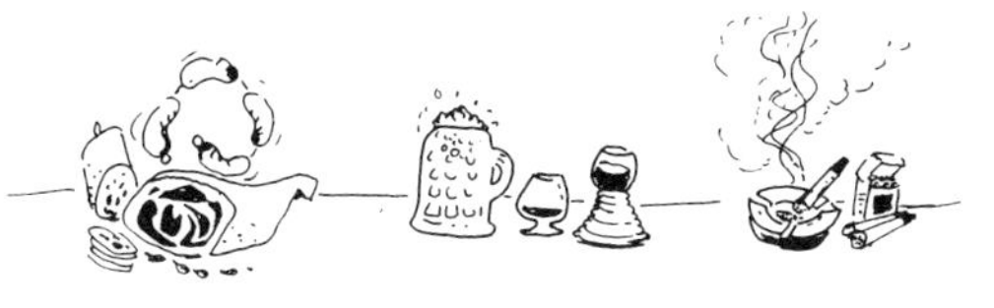

Die größten Feinde bei Reflux.

1. Medikamente, Nahrungsmittel, besonders Fette, Alkohol und Nikotin kommen als Störenfriede des unteren Speiseröhrenventils in Frage. Auch hormonelle Einflüsse in der Schwangerschaft und Druckerhöhungen im Bauch bei chronischer Verstopfung, Übergewicht und Bauchwassersucht (Aszites) können einen Reflux verursachen.

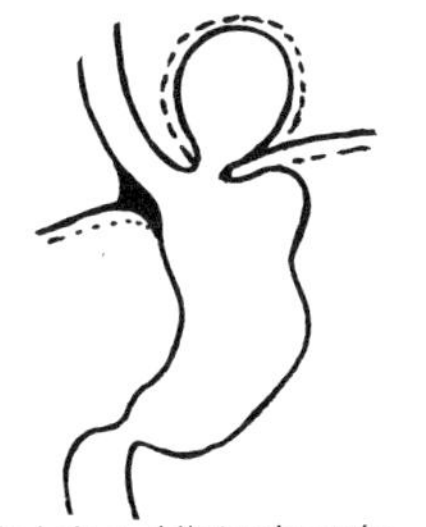

Bei der »Hiatushernie« stülpt sich der Magen in das Zwerchfell.

2. Ein weiterer häufiger Grund ist die »Hiatushernie«: Dabei schiebt sich ein Magenanteil durch die Zwerchfell-Lücke in den Brustraum. Der Ventilmechanismus am unteren Speiseröhrenende kann nicht mehr wirksam werden — Mageninhalt fließt ungehindert in die Speiseröhre zurück. Die Beschwerden bei der Hiatushernie sind meistens lageabhängig, bevorzugt treten sie beim Liegen und Bücken auf. Eine häufige Fehldiagnose ist der »chronische Rachenkatarrh« oder die »Neurose«.

Komplikationen können bei allen Refluxformen auftreten: Der Säurerückfluss führt zu Schleimhautveränderungen, aus denen es stark bluten kann. Narbige Schrumpfungen mit Schluckstörungen sind folgenschwere Komplikationen.

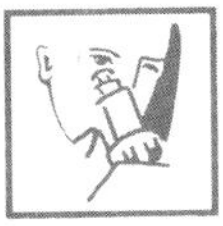

Die sichere Diagnose kann durch Endoskopie, Röntgen, Langzeit-ph-Metrie und Druckmessungen in der Speiseröhre (=Ösophagusmanometrie, für den Patienten etwas belastend) gestellt werden. Bei Unsicherheiten zusätzlich CT und MR.

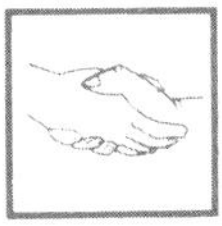

Behandlung: Sie erfolgt in erster Linie »konservativ« (konservativ bedeutet im medizinischen Sprachgebrauch immer nichtoperativ) und mittels Allgemeinmaßnahmen.

- Umstellung der Ernährungs- und Genussmittelgewohnheiten — keine fetten, stark gesüßten oder scharf gewürzten Speisen, kein Alkohol und Rauchverbot.
- Gewichtsreduktion bei Übergewicht.
- Stuhlregulierung durch ballaststoffreiche Ernährung.
- Häufige, kleine, lauwarme Mahlzeiten.
- Nach dem Essen aufrecht sitzen oder herumgehen, nicht hinlegen.
- Keine kohlensäurehältigen Getränke.
- Abends erst 3 Stunden nach dem Essen schlafen gehen.
- Keine zu enge Kleidung.
- Kopfende des Bettes um 20 cm hochstellen, damit auch rein mechanisch das Zurückfließen erschwert wird.

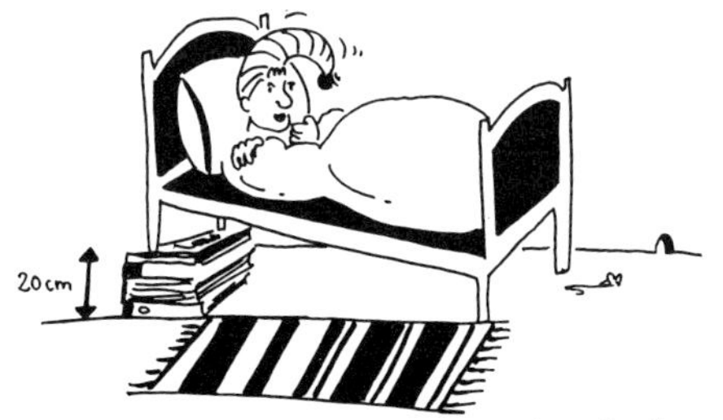

Bei »Reflux« — Kopfende hochstellen!

Die medikamentöse Therapie:

1. Sie zielt darauf ab, die Menge und Intensität der Säure zu vermindern. Wichtige Medikamente sind Agopton, Losec und Pantoloc. Zusätzlich hilfreich sind Antazida, das sind säureneutralisierende Mittel wie z. B. Maalox oder Solugastril.

2. Sie versucht, die Funktion des unteren Ösophagusmuskels zu verbessern; wirksam sind Paspertin, Motilium und Prepulsid.

3. Sie soll die Schleimhaut schützen durch Mittel wie z. B. Ulcogant oder Sucralbene.

Die medikamentöse Therapie ist langwierig, aber nur dann erfolgreich, wenn auch die Allgemeinmaßnahmen eingehalten werden. Bei einer narbigen Verengung wird eine Dehnung (= Bougierung) gemacht. Wenn die langfristige medikamentöse Behandlung (über 1/2 Jahr) bei der Hiatushernie scheitert und der Leidensdruck sehr groß ist, muss operiert werden. Dabei wird die Ausstülpung im Zwerchfell vernäht; eine unangenehme Folge der »Fundoplikatio« genannten Operation kann das »gasbloat«-Syndrom sein: Es bedeutet die Unfähigkeit, Luft aufzustoßen, was zu Druck- und Völlegefühlen führt.

Wer schmerzlos Blut im Schwall erbricht

Krampfadern in der Speiseröhre (Ösophagusvarizen)

Krampfadern in der Speiseröhre bilden sich bei Leberzirrhose durch einen krankhaften Hochdruck in der Pfortader. Wenn diese »Varizen« platzen, kommt es zu Bluterbrechen und zu schwarzem Teerstuhl. Die rasche Diagnose ist durch die Endoskopie möglich. Meistens sind auch die anderen Symptome und Kennzeichen der Leberzirrhose vorhanden.

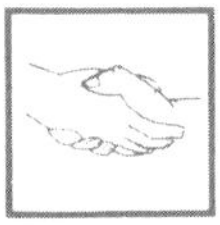

Behandlung: Im akuten Blutungsfall ist die sofortige Unterbringung auf einer Intensivstation notwendig. Durch das Einführen einer Ballonsonde, die von innen her durch Druck auf das Blutgefäß die Blutung stillt, kann das Ausbluten des Körpers verhindert werden.

Im weiteren Verlauf werden in mehreren Sitzungen die Krampfadern verödet. Verschiedene Verfahren wie etwa die Lasertechnik haben sich durchgesetzt.

Die Prognose bei Ösophagusvarizen ist dann gut, wenn sich der Patient genau an die ärztlichen Empfehlungen hält: Kein Alkohol, nicht rauchen, gesunde Kost, nicht zu heiß essen — nicht zu kalt trinken, ausreichende Bewegung an frischer Luft, regelmäßige Kontrollen und laufende Verödungstherapie.

Das lautlose Verderben im Brustkorb

Der Speiseröhrenkebs (Ösophaguskarzinom)

Circa 5 Prozent aller Tumoren des Verdauungstraktes liegen in der Speiseröhre.

Das größte Problem dabei ist die Späterkennung. Wegen der untypischen Symptome kommt die Diagnose für eine Operation oft zu spät.

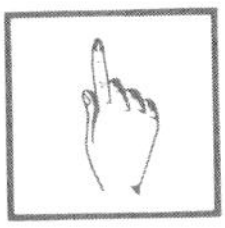

Vorsorgetipp Speiseröhre: Bei allen Symptomen, die auf eine Speiseröhrenerkrankung hindeuten, muss ein Tumor durch die frühzeitige Gastroskopie ausgeschlossen werden. Auch bedürfen chronische Entzündungen und Geschwüre in der Speiseröhre einer regelmäßigen Kontrolle.

Symptome: Oft finden sich Schluckstörungen und Schmerzen hinter dem Brustbein, Gewichtsverlust und Zurückfließen von Mageninhalt in die Speiseröhre.

Ursachen: Am häufigsten sind Schädigungen von außen verantwortlich wie stärkerer Alkohol- und Tabakkonsum.
Die hohe Rate an Speiseröhrenkrebsen in China steht im Zusammenhang mit dem landesüblichen, übermäßigen Verzehr von sehr heiß gegessenen, stark nitrosaminhältigen Lebensmitteln und hochprozentigem Schnaps.

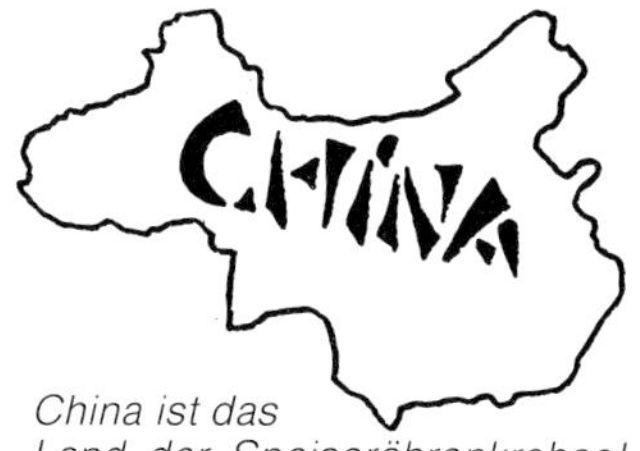

China ist das Land der Speiseröhrenkrebse!

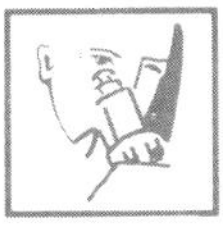

Diagnose:

Endoskopie und Röntgen; zusätzlich Ultraschall, Computertomographie und Magnetresonanz.

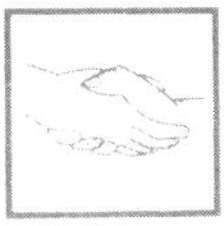

Behandlung:

Das Behandlungsziel ist die chirurgische Entfernung des Tumors. Eine gewisse Vorbeugung des Speiseröhrenkrebses ist durch den Lebensstil möglich.

Gesundheitstipp Speiseröhre:
Nicht zu heiß essen, nicht zu kalt trinken, keinen hochprozentigen Alkohol. Sparsam würzen, Übergewicht meiden. Einbau der Gastroskopie in die jährliche Vorsorgeuntersuchung!

Die eher selten vorkommenden angeborenen oder erworbenen Erweiterungen und Verengungen der Speiseröhre sind meistens nur operativ zu beheben, ebenso wie die Aussackungen des Speiseröhrenschlauches — die »Divertikel« und die gutartigen Tumoren im Ösophagus.

Daher nochmals: Bei allen Schluckstörungen und Schmerzen hinter dem Brustbein spätestens (!) nach 14 Tagen eine Spiegelung machen lassen.

Fall aus der Praxis
Der 52jährige Buchhalter Herbert S. klagt seit 4 Monaten über Sodbrennen und Stechen im Brustkorb. Verstärkung der Beschwerden nach dem Essen und beim Bücken. Häufiges Aufwachen in der Nacht durch Sodbrennen.

Befunde: 177 cm großer, 91 kg schwerer Patient.

Starker Raucher, Alkohol mäßig. Alle Laborwerte normal.

Endoskopie: Der Übergang von der Speiseröhre in den Magen schließt nicht. Sehr stark saurer Magensaft fließt zurück, die Schleimhaut ist entzündlich verquollen.

Diagnose: Refluxkrankheit, Übergewicht.

Behandlung und Verlauf: Gewichtsreduktion auf 80 kg in 10 Wochen, Alkohol- und Nikotinverbot, kein Kaffee, kleine Mahlzeiten, täglich 2 Stunden wandern. Das Kopfende des Bettes wird um 20 cm hochgestellt.

Medikamente: Losec, Ulcogant und Prepulsid.

Der Patient ist nach 6wöchiger Behandlung ohne Beschwerden, jährliche Kontrollen wurden vereinbart.

Rauchen wurde aufgegeben, es gelang eine Umstellung auf hauptsächlich vegetarische Kost.

Fall aus der Praxis

Die 50jährige, äußerst magere, alleinstehende Postbeamtin Gerlinde T. klagt über zunehmende Schwäche. Nach der Aufnahme von festen Speisen wird regelmäßig am nächsten Tag morgens — seit 35 Jahren! — ein unverdauter Speisebrei erbrochen.

Befunde: Blasse, untergewichtige Patientin in schlechtem Ernährungszustand.

165 cm groß, 40 kg schwer. Alle Laborwerte sind bis auf ein erniedrigtes Eisen normal.

Im Röntgen ist die Speiseröhre hochgradig ausgeweitet durch eine behindernde Verengung am Übergang zum Magen. Gewebsproben ergeben Gutartigkeit.

Diagnose: angeborene Speiseröhrenverengung.

Behandlung: Umstellung auf breiige und flüssige Kost, vorübergehend auch »Astronautenkost« (siehe dort). Operative Entfernung der Verengung. 4 Monate nach der Operation hat die Patientin 11 kg an Gewicht zugenommen. Halbjährliche Kontrollen der Speiseröhre mittels Spiegelung sind vereinbart.

Die Magenkrankheiten

Für den Magen werden oft die Bezeichnungen »Gaster« (siehe: Gastroskopie = Magenspiegelung) oder »Ventriculus« (siehe: Ulkus ventriculi) verwendet.
Häufige allgemeine Oberbauchbeschwerden beim kranken Magen sind Drücken, Völlegefühl mit Schmerzen im Zusammenhang mit dem Essen oder auch unabhängig davon. Appetitlosigkeit, Übelkeit und Erbrechen treten oft auf. Die meisten Probleme hängen mit Entzündungen zusammen, die Heilungschance bei bösartigen Tumoren hängt von der Frühdiagnose ab. Die medikamentösen Behandlungsmöglichkeiten aller entzündlichen Vorgänge sind ausgezeichnet. Stress, Alkohol und Frust sind daran mitbeteiligt, dass fast jeder einmal eine Gastritis bekommt.

Die Gastritis (Magenentzündung)

Anmerkung: Man vermeide den Ausdruck »Magengastritis«, denn Gastritis allein heißt schon Magenentzündung! Bei der akuten Gastritis ist die Schleimhaut des Magens entzündlich verquollen, manchmal kommt es auch zu einer Blutung. Die chronische Gastritis führt zu einer Umwandlung der Schleimhautzellen. Viele Jahre dauernde Umbauvorgänge können Vorstufen einer krebsartigen Entwicklung sein.

Die Ursachen einer akuten Entzündung sind meistens Einwirkungen von außen: Erhöhter Alkoholgenuss, Nahrungsmittelvergiftungen, hochgradiger Stress, Operationen, Unfälle, Infektionen und vor allem Medikamente wie Rheumatabletten, Kortisone und fast alle Schmerzmittel; auch die Schmerzpillen, die man sich rezeptfrei besorgen kann!

Symptome: Aufstoßen, Übelkeit, Erbrechen, Drücken im Oberbauch und meistens Durchfall. Der normale Appetit fehlt.

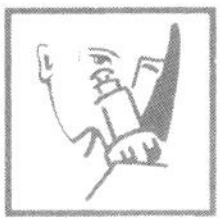

Diagnose: Die Schilderung der Beschwerden und die Begleitumstände führen oft schon zur richtigen Diagnose. Beim Abdrücken — der »Palpation« — des Bauches findet sich meist ein Druckschmerz im Oberbauch. Im Zweifel und bei Verdacht auf chronische Gastritis muss eine Gastroskopie erfolgen, weil diese Form der Entzündung immer wieder zu Entartungen neigt. Eine Gewebsentnahme zur mikroskopischen Untersuchung ist dabei unbedingt erforderlich: Sie tut nicht weh, man spürt nichts, Komplikationen sind nicht zu befürchten.
Eine Sonderform ist die chronische Schrumpfgastritis oder chronisch-atrophische Gastritis, bei der praktisch keine Salzsäure mehr erzeugt wird. Hier fehlt auch der sogenannte »intrinsic factor« — es kommt dadurch zu schweren Störungen der Frischproduktion an roten Blutkörperchen: Ein umfangreiches Krankheitsbild mit schweren Nervenausfällen ist die Folge.
Die Magenkrebsrate ist bei der chronisch-atrophischen Gastritis um das 3- bis 21fache (!) erhöht.

Therapie: Wichtig ist die Entlastung des Magens.

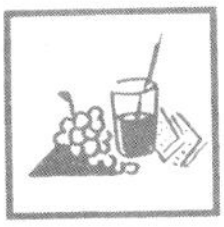

Das bedeutet Fasten, körperliche Schonung, Trinken von lauwarmen Tees. Empfehlenswerte Mischungen bestehen aus Anis und Fenchel, bzw. Kümmel oder Kamille und Süßholz. Bei starkem Erbrechen sind Zulagen mit Kalium und Kochsalz notwendig. Schleimsuppen, geriebene Äpfel und Bananen können als Kostaufbesserung sinnvoll sein.

Natürlich muss für eine korrekte Abheilung auch die Ursache, z. B. Alkohol oder Schmerztabletten, wegfallen. Medikamentös können kurzfristig auch Säurebinder (Solugastril, Maalox) oder sogenannte H-2-Blocker wie Cimetag oder Ulsal notwendig sein. H-2-Blocker »blockieren« die (übermäßige) Produktion von Salzsäure in der Magenzelle.

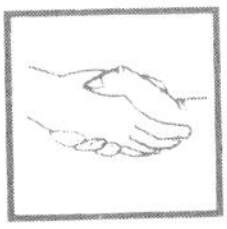

Behandlungstipp Magen: Bei empfindlichem Magen und der Notwendigkeit, eine Rheuma-, Schmerz- oder Kortisontherapie durchzuführen, gibt der Arzt häufig für einige Zeit (Tage bis Monate) prophylaktisch einen Säureblocker zum Einnehmen.

Für die erfolgreiche Zähmung der chronischen Gastritis müssen alle Lebensgewohnheiten geändert werden, die eine Dauerbelastung für den Magen darstellen. Alkohol und Nikotin müssen eingeschränkt, Dauerstress abgestellt und eine mögliche Infektion mit dem Keim Helicobacter beseitigt werden.

Der »Gastritiker« muss lebenslang auf seinen Magen Rücksicht nehmen, um unnötige Komplikationen zu vermeiden. Die länger dauernde — mehrere Monate! — Einnahme eines Säureblockers kann erforderlich sein. Insgesamt ist die Gastritis eine häufige Krankheit, die mit dem Lebensalter noch zunimmt.

Über Schlaglöcher im Magen

Das Magengeschwür (Ulkus ventriculi)

Das Magengeschwür ist eine ungemein häufige Erkrankung — 10 bis 20 Prozent der Bevölkerung werden mindestens einmal im Leben davon erfasst. Das männliche Geschlecht ist doppelt so häufig davon betroffen wie das weibliche. Die Patienten sind meistens älter als 20 Jahre. Es besteht auch eine erbliche Neigung für die Träger der Blutgruppe 0!

Zusätzliche Faktoren sind:

- vor allem eine geschwürsfördernde Lebensführung mit reichlichem Genuss von Alkohol, Nikotin und Kaffee,
- geschwürsbegünstigende Medikamente, besonders Rheuma- und Schmerzmittel (wie bei der Gastritis) und Kortison,
- Leber- und Nierenkrankheiten und anhaltende körperliche Stresssituationen und seelische Dauerbelastungen mit ungelösten oder unlösbaren Konflikten, Ärger, Angst und Frustration.

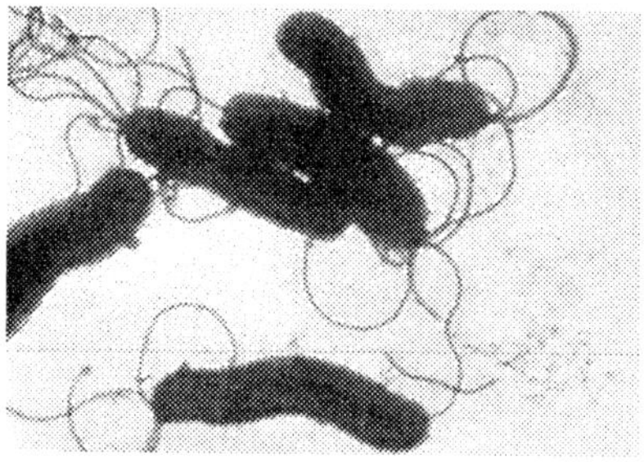

Helicobacter unter dem Mikroskop.

Wahrscheinlich kann auch das Gefühl der Hoffnungslosigkeit und persönlichen »Nutzlosigkeit« bei sonstigem körperlichen Wohlbefinden eine Geschwürsbildung fördern. Wie sonst wäre es zu erklären, dass körperlich gut versorgte Pensionisten im Altersheim überdurchschnittlich oft ein Ulkus bekommen? Das Magengeschwür ist also gar nicht so sehr eine »Managerkrankheit«. Den denkbar größten Einfluss auf die Entstehung des Magengeschwürs hat allerdings der Keim Helicobacter pylori. Er ist in fast allen Fällen zu finden, so dass heutzutage das Geschwür als Infektionskrankheit aufgefasst wird.

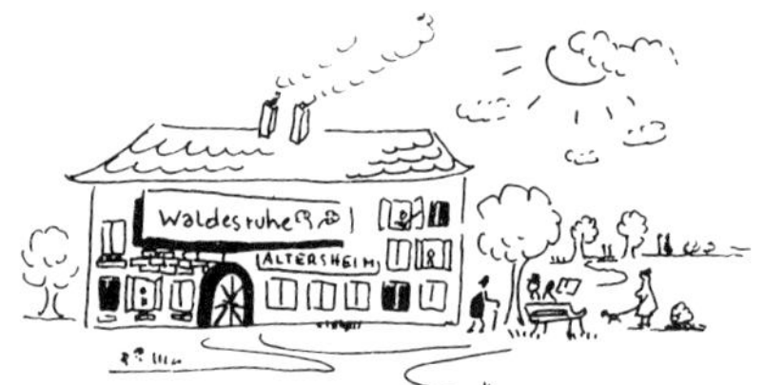

Was macht das Magengeschwür im Seniorenheim?

Was ist eigentlich ein Geschwür?

Vergleichbar ist es mit einem »Schlagloch in der Schleimhaut«. Im akuten Fall ist in einem rundlichen Bezirk von Reiskorn-, Linsen- bis Münzgröße der innere Teil der Magenschleimhaut wie weggefressen. Während das akute Ulkus aber wieder folgenlos abheilen kann, entsteht bei einem lange dauernden, chronischen Ulkus durch Umbauvorgänge in der Schleimhaut nach der gelungenen Abheilung eine deutliche Narbe.

Die Entstehungsgeschichte eines Ulkus ist »multifaktoriell«, das heißt, es laufen mehrere ulkusfördernde Mechanismen gleichzeitig ab. Zur Geschwürsentstehung muss das Gleichgewicht zwischen den aggressiven (angreifenden) und abwehrenden Kräften in der Magenschleimhaut akut (Folge: akutes Geschwür) oder nachhaltig, dauernd (Folge: chronisches Ulkus) gestört sein.

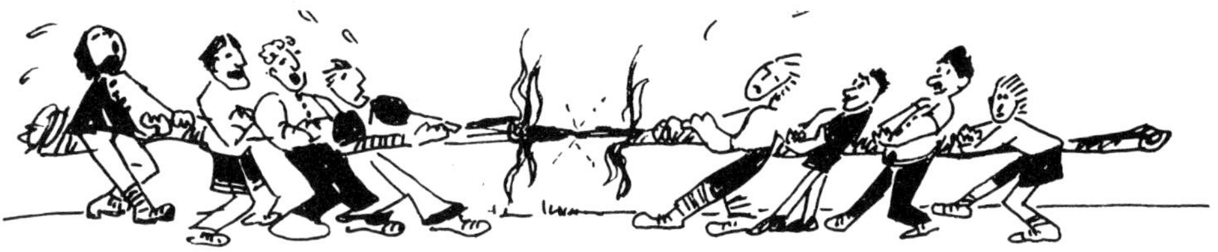

In gesunden Tagen halten sich Angreifer und Verteidiger die Waage

Zu den aggressiven Faktoren gehören die

Salzsäure,
Pepsin (ein eiweißspaltender Stoff),
das körpereigene Hormon Histamin,
galliger Rückfluss,
Erbanlagen und Stress!

Bakterien:
In den letzten 10 Jahren wurde die geschwürsfördernde Wirkung von Helicobacter pylori in vollem Umfang erkannt.

Zur Abwehr zählen

Speichel,
Magenschleim,
die regenerierende Kraft der Magenschleimhaut,
die mageneigenen Hormone,
die »Gastrone« und
seelisches Wohlbefinden.

Bei Lebenszufriedenheit und Seelenfrieden sind selten Geschwüre zu beobachten.

In einer medizinischen Fachzeitschrift stand vor einigen Jahren der Typ des geschwürsfreien Menschen zu lesen: »Am ehesten gefeit vor der Gschwürskrankheit ist ein untergewichtiger, nichtrauchender, gläubiger Sportlehrer, der von seiner Frau geliebt, von allen Freunden bewundert und von seinem Chef geschätzt wird.«

Was sind typische Ulkussymptome?

Häufig ist Aufstoßen mit drückenden, brennenden, bohrenden oder krampfartigen Schmerzen im Oberbauch. Diese Beschwerden treten während oder unmittelbar nach dem Essen auf und strahlen eher nach oben oder nach links aus.

Essen verschlimmert meist die Schmerzen, im nüchternen Zustand ist alles leichter.

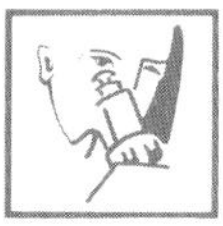

Diagnose des Magengeschwürs:

Da sich Geschwüre mit dem Röntgen nicht sicher erkennen lassen, ist die Methode der Wahl die Gastroskopie.

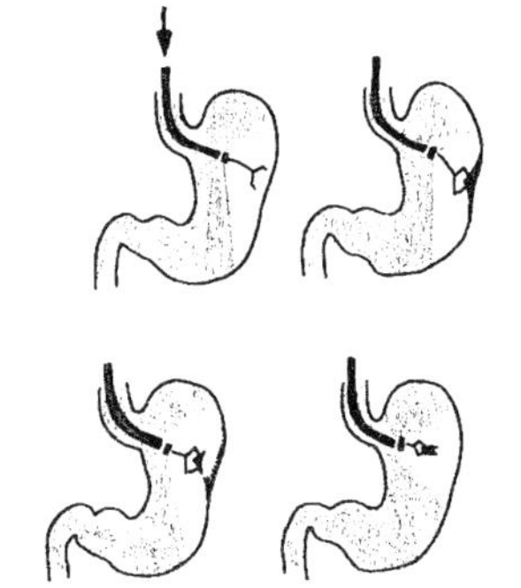

Die »Biopsie« ist schmerzlos

Es müssen nämlich aus dem Boden des Geschwürs Gewebsproben entnommen werden, um eine mögliche krebsige Entartung sicher ausschließen zu können. Dabei werden bis zu 10 Gewebsteilchen herausgezwickt und unter dem Mikroskop untersucht.

Eine Magensaftanalyse und eine Messung des Gastrins sollten ebenfalls erfolgen. Geschwürssymptome können auch durch andere Krankheiten imitiert werden. Ein möglicher Herzinfarkt ist durch EKG und Labor, eine Bauchspeicheldrüsenentzündung durch Labor und Ultraschall, ein Gallensteinleiden durch Ultraschall auszuschließen.

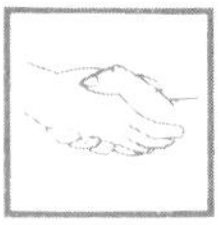

Die Ulkusbehandlung:

Ziel ist die Stärkung der Schutzfaktoren und die Schwächung der aggressiven Gegenspieler! In unkomplizierten Fällen genügen eine gesunde Lebensführung, Diät und Medikamente. Bettruhe und stationäre Pflege brauchen nur fortgeschrittene Geschwüre.

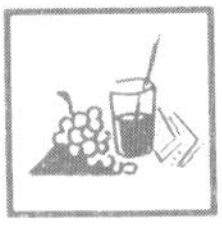

Diät: Eine eigentliche »Ulkusdiät« — obwohl oft behauptet — gibt es nicht. Stoffe, welche die Säureproduktion erhöhen, müssen gemieden werden, vor allem also Röstprodukte in Kaffee, weiters Nikotin und Alkohol. Häufig stellt sich die Frage, ob eine Ernährung mit Milch und Milchprodukten einen besonderen Vorteil beim Geschwürsleiden des Magens hat. Es ist ja bekannt, dass Milcheiweiß die Magensäure vermindert und das Milchfett die Salzsäureproduktion hemmt.

Das eigentliche Problem liegt aber beim Kalzium, das — in großer Menge in der Milch vorhanden — die Säurebildung im Magen anregt. Das hat zur Folge, dass es nach einer Milchmahlzeit zu einem beträchtlichen Säureüberschuss kommt. Eine einseitige Milchernährung kann daher bei säurebedingten Magen-Darmkrankheiten nicht empfohlen werden. Geringe Mengen magermilchhältiger Nahrungsmittel sind aber sicher nicht schädlich. Bei einer Magenblutung wird, solange Blut gebrochen wird, jegliche Ernährung mit ausgewogenen Infusionen über einen Venenzugang durchgeführt. Neutralisierende Mittel (»Antazida«) wie Solugastril oder Maalox werden am besten in Gelform 1 bis 3 Stunden nach dem Essen eingenommen. H-2-Säureblokker sind die Mittel der Wahl; Cimetag 800 (1 St. abends), Ulsal 300 oder Ulcusan 40 (1- 2 St. täglich) tragen zur raschen Abheilung bei. Die stärksten Waffen sind Agopton, Losec und Pantoloc. Ulcogant oder Sucralbene in Tabletten- oder flüssiger Form ist eine Art inneres Pflaster. Es legt sich auf das Geschwür und verhindert das weitere Eindringen von Salzsäure, Pepsin (Selbstverdauung!) und Galle.
Ulcogant wirkt am besten, wenn die Schleimhautoberfläche geschwürig verändert ist. Es muss mehrmals am Tag eingenommen werden. Die Zusatzbehandlung gegen Helicobacter pylori erfolgt mit den Antibiotika Anaerobex und Klacid (oder Augmentin). Die Behandlungsdauer beträgt eine Woche. In komplizierten Fällen — und wenn nach der ersten Kur immer noch Keime vorhanden sind — wird zusätzlich Wismut (als Medikament »Pylorisin«) eingesetzt. Während einer Helicobacter-Kur darf man keinen Alkohol trinken, da gefährliche Wechselwirkungen mit dem Medikament Anaerobex auftreten können. Wichtig für jede Geschwürsabheilung ist die Einhaltung von ausreichend Ruhe; manchmal ist auch eine spezielle psychologische Betreuung nötig und um soziale Überlegungen wie z. B. einen Berufswechsel kommt man oft nicht herum.

Milde Teemischungen mit etwas Zusatz von Süßholz können die Therapie günstig beeinflussen. Die Heilphase und der Abschluss der Behandlung müssen durch eine erneute Magenspiegelung kontrolliert werden. Eine medikamentöse Langzeitbehandlung über Monate oder Jahre ist bei Risiko-

patienten, Blutern und medikamentenbedürftigen Rheumatikern notwendig — um die Einnahme der »magengiftigen« Rheumapillen überhaupt zu ermöglichen. Bis vor wenigen Jahren wurde bei chronischer Übersäuerung mit Geschwüren die Durchtrennung der vorderen Magenfasern des Vagusnervs versucht.
Das Verfahren (= »Vagotomie«) hat sich aber wegen dürftiger Erfolge nicht so recht durchgesetzt.

Mit welchen Komplikationen ist bei einem Geschwür zu rechnen?

Jedes Geschwür kann zu einer Blutung führen, sich in andere Organe hineinfressen (Penetration), in die freie Bauchhöhle durchbrechen (Perforation) oder krebsig entarten. Bei allen Komplikationen ist Gefahr in Verzug, der Geschwürsträger befindet sich in Lebensgefahr.

Die Geschwürsblutung

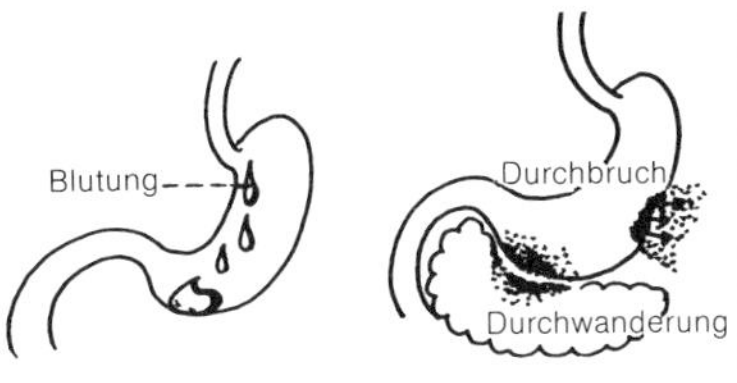

Die Hauptgefahren beim Geschwür.

Die Hauptsymptome sind Bluterbrechen (Hämatemesis) und schwarzer Stuhl (Teerstuhl).

Die sofortige Spiegelung ist notwendig, um Ort und Ausmaß der Blutungsquelle feststellen zu können. Durch das Gerät kann eine Blutstillung elektrisch oder mit Laser erreicht werden. Gelingt das nicht und besteht schon ein hoher Verbrauch an Blutkonserven, muss unverzüglich operiert werden.

Andere Gründe für eine Blutung können Krampfadern der Speiseröhre, aufgebrochene Geschwüre bei Kolitis ulzerosa, blutende Polypen, Krebse und Divertikel sein. Die Blutungen äußern sich oft als Bluterbrechen, ein Blutabgang aus dem After mit teerschwarzem Stuhl heißt Melaena.

Wie lassen sich Blutmenge und Blutungsdauer abschätzen?

Dafür gibt es einige Regeln:

1. Teerstuhl entsteht, wenn das Blut mindestens 8 Stunden im Darm war.
2. Unter 60 ml Blut im Darm gibt es nur einmal Teerstuhl.

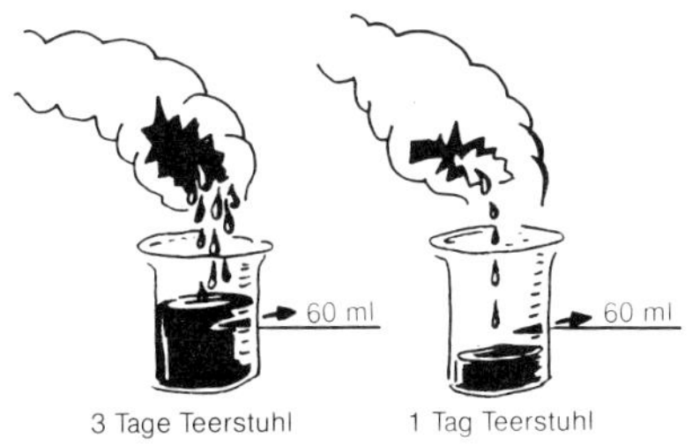

Teerstuhl ein- oder mehrmals.

3. Über 60 ml Blut im Darm findet sich Teerstuhl über 3 Tage. Auch hier gilt: 70 bis 80 % aller Melaena-Gründe sind im Bereich Speiseröhre, Magen, Zwölffingerdarm zu finden.
Den Abgang von hell- bis dunkelrotem Blut nennt man Hämatochezie. Auch dieses Blut kann »von oben« stammen, z. B. bei einer massiven Blutung aus einem Zwölffingerdarmgeschwür. Andere Gründe sind Dickdarmtumoren, Hämorrhoiden und Darmentzündung.

Was ist bei einer Blutung zu unternehmen?

Die Erstmaßnahmen sind

- Laboranalyse mit Feststellung einer Blutarmut und Prüfung der Blutgerinnung!
- Kreislaufkontrolle — Blutdruck, Puls, EKG
- Magensonde setzen — finden sich kaffeesatzartige Blutreste?
- Untersuchung des Mastdarmes mit dem Finger — ist Teerstuhl am Fingerling?

Bei Stabilisierung des Zustandes erfolgt sofort die Notfallgastroskopie. Ist damit die Blutungsquelle gesichert, kann die Behandlung eingeleitet werden. Bleibt die Blutungsquelle unklar, braucht man zusätzlich Angiographie, Szintigraphie, Rektoskopie und Koloskopie. Tritt keine Kreislaufstabilisierung ein, erfolgt umgehend die Operation mit eventueller Angiographie (= Gefäßdarstellung) während der Operation. Voraussetzung für die Notfallendoskopie sind stabile Kreislaufverhältnisse und genügend vorrätige Blutkonserven. Wenn der Schockindex (Puls dividiert durch den 1. Blutdruckwert) größer als 1 ist, droht unmittelbare Schockgefahr!

80 % aller Blutungen aus dem oberen Verdauungstrakt hören von selbst wieder auf, nur bei den restlichen 20 % sind die geschilderten Maßnahmen notwendig.

Bei der Geschwürsblutung aus Magen oder Zwölffingerdarm wird die Blutstillung endoskopisch durch Unterspritzung oder Verödung mittels Laser oder elektrisch versucht. Die Operation ist dann notwendig, wenn die Blutstillung nicht gelingt oder wenn schon mehr als 4 Konserven verbraucht wurden sowie bei über 60jährigen und bei endoskopisch sichtbaren blutendem Gefäß.

Der Durchbruch in ein Nachbarorgan oder in die Bauchhöhle ist ein schwerwiegendes Ereignis mit Schockzustand. Wegweisend ist der starke Oberbauchschmerz mit den übrigen Symptomen des »akuten« Abdomen. Der diagnostische Beweis gelingt mit Röntgen und eventuell auch mit Ultraschall. In der Röntgen-Abdomenleeraufnahme sieht man sogenannte Spiegelbildungen des Darmes und Luft unter dem Zwerchfell.

Die rechtzeitige Operation mit Übernähung der Bruchstelle ist unbedingt erforderlich. Nach Normalisierung der Körperfunktionen wird in einer zweiten Sitzung ein geplanter Eingriff vorgenommen.

Der Magen muss sich »gesund essen«?

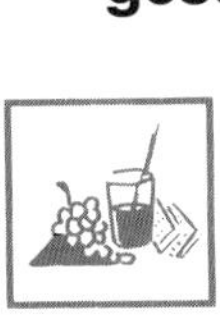

Welche diätetischen »Verkehrsregeln« muss ein Magenkranker einhalten?

Es ist wichtig, Alkohol in jeder Form zu meiden, ebenso muss auf das Rauchen verzichtet werden.

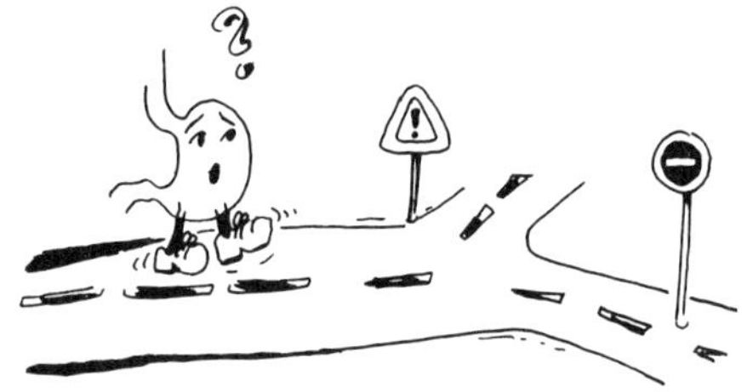

Welchen Diätweg soll der Magen einschlagen?

Zu meiden sind stark gesalzene und gesüßte Speisen, Zitrusfrüchte und Säfte, ätherische Öle in Speisen und Gewürzen, rohe Zwiebeln und zellulosereiche Nahrungsmittel wie Hülsenfrüchte. Alle Mahlzeiten sollen über den Tag verteilt werden.

Welche Speisen können Magenschmerzen lindern?

Das sind Zwieback, gewässerter Milchbrei, Haferschleim, trockenes Brot mit wenig Olivenöl und Marmelade in ganz kleinen Mengen.

Bei akuten Magenbeschwerden gilt der **Diätplan I**

Frühstück: Milder Schwarztee ohne Zucker mit etwas Milch. Auch Kräutertee aus Fenchel, Kümmel, Salbei oder Kamille kann getrunken werden.

Jause: Haferschleimsuppe, gesalzen

Mittagessen: Reisschleimsuppe gesalzen, Knäckebrot mit Butter.

Nachmittag: Normaler Zwieback und Tee.

Abendessen: Reisschleim- oder Haferschleimsuppe oder Grießbrei oder gedünsteter Reis.

Bei deutlicher Besserung gilt der **Diätplan II**

Frühstück: Gewässerte Milch oder milder Schwarztee mit etwas Milch oder Kräutertee, Toastbrot mit Butter, etwas magerer Schinken
Jause: Geschlagene Bananen und ein mageres Jogurt

Mittagessen: Karottencremesuppe, kleine Portion gekochter Fisch mit Kartoffelpüree, Kompott ohne Zucker

Nachmittag: Tee, Zwieback, altbackenes Brot mit Butter, etwas Gervais

Abendessen: Milde Rindsuppe mit Nudeln, kleine Portion magerer Schinken mit Topfen (Quark), altbackenes Brot mit Butter.

Wenn die Schmerzen seit 48 Stunden nicht mehr aufgetreten sind, gilt **Diätplan III**

Frühstück: Milch oder Schwarztee mit Milch, Grahambrot, Knäckebrot mit Butter, etwas milder Schinken.

Jause: Jogurt, Kompott mit Süßstoff.

Mittagessen: Magere Rindsuppe mit Nockerln, gewürzarmes Kalbsragout mit Vollkornnudeln, gekochte Karotten, Kompott ohne Zucker.

Nachmittag: Brötchen, Kekse mit etwas Butter und Kamillentee, eine kleine Banane.

Abendessen: Klare Fischsuppe, Reisauflauf mit Süßstoff.

Der empfindliche Magen und die Küche

Wie sollen sich Patienten ernähren, die zwar nicht mehr akut krank sind, aber immer wieder zu Magenbeschwerden neigen?

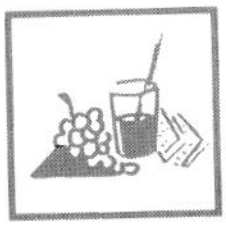

Allgemein gemieden werden müssen Bohnenkaffee (Röstprodukte!), Alkohol, geräucherte und gepökelte Speisen, Kohl und frisches Gebäck.

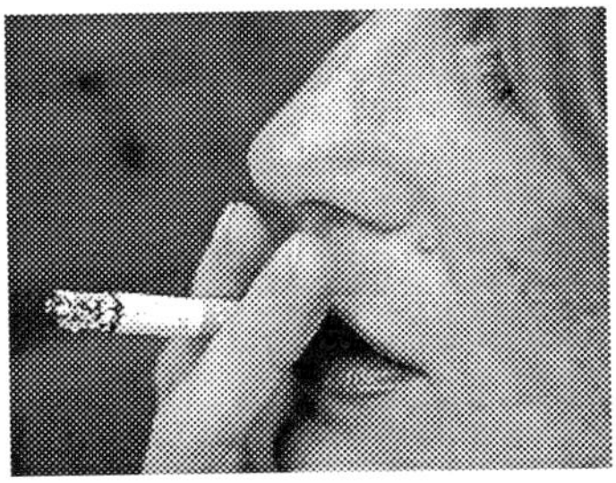

Magenkranke sollten nicht rauchen.

Kostvorschlag für einen Tag

Frühstück: Milder Schwarztee oder Kakao, altbackene Brötchen, Graham- oder leichtes Vollkornbrot mit Butter oder Diätmargarine, Magerkäse, Magerschinken, sehr sparsam Honig oder Marmelade.

Jause: 1 Jogurt und ein mager belegtes Brot.

Mittagessen: Reissuppe, gekochtes Rindfleisch mit Salzkartoffeln und Spinat, Topfen-(Quark-)Creme mit Vanillesauce.

Nachmittag: Einige Brötchen oder Biskuit, 1 Glas Magermilch.

Abendessen: Vollkornspaghetti mit Gemüsesugo, mild gesüßtes Kompott, spät abends 1 Schale Kamillentee.

Gutartige Tumoren des Magens (Polypen)

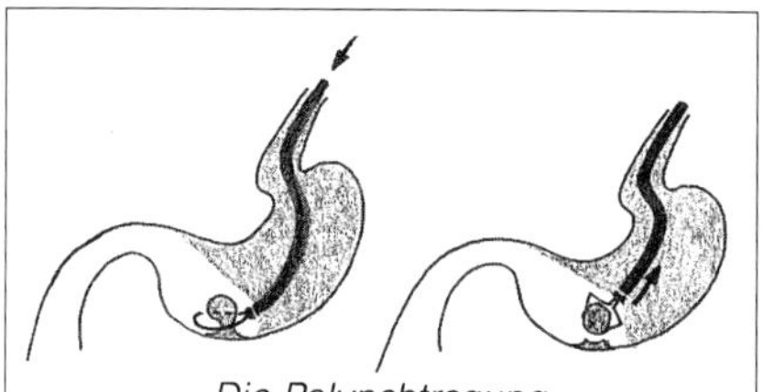

Die Polypabtragung im Magen ist schmerzlos.

Die gutartigen (benignen) Tumoren machen praktisch nie Beschwerden und werden meistens nur als Zufallsbefund im Röntgen oder bei der Endoskopie entdeckt. Wenn sie nicht zu groß sind, kann man sie endoskopisch mit der elektrischen Schlinge abtragen (= Polypektomie). Wenn mehr als 50 Polypen vorhanden sind, ist die operative, chirurgische Entfernung des ganzen Magens (Gastrektomie) notwendig. Ein Teil der Polypen ist in einem möglichen Krebsvorstadium! Der polypentragende Magen muss daher laufend nachkontrolliert werden, auch nach der Polypentfernung. Grund: Der »Polypenmagen« neigt dazu, immer wieder neue Gewächse hervorzubringen.

Der irische Arzt Dr. John Abernethy war wie viele seiner Kollegen auch der Ansicht, dass unsachgemäße Ernährung die Ursache vieler Beschwerden sei. »Wenn wir jung sind«, pflegte er zu sagen, »behandeln wir unseren Magen schlecht. Wenn wir alt sind, rächt er sich und behandelt uns umso schlechter.«

Auf leisen Sohlen kommt der Magenkrebs

Die Krankheit Napoleons

Der Magenkrebs (Magenkarzinom)

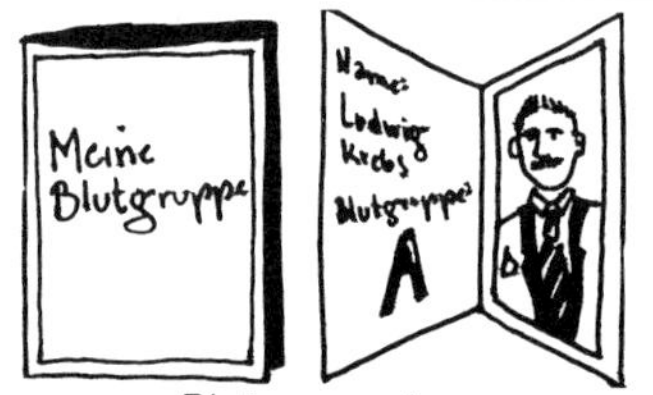

Blutgruppe A — öfter Magenkrebs.

Das Hauptalter liegt zwischen 60 und 65 Jahren, die Häufigkeit bei ca. 1 Prozent der Bevölkerung.

Ursachen: Erbliche Faktoren spielen eine Rolle, denn Träger der Blutgruppe A sind auffällig öfter davon betroffen, eine familiäre Häufung ist gesichert. Äußere mitverantwortliche Einflüsse sind:

schlechte Ernährung, besondere Ernährungsgewohnheiten (wie in Japan und China), Alkohol, Nikotin, die Trinkwasserqualität, vermehrte Aufnahme von Nitrosaminen. Eine größere Krebsneigung haben Menschen mit der Zuordnung zu sogenannten »Risikogruppen«: bestimmte Formen der Blutarmut (perniziöse Anämie), die chronische Gastritis, Magenpolypen und der teiloperierte Magen (Billroth I und Billroth II, abgek.: »B I und B II«). Hervorstechend ist die hohe Besiedelungsrate des Magenkrebses mit »Helicobacter pylori«. Möglicherweise ist der Magenkrebs eine Infektionskrankheit (so wie das Geschwür).

Symptome: Je nach Größe können die Beschwerden, z. B. beim Frühkarzinom, sehr schwach und undeutlich sein; gelegentliche Übelkeit, Völlegefühl und »Verdauungsbeschwerden« sind die untypischen Zeichen. Bei fortgeschrittener Erkrankung sind zunehmende Schmerzen da, Gewichtsverlust (!), Erbrechen, Blutungen, Schluckbeschwerden und Appetitlosigkeit. Die Abneigung oder der Ekel vor Fleisch sind keine Frühsymptome! Manchmal kann Sodbrennen, »das nicht gut wird«, die einzige Beschwerde sein.

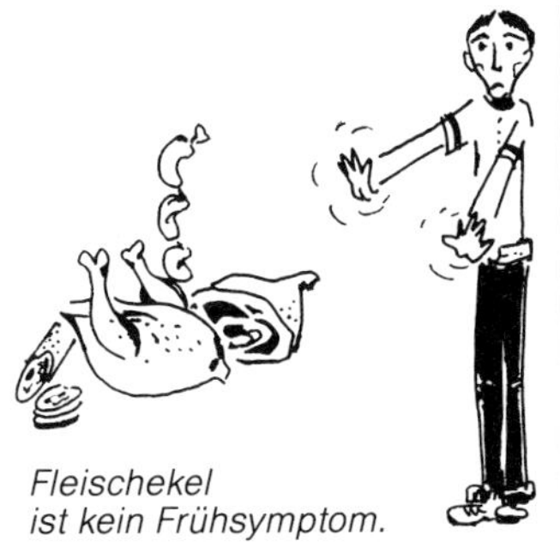

Fleischekel ist kein Frühsymptom.

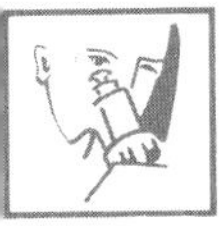

Diagnose: Nur ein großer Tumor lässt sich tasten. Eine 100-prozentige Sicherheit gibt allein die Endoskopie. Das Röntgen kann zwischen gut und böse nicht unterscheiden!

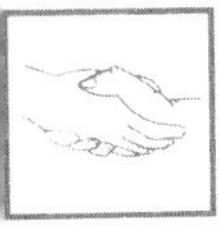

Behandlung: Operation. Alle anderen Verfahren wie Strahlen- und Chemotherapie haben beim Magen enttäuscht. Meistens wird der ganze Magen entfernt (Gastrektomie), eine hochgezogene Dünndarmschlinge übernimmt mit der Zeit sehr gut viele Magenfunktionen.

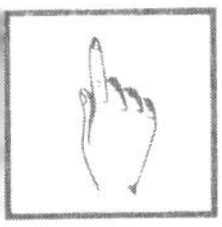

Vorsorgetipp Magen: Wie lässt sich das Risiko, einen Magenkrebs zu bekommen, vermindern? Gesunde, frische Kost scheint ein wesentlicher Schutzfaktor zu sein. Wenig Alkohol und Nikotin, Gewürze sparsam. Personen aus »Risikogruppen« sollten wenigstens alle zwei Jahre zur Endoskopie gehen. Angehörige aus Krebsfamilien sollten sich öfter und bei unklaren Beschwerden sofort untersuchen lassen.

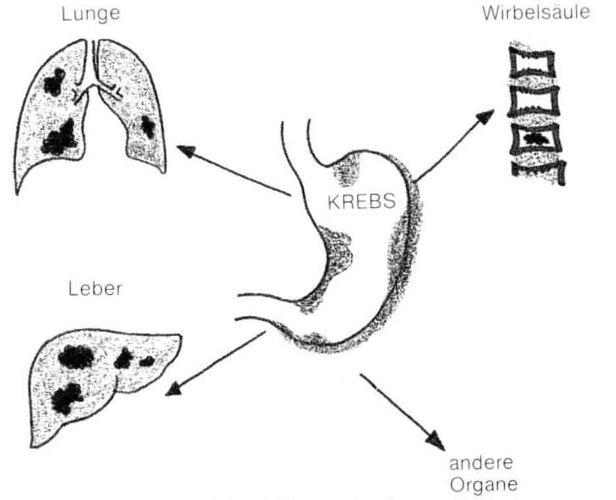

Der Magenkrebs erzeugt Metastasen in Lunge und Wirbelsäule.

Warum hat man Beschwerden, wenn der Magen operiert ist?

Der operierte Magen

Am häufigsten sind die Operationsarten nach »Billroth I« und »Billroth II«.

20 Prozent aller Magenoperierten klagen über Beschwerden, die manchmal erst mit einem beträchtlichen Zeitintervall nach der Operation auftreten. Häufig sind galliges oder saures Aufstoßen und Schluckstörungen. Weit verbreitet und daher gut erforscht ist das sog. »Dumping-Syndrom«: Es entsteht durch den zu raschen Einstrom der Nahrung vom Magen in den Dünndarm.

Der kleine Restmagen kann nur sehr kleine Portionen aufnehmen, die manchmal sturzbachartig in den Dünndarm entleert werden. Dabei wird die Nahrung natürlich nicht durchmischt und die Verdauung leidet unter dem Säuremangel. Ebenso ist die Fett- und Eiweißverdauung durch den Kurzschluss im Bauch herabgesetzt. Die Aufnahme von Vitaminen und von Eisen ist vermindert. Der mitgeführte Zucker führt zu einer Überwässerung im Darm. Die Folge ist ein Blutdruckabfall mit Schwitzen, auch ein Kollaps kann vorkommen.

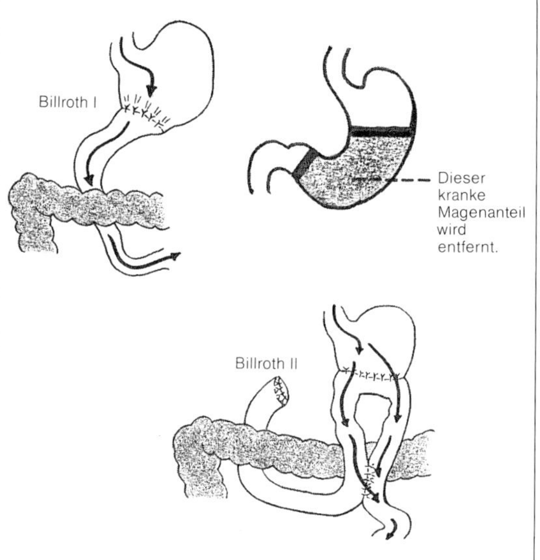

Arten der Billroth-Operation

Übelkeit, Schwäche, Herzklopfen, Zittern, kalter Schweiß und massive Konzentrationsstörungen können über 20 Minuten anhalten. Auch durch eine vermehrte Ausschüttung des zuckersenkenden Hormons Insulin kann es bis zu drei Stunden nach einer Mahlzeit zu einem nahrungsbedingten »Spätsyndrom« kommen. Bei häufigem Auftreten wird die Lebensqualität empfindlich beeinträchtigt.

Die Behandlung dieser Störung erfolgt durch die konsequente Einhaltung gewisser Diätregeln (siehe unten).

Eine medikamentöse Behandlung ist nicht erforderlich und auch nicht zielführend. Nur wenn man mit konsequenter Diät bei starken Dauerbeschwerden nicht weiterkommt, ist eine Zweitoperation notwendig. Entzündungen des operierten Magens — die »Stumpfgastritis« — und Geschwüre kommen ebenfalls vor und werden prinzipiell gleich behandelt wie am nichtoperierten Magen.

Um ein auftretendes Stumpfkarzinom (Stumpfkrebs) rechtzeitig zu erkennen, sind regelmäßige Endoskopiekontrollen — wegen der erhöhten Krebsrate nach jeder Magenoperation — notwendig.

Der operierte Magen ist in seiner Aufnahmefähigkeit nicht nur der Nahrungsmenge nach beschränkt. Auch Eisen, Kalzium, Vitamin D und Vitamin B12 (jährlich 1 bis 2 Injektionen) müssen frühzeitig und auf Dauer extra zugeführt werden.

Ohne Behandlung treten eine Anämie (Blutarmut) und ein Vitamin-B12-Mangel auf, weil das in der Leber gespeicherte Vitamin B12 den Bedarf nur über 2 Jahre aufrecht erhalten kann.

Wie soll sich der Magenoperierte verhalten, um das frühe Dumping und das Spätsyndrom zu vermeiden?

Dazu die 10 Diätgebote nach der Magenoperation:

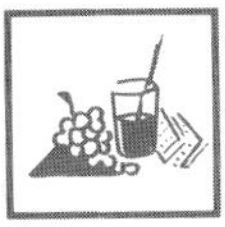

1. Alle zwei Stunden kleine, körperwarme, feste Speisen einnehmen.
2. Beachten, dass der Magen Festes viel langsamer als Flüssiges entleert.
3. Die Nahrung soll eiweiß- und fettreich sein, »schnelle« Kohlenhydrate wie Traubenzucker sind zu meiden.
4. Lauwarme Getränke nur vor oder zwischen den Mahlzeiten.
5. Keine kohlensäurehältigen Getränke und Fertiglimonaden, am besten Kräutertees.
6. Keine Zubereitungen mit Vollmilch.
7. Eine Viertelstunde vor den Mahlzeiten ein kleines Stück Brot.
8. Nach dem Essen eine Weile flach hinlegen, nicht spazieren gehen.
9. Alkohol sehr, sehr mäßig, nicht rauchen.
10. Jährlich oder wenigstens jedes zweite Jahr zur Endoskopie gehen!

Helfen die genannten Maßnahmen nicht, muss man versuchen, durch Zufuhr von Ballast- und Quellstoffen eine verzögerte Entleerung zu erreichen. Ballaststoffreiche Gerichte dürfen allerdings nicht in den ersten 6 Wochen nach der Magenoperation gegeben werden.

Wie sieht nun ein Antidumpingdiätplan für einen Tag aus?

Allgemein: Keine Suppen, nur Süßstoff zum Süßen, keine Getränke zu den Mahlzeiten, Milch als Getränk ist ungeeignet.

Frühstück: Kaffee oder Tee mit Milch und Süßstoff, 2 Scheiben Grahambrot mit Becel Diätmargarine, etwas magerer Schinken.

1. Jause: 1 Apfel, 1 Knäckebrot mit 2 Esslöffeln fettarmem Hüttenkäse.

2. Jause: 1 Grahambrot mit Becel Diätmargarine, 1 Becher Magerjoghurt

Mittagessen: 1 kleine Portion Truthahn mit einem halben Schöpfer Reis, 1 kleine Portion milder Kartoffelsalat, 1 Schälchen Birnenkompott.

1. Nachmittagsjause: Wenig Apfelkompott mit Saccharin und 4 Haferkekse.

2. Nachmittagsjause: Tee mit Milch und Süßstoff, 2 Vollkornbrote mit Diätmargarine und Kalbsleberaufstrich.

Abendessen: 2 Scheiben Magerschinken mit Topfen (Quark), Vollkorntoast oder Grahambrot, Diätmargarine, 1 kleine Portion Apfelmus.

Spätmahlzeit: 1 kleine Banane oder etwas Obst oder Kompott, 2 Vollkornkekse.

Mit der Einhaltung der genannten Diätempfehlungen und regelmäßiger ärztlicher Beratung sind praktisch alle Probleme nach der Magenoperation beherrschbar!

Ärger schlägt sich auf den Zwölffingerdarm
Erkrankungen des Zwölffingerdarmes (Duodenum)

Das 12 Querfinger lange Dünndarmstück ist eine wichtige Schaltstelle zwischen Magen und Darm. Die Regulation der Verdauungssäfte aus Galle, Pankreas und Magen findet hier statt. Störungen an dieser wichtigen »Verdauungskreuzung« äußern sich in Unbehagen, Übelkeit, Druck- und Völlegefühl, krampfartigen Schmerzen, Erbrechen und manchmal Blutungen: Sie verursachen schwarzen Teerstuhl! Die wichtigsten Krankheiten sind die Entzündung (Duodenitis), das Geschwür (Ulkus duodeni) und die Geschwürskomplikationen.

Die Entzündung, Duodenitis

Entzündungen sind häufige Begleiterkrankungen der Nachbarorgane. Das erklärt sich durch die Wetterwinkelfunktion des Duodenums: Galle, Pankreas und Magen münden in ihn ein; sind diese Organe krank, leidet der Zwölffingerdarm mit. Eine kurzfristige Behandlung mit Diät und Medikamenten wie für die Gastritis ist fast immer ausreichend. Diagnostisches Mittel der Wahl ist die Endoskopie.

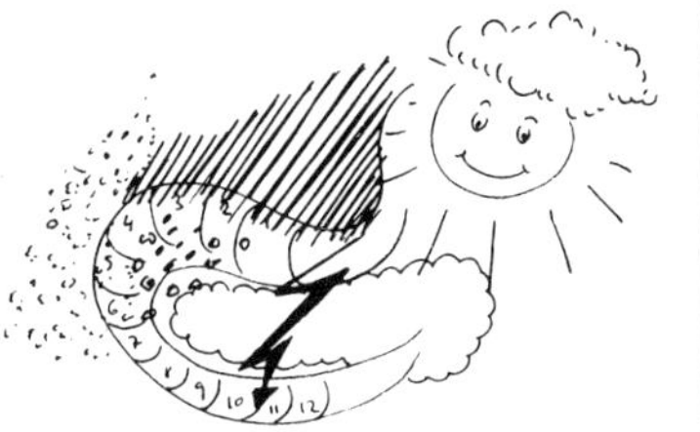

Der Zwölffingerdarm ist ein richtiger Wetterwinkel, die »Biskaya« des Bauches!

Vom Geschwür zum »Eiermagen«
Das Zwölffingerdarmgeschwür (Ulkus duodeni)

Das Ulkus duodeni ist viel häufiger als das Magengeschwür und hat ein seltsam gehäuftes Auftreten im Frühjahr und Herbst! Typisch ist der nach rechts bis in den Rücken ausstrahlende Schmerz in nüchternem Zustand. Doppelgeschwüre, sogenannte »kissing ulcers« sind nicht selten.

Ursachen: Auch hier gilt »ohne Säure kein Ulkus«! Eine zu große Menge an zu saurem Magensaft ist die treibende Kraft. Seelische Erschütterungen, Gram, Ärger, beruflicher Stress und unerfüllbare Wünsche sind meistens die Auslöser. Männer sind vom Geschwür viermal häufiger als Frauen betroffen. Auch beim Zwölffingerdarmgeschwür steht als geschwürsverursachender und -erhaltender Umstand an vorderster Stelle die Infektion mit Helicobacter.

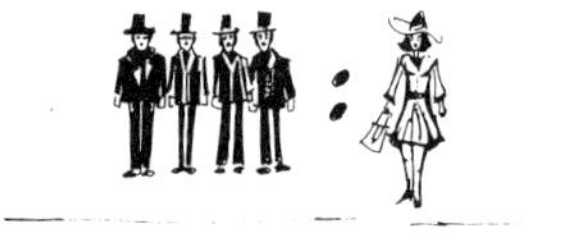

Männer bekommen 4-mal häufiger ein Zwölffingerdarmgeschwür.

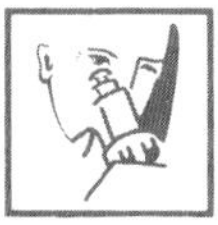

Diagnose: Am wichtgsten ist die Endoskopie, das Röntgen kann hilfsweise beigezogen werden. Gewebsproben sind vor allem für die Helicobacter-Diagnostik unerlässlich, nicht so sehr aber wegen möglicher bösartiger Veränderungen im Zwölffingerdarm – sie sind extrem selten. Mit Komplikationen des Geschwürsverlaufes muss immer wieder gerechnet werden.

Durchbrüche in die Nachbarorgane oder in die Bauchhöhle sind ebenso zu erwarten wie beim Magengeschwür, sie erfordern die Operation genauso wie die spritzende Blutung. Bei häufigem Auftreten von Geschwüren entsteht durch die narbige Schrumpfung eine Verkleinerung der Durchgangsöffnung, es resultiert die Magenausgangs-»Stenose« (= Verengung) mit Ausdehnung des ständig gefüllten Magens. Typisch sind Schmerzen, die sich nach Erbrechen sofort bessern — weil die Wandspannung im Magen nach der Entleerung wegfällt.

Durch die schlechte Passage sind auch nach zwölf Stunden noch Speisereste im Magen, der zum »Eiermagen« gedehnt wird.

Diagnostisch beweisend ist das Röntgen, auf dem man die gedehnte Magenblase sieht. Mit dem Endoskop lässt sich die Verengung oft nicht mehr passieren. In akuten Fällen muss man den Patienten vorübergehend künstlich ernähren und es werden die gleichen Medikamente wie beim Geschwür verabreicht. Wenn sich keine Besserung einstellt, muss die Verengung operativ beseitigt werden.

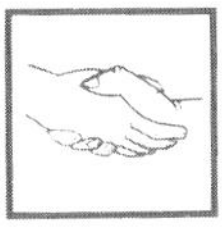

Therapie des Ulkus duodeni:
Zunächst abwartend mit Ruhe und Diät. Die wichtigsten Medikamente sind die Säureblocker vom Typ Cimetag, Ulcusan, Zantac und Ulsal. Noch wirksamer sind Agopton, Losec und Pantoloc. Säureneutralisierende Stoffe z. B. Maalox und Schleimhautschützer wie Ulcogant leisten nützliche Hilfsdienste. Die Helicobacterbehandlung erfolgt in gleicher Weise wie beim Keimbefall des Magens.

Behandlungstipp Zwölffingerdarm: Achtung! Von größter Wichtigkeit beim Zwölffingerdarmgeschwür ist die Lebensführung hinsichtlich Diät, Familie und Beruf. Bei kaum einer anderen Krankheit haben Umweltfaktoren einen so großen Einfluss! Überragend ist jedoch die Rolle des Helicobacter-Keimes. Auf 10 Jahre Helicobacterdiagnostik und -behandlung zurückblickend, muss man daher sagen, dass die »Psychologie« überschätzt wurde.

Tumoren im Duodenum

Sie sind nicht oft anzutreffen. Wenn sie vorkommen, überwiegen eindeutig gutartige Geschwülste wie Polypen.
Krebse sind eine ausgesprochene Seltenheit. Bei einem bösartigen Geschehen im Zwölffingerdarm handelt es sich meistens um Tumoreinbrüche aus der Nachbarschaft. Eventuelle Symptome hängen von der Tumorgröße ab.

Diagnose: Endoskopie, fallweise auch mit Röntgen. Die Behandlung besteht ausschließlich in der operativen Entfernung.

»Magenweh« — und keiner findet etwas!

Ein großer Prozentsatz der europäischen Bevölkerung hat immer wieder Verdauungsbeschwerden. Ursprungsorte dieser Beschwerden sind Magen und Zwölffingerdarm. Auch bei häufigen Untersuchungen lässt sich bei 30 Prozent dieser Fälle nie ein eindeutig krankhafter Organbefund feststellen.

Man hat dieses Krankheitsbild als »NUD« bezeichnet. (N = Nicht, U = Ulcerös, geschwürig, D = Dyspepsie, Verdauungsstörung). In unserem Sprachgebrauch hat sich aber die Bezeichnung »Reizmagen« eingebürgert. Bei fast einem Drittel aller Magenpatienten in der Praxis muss diese Diagnose gestellt werden. Bei einem beträchtlichen Teil dieser »Reizmagen-Patienten« hat sich herausgestellt, dass ein Helicobacter-Befall der Magenschleimhaut vorliegt.

Symptome: Oberbauchbeschwerden, Völlegefühl, Unbehagen, Druckgefühl, Übelkeit, Krampf, Brennen, Wundgefühl. Die jahrelangen Beschwerden kommen und vergehen häufig mit und ohne Behandlung. Auslöser sind oft seelische Belastungen, die häufig mit erhöhtem Konsum von Alkohol, Kaffee und Süßigkeiten einhergehen — also eher unverträglichen Speisen.

Diagnose: Krankengeschichte, die Gastroskopie zeigt eine normale Schleimhaut!

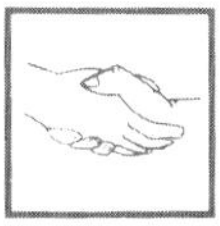

Behandlung: Meistens helfen Ruhe, leichte Kost mit Vermeiden unverträglicher Speisen und berufliche Entspannung. Alle milden, ungesüßten Tees sind empfehlenswert. Medikamentös haben sich Säureblocker und Magengels bewährt. Wichtig und entscheidend ist die Helicobacter-Eliminierung.

Fall aus der Praxis

Der 59jährige Hochbautechniker Eduard S. bemerkt seit 2 Monaten eine auffallende Müdigkeit und klagt über Stress. Beschwerden im Oberbauch treten eher nach dem Essen auf. Selbstverordnete Schmerzmittel bringen keine Besserung.

Untersuchungsbefunde: Bei 175 cm Größe 66 kg Körpergewicht. Raucher, 2 Flaschen Bier täglich. Hautblässe. Im Blutbild leichtgradige Blutarmut, sonst ist alles normal.

In der Gastroskopie findet sich in der Nähe des Magenausganges ein münzgroßes Geschwür. Alle Gewebsproben sind gutartig, der Helicobacter-Test ist positiv.

Dem Patienten wird häusliche Ruhe verordnet, leichte breiige Kost, als Getränk lauwarmer Tee. Medikamentös: Losec, Klacid und Anaerobex durch 1 Woche, anschließend Ulsal 300 durch 1 Monat. Gute Heilungstendenz nach 4 Wochen; bei einer nochmaligen Spiegelung 8 Wochen später ist das Geschwür praktisch abgeheilt, der Helicobacter-Keim lässt sich nicht mehr nachweisen.

Fall aus der Praxis

Der 61jährige Schneidermeister Alois T. klagt seit 4 Monaten über Oberbauchbeschwerden. Völlegefühl nach dem Essen, manchmal Sodbrennen. Seit 3 Wochen Aufstoßen mit einem unangenehmen fauligen Geruch. Selbstverordnetes Natron und Säurebinder bringen keine Besserung.

Befunde: 176 cm großer, 81 kg schwerer Patient in gutem Allgemeinzustand. Geringgradige Erhöhung der Blutsenkung, sonst durchwegs Normalwerte.

Die Magenspiegelung zeigt ein Geschwür unterhalb der Einmündung der Speiseröhre. Die Gewebsproben ergeben aber einen örtlich begrenzten Magenkrebs.

Behandlung: Der ganze Magen wird operativ entfernt. Verlauf: Nach einer vorläufigen Abmagerung von 14 kg wiederum Gewichtszunahme, der Patient ist 6 Jahre danach mit 88 kg sogar übergewichtig und hat keine Beschwerden. Kontrollen werden weiterhin jährlich durchgeführt.

Woher der Durchfall kommt

Die Krankheiten des Dünndarmes (Jejunum und Ileum)

Der Dünndarm ist das zentrale Organ der Verdauung und Aufnahme der Nahrungsstoffe. Funktionsstörungen äußern sich vor allem als Durchfälle.

Wenn Durchfälle (=Diarrhöen) längere Zeit anhalten, entstehen durch den Mangel an Nährstoffen gravierende Gesundheitsschäden.

Der akute Durchfall, Diarrhöe

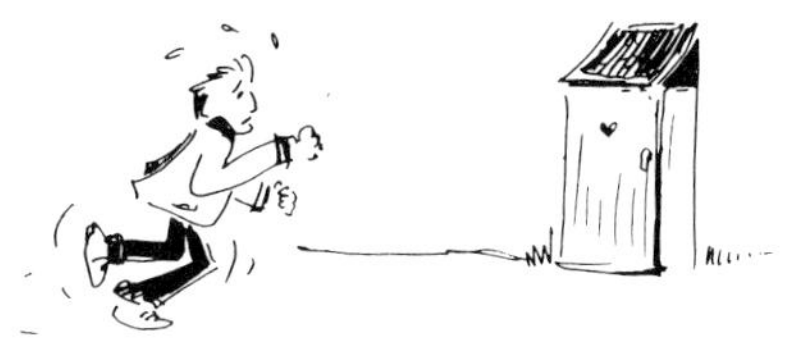

Mehr als »3 x pro Tag« bedeutet Durchfall.

Was eigentlich bezeichnet man als »Durchfall«? Eine Diarrhöe liegt dann vor, wenn pro Tag mehr als 3 Entleerungen von dünnflüssigem Stuhl stattfinden.

Ursache: Am häufigsten Bakterien und Viren. Der Verursacher der Reisediarrhöe ist meistens ein hitzeempfindlicher Giftstoff (Toxin) aus Colibakterien.

Häufige andere Keime sind Salmonellen, Shigellen und Yersinien.

Auch Nahrungsmittelallergien kommen in Frage, z. B. durch Milch, Eiklar, Schokolade, Hefe, Nüsse, Zitrusfrüchte, Fische, Alkohol oder Erdbeeren.

Symptome: Wässrige Stühle werden unter Bauchkrämpfen, Übelkeit und Erbrechen entleert — es funktioniert ein angeborener Schutzmechanismus, der Darm will sich von dem schädlichen Getier befreien.

Der Verlust von Salzen und Wasser führt zur Austrocknung des Körpers. Die Diagnose wird anhand der Beschwerden gestellt. Wenn der Durchfall länger als 4 Tage dauert (z. B. Salmonellenverdacht) sind Stuhluntersuchungen im Labor erforderlich.

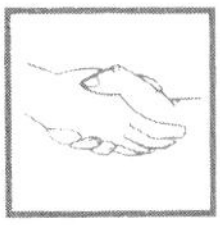

Behandlung:
Am wichtigsten sind die Darmentlastung und die Bekämpfung der Austrocknung. Man muss warten, bis die zersetzten Stühle entleert sind. Wenn der Durchfall nicht bedrohlich ist, beginnt man mit gesüßtem Tee und der Zugabe von Traubenzucker-Mineralstofflösungen. Die WHO- (Weltgesundheitsbehörde) Mischung »Elotrans neu« hat sich gut bewährt. Sie enthält Traubenzucker und Kochsalz.

Eine Mischung, die sich selbst herstellen lässt, besteht aus: 1/2 Teelöffel Kochsalz, 1/4 Teelöffel Kaliumchlorid, 1/4 Teelöffel Speisesoda und 2 Esslöffel Traubenzucker gelöst in 1 l Wasser oder Tee. Wenn die genannten Salze nicht vorhanden sind, reichen auch 1 Teelöffel Kochsalz und 4 Esslöffel Zucker auf 1 l Wasser. Auch mit Cola und Salzstangen oder Soletti kann man sich behelfen. In jedem Fall wichtig ist die ausreichende Zufuhr von Flüssigkeit mit Zucker und Salz.
Das Einhalten einer Durchfalldiät nach 1- bis 2-tägiger Teepause ist sehr wichtig.

Empfehlenswert sind Reisschleim, gekochte Karotten und geschlagene Bananen. Später dann Schonkost wie Reis, gekochtes Fleisch, Kartoffelbrei, Zwieback, Toast und Wasserkakao.

Wenn Medikamente erforderlich sind, hilft Imodium gegen das Symptom Durchfall sehr gut: Vorsicht bei der Dosierung, denn der Durchfall kann schnell in eine unangenehme Verstopfung übergehen; bewährte Antibiotika bei kompliziertem Verlauf sind Vibramycin, Doxydyn, Bactrim, Lidaprim und Ciproxin. Ein fertiges »Salzmedikament« ist Normolyt Granulat zum Auflösen in Wasser oder Tee.

Verhalten bei Durchfällen: Arbeit und Verpflichtungen reduzieren, leichte Zimmerruhe, eventuell im Bett bleiben. Wärmeflaschen oder kleine Heizkissen sind bei Darmkrämpfen meistens günstig.

Was kann — darf — soll ich essen bei Durchfall?

Als Nahrung in den ersten zwei Tagen nur Flüssigkeit; ich empfehle abwechselnd leicht gesüßten russischen (schwarzen) Tee und klare Fertigsuppen von Knorr, Maggi und Genovis (rein pflanzlich).

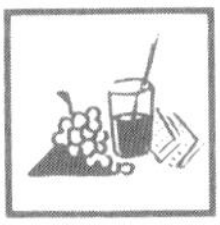

Diättipp Durchfall: Der russische Tee sollte abgekocht sein. Den fertigen Tee ohne Teeblätter nochmals ca. 8 bis 10 Minuten wallend kochen lassen. Dadurch wird das hitzelabile Tein zerkocht und die kreislaufaktive Wirkung des Tees fällt weg, somit auch abendliches Herzklopfen mit Schlaflosigkeit. Gewisse Gerbstoffe im schwarzen, grünen und Matetee können leicht stopfend wirken. Auch Tees aus getrockneten Heidelbeeren wirken im gleichen Sinne.

Bei der Rohapfeldiät werden zu jeder Mahlzeit ca. 300 Gramm Äpfel mit Schale, aber ohne Gehäuse verrieben, gegen die Dunkelfärbung werden sie mit Zitronensaft vermischt. Über den Tag verteilt, werden so bis zu sechs Mahlzeiten verabreicht. Der Vorteil liegt in den Pektinen. Diese Stoffe quellen im Darm sehr stark und binden viele Bakterien und Giftstoffe an sich. Abgewechselt werden kann mit geschlagenen Bananen, Karottensuppe, Reisschleim oder Haferschleim. Mehlspeisen werden nicht gut vertragen, Gemüse ist zuerst nur als Püree erlaubt. Am 2. Tag zusätzlich Zwieback und altes Weißbrot. Bestehen am 3. Tag noch Durchfälle, ist die ärztliche Beratung unbedingt erforderlich. Besondere Toilettenhygiene mit Händewaschen (mit Seife!) während der Durchfallzeit ist wichtig, um die eventuelle Krankheitsübertragung zu vermeiden. (Siehe Durchfall auch unter »infektiöse Erkrankungen«.)

Von einer chronischen Diarrhöe spricht man, wenn die Durchfälle länger als 2 bis 3 Wochen anhalten. Jede länger anhaltende Durchfallerkrankung muss genau abgeklärt werden. Die Nahrung wird bei chronischem Durchfall schlecht ausgenützt, und es kann frühzeitig zu Mangelerscheinungen und Gewichtsabnahme kommen. Häufige Gründe für den chronischen Durchfall sind übermäßige Gärung oder Fäulnis. Beim Gärungsdurchfall finden sich schaumige, gelbliche Stühle mit einem stechenden, sauren Geruch. Wichtig ist hier der Wechsel auf eine eiweißreiche Kost, die stärkefrei und fettarm sein soll. Später kommen leicht aufschließbare Kohlenhydrate als Trauben- und Fruchtzucker, Maizena, Reismehl, Grieß, Zwieback, Knäckebrot und Kartoffelmehl in Frage. Bei Stuhlnormalisierung können Obst und Gemüse als Rohsäfte dazugegeben werden, Gemüse nur püriert, Vollmilch wird schlecht vertragen.

Wie könnte man eine 3-Tage-Diät bei Durchfall gestalten?

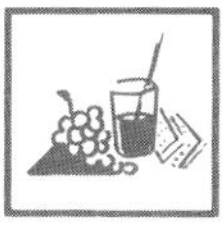

Unbedingt zu meiden sind: unreifes Obst und Hülsenfrüchte, Wurst, Fleisch- und Fischkonserven, Bratensäfte, panierte, frittierte, gebratene und fette Speisen, frisches Brot, Nüsse und Süßigkeiten, Alkohol, Gewürze und Bohnenkaffee. Nach ein bis zwei Tagen, an denen nur leicht gesüßter Tee getrunken wurde, beginnt die Aufbaukost.

Aufbaukost 1. Tag

Zum Frühstück 3 Tassen schwachen, schwarzen Tee, 3 Stück Zwieback.

Zur Jause eine gut gekochte, gesalzene Haferschleimsuppe.

Zum Mittagessen 1 bis 2 Tassen Reisschleimsuppe, dazu 1 bis 2 Stück Knäckebrot.

Am Nachmittag 3 Tassen schwachen, schwarzen Tee und 3 Scheiben Knäckebrot mit ganz wenig Butter.

Abendessen: gesalzene Haferschleimsuppe, 2 Scheiben altbackenes Weißbrot.

Vor dem Schlafengehen 1 bis 2 Tassen Kamillentee.

Aufbaukost 2. Tag

Zum Frühstück 3 Tassen Schwarztee, 2 Scheiben Weißbrottoast mit ganz wenig Butter, 1 Teelöffel Apfelmarmelade.

Jause: 1 mageres Jogurt mit 2 Stück Knäckebrot.

Mittagessen: klare Gemüsesuppe, 3 Esslöffel gekochte Nudeln und etwas Kartoffelpüree, 1 kleine Schale Apfelmus.

Am Nachmittag 3 Schalen Tee und 3 Stück Zwieback.

Abendessen: Haferschleimsuppe, 3 Stück altbackenes Weißbrot, 1 Apfelkompott.

Vor dem Schlafengehen Kamillentee und Zwieback.

Aufbaukost 3. Tag

Zum Frühstück 3 Tassen Tee, 3 Stück Toastbrot, 1 Teelöffel Butter und etwas Apfelmarmelade.

Jause: 1/8 Liter Magermilch mit Hafermark.

Mittagessen: pürierte Gemüsesuppe, kleines Stück gedünstetes Kalbfleisch mit Salzkartoffeln, gedünstetes Karottengemüse, Birnenkompott.

Nachmittag: 3 Tassen Tee mit Biskuit.

Abendessen: wenig gedünstetes Geflügelfleisch mit Reis, 1 Glas lauwarmer Karottensaft.

Vor dem Schlafengehen 2 Schalen Kamillentee.

Nach 3 Tagen Aufbaukost erfolgt der langsame Übergang auf eine Normalkost oder Basisdiät (siehe dort).

Wenn es fault im Darm

Beim Fäulnisdurchfall liefern die Absonderungen von eiweißreichem Schleim den Nährboden. Ein häufiger Grund für die schlechte Ausnutzung des Nahrungseiweißes ist die chronische Schwäche der kranken Bauchspeicheldrüse. Die Eiweißstoffe gelangen dadurch in den Dickdarm, wo sie von den bodenständigen Fäulnisbakterien zersetzt werden. Die dünnbreiigen Stühle haben den Geruch von stark verwestem Fleisch.

Was kann man diätetisch bei Fäulnisdurchfall machen?

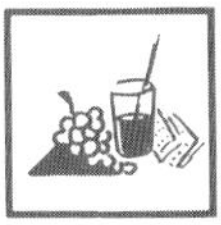

1. Eiweißreiche Nahrungsmittel sollten vorübergehend weggelassen werden. Später sind Sauermilch, Jogurt, Topfen (Quark) und locker zubereitete Eierspeisen möglich.

2. Kohlenhydrate aus Reis, Grieß, Teigwaren, Weißbrot und Zwieback sind vorteilhaft.

3. Fette dürfen nicht gebräunt werden. Becel-Diätmargarine, Butter und feine Pflanzenöle sind zu bevorzugen.

4. Günstig sind auch hier pektinreiche Nahrungsmittel, weil sie von den Fäulniserregern nicht angegriffen werden können. Geriebene Äpfel, passierte Karotten und geschlagene Bananen sind günstig.

5. Um den Übergang in einen Gärungsdurchfall zu vermeiden, muss man nach vier bis sieben Tagen mit einer Eiweißzulage (siehe 1.) beginnen.

Sehr oft steht eine Aufnahmestörung des Darmes dahinter: Die Nährstoffe können dabei vom Darm nicht richtig aufgenommen und ins Blut transportiert werden. Der Darm reagiert auf die Nahrung »ratlos« und transportiert sie rasch weiter — rasch transportierte, nicht aufgeschlossene Nahrung bedeutet Durchfall.
Bei 5 Prozent der Patienten mit chronischen Durchfällen muss so eine »Malabsorption« angenommen werden. Kennzeichnend sind flüssige, voluminöse, nicht blutige Stühle ohne Fieber und Schmerzen.

Die wichtigsten Aufnahme-(= »Resorptions-«)störungen im Darm sind die

- Milchzuckerunverträglichkeit,
- die »Zöliakie« und
- die Crohn'sche Krankheit.

Die grundsätzliche Diagnostik ist bei allen drei Krankheiten sehr ähnlich.

Welche Diagnoseverfahren können beim Dünndarm angewendet werden?

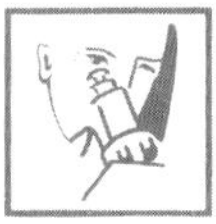

1. Für die Organdiagnose am wichtigsten ist die Endoskopie (Spiegelung) mit der Möglichkeit der direkten Gewebsentnahme (Dünndarmsaugbiopsie). Wegen der schlechten Zugänglichkeit ist die Untersuchung sehr schwierig und erfordert vom Arzt besonderes Geschick.

2. Das Röntgen kann zusätzliche Aufschlüsse bringen, darf aber nicht überbewertet werden.

3. Laboruntersuchungen sind für die richtige Zuordnung der wesentliche Diagnoseschritt.

Vermindert sind die roten Blutkörperchen (Erythrozyten), die Bluteiweißkörper sowie Eisen, Kalzium, Magnesium und Vitamin B12. Fett im Stuhl dagegen ist meistens vermehrt — weil unverdaut vorhanden.

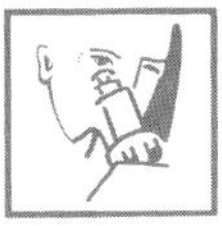

Diagnosetipp Fettstuhl: Ein einfacher Nachweis für »Fettstuhl«: Über 7 Gramm Fettausscheidung im Stuhl pro Tag bildet im Wasser eine glänzende, helle, schmierige, auf der Wasseroberfläche schwimmende Masse.

Weitere Tests betreffen den Nachweis der Vitamine aus der B-, D- und K-Gruppe sowie gewisser Zucker, Eiweißkörper und Enzyme (Amylase). Teilweise muss man dazu radioaktive Messungen durchführen.

Milch wird zum Problem

Die Milchzuckerunverträglichkeit (Laktoseintoleranz)

Sie macht 50 Prozent aller Verdauungsstörungen im Dünndarm aus. In Europa können 10 bis 15 Prozent, in Ostasien über 95 Prozent der Bevölkerung Milchzucker (Laktose) nicht spalten.

Nach Milchgenuss stellen sich Durchfälle, Blähungen und verschiedene andere Bauchbeschwerden ein. Die Ursache ist ein Verschwinden des milchzuckerspaltenden Stoffes (Enzym) Laktase aus dem Dünndarm.

Nachweis: Bei Gabe von 50 g Milchzucker steigt der Blutzuckergehalt um mehr als 20 Prozent an!

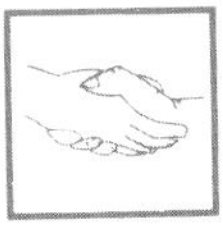

Behandlung: Diät! Milch und mit Milch zubereitete Nahrungsmittel müssen gemieden werden. Medikamentös sind laktasehältige Medikamente hilfreich, um nach Aufnahme von Milch und Milchspeisen den drohenden Durchfall zu vermeiden.

Fetter Stuhl schwimmt in der Klosettmuschel

»Zöliakie«

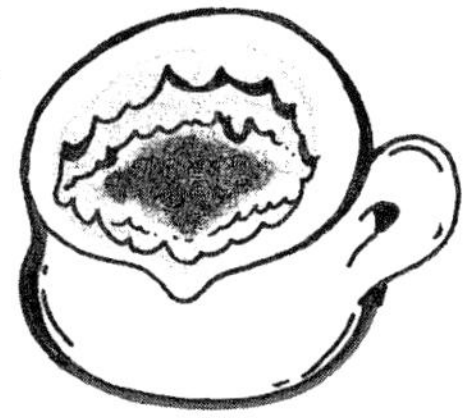

Der im Töpfchen schwimmende Stuhl ist oft der erste Hinweis auf Zöliakie.

Die Häufigkeit der Zöliakie beträgt 1 Fall auf 300 bis 3000 Personen, 70 Prozent der Patienten sind Mädchen bzw. Frauen.

Das in Weizenprodukten enthaltene Klebereiweiß Gluten kann nicht aufgenommen werden. Die Betroffenen leiden an Durchfällen, Fettstuhl und aufgeblähtem Bauch; fast immer ist auch ein Gewichtsverlust vorhanden.

Ein ganz wichtiger Hinweis auf die Zöliakie ist der »fette«, auf dem Spülwasser schwimmende Stuhl.

Die Diagnose wird durch eine Dünndarmbiopsie gestellt — und durch Besserung aller Symptome nach Einhalten einer glutenfreien Diät.

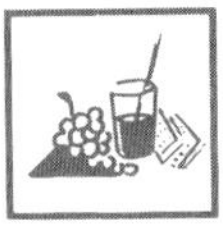

Behandlung und Ernährung bei Zöliakie: Keine Produkte aus Weizen, Hafer, Gerste und Roggen. Erlaubt sind Mais, Reis, Buchweizen, Sojamehl, Hirse und Tapioka oder Maniok, das sind kartoffelähnliche, tropische Wurzelknollen. Auch Milch sollte im Speiseplan nur selten vorkommen. An Kohlenhydraten eignen sich gut Honig, Äpfel, Bananen und Erdbeeren, Kartoffeln, Karotten, Gemüse und Salate. Brot darf nur aus Mais oder Reismehl, aus Maisstärke und Johannisbrotmehl gebacken werden.

Ein Diätplan für ein 10jähriges zöliakiekrankes Kind könnte so aussehen:

Frühstück: Kakao mit Magermilch, gesüßt, 2 Scheiben glutenfreies Brot, 1 Esslöffel Butter, 5 dag glutenfreie Wurst, 1 bis 2 Esslöffel Marmelade.

Vorsicht: Als Getränke nicht geeignet sind Malzkaffee und Ovomaltine.

Als Frühstücksflocken sind nur Reiskrispies, Puffreis und Cornflakes oder glutenfreies Diätmüsli von Markenfirmen zu verwenden.
Im Zirkus und auf dem Kirtag dürfen Popcorn und Zuckerwatte gegessen werden.

Jause: 2 Stück glutenfreie Butterbrote, 1 Apfel, 1 Birne

Mittagessen: Rindsuppe mit Naturreis, 1/4 Brathuhn mit Kartoffelpüree, Salat aus Kohlrabi, Rettich, Radieschen, roten Rüben oder Zucchini, Kompott oder glutenfreier Pudding.

Nachmittag: 1 bis 2 Glas Fruchtsaft, glutenfreies Gebäck mit Butter und Marmelade, Obst nach Belieben.

Abendessen: Gedünsteter Karfiol (Blumenkohl) mit glutenfreien Bröseln, 1 bis 2 Becher Jogurt, 2 Scheiben glutenfreies Brot mit Butter, Apfelmus.

Nun ein Diätplan für einen mittelgewichtigen Erwachsenen mit Zöliakie:

Frühstück: Tee, Bohnenkaffee mit Zucker, Schlagobers (Sahne) oder etwas Milch. 3 Scheiben glutenfreies Brot mit Butter oder Diätmargarine, Marmelade oder Honig, 5 dag Schinken, Käse oder Topfen (Quark).

Jause: 1 Jogurt, 5 glutenfreie Kekse, Obst nach Belieben.

Mittagessen: Rindsuppe mit Reis und Gemüse, 15 dag mageres Rindssteak, 15 dag Salzkartoffeln oder Reis oder glutenfreie Nudeln, dazu Gemüse oder Salat.

Als Nachspeise Obst, Mus, Kompott oder glutenfreier Pudding.

Nachmittag: Tee, Bohnenkaffee, einige Stücke glutenfreies Gebäck und etwas Obst.

Abendessen: Klare Gemüsesuppe, kalter Kalbsbraten mit Tomaten oder Radieschen, einige Scheiben glutenfreies Brot mit Butter oder Diätmargarine, Apfelmus.

Allgemein sollen Hülsenfrüchte, Kohl, Kraut und Erbsen eher gemieden werden. Bei schlechter Verträglichkeit muss Obst als Kompott zubereitet werden. Fleisch muss mager sein, kann gekocht oder gegrillt werden, Bratensaft sollte nicht verwendet werden.

Es kann bei sorgfältiger Einhaltung der Diätvorschriften mit einer Besserungsrate von 90 Prozent gerechnet werden.

Vitamine, Eisen und Kalzium müssen zusätzlich zugeführt werden.

Die Diät muss man lebenslang einhalten.

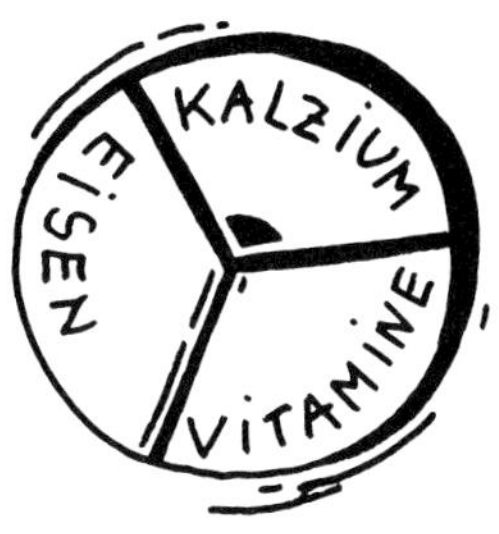

Der Zöliakiekranke braucht Eisen, Kalzium und Vitamine zusätzlich.

Schmerzen, Fisteln, Fieber

Die Crohn'sche Krankheit (Morbus Crohn)

Diese entzündliche Erkrankung von unbekannter Ursache kann neben dem Dünndarm auch Speiseröhre, Magen, Zwölffingerdarm, Dickdarm und Mastdarm befallen.

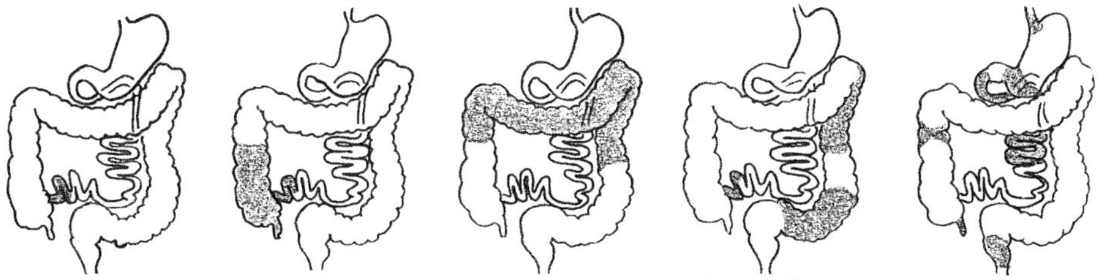

Die Lieblingsorte der Crohn'schen Krankheit.
Der Crohn kann überall im Verdauungsschlauch sitzen.

Sogar die Mundschleimhaut ist manchmal mitbeteiligt. Der Morbus Crohn kommt überall vor und ist am häufigsten zwischen dem 15. und 35. Lebensjahr. Die Häufigkeit ist ca. 8 bis 14 Fälle auf 100.000 Einwohner.

In Österreich ist demnach jährlich mit 800 bis 1000 neuen Crohnfällen zu rechnen.

Im fortgeschrittenen Stadium der Krankheit ist die ganze Darmwand entzündlich durchsetzt, Geschwüre, Fisteln und Abszesse sind häufig.

Symptome: Auffällig sind Müdigkeit und Gewichtsverlust, die Schmerzen sind vor allem im rechten Unterbauch stärker zu spüren.

Durchfälle treten unregelmäßig auf, fieberhafte Temperaturen, Übelkeit und Erbrechen kommen phasenweise vor. Der geschwürige Prozess führt zu einer Schrumpfung der Darmwand, sodass das Erstsymptom sogar ein Darmverschluss sein kann; sonst findet sich diese Komplikation in 30 Prozent der Fälle.

Fisteln — entzündlich verursachte Gänge — können in alle Nachbarorgane durchbrechen.

Die Krankheit hat sehr oft auch andere »Begleiter« wie Gallensteine, Nierensteine, Augenentzündungen und Gelenksrheuma. Das Entartungsrisiko für Krebs ist aber niedriger als bei der Kolitis ulzerosa.

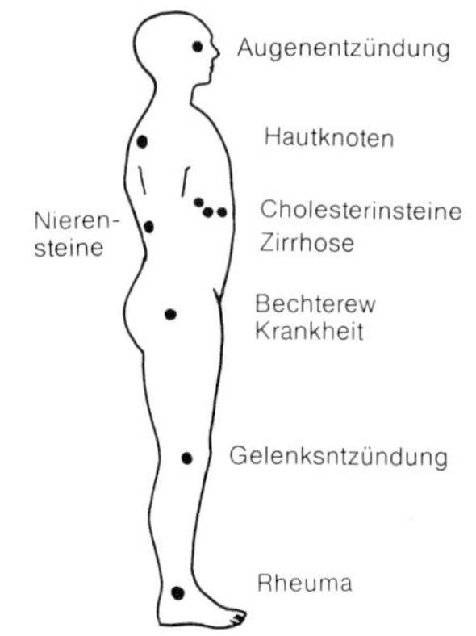

Auch außerhalb der Gedärme wird die Crohn'sche Krankheit wirksam.

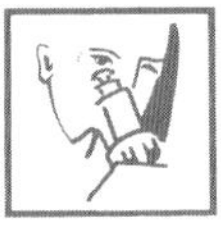

Diagnose: Im Labor finden sich viele entzündliche Veränderungen. Die Blutsenkung ist erhöht, die roten Blutkörperchen sind stark vermindert. Mit dem Röntgen lassen sich die Veränderungen am Ende des Dünndarmes meistens gut nachweisen, auch der Ultraschall kann eine Hilfe sein. Um die Ausdehnung der Krankheit festzulegen, muss eine Spiegelung aller Magen-Darmabschnitte mit Entnahme von Gewebsproben gemacht werden.

Diagnosetipp Crohn: Bei unklarem Fieber und lange dauernden Bauchsymptomen an den »Crohn« denken!

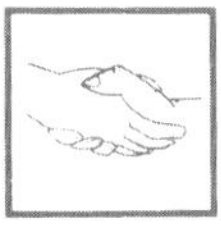

Behandlung: In erster Linie medikamentös mit Kortison und Salazopyrin oder Salofalk bzw. Claversal oder Dipentum. In schweren Fällen ist eine künstliche Ernährung über Sonden oder sogenannte »Astronauten«-Kost unumgänglich. Bei Fisteln ist zusätzlich das Medikament »Metronidazol« erforderlich. Die Astronautenkost ist eine Ernährungsform, bei der hochkonzentrierte Nährstoffe praktisch zur Gänze ohne Stuhlerzeugung vom Darm aufgenommen werden (siehe auch unter »Ernährung«).

Danach beginnt eine dünndarmverträgliche Basisdauerkost (siehe unter Basisdiät). Sie ist fettarm, kalorienreich und schlackenarm. Diätversuche, zum Beispiel durch Weglassen von frischem Obst und Gemüse, haben zu keiner Verbesserung der Situation geführt.

Die passende »Crohn-Kost« enthält hauptsächlich Kohlenhydrate und Eiweiß. Eisen und Vitamine müssen extra eingenommen werden.

Die chirurgische Behandlung ist oft erforderlich, dabei müssen besonders stark geschädigte Darmanteile entfernt werden.

Die folgende Patientenschilderung zeigt, wie mühselig und dornenvoll der Weg zur richtigen Diagnose sein kann. Frau Gisela M., heute 77, berichtet:

»Es ist leider so, wenn man immer gesund war, dann kommen plötzlich alle Krankheiten zusammen. Ich war froh, dass meine Hüftoperation so gut verlaufen ist, das war im Februar 1990, sie wurde im Spital in F. gemacht. Wir fuhren wieder zurück nach Wien.

Krank wurde ich dann wieder im Juli 90, Schmerzen im Bauch, Durchfälle, ich war müde und nahm ab, so wurde ich im Krankenhaus ambulant behandelt. Blutabnahme, Röntgenbilder wurden gemacht, Darmdurchleuchtung, 24 Stunden EKG, Gastroskopie, dabei wurden Gewebsproben gemacht und ein kleines Geschwür entdeckt.

Medikamente sollten ausreichen, denn ich habe die Untersuchungen abbrechen müssen, da wir eine Kur im August gebucht hatten, wegen meines Rheumas im Knie.

Auch jetzt wurden die Schmerzen im Bauch immer stärker, der Durchfall blieb, und ich nahm weiter zusehends ab. So fuhren wir auf dem Rückweg bei unserem Arzt vorbei. Er untersuchte mich gründlichst, ich war auch beim Frauenarzt, das Beschwerdebild bestand weiter. So wurde ich am 28. 8. 1990 im Krankenhaus aufgenommen, wobei erneut Dickdarm und Magen untersucht wurden und auch eine CT-Untersuchung veranlasst wurde.

Es bestand kein auffälliger Befund im ganzen Bauch, aber die Blutsenkung war sehr stark erhöht, man machte nochmals eine Koloskopie und eine Gastroskopie — beide ohne Befund!

Ich wurde am 14. 9. 1990 entlassen, Diagnose: chronische Gastritis. Medikamente und eine Diätkost sollten für eine Heilung sorgen.

Die Schmerzen kamen immer wieder im Bauch und im Darm, über 10 kg Gewichtsverlust, da bekam ich doch Angst. Ich konnte kaum essen, oft musste ich erbrechen, Durchfall war auch immer, und keiner wollte so recht glauben, dass ich wirklich krank war. Die Rede war vom Hypochonder, das war mir zuviel.

Ich erkundigte mich bei meiner Freundin nach einem guten Arzt in Wien. Am 4. 10. kam ich in ein Privatspital. Alle Untersuchungen wurden hier wieder gemacht, auch mein Kopf wurde geröntgt, eine Neurologin wurde hinzugezogen — keine Anhaltspunkte. Ich konnte kaum essen. Ich war froh, dass ich ein Einzelzimmer hatte, ich wollte mich nicht unterhalten, auch der Fernseher wurde nicht eingeschaltet. Mein Mann und meine Töchter hatten große Sorgen und ich auf einmal auch, ich dachte, die Ärzte sagen nichts — vielleicht Krebs!

Eine neuerliche Koloskopie war wieder angesagt, da ich Krämpfe im ganzen Bauch hatte, und es wurde eine Entzündung des Dickdarmes festgestellt, sodass für den 28. 10. eine Dünndarmpassage vorgesehen war. Obgleich diese Untersuchungen unangenehm sind, war mir alles egal.

Es kam aber anders und keine Untersuchung! Ich musste mich fürchterlich erbrechen, und schon am 20. 10. bekam ich einen Dünndarmverschluss. Ich war bewusstlos und kann mich nicht erinnern, wie ich in die Chirurgische Abteilung gekommen bin. Dort bin ich sofort operiert worden.

Der Gewebsbefund ergab das Vorliegen eines Morbus Crohn, mit Dickdarm- und Dünndarmbeteiligung. Die Heilung verlief gut — aber mit 20 kg Gewichtsverlust.

Am 6. 11. kam ich wieder in die Privatklinik zurück und bekam dort eine Aufbaukost und Darmschonkost.

Ich war froh, dass doch alles gut gegangen ist. Überall hatte ich gute Ärzte und ein gutes Pflegepersonal gehabt. Am 26. 11. wurde ich entlassen, wir machten 2 Monate Ferien, da ich noch sehr schwach war, denn es war keine leichte Krankheit.

Seit dem Dezember 1990 hatte ich 7 leichte Schübe, die alle durch eine Erhöhung des Kortisons aufgefangen werden konnten. Ich habe seit dem Darmverschluss ca. 12.000 Tabletten nehmen müssen, aber ich fühle mich heute wohl und habe keine Schmerzen. Im Vergleich zu früher bin ich immer noch mager, meine Abmagerung habe ich bis heute, 26. Juli 1993, nicht aufgeholt. Ich nehme täglich 5 Milligramm Prednisolon, 3 Salofalk und fallweise Ulsal Tabletten und Medikamente für Herz, Blutdruck und Vitaminpillen. Ich kann fast alles essen und freue mich jeden Tag aufs Frühstück«.

Wien, 26. Juli 1993 *Gisela M.*

Der Grund für eine Dünndarmstörung kann aber auch in einem ganz anderen Organ liegen. Verdauungsstörungen mit Durchfall finden sich z. B. bei der Zuckerkrankheit oder bei mangelhafter Funktion von Schilddrüse, Nebenschilddrüse und Nebenniere.

Dünndarmtumoren, insbesondere bösartige, sind sehr selten. Ihre Symptome sind nicht »typisch«, der Nachweis erfolgt durch Röntgen und Endoskopie, die Behandlung ist durchwegs chirurgisch.

Eine eigenartige Beziehung zu Zivilisation und Wohlstand findet man beim Magen und Dickdarm. Je schlechter die »Zeiten« mit Hunger, Krieg und Not sind, umso häufiger treten schlimme Magenerkrankungen mit schweren Geschwüren und Krebsen auf. Bessern sich die Zeiten, wird der schwerkranke Magen seltener und die Dickdarmkrankheiten schnellen in die Höhe. Beim derzeitigen und historisch gesehen maximalen Wohlleben in Europa, Nordamerika und Japan hat der kranke Darm Hochkonjunktur.
Unser besonderes Interesse muss daher den **Dickdarmerkrankungen** gelten.

Sie sind in der Bevölkerung außerordentlich häufig und betreffen alle Altersstufen. Wegen der zunehmenden Rolle des Dickdarmkrebses haben Vorsorgeuntersuchungen einen ganz besonders hohen Stellenwert. Der Dickdarm, der den Körper vor Salz- und Wasserverlusten schützt, ist viel besser der Untersuchung zugänglich als der Dünndarm. Jeder Abschnitt kann mit Röntgen und Endoskopie erreicht werden. Auch medikamentöse und operative Behandlungen sind am Dickdarm leichter als an anderen Darmabschnitten möglich.

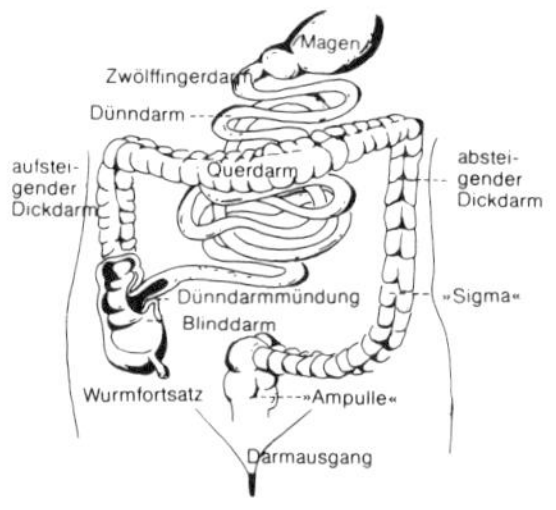

Der Dickdarm beschließt die Verdauung.

Wenn der Darm nervenkrank ist

Der Reizdarm, Colon irritabile

Die Hälfte aller Patienten mit Magen-Darmstörungen leidet an dieser Krankheit: »Bauchweh« und eine gestörte Stuhlentleerung sind die häufigsten Beschwerden.

Die linksseitigen Bauchschmerzen werden durch die Stuhlentleerung erleichtert, oft gemeinsam mit einer Änderung der Stuhlgewohnheiten und Beschaffenheit des Stuhles.

Die Störungen der Stuhlentleerung betreffen:

1. die Stuhlhäufigkeit,

2. die Veränderung der Stuhlbeschaffenheit — der Reizdarm produziert weich/wässrige, morgendliche Durchfälle , 3- bis 4mal in der Stunde, nie nachts, sonst findet man die typischen, harten Schafkotstühle,

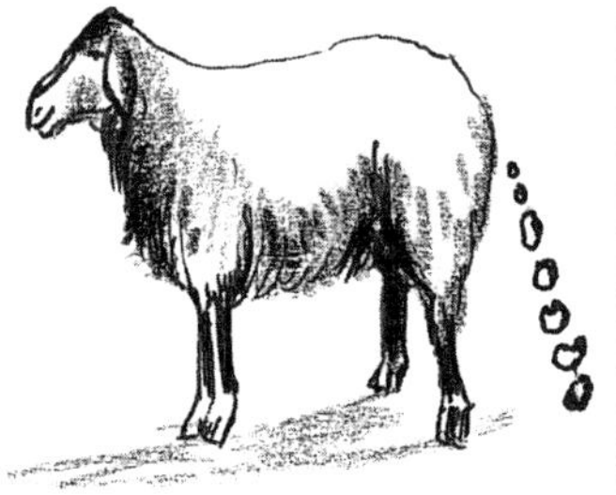

Schafkot bei Reizdarm.

3. die Veränderung der Stuhlpassage — Pressen mit dem Gefühl der unvollständigen Entleerung und

4. den Abgang von Schleim meist im Zusammenhang mit Blähungen.

5. Auffällig ist ganztägiges Bauchknurren und ängstlich-depressive Verstimmung mit Selbstzweifeln und »Furcht vor der ganzen Welt«.

Alle organischen Befunde sind meistens normal, häufig ist der Reizdarm ein Leiden, das den Menschen ein Leben lang begleitet.

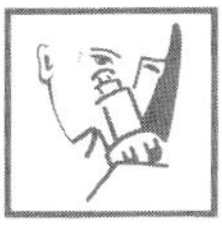

Diagnose: Wichtig sind die Erhebung der ausführlichen Krankengeschichte (=Anamnese) und eine genaue Untersuchung, um zu verhindern, dass andere, gefährlichere Krankheiten übersehen werden.

Vom Labor sind Blutsenkung, Blutbild und Tests auf verstecktes Blut im Stuhl an mindestens drei aufeinanderfolgenden Tagen wichtig. Eine Endoskopie des Dickdarmes (Koloskopie) sollte unbedingt erfolgen.

Ursachen: Der Reizdarm findet sich oft bei Personen, die unter Stressbelastung leiden. Interessanterweise sind hauptsächlich Frauen davon betroffen. Als Ursache gilt Angst vor Kontrollverlust.

Der Darm der Betroffenen reagiert auf Stress stärker und mit mehr Symptomen als der des Gesunden. Auch unbewältigte Dauerkonflikte können der Brennstoff für das »Feuer« des Colon irritabile sein.

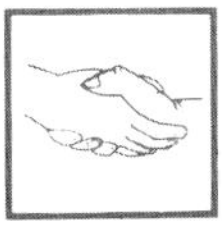

Behandlung: An erster Stelle rangiert hier der Ausschluss eines ernsthaften Leidens. Schon das Wissen, dass keine organische Krankheit vorliegt, dämpft die Sorgen und schafft eine ruhigere Lebenshaltung.

Die Nahrung sollte eine milde Mischkost mit hohem Ballaststoffanteil sein. Gymnastik und ausreichend Bewegung mit täglichen Spaziergängen helfen ebenso wie die persönliche Ansprache in freundschaftlich zugetaner Atmosphäre in der Familie oder mit Freunden.
Auch ein Kuraufenthalt kann für den Reizdarm ein wirksames Nervenelixier sein.
Die positive Bewältigung von Lebensproblemen kann zur Heilung führen. Sehr viel ist getan, wenn die private und berufliche Lebenszufriedenheit der Patienten erhöht werden kann, z. B. durch eine geeignete Psychotherapie.

Medikamente wie Prepulsid oder Motilium zur Normalisierung der Darmtätigkeit oder Psychopharmaka können bei starken Beschwerden kurzfristig eingesetzt werden; sie sind aber auf Dauer keine Lösung.

Von den natürlichen Mitteln wird Pfefferminzöl in kleinen Dosen z. B. als Colpermin zur Krampflösung empfohlen.
Günstig wirken Weizenkleie mit viel Flüssigkeit, warme Bauchwickel, regelmäßig Sport und autogenes Training (nicht bei Depressionen).
Für den Dauergebrauch sind Tees bzw. Mischungen von Anis, Fenchel, Kümmel, Kamille, Pfefferminze, Melisse und Lavendel sehr empfehlenswert.
Für »unterwegs« bieten sich ausgezeichnete Fertigtees von Milupa, Hipp, Bübchen und Alete an.

Wenn man will und nicht kann

Die Verstopfung (Obstipation)

Viele Faktoren müssen zusammenspielen, damit ein »normaler« Stuhlgang vorhanden ist. Stimmungslage, Temperament, die Zusammensetzung der Nahrung und die körperliche Aktivität sind der Rahmen für eine »gesunde« Verdauung.

Darüber, wann eine Verstopfung vorliegt, gehen die Ansichten weit auseinander. Daher seien zuerst einige Eckdaten genannt.

Wie oft ist normal?

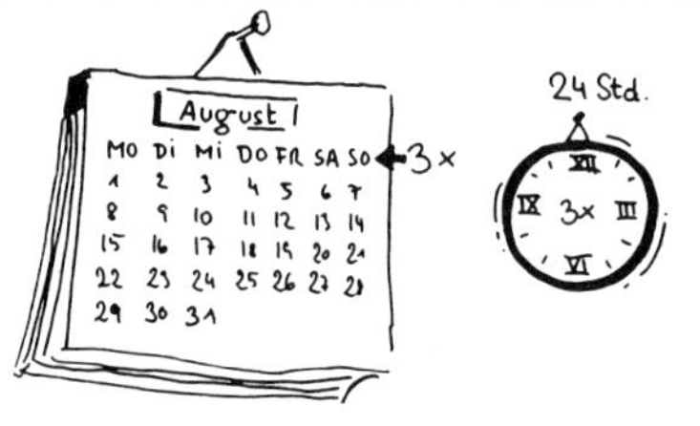

Noch normal ist 3x pro Tag bis 3x pro Woche.

Die normale Anzahl der Stuhlentleerungen beträgt zwischen 3 pro Tag und 3 pro Woche. Üblicherweise werden weniger als 3 Stühle pro Woche als Verstopfung, Obstipation bezeichnet. Die Meinung vieler Menschen, täglich Stuhl haben zu müssen, ist unrichtig und führt oft dazu, dass Abführmittel missbräuchlich auf Dauer verwendet werden. Ständige Verluste an Wasser und Kalium sind die Folge — wodurch erst recht eine vorher nicht bestehende, krankhafte Darmträgheit gefördert wird.

Wieviel pro Tag ist normal?

In zivilisierten Ländern scheidet der Mensch pro Tag 100 bis 200 g geformten Stuhl aus. Überall dort, wo der Rohfaseranteil in der Nahrung erhöht ist, sind die Stuhlgewichte höher.

Welche krankmachenden Grundlagen für eine echte Verstopfung gibt es?

1. Der Darm ist durch ein Hindernis verlegt z. B. durch einen Tumor.

2. Die Stuhlmassen versacken in einem abnorm weiten oder zu langen Darm — ähnlich einem Menschen, der sich in einem zu bequemen Sofa kaum bewegen kann.

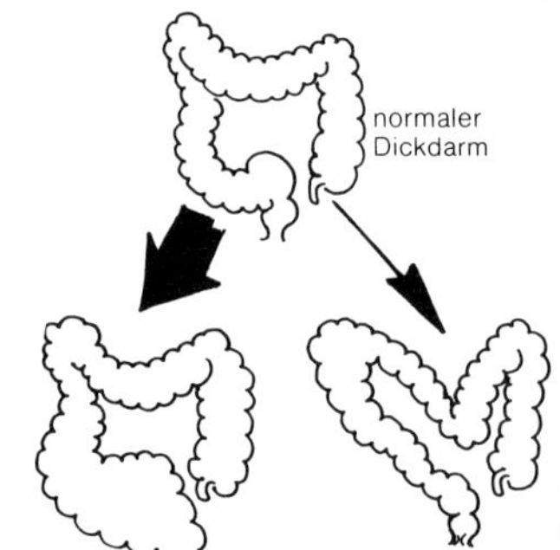

Wenn die Stuhlstraße zu lang oder zu breit ist.

3. Die normale Darmbewegung, die Peristaltik, ist gestört, z. B. durch die viel verwendeten Psychopharmaka.

4. Der Vorgang der Stuhlentleerung selbst ist gestört, z. B. durch ein Nervenleiden.

Alle Formen der Verstopfung können organisch oder funktionell bedingt sein.

Was heißt funktionell?

Es bedeutet normale Organverhältnisse, aber schlechtes Zusammenspiel der Funktionen. Eine akute Verstopfung ist meist die Folge von geänderten Lebensumständen: Reisen, Urlaub, selbstauferlegte Diäten und übermäßiges Schwitzen durch schwere Arbeit oder Sport. Eine Sonderform der Obstipation haben viele Senioren — bei geringer Nahrungs- und Flüssigkeitszufuhr und gleichzeitig bestehendem Missbrauch mit Abführmitteln wird die Darmwand durch chronischen Kaliummangel ganz schwach und kraftlos.

Bei der Schließmuskelverstopfung wird durch Schmerzen im Mastdarmbereich der Stuhlentleerungsreflex unterdrückt. Meist finden sich kleine Einrisse oder schmerzende Hämorrhoiden.

Krebsverdächtig ist eine Verstopfung bei

- Müdigkeit,
- Leistungsknick und
- Gewichtsverlust.

An eine medikamentöse Verstopfung ist zu denken bei der Einnahme von aluminiumhältigen Magenmitteln, Beruhigungsmitteln, Psychopharmaka und entwässernden Pillen — bei der Entwässerung geht viel Kalium verloren und der Nahrungsbrei wird stark eingedickt.

Bei der krampfhaften Verstopfung wird der Stuhl im absteigenden Dickdarm festgehalten, der Enddarm ist bei der Untersuchung leer.

Die Betrachtung des Stuhles kann für die richtige Diagnose wegweisend sein.

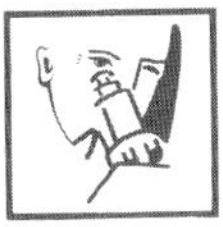

- Bleistiftstühle (extrem schmalförmige) findet man bei Verengungen im unteren Dickdarm — zu denken ist an Krebs und an den Schließmuskelkrampf.
- Schafkotartiger Stuhl ist fast beweisend für die Krampfverstopfung.
- Blutauflagerungen stammen von Einrissen, Hämorrhoiden und blutenden Tumoren.
- Blutungen am Ende des Stuhlganges mit hellrotem Blut auf dem Toilettenpapier stammen meistens von einem Hämorrhoidalleiden.

Eine kurze Übersicht über die verschiedenen Arten der Verstopfung:

1. Akut und vorübergehend:

- mit Fieber bei Entzündungen der Gallenblase, der Bauchspeicheldrüse, der weiblichen Geschlechtsorgane und des Bauchfelles
- als nachfolgende Darmruhigstellung bei Nieren- und Gallenkoliken sowie beim Zwölffingerdarmgeschwür
- in der Schwangerschaft
- bei der Parkinson Kankheit und anderen Nervenleiden
- bei der Lichtkrankheit und nach Vergiftungen mit Blei
- als »funktionelle« Störung bei längerer Bettruhe, als »Reiseverstopfung« nach einem Ortswechsel, bei Kostwechsel und Fasten

2. Chronisch und langdauernd:

- angeboren bei zu langem und zu weitem Darm, zu lang beim »Dolichokolon«, zu weit beim »Megakolon«
- bei Entzündungen und Divertikulitis

- bei Tumoren im Darm oder im Bauchraum
- bei Kaliummangel durch chronischen Abführmittelmissbrauch
- bei Schilddrüsenunterfunktion und Magersucht
- beim Reizdarm und bei Depressionen

Neben allen genannten Ursachen muss aber festgehalten werden:

Die häufigsten Ursachen einer Verstopfung sind unsere ballaststoffarme Kost und der Bewegungsmangel der zivilisierten Industriegesellschaft. Wer mit einem »weißen Kragen« arbeitet, ist viel häufiger vom Problem Verstopfung betroffen (Büromenschen).

Neben der langsameren Wanderung des Speisebreies im Darm kann der Grund auch in einer willentlichen Unterdrückung des Stuhlreflexes liegen: Wer an einem Schreibtisch oder an einer Kasse arbeitet, kann nicht immer dann gehen »wenn man muss«. Wenn man dann will, geht's oft nicht.

Auch die Zuckerkrankheit kann über eine gestörte Flüssigkeitsbilanz zu Verstopfung führen.

Eine medikamentös ausgelöste Obstipation ist durch den vermehrten Arzneiverbrauch leider keine Seltenheit: Die schon erwähnten Psychopharmaka, Beruhigungsmittel und aluminiumhältigen Magenmittel fördern die Darmträgheit. Diese Mittel stehen auf vielen Nachtkästchen.

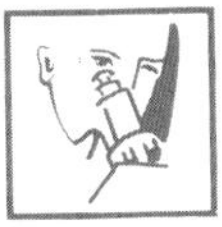

Diagnose: Eine »schon immer« bestehende Verstopfung hat meistens keinen eigentlichen Krankheitswert. Jede neu auftretende Obstipation und jede Änderung der Stuhlgewohnheiten ist tumorverdächtig. Die Untersuchungen müssen immer (!) so weit gehen, dass ein Darmkrebs ausgeschlossen werden kann. Um Röntgen mit Kontrasteinlauf (»Irrigoskopie«), Endoskopie und Labor kommt man also nicht herum.

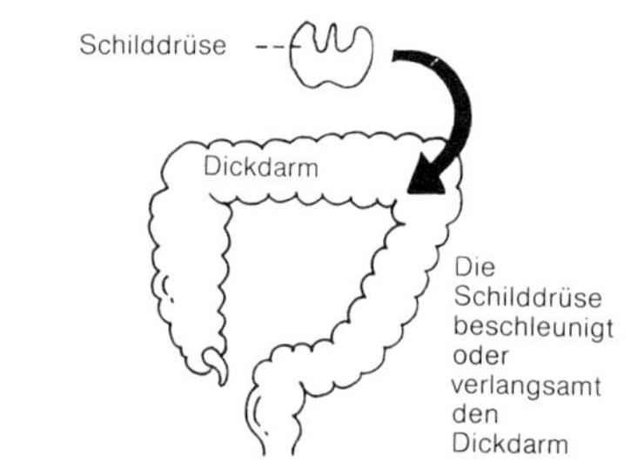

Einfluss der Schilddrüse.

Im Labor soll neben den Standarduntersuchungen mit Blutbild und Blutsenkung besonders das Kalium nicht vergessen werden. Wichtig ist auch die Schilddrüse, denn die Schilddrüsenunterfunktion kann schwere Verstopfungen verursachen.
Die Untersuchung auf verstecktes Blut rundet das Programm ab.

Zu einer erfolgreichen Behandlung der Verstopfung gehört die Beachtung folgender Gesundheitstipps »Verstopfung«:

- Nicht alle Menschen »müssen« gleich häufig.
- Komplikationen bei länger dauernder Verstopfung sind nicht zu erwarten.
- Alle Abführmittel verstärken letztlich die schlechten Gewohnheiten.
- Ausreichend trinken — gilt besonders für Senioren!
- Erziehung des Darmes zur regelmäßigen Entleerung. Täglicher Gang zur Toilette, um die gleiche Zeit, für den Stuhlgang Zeit lassen.

Wie sieht nun das Programm für eine »Antiverstopfungskost« aus?

1. Verstärkt körperliche Aktivität, täglich ein rascher Spaziergang, 2-mal pro Woche Sport — Laufen, Schwimmen, Rad fahren, Tischtennis, Gymnastik, Aerobic.

2. Genug Flüssigkeit trinken, täglich 1,5 bis 2 Liter, als Mineralwasser, frischer Fruchtsaft oder Kräutertee. Alkohol und Kaffee sehr mäßig.

3. Ballaststoffreiche Kost mit hohem Rohkostanteil im Essen. Zellulosereiche Mahlzeiten, rohes Gemüse ist besser als gekochtes, Vollkornbrot günstiger als Weißbrot. Rohes Gemüse als Salat, frisches Obst, zusätzlich 1 bis 2 Stück Dörrobst. Vollkornbrot und Einbau einer gewissen Menge Vollwertkost in den täglichen Speiseplan.

4. Zum Frühstück ein frischer, kalter Fruchtsaft, zusätzlich Mineralwasser. Es wird dabei der Temperaturreiz ausgenützt, der über einen nervösen Reflex auf den Dickdarm einwirkt. Als Frühstücksbeilage 5 bis 7 über Nacht eingeweichte Dörrpflaumen oder Feigen. Als Hauptgang zum Frühstück (am Abend zuvor bereitetes) Müsli.

5. Der Anteil an Rohkost, Vollkorn und Kohlenhydraten soll eher hoch, an Fetten und Eiweißen eher niedrig sein.

6. Als »Medizin« genügen meist 3-mal 2 Esslöffel oder 3-mal 15 Gramm Weizenkleie mit viel Flüssigkeit (sehr wichtig!). 10 Gramm Weizenkleie binden 1/2 Liter Wasser! Die Darmpassage wird dadurch ganz wesentlich verbessert, die Kotsäule wird weich und verformbar. Ähnliche Wirkungen haben auch Leinsamen, Haferkleie und Methylzellulose (enthalten in Agiolax). Geschroteter Leinsamen enthält etwas Blausäure, daher ist eine mehrmonatige Behandlung damit nicht zu empfehlen. Die Füllung und Dehnung des Verdauungschlauches sind die stärksten Reize für die normale Verdauung. Durch Quellung und Gärung fördern die ballaststoffreichen Mittel dieses Ziel.

7. Alle quellenden Lebensmittel brauchen sehr viel Wasser, sonst drohen bei zellulosereicher Nahrung Komplikationen bis zum Darmverschluss.

8. Die abführende Wirkung der Milchsäure sollte ausgenützt werden. Milchsäure kommt vor in Buttermilch, Jogurt, Sauerkraut und sauren Gurken. Auch andere Säuren im Apfel- und Traubensaft, im Apfelmost und im Weißwein haben die gleiche Wirkung. Laevolac ist ein Zucker, der vom Darm nicht aufgenommen werden kann und durch Milchsäurebakterien zu Milchsäure abgebaut wird. Daraus erklärt sich die mäßig starke abführende Wirkung. Bifidus-Milch enthält Milchsäurebakterien, der Stuhl wird dadurch ähnlich wie beim Frauenmilch-Säugling. Bifidus-Milch wirkt schwächer und ist angezeigt, wenn eine milde Wirkung gewünscht wird.

9. Unterstützend kann die Gleitfähigkeit von fetten Nüssen, die darmanregende Wirkung von Bohnenkaffee und kohlensäurehältigen Getränken ausgenützt werden. Wie wär's mit einem frischen, nusshältigen Müsli, einer kleinen Schale Kaffee und einem frischen Glas Mineralwasser als Jause?

10. Eigentliche Abführmittel sind entbehrlich, man sollte sie — wenn überhaupt — nur ganz kurz bzw. zur Vorbereitung vor Untersuchungen verwenden. Ein Kaliummangel im Blut lässt sich durch Rohkost, frisches Obst und Fruchtsäfte ausgleichen.

Der Erfolg der Behandlung ist dann eingetreten, wenn auch der Gedanke an Abführmittel verloren gegangen ist.

Ein Tagesdiätplan bei Verstopfung sieht folgendermaßen aus:

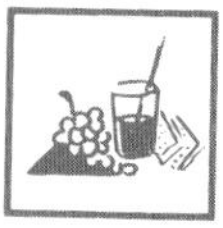

Morgens nüchtern 1 Glas frisch gepressten Apfelsaft, Orangen-, Karotten- oder Grapefruitsaft und 5 Stück über Nacht eingeweichte Zwetschken, Datteln oder Feigen. Zum Frühstück Bohnenkaffee mit Milchzucker, dazu Jogurt mit 15 Gramm Hafer- oder Weizenkleie. Vollkorn oder Pumpernickel. Als Fett Butter oder Diätmargarine. Dazu können Marmeladen, Pflaumenmus und ein Honigbrot gegessen werden. Auch fertiges Müsli ist empfehlenswert. Zur Jause Buttermilch oder Jogurt mit Milchzucker, einige Vollkornkekse oder eine Topfenspeise mit Leinsamen.

Mittagessen: Sauerkraut, Kohl, Erbsen, Brokkoli, Sellerie und Hülsenfrüchte, die Salate mit Öl, eventuell mit Nüssen und Oliven. Wenig Fleisch, Kartoffelspeisen.

Nachspeise: Empfehlenswert ist Obst, besonders Beerenfrüchte, roh oder als Kompott, mit Topfen (Quark), Nüssen und Rosinen. Süßspeisen sollten mit Milchzucker gesüßt werden.

Abendessen: Salate, Topfenspeisen, Breie mit Haferflocken. Magerer Käsesalat, Brot und Butter wie zum Frühstück.

Bei Verkrampfungsverstopfung müssen Hülsenfrüchte, Räucherwaren, eisgekühlte Getränke, Kartoffeln, Zwiebel und Knoblauch eingeschränkt werden.

Blut, Schleim und Eiter

Kolitis ulzerosa

Diese chronische Entzündung geht vom Mastdarm aus und erzeugt Geschwüre in der Darmschleimhaut. Man nennt diese schwere Darmstörung wegen ihres Anfallcharakters auch »Asthma des Darmes«. Sie ist der Crohn'schen Erkrankung ähnlich, welche aber im Dünndarm ihren Ausgang nimmt. Typisch sind Abszesse und Geschwüre mit Blutungen und nachfolgenden Vernarbungen. Die Ursache der Krankheit ist unbekannt.

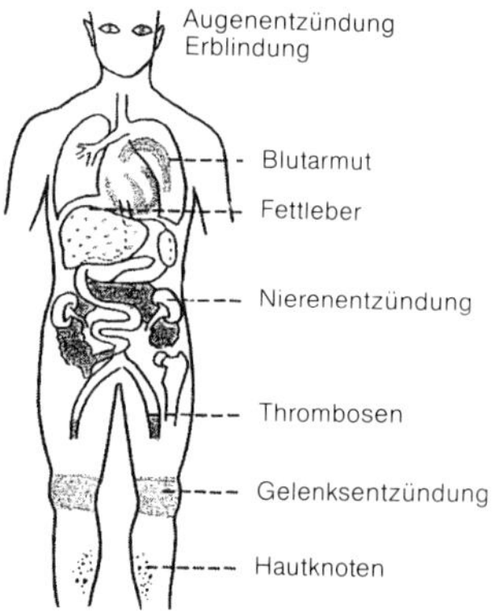

Die Kolitis ulzerosa hat Fernwirkungen auf den ganzen Körper.

Symptome: Der Beginn ist meist schleichend mit Durchfall und Bauchkrämpfen. Dazu kommen bald blutig-schleimige Auflagerungen auf dem Stuhl. Die häufigen, kleinen Stuhlentleerungen selbst sind schmerzhaft. Fieber, Gewichtsverlust und Appetitlosigkeit können schnell ein schweres Krankheitsbild erzeugen.

Diagnose: Endoskopische Untersuchung und Röntgen weisen den Weg. Im Labor sieht man die Entzündungszeichen und die Blutarmut.

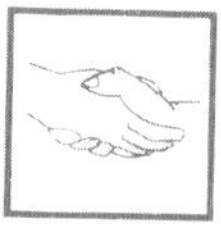

Behandlung: Salazopyrin, Salofalk bzw. Dipentum oder Claversal und in schweren Fällen Kortison. Die Medikamente können teilweise auch als Einlauf — Entocort, Phoscortil Klysma und Colifoam — gegeben werden. Ist die Krankheit im akuten Stadium nicht zu beherrschen, muss ein Teil des

Dickdarmes herausoperiert werden. In ganz schweren Fällen ist die operative Totalentfernung des Dickdarmes notwendig. Die Ableitung des übrig bleibenden Dünndarmes nach außen nennt man ein »Ileostoma«.

Bei gutem Verlauf ist die langfristige Einnahme der genannten Medikamente notwendig, um die häufigen Rezidive (Krankheitswiederholungen) zu vermeiden.
Ein Weitergreifen der Krankheit und Komplikationen können nur durch Langzeiteinnahme und sorgfältige Kontrollen, d. h. durch regelmäßige Endoskopien, verhindert werden.

Behandlungstipp Kolitis: Die Krankheit ist grundsätzlich gefährlich und keine Spielwiese für »Probebehandlungen«! Intensive Therapie und laufende Kontrollen sind lebensnotwendig!

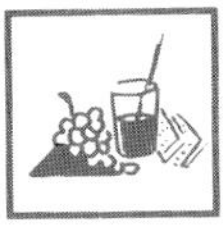

Eine eigentliche »Kolitisdiät« gibt es nicht. Eine Basisdiät mit nicht allzu hohem Anteil an Ballaststoffen scheint am günstigsten zu wirken. Versuche mit einer milchfreien Kost haben keinen messbaren Vorteil gebracht. Persönliche Empfindlichkeiten sollten aber in der täglichen Kost berücksichtigt werden. Alkohol, Nikotin und überflüssige Medikamente sollte man weglassen, von angepriesenen Spezialdiäten und »Wundermitteln« die Hände lassen!

Im folgenden nun eine authentische Patientenschilderung. Die Patientin ist heute 49 Jahre alt, 59 kg schwer bei 163 cm Körpergröße. Chefsekretärin bei einer internationalen Firma, als Hobbyreiterin sportlich sehr aktiv. Frau Hannelore G. erzählt:

»So fing es im Sommer 1986 an. Na ja, so ein bisschen Blut im Stuhl wird von Hämorrhoiden sein. Ich sitze ja im Büro auf einem weichen Sessel. Hausmittelchen her, wird schon wieder.

Im Herbst teilte mir Dr. Heinrich. T., der Chirurg, der die Untersuchungen durchführte, mit, dass ich Kolitis ulzerosa habe. Er verordnete mir eine Behandlung mit Salazopyrin und Phoskortileinläufen. Salazopyrin vertrug ich nicht und mit den Einläufen hatte ich auch so meine Mühe.

Zu diesem Zeitpunkt begann ich auf Anraten eines Homöopathen mit Trennkost. Die Blutungen hörten wieder auf, und ich fühlte mich auch ohne Medikamente wieder gesund. Etwa 3 Monate lang, dann wurde es schlimmer als zuvor. Ich konsultierte nun Dr. Wilma V. Nach der Untersuchung behielt sie mich gleich im Krankenhaus. Die Schleimhaut war weg und ein Geschwür knapp vor dem Durchbruch. Die Behandlung war angenehm: einmal täglich Einlauf, »Kolitisdiät« mit Astronautenkost kombiniert und viel Ruhe.

Da kamen mir die ersten Bedenken, dass diese Krankheit Kolitis ulzerosa, so melodiös der Name auch klingt, doch nicht so harmlos sein könnte. Also, es war mittlerweile Juni 1987, ganz konsequent die Diät einhalten und aufpassen. Es wechselten sich »Ruhe- und Aktivphasen« in schöner Reihenfolge ab, bis zum Frühjahr 1989.

1988 war ich auf Erholungsurlaub, dort konsultierte ich Dr. N. N. Der Arzt erzählte mir vieles über die Krankheit, verordnete mir Claversal und verwies mich an eine Selbsthilfegruppe. Beim Studium einer Broschüre über Morbus Crohn und Kolitis ulzerosa wurde mir nachdrücklich bewusst, dass diese Krankheit ein Leiden und nicht ungefährlich ist. Ich hielt mich weiter streng an die Diät, und das neue Medikament blieb ohne Nebenwirkung. Trotzdem nahmen die Beschwerden zu. Ich war nur vormittags belastbar und über jede »Ruhephase« froh. So ging es bis Mai 1989. Auf die mir verordnete Menge Claversal und Einläufe sprach ich nicht mehr an.

Dr. W. konnte mir nicht mehr helfen und verwies mich an die Kolitis-Crohn-Ambulanz im Krankenhaus. Ich glaube, nur meine positive Einstellung zum Leben schützte mich vor tiefer Depression.

Dann kam die Wende. Ich fuhr zu Dr. N. N., meinem Kolitisspezialisten. Keine Diät mehr — ich hatte bereits Mangelerscheinungen — Kortison, Claversal, Colifoam und Vibramycin. Alle 14 Tage zur Untersuchung und viel Kolitis»belehrung« durch den Arzt.

Ich habe sehr viel gelernt und kann heute mit der Krankheit umgehen. Es geht gesundheitlich bergauf, ich treibe viel Sport, bin viel unterwegs und führe ein aktives Leben, in dem es keinen langweiligen Tag gibt. Meldet sich die Kolitis wieder einmal, so jammere ich die ersten Tage natürlich (an das Angenehme gewöhnt man sich so schnell), aber dann genieße ich auch die »ruhigen« Tage mit Lesen, Schlafen und Handarbeiten. Meine gute medikamentöse Einstellung lässt mich mit Freude und Neugier in die Zukunft blicken.«

Wien, 29. Juli 1993 — *Hannelore G.*

Wenn die Darmwand nachgibt — die Zeitbombe im Bauch

Divertikulose

Dabei handelt es sich um Ausstülpungen der Dickdarmschleimhaut. Sie nehmen mit dem Alter zu und können bei Entzündungen (=Divertikulitis) Probleme bereiten. Ansonsten merkt der Divertikelträger höchstens eine Neigung zu Verstopfung mit schafkotähnlichen Stühlen.

Die akute Divertikulitis macht ein schweres Krankheitsbild mit Fieber, heftigen Bauchschmerzen und manchmal Blutungen und Durchbrechen des Darmes in die freie Bauchhöhle.

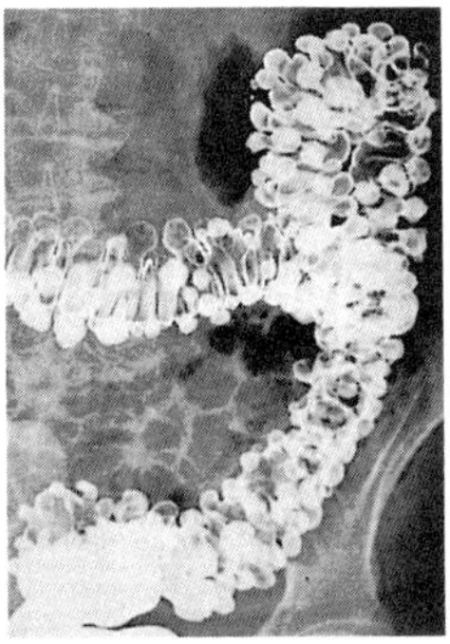

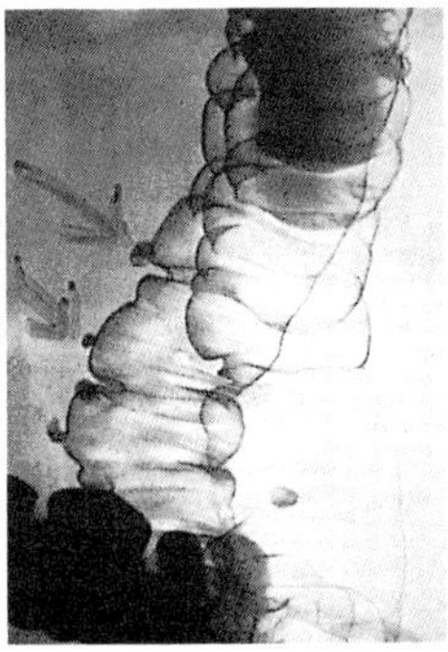

Dickdarm-Röntgen: Unzählige Divertikel

Einzelne Dickdarmdivertikel

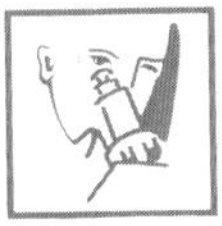

Diagnose: Erfolgt mittels Röntgen und Koloskopie; im akuten Zustand dürfen wegen der Durchbruchsgefahr vorerst nur Labor und Ultraschall angewendet werden.

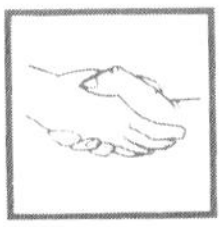

Behandlung: Die symptomlose Divertikulose, wie sie z. B. bei einer Routineröntgenuntersuchung entdeckt wird, bedarf keiner Behandlung. Die akute Form dagegen braucht intensive Betreuung mit künstlicher Ernährung, Bettruhe und Antibiotika. Bei Komplikationen muss sofort operiert werden.

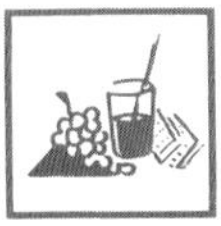

Diät bei Divertikulose: Alles muss weggelassen werden, was die Wanderung der Speisen durch den Darm verlängert. Durch ein langes Verbleiben der Nahrungsstoffe im Darm wird der Nahrungsbrei so eingedickt, dass für die Darmentleerung in den unteren Darmabschnitten ein erhöhter Druck erforderlich ist, wodurch einzelne Abschnitte in der Darmwand übermäßig gedehnt werden.

Wie sollte ein typischer Diättag im Leben eines Divertikuloseträgers aussehen?

Frühstück: Tee oder Kaffee mit Schlagobers (Sahne) oder Milch, 2 Scheiben Vollkornbrot mit Butter, Birnen- oder Apfelmarmelade, 1 Scheibe Magerschinken, 30 Gramm Frischkäse.
Jause: 1 Glas Vollmilch oder 1 bis 2 Jogurt mit Weizenkleie, 15 bis 20 dag Obst.

Mittagessen: 1 Rohkostteller, klare Rindsuppe mit Vollkornreis, Fenchel-Schinken-Auflauf mit Salzkartoffeln, Kompott aus frischen Früchten.
Nachmittag: 1 Jogurt, 2 Äpfel und fallweise rohes Gemüse.

Abendessen: Gemüsesuppe, Kalbszunge mit Vollkornnudeln, Birnenmus.

Tagsüber muss viel Tee und Mineralwasser getrunken werden. Zu den Jausen können zusätzlich 1 bis 3 Teelöffel Weizenkleie in 1/4 Liter Flüssigkeit eingerührt werden oder aber geschroteter Leinsamen in Jogurt oder frischem Fruchtsaft.
Ausreichende Bewegung nicht vergessen!

Die akute Appendizitis (»Blinddarmentzündung«)

Die Blinddarmentzündung wird ausführlich im Thema »akutes Abdomen« besprochen. Es ist immer wieder auch die Rede von einer »chronischen« Entzündung des Wurmfortsatzes. Dabei handelt es sich aber um eine Abfolge von kleinen, flüchtigen Entzündungserscheinungen, die von selbst wieder abheilen. Eine von Anfang an chronische Entzündung gibt es nicht!

Eine wegen »chronischer Appendizitis« durchgeführte Operation ändert an den Beschwerden meistens nichts. Es muss daher vor der Operation nach anderen krankmachenden Ursachen gefahndet werden.

Die Volkskrankheit, tief im Bauch
Dickdarmtumoren

Gutartige Tumoren (Polypen)

Vorwölbungen der Schleimhaut bezeichnet man als Polypen. Kleine Polypen machen meist überhaupt keine Beschwerden, größere können leichte Bauchschmerzen, Schleim- oder Blutabsonderungen verursachen.

Wenn die Blutbeimengung nicht mit freiem Auge sichtbar ist, kann der Test auf »okkultes« Blut die positive Bestätigung bringen. Der Test ist natürlich nur dann positiv, wenn der Tumor auch blutet.

Wie geht dieser Test vor sich?

An drei aufeinander folgenden Tagen wird eine kleine Menge Stuhl auf einem vorgefertigten, präparierten Objektträger aufgetragen. Wenn dann eine chemische Lösung aufgetropft wird, kommt es zu einer charakteristischen Verfärbung, wenn Blut in der Probe vorhanden ist. Während der Untersuchungszeit dürfen keine bluthältigen Speisen gegessen werden!

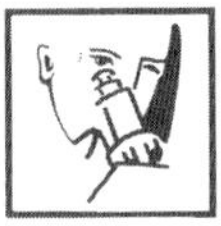

Diagnose: Die Röntgendiagnose allein ist nicht ausreichend. Die Untersuchungsmethode ist die »hohe Koloskopie«, bei der der ganze Dickdarm gespiegelt wird. Oft sind mehrere Polypen an sehr unterschiedlichen Stellen im Darm zu finden.

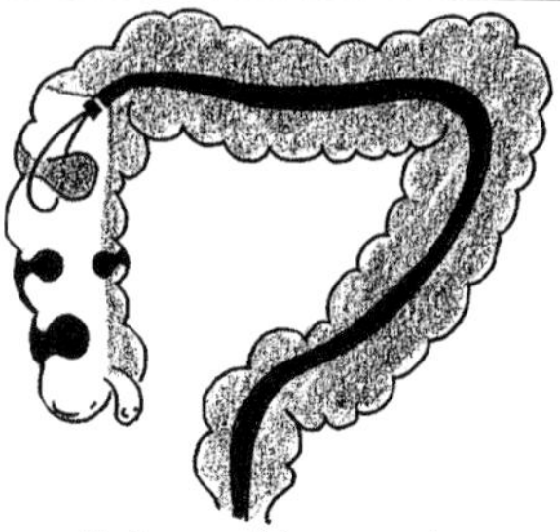

Polypenabtragung im Dickdarm — schmerzlos!

Die Polypen müssen vollständig abgetragen werden, da sich öfters kleine Krebsherde im Polyp verbergen. Endoskopisch schwer abtragbare Tumoren mit einem Durchmesser von über 3 cm an der Tumorbasis müssen operativ entfernt werden.

Die Polypentfernung ist meistens gleichbedeutend mit einer vollständigen Heilung!

Was muss nach der »Polypektomie« beachtet werden?

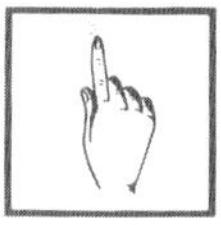

Unbedingt notwendig ist die endoskopische Nachkontrolle. Ich empfehle die erste Kontrolle nach 3 Monaten, dann nach einem halben Jahr, sodann weitere jährliche Kontrollen.

Vorsorgetipp Darmpolyp: Die Polypentfernung ist eine aktive Krebsprophylaxe! Langjährige Studien haben gezeigt, dass aus vielen Polypen, wenn sie »erwachsen« geworden sind, echte Krebse entstehen.

Krebs durch Fleischessen?

Bösartige Dickdarmtumoren, Dickdarmkarzinome

Noch um die Jahrhundertwende war der Dickdarmkrebs eine seltene Krankheit. Heute rangiert dieser Tumor in Europa bei Frauen und Männern an der Spitze der Krebshäufigkeit und nimmt noch weiter zu!

Er wird auch mit zunehmendem Lebensalter häufiger. Der Dickdarmkrebs ist bei Frauen nach dem Brustkrebs, bei Männern nach dem Lungentumor der zweithäufigste Krebs. Auf 100.000 Einwohner ist mit 50 neuen Fällen pro Jahr zu rechnen.

Ursachen: Große Bedeutung hat die Änderung der Ernährung. Die Menschen essen zu viel Fett und zu wenig Ballaststoffe. Die ballaststoffarme Kost verzögert die Darmpassage und bedingt längere Kontaktzeiten zwischen den »Kanzerogenen« (d. s. krebserregende Stoffe) und der Darmwand.

In den deutschsprachigen Ländern erscheint besonders der jährlich verzehrte »Schweineberg« problematisch.

In Regionen mit großem Fleischverzehr steigt die Rate an Darmkrebsen; dies ist auch der Fall in allen zivilisierten Industrieländern — es ist also unsicher, ob das Fleischessen an sich oder die »Zivilisation« die Krebshäufigkeit steigert. Auch familiär stärkeres Vorkommen von Dickdarmkrebs erhöht das Risiko.

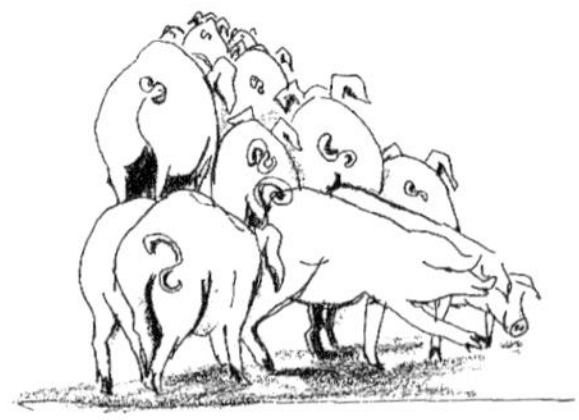

Ist der »Schweineberg« mitschuldig am Darmkrebs?

Ein deutlich erhöhtes Krebsrisiko besteht auch bei 10 bis 20 Jahre dauernder Kolitis ulzerosa, Crohn'scher Krankheit und Zöliakie.

Symptome: sehr oft schleichend. Was heißt eigentlich »schleichend«? Der Patient merkt kaum den Übergang aus gesunden normalen Tagen in die Krankheit. Am Anfang besteht oft Verstopfung oder ein Wechsel zwischen Verstopfung und Durchfall. Man spricht von Wechselstühlen. In 75 Prozent der Fälle treten Blutbeimengungen im Stuhl auf, die leider oft als »Hämorrhoiden« fehlgedeutet werden. Richtige Blutungen und Schmerzen im Unterbauch sind eher schon Spätsymptome ebenso wie die nicht gewollte Abmagerung.

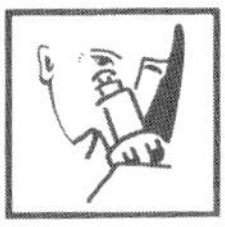

Diagnose: Das normale Labor gibt keinen typischen Hinweis auf die Krebserkrankung. Durch die Bauchwand können nur größere Tumoren getastet werden. Wichtig sind die Austastung des Mastdarmes — wo der Krebs besonders gerne sitzt — und die Untersuchung des Stuhles auf Blut.

Die Diagnose selbst wird endoskopisch mit gleichzeitiger Gewebsentnahme gestellt. Die Röntgenuntersuchung ist zur Beweisführung nicht geeignet. Die immunologischen Krebstests (»Tumormarker«) sind nur zur Verlaufskontrolle verwendbar.

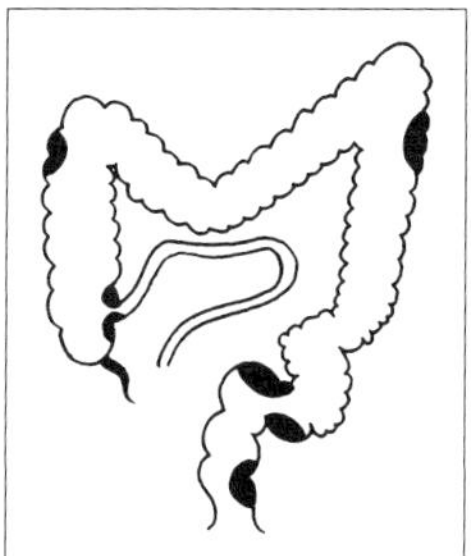

Häufige Orte des Dickdarmkrebses.

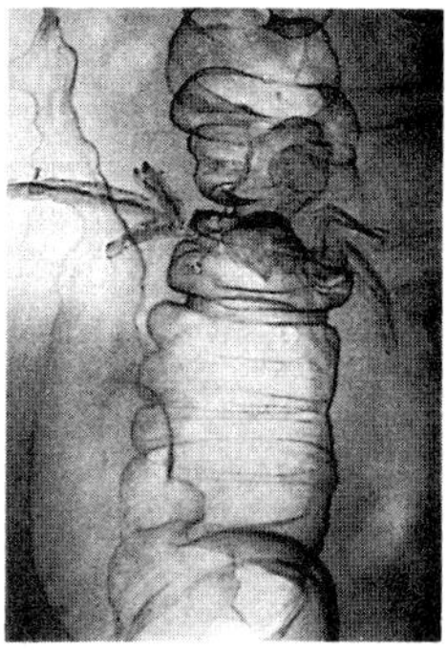

Dickdarmverengung durch Dickdarmkrebs

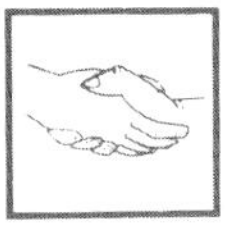

Behandlung: Das Ausmaß der Operation hängt vom örtlichen Befund, vom Allgemeinzustand und von eventuell vorhandenen Absiedelungen (Metastasen) ab. Für die Betroffenen ist die entscheidende Frage meistens: »Kriege ich einen künstlichen Ausgang?« Die Entscheidung darüber hängt von der Entfernung des Krebses vom After ab. Bei einer Distanz von weniger als 8 bis 10 cm muss eine künstliche Ableitung gemacht werden, über 10 cm kann das normale Stuhlverhalten bestehen bleiben. Das Alter selbst ist für die Größe des Eingriffs nicht entscheidend.
Größere, vereinzelte Metastasen in der Leber können operativ entfernt werden. Die Chemotherapie der bösartigen Darmtumoren ist nicht besonders wirksam. Die Prognose — der weitere Heilverlauf — hängt ganz entscheidend von der Frühdiagnose ab. Bei keiner Vorsorgeuntersuchung sollten daher der Test auf verstecktes Blut und wenigstens die Spiegelung des Enddarmes fehlen.

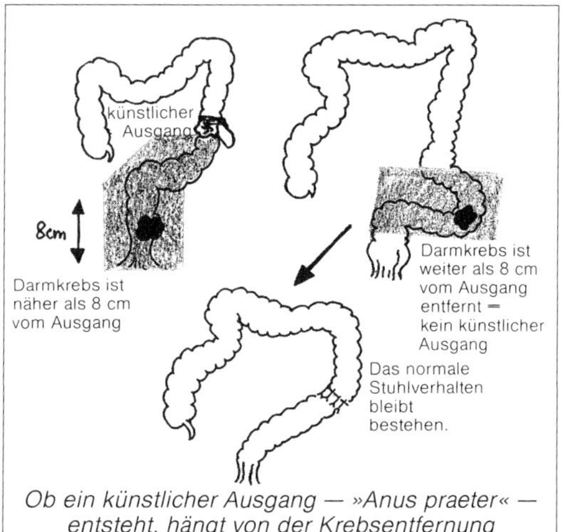

Ob ein künstlicher Ausgang — »Anus praeter« — entsteht, hängt von der Krebsentfernung zum After ab. Kritische Grenze: 8 Zentimeter!

Gibt es eine Möglichkeit, sich vor Dickdarmkrebs zu schützen?

Es gibt keinen absoluten Schutz, aber eine Reihe von Vorkehrungen, um das Risiko beträchtlich zu mindern.

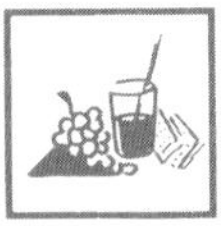

1. Ernährung: Wenig Fleisch, wenig konservierte und gepökelte Fleischprodukte, wenig tierisches Fett, viel Ballaststoffe (Gemüse und Vollkornbrot) mit ausreichend Flüssigkeit z. B. Mineralwasser, um die Darmpassage zu beschleunigen.

2. Bemühen um ausgeglichene Lebensweise mit rhythmischem Wechsel zwischen Arbeit und Freizeit. Ausreichend körperliche Aktivität in der freien Natur.

3. Sparsamer Umgang mit den Genuss(?)giften Alkohol, Nikotin und Kaffee.

4. Bei der jährlichen Vorsorgeuntersuchung darauf drängen, dass auch der Darm endoskopisch untersucht wird.

5. Regelmäßige, jährliche Darmuntersuchung, wenn Darmkrebs unter den Blutsverwandten vorkommt.

6. Bei unklaren Bauchbeschwerden, die länger als 14 Tage dauern, immer an die Möglichkeit denken, dass ein Tumor vorliegen könnte.

Jede Verzögerung — »Ich möchte mich doch erst später untersuchen lassen« — unbedingt vermeiden.

8. Daran denken, dass jede Frühdiagnose praktisch die Heilung bedeutet!

Die Hoffnungen auf eine spezielle »Antikrebsdiät« haben sich zumindest bis heute nicht erfüllt. Näheres siehe auch unter Ernährung und Krebs.

Die blutreichen Kriegsjahre 1916/1917 an der Front waren für Freund und Feind von Schrecken und Grauen geprägt. Grimmig wie die Zeit war auch der Humor.
Eine hochgestellte Erzherzogin besucht die Verwundeten in einem Reservelazarett und fragt einen auf dem Bauche liegenden Tiroler Kaiserjäger: »Wo sind Sie denn verwundet worden?« »Am Oarsch«, erwidert der biedere Krieger.
»Das, Kaiserliche Hoheit«, sagt der begleitende Militärarzt, »ist ein kleiner Grenzfluss in Galizien.«

Wenn die Unterwäsche knapp wird

Erkrankungen des Darmausganges (Anus)

Der Analkanal ist ca. 3 cm lang und mit einer sehr empfindlichen Haut ausgekleidet. Deshalb werden auch kleine Störungen für den Betroffenen sehr schnell wahrnehmbar. Der Schließmuskel reagiert auf Reize oder Schmerzen mit einer gesteigerten Zusammenziehung.

Die Häufigkeit und Zunahme von Krankheiten in dieser Region hat zu einem eigenen Spezialisten geführt, dem »Proktologen«. Der »Proktologe« beschäftigt sich speziell mit allen Störungen in dieser heiklen Körpergegend.

Das Leiden der gekrönten Häupter

Die Hämorrhoiden

Am häufigsten werden Beschwerden im Darmausgang durch eine Vergrößerung der inneren Venen ausgelöst. Diese Blutgefäße werden durch den Stuhl nach unten und im schlimmeren Fall nach außen gepresst. Dort wird die an sich sehr zarte Schleimhaut häufig durch gröbere Stuhlreste oder hartes Toilettepapier verletzt. Das führt zur Absonderung von Sekreten und Blutungen. Der Darmausgang »nässt« und »leckt«, weil der Ventilmechanismus nicht mehr richtig funktioniert. Durch Kratzen und Reiben an der vorgewölbten Schleimhaut wird der Zustand nur verschlimmert. Die stark durchblutete Schleimhaut wird durchlässig. Die Folge ist bei der schmerzhaften Stuhlentleerung der Abgang von hellrotem Blut. Das Blut liegt dem Stuhl auf oder tropft nach der Entleerung nach. Blut ist meistens auch bei der Reinigung des Afters am Toilettepapier sichtbar. Bei schwerem Verlauf einer Hämorrhoidenblutung kann es sogar zur Ausbildung einer Blutarmut kommen, weil der Blutverlust zunächst oft nicht bemerkt wird: Das Blut sickert nämlich zuerst in die »Mastdarmampulle« hinein und die Blutung nach außen setzt erst spät ein.

Wenn die Venenknoten längere Zeit bestehen, ziehen sie sich nicht mehr in den After zurück. Was man nun von außen sieht, sind Hämorrhoiden.

Hämorrhoiden können den täglichen Lebenslauf sehr stark beeinträchtigen. Schmerzen machen es unmöglich, zu sitzen, die hygienischen Probleme erfordern oft sogar Bettruhe.

Gefördert werden Hämorrhoiden durch

- langes Stehen
- harten Stuhl
- familiäre Neigung — Krampfadern
- Schwangerschaft
- Verstopfung
- Husten
- erschwertes Wasserlassen bei der Prostatavergrößerung
- Fettsucht
- abnorm langes Sitzen auf dem Klosett (Zeitunglesen!)
- Lebererkrankungen mit Pfortaderhochdruck, Leberzirrhose

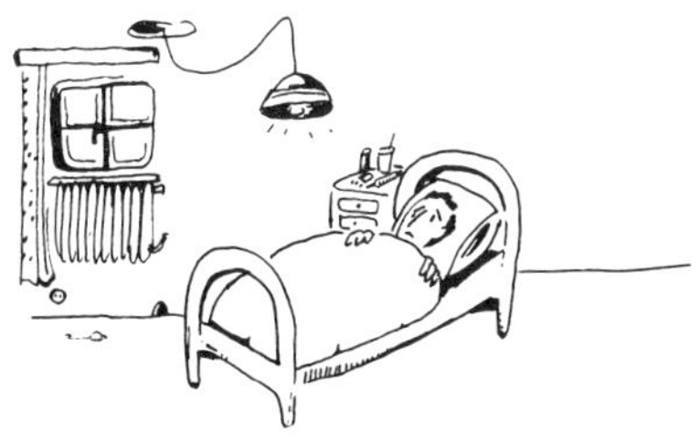

Blutende Hämorrhoiden gehören ins Bett.

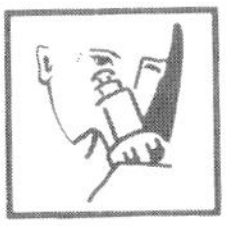

Diagnose: Durch Besichtigung, Inspektion, durch »rektale« Untersuchung mit dem tastenden Finger und durch die Spiegelung des Analkanals mit dem »Proktoskop«. Um den Schweregrad festzustellen, muss der Patient auch »pressen«. Außen sichtbare, schmerzhafte Schwellungen sind oft kleinere Thrombosen, Blutgerinnsel. Nicht schmerzhafte Hautfalten bezeichnet man als »Marisken«. Marisken sind das, was der Patient — manchmal auch der Arzt — als »äußere Hämorrhoiden« bezeichnet.

Bei Hämorrhoiden, insbesondere Blutungen, wird oft vergessen, dass ein zusätzlich vorhandener Tumor in Wirklichkeit für die Blutung verantwortlich sein kann. Gemeint

ist damit, dass mit der Feststellung der blutenden Hämorrhoiden die Diagnostik nicht beendet werden darf. Bei Vorliegen eines blutenden Dickdarmkrebses kann das ein nicht wieder gut zu machendes Versäumnis sein.
Daher Vorsorgetipp Hämorrhoiden: Zum Untersuchungsprogramm sollte unbedingt die komplette Koloskopie gehören, um ja nicht andere Blutungsquellen zu übersehen.

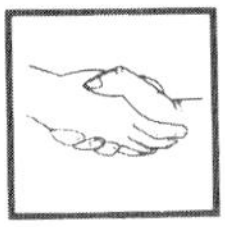

Behandlung: Am wichtigsten ist die gründliche Hygiene nach jedem Stuhlgang. Ist das häusliche Bidet nicht in der Nähe, also immer wenn man unterwegs ist, sollten Einmaltücher ohne Alkohlzusatz mitgeführt werden. Je nachdem ob die Entzündung oder Blutung im Vordergrund steht, werden Umschläge, Sitzbäder, Zäpfchen und Salben angewendet. Gut bewährt als reinigendes Desinfektionsmittel hat sich die Betaisodonalösung. In leichten Fällen kann man auch mit Auszügen aus Eichenrinde und Myrrhe oder Bädern mit Kamille behandeln. Die Verödung der erweiterten Blutgefäße (=»Sklerosierung«) oder die operative Behandlung muss sehr exakt gemacht werden, um nicht eine Schrumpfung des Darmausganges zu riskieren. Es ist unbedingt anzuraten, operative Behandlungen am Darmausgang dem schon erwähnten Proktologen anzuvertrauen. Schrumpfungen am After nach nicht sachgerechter Operation hinterlassen sehr unangehme Dauerfolgen für den Betroffenen.

Gibt es eine Hämorrhoidenprophylaxe?
Wie sollte man leben, um keine Hämorrhoiden zu bekommen?

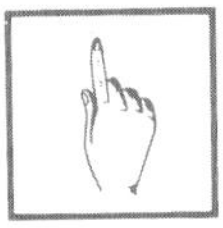

Vorsorgetipp Hämorrhoiden:

1. Ausreichende Bewegung — mindestens 1 Spaziergang pro Tag. Das gilt vor allem für Büromenschen: Treppen benutzen, nicht mit dem Lift fahren, zu Fuß gehen, täglich 5 Minuten Morgen- und 10 Minuten Abendgymnastik, wenig radfahren.
2. Hämorrhoidalleiden gehen meistens mit Verstopfung einher, deshalb den Stuhlgang fördern. Täglich 1 Stück frisches Obst und eine Gemüsemahlzeit, nach Möglichkeit Rohkost. Wenig Fleisch, wenig Fett, sparsam mit Gewürzen umgehen. Empfehlenswert ist das tägliche Vollkornbrot. Viel Flüssigkeit als Mineralwasser, Fruchtsaft oder Kräutertee.
3. Nikotin meiden, wenig Alkohol und Kaffee.
4. Nach jedem Stuhlgang den After waschen, »unterwegs« Benutzung von eigenem bewährtem Toilettepapier.
5. Übergewicht vermeiden.
6. Bei Zuckerkrankheit genaueste Beachtung der Diät!

Harmlos, aber sehr schmerzhaft

Der Schleimhauteinriss am After, Analfissur

Dabei ist die Schleimhaut am Darmausgang der Länge nach eingerissen. Durch Schleimhautdehnung verursacht der Einriss bei der Stuhlentleerung stärkste Schmerzen und blutet auch. Besonders unangenehm ist ein häufiges Nässen im

Afterbereich. Wenn die Fissur ohne richtige Heilung vernarbt, bleiben Schmerzen aus, der Schließmuskel kann aber undicht werden.

Die Behandlung besteht in verstärkter Stuhlhygiene mit Waschen und Sitzbädern; örtlich schmerzstillende Mittel in Salben und Zäpfchen wirken nur unterstützend. Ein Kortisonzusatz zum Zäpfchen ist zwar schmerzstillend, kann aber die Heilung stark beeinträchtigen. Die bekanntesten kortisonhältigen Zäpfchen sind Delta Haedensa, Procto Synalar, Scheriproct, Ultraproct und Steros Anal »Heyden«. Wichtig ist die Dehnung des Darmausganges mit sog. Analdehnern z. B. Anodil. Mit diesen kegelförmigen Instrumenten aus Glas oder Kunststoff wird durch laufende Dehnungsübungen die Schrumpfung des entzündeten Afters verhindert. Bleibt die Besserung oder Heilung nach mehreren Wochen oder wenigen Monaten aus, muss unbedingt operiert werden (Spezialabteilung!).

Afterjucken, Pruritus ani

Grundsätzlich gibt es viele Ursachen für das häufige Afterjucken mit dem sehr lästigen Kratzzwang.

Ekzeme, Pilze, Allergien, Neurodermitis, Zuckerkrankheit und Schuppenflechte sind aber nur gelegentliche Gründe. Der Nährboden für den Juckreiz ist fast immer derselbe: Mangelnde Sauberkeit verstärkt durch Schwitzen bei »Sitzberufen«. Gewürzreiche Kost mit Pfeffer und Paprika sowie der der hohe Gewürzanteil von Wurst, Konserven und Fertigprodukten verschlimmert das Jucken.

Schließlich muss man daran erinnern, dass hinter dem Jucken und Beißen eine Wurminfektion stecken kann.

Die regelmäßige Entwurmung von Haustieren sollte daher nicht vergessen werden.

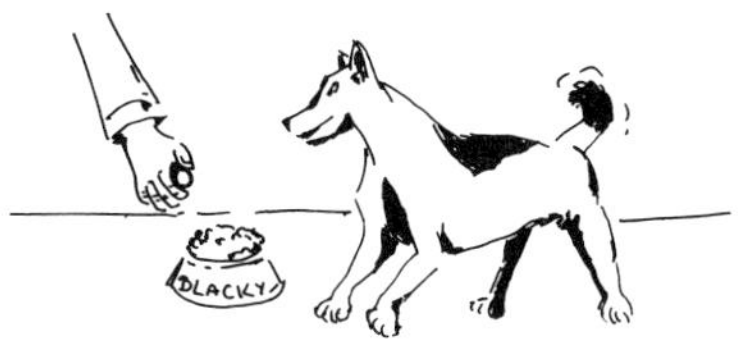

Wird unser Haustier regelmäßig entwurmt?

Die »natürliche« Kopfdüngung im Garten erzeugt leider ein beständiges Wurmreservoir. Wenn die Ursache fassbar ist, besteht die Behandlung in der Einhaltung größter Sauberkeit in allen »WC-Angelegenheiten«. Nach jedem Stuhlgang waschen!

Bidets zu Hause und geeignetes Toilettepapier für unterwegs sollten normaler Standard sein.

Fall aus der Praxis

Der 52jährige Transportunternehmer Siegfried L. klagt seit 9 Wochen über »komische« Unregelmäßigkeiten beim Stuhl, der sonst immer normal gewesen sei. Verstopfung wechselt mit tageweisen Durchfällen ab. Deswegen sei auch der Appetit vermindert. Gewichtsabnahme von 3 bis 4 kg. Fallweise Blutauflagerungen beunruhigen den Patienten.

Befunde: Bei der ärztlichen Untersuchung finden sich keine Auffälligkeiten, das gesamte Labor ist normal. 180 cm großer, 75 kg schwerer Mann in gutem Allgemeinzustand. Die Dick-

darmspiegelung erbringt einen pflaumengroßen Tumor in 29 cm Höhe. Alle übrigen Darmabschnitte sind unauffällig. Die Gewebsprobe weist einen Schleimhautkrebs nach.

Behandlung: Operation.

Vier Jahre nach dem Eingriff ist der Patient beschwerdefrei, Routineuntersuchungen werden halbjährlich, endoskopische Kontrollen jährlich gemacht.

Vorsorgetipp Darm:

Jährliche Routineuntersuchung des Darmes, alle Blutbeimengungen und Stuhländerungen sofort kontrollieren lassen!

Der Verdauungsgehilfe als Kannibale
Krankheiten der Bauchspeicheldrüse, Pankreas

Die Bauchspeicheldrüse ist ein kleines Organ — umso gravierender fallen Störungen dieser vor der Wirbelsäule liegenden Drüse aus. In gesunden Tagen bilden die A-Zellen das blutzuckersteigernde Hormon Glukagon und die B-Zellen das blutzuckersenkende Hormon Insulin. Die Verdauungsfunktion übernehmen die Enzyme oder Fermente, d. s. chemische Verbindungen, die andere Stoffe »verdauungsgerecht« aufspalten: Amylase für die Kohlenhydrate, Lipase für die Fette und Trypsin für die Eiweißspaltung.

Krankheitsfolgen der Bauchspeicheldrüse ergeben sich aus dem Fehlen der genannten Hormone und Enzyme. Ausmaß und Stärke der Krankheit sind davon abhängig, in welchem Verhältnis diese lebenswichtigen Stoffe fehlen.

Die zahlenmäßig wichtigsten Pankreaserkrankungen sind Entzündungen, Tumoren und die Mukoviszidose.

Im Gummibauch . . .
Die akute Bauchspeicheldrüsenentzündung, Pankreatitis

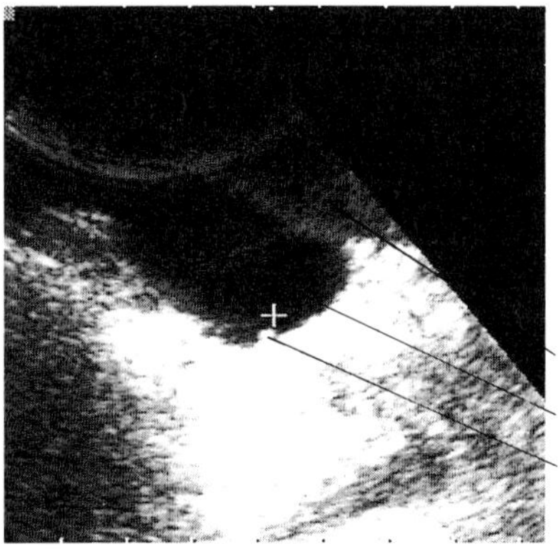

Annemarie W., 34 Jahre Kleiner Cholesterinstein

Leber

Gallenblase

Stein

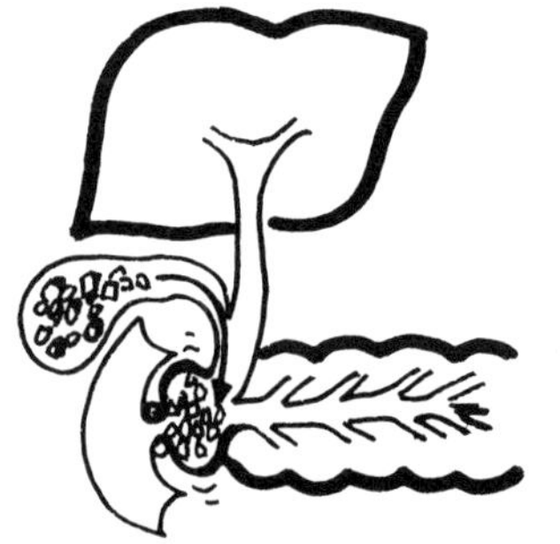

Gallensteine verlegen den Ausführungsgang.

Ursachen: Am häufigsten steckt ein Gallenstein dahinter. Gefährlich sind nicht die großen, sondern vielmehr die kleinen Steine, die geröllähnlich in den Gallengang gelangen, steckenbleiben und wie bei einer Verstopfung des Abflussrohres im Haushalt zu einem Überlaufen führen. Es kommt zu einem Rückfluss von Galle in die Bauchspeicheldrüse, womit der erste Entzündungsschritt gesetzt ist.

Gangverschlüsse entstehen weiters bei Tumoren, Metastasen, Würmern und starken Krämpfen an der Gangmündung.

Starker Alkoholgenuss ist ebenfalls eine äußerst beständige Entzündungsursache der Wohlstandsgesellschaft. Durch große Mengen Alkohol wird sehr viel Eiweiß in das empfindliche Organ ausgeschieden. Die Eiweißausfällung in die zarten, mikroskopisch kleinen Pankreasgänge verstopft den Abfluss, die dadurch gestauten Säfte sind der »Brennstoff« für die Entzündung.

Ein »infektiöses Mitleiden« des Pankreas bei anderen Infektionen z. B. bei Mumps, Pfeiffer'schem Drüsenfieber oder Hepatitis ist eher selten.

10 Prozent aller Pankreasentzündungen treten nach Operationen auf. Meistens sind es Eingriffe am Magen, den Gallengängen, aber auch nach »pankreasfernen« Operationen, z. B. am Darm oder sogar an Gelenken.

Die Arzneimittelpankreatitis gibt es nach der längerfristigen Einnahme von Östrogenen (weibliche Hormone), wassertreibenden Mitteln, gewissen Antibiotika und nach Einnahme von Medikamenten, die in der Chemotherapie verwendet werden. Chemotherapie ist die chemische Behandlung von bösartigen Tumoren. Seltene Ursachen einer Pankreatitis sind Gefäßerkrankungen, krankhaftes Fettblut und Leiden der Nebenschilddrüse (sitzt in den beiden Schilddrüsenlappen).

Auch nach einem endoskopischen Eingriff, der ERCP, können sehr oft flüchtige, meist harmlose Entzündungsreaktionen auftreten.

Worin liegt die Gefährlichkeit der entzündeten Bauchspeicheldrüse?

In den Gängen des Organs werden die Verdauungsstoffe Amylase, Lipase und Trypsin in riesigen, überschüssigen Mengen bereitgestellt; wenn sie aber nicht verbraucht werden, kommt es zu einem Akt der Selbstzerstörung, zum Kannibalismus.

Die Bauchspeicheldrüse verzehrt sich selbst!

Symptome: Sie beginnen oft nach einer opulenten Mahlzeit in Kombination mit Alkohol. Die heftigen Schmerzen im ganzen Bauch strahlen in den Rücken aus, Übelkeit, Erbrechen und schnell ansteigendes Fieber kommen dazu.

Der ganze Mensch fühlt sich sehr krank und die rasche Behandlung ist lebenswichtig. Die Bauchdecke des Kranken ist eigenartig elastisch gespannt, es entsteht der »Gummibauch«.

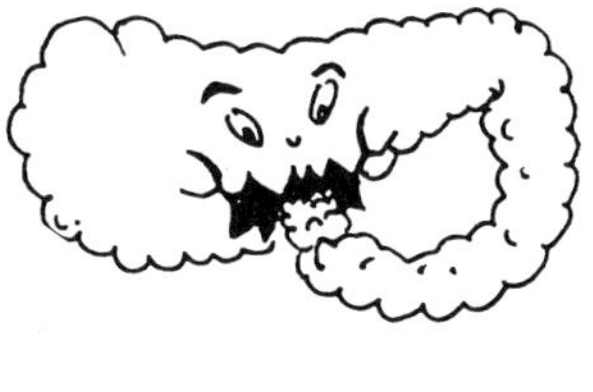

Bei der akuten Entzündung frisst sich die Bauchspeicheldrüse selbst auf.

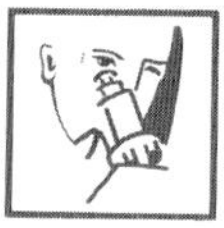

Diagnosetipp Pankreas: Den »Gummibauch« gibt es nur bei der Entzündung des Organs!

Die Hauptkomplikation ist ein Herz-Kreislaufschock mit drohendem Versagen aller wichtigen Organe. Mit dieser Komplikation muss in 15 Prozent der Fälle gerechnet werden. Bei blutigem Erbrechen ist mit Darmverschluss und vorzeitigem Nierenversagen zu rechnen.

Diagnose: Für die Frühdiagnose sind die ärztliche Untersuchung und das Labor am wichtigsten. Im Blut sieht man das Ansteigen von Lipase, Amylase, Leukozyten (weiße Blutkörperchen), Harnstoff, Kreatinin (Nierenwerte) und CK, die Blutgase sind stark verändert, Blutkalzium fällt ab. Das Röntgen des Brustkorbes und des Bauches gehört zur Routinediagnostik dazu. Im Ultraschall und Computertomogramm lassen sich die Entzündung und die Vergrößerung des Organs meistens sehr gut darstellen.

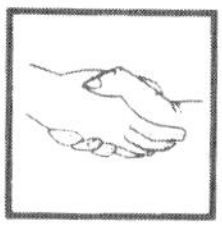

Behandlung: Die akute Entzündung der Bauchspeicheldrüse ist immer ein Fall für die Intensivstation! Auch deshalb, weil am Beginn nicht beurteilt werden kann, wie sich das Krankheitsbild weiter entwickeln wird und ob Komplikationen zu befürchten sind. In 80 Prozent der Fälle ist schon nach wenigen Tagen eine Rückkehr zu normalen Verhältnissen zu erwarten, ein kleiner Teil aber muss dringend notoperiert werden.

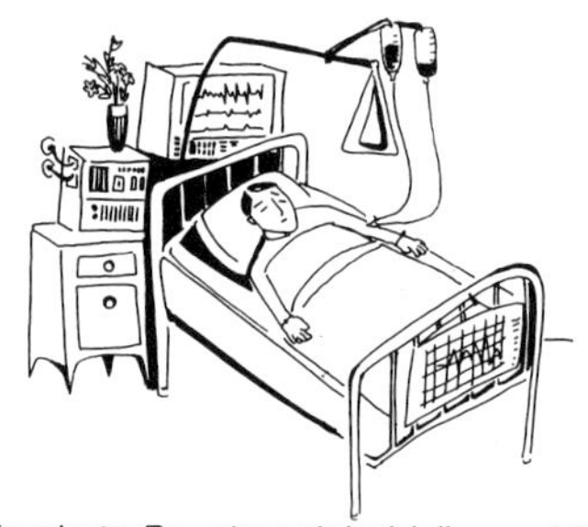

Die akute Bauchspeicheldrüse gehört auf die Intensivstation.

Das Pankreas geht in die Frührente

Die chronische Bauchspeicheldrüsenentzündung

Die häufigste Ursache ist ein Alkoholmissbrauch über viele Jahre, wie er ja in den Wein- und Bierländern nicht gerade selten ist. Die Höhe des Alkoholverbrauches eines Landes in Europa steht in einem direkten Verhältnis zur Anzahl der Fälle an Bauchspeicheldrüsenentzündungen. Durch die ständig hohe Kalziumkonzentration im Pankreassaft verkalkt das Organ, es wird regelrecht ausgemauert.

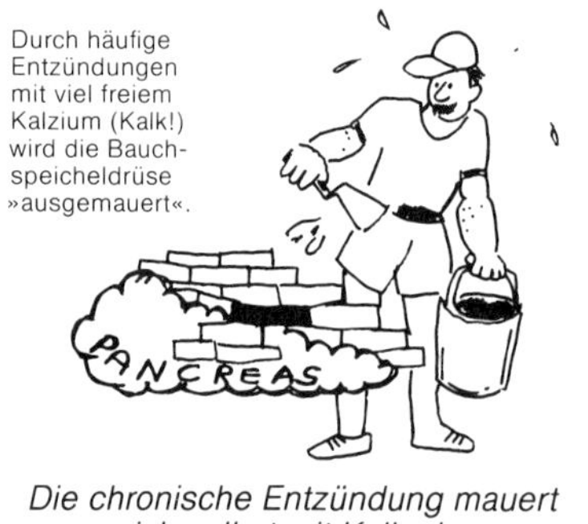
Durch häufige Entzündungen mit viel freiem Kalzium (Kalk!) wird die Bauchspeicheldrüse »ausgemauert«.
PANCREAS

Die chronische Entzündung mauert sich selbst mit Kalk ein.

Symptome: Es treten heftige Schmerzen im Oberbauch auf. Diese Schmerzen finden sich anfallsweise nach dem Essen, aber auch im Nüchternzustand. Im Hocken und vorgebückten Sitzen sind die Symptome leichter zu ertragen. Praktisch immer magern die Patienten stark ab; nicht so sehr wegen der Durchfälle und Fettausscheidung im Stuhl, sondern wegen der zunehmenden Furcht vor der Nahrungsaufnahme. Jedes Essen kann dem Kranken Schmerzen bereiten. Das auffälligste Symptom überhaupt ist der schwächliche Allgemeinzustand bei beträchtlichem Untergewicht.

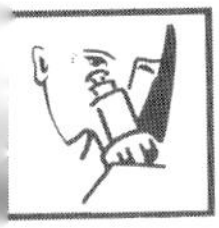

Diagnose: Die Untersuchungsbefunde, besonders beim akuten Schub einer chronischen Entzündung, sind denen der akuten Bauchspeicheldrüsenentzündung ähnlich. Prüfungen des Blutzuckers müssen häufig vorgenommen werden, weil sich bei der chronischen Pankreatitis fast regelmäßig eine Zuckerkrankheit einstellt. Wenn nur mehr 10 Prozent gesundes Gewebe vorhanden ist, steigt die Fettausscheidung im Stuhl auf über 7 Gramm pro Tag an. Weitere Diagnosemittel sind Leberwerte, Stuhlchymotrypsin, Amylase und Lipase, Ultraschall, Computertomographie und Magnetresonanz.

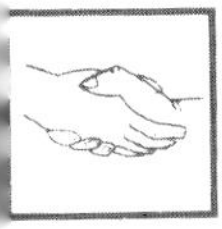

Behandlung: Alkohol ist absolut verboten, es ist erwiesen, dass die Alkoholabstinenz in 50 Prozent der Fälle eine spürbare Verbesserung der Lebenssituation bringt. Eine eiweißreiche, fettarme Diät muss streng eingehalten werden, dabei ist auf eine fettsparende Zubereitungsart zu achten.

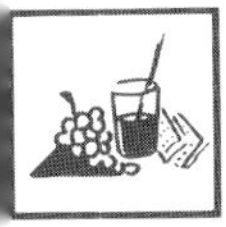

Diättipp Pankreas — Galle: Bei beiden Organkrankheiten besteht eine Fettunverträglichkeit. Zu vermeiden sind daher erhitzte und ranzige Fette, Schlagobers (Sahne), Schokolade, Nüsse, fette Käsesorten sowie auch blähende Speisen, wie Hülsenfrüchte, Kohl und Kraut. Bohnenkaffee und sogenannte Säurelocker wie Weißwein werden schlecht vertragen. Fast regelmäßig sind Oberbauchkoliken zu erwarten nach Eierspeisen, eisgekühlten Getränken und rohem Obst. Insgesamt ist bei Galle- und Pankreaserkrankungen alles zu vermeiden, was den Bauch aus seiner »Ruhe« bringen kann. Dazu gehören auch viele seelische Konflikte.

Von der Kochtechnik her sind vorsichtiges (!) Grillen, Kochen im Römertopf und die Verwendung der Alu-Folie sehr empfehlenswert.

Man muss oft — 8- bis 10-mal! — über den Tag verteilt sehr kleine Mahlzeiten essen. Sehr heiße und eisgekühlte Speisen und Getränke müssen vermieden werden. Die Mahlzeiten selbst sollten in Ruhe eingenommen werden. Das Abendessen muss drei bis vier Stunden vor dem Schlafengehen stattfinden. Schlecht verträgliche Nahrungsmittel, wie z.B. Hülsenfrüchte, sind aus dem Speiseplan zu streichen.

Wenn die Krankheit sehr weit fortgeschritten ist, muss man die Verdauungsstoffe durch ähnlich wirkende Medikamente ersetzen. Zur besseren Ausnützung sind die Mittel während der Mahlzeiten einzunehmen. Dabei ist die »Körnchenform« (»Granulat«) des Medikamentes vorzuziehen. Zu beachten ist, dass Präparate mit Gallensäuren in hoher Dosierung zu Durchfällen führen, sie sollten daher vermieden werden.

Häufig verwendete Mittel bei chronischer Entzündung sind Arca Enzym, Combizym, Fermentoduodenal, Festal, Helopanflat, Kreon, Pankreoflat und Pankreon. Die künstlich zugeführten Pankreasstoffe können durch den körpereigenen Magensaft unwirksam werden, deswegen sind säuregeschützte Mittel zu bevorzugen. Man muss also bei »Unwirksamkeit« der Mittel an diese Möglichkeiten denken! Die Wirksamkeit hängt natürlich auch von der Mitarbeit des Patienten mit regelmäßiger Pilleneinnahme, von der richtigen Dosierung, Einhaltung der Diät und klarerweise vom Ausmaß der Krankheit ab.
Alle 4 bis 8 Wochen müssen die fettlöslichen Vitamine A, D, E, K extra in Form von Präparaten zugeführt werden.

Die Hormonschwäche bei der chronischen Entzündung wird mit Diät und Insulin behandelt. Einnehmbare »Zuckertabletten« sind, wenn überhaupt, nur kurzzeitig wirksam; es ist besser, gleich mit Insulin zu beginnen, man muss es lebenslang verwenden.

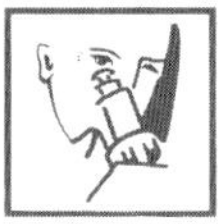

Wann muss bei chronischer Pankreatitis operiert werden?

1. Bei steinhältiger Gallenblase und Steinen in den Gallengängen.
2. Bei starken Schmerzen, die auf die Behandlung nicht ansprechen.
3. Wenn Komplikationen auftreten wie Brust- und Bauchwassersucht, Einengungen der ausführenden Gänge und bei Verdacht auf Bösartigkeit.

Schleim verstopft den Darm

Mukoviszidose (=zystische Pankreasfibrose)

Fast immer wird die Diagnose im frühen Kindesalter gestellt. Die führenden Symptome sind Verdauungsstörungen, Durchfälle, schlechtes Gedeihen und häufige, ernste Lungenentzündungen. Auch die Nasennebenhöhlen sind von Anfang an durch den Schleimstau chronisch entzündet.

Ursache: Die Krankheit wird »rezessiv« vererbt.

Was heißt rezessiv? Der gesunde Partner des Elternpaares unterdrückt mit seiner normalen Erbanlage — jede Erbanlage ist doppelt vorhanden! — das kranke Gen (= Träger der Vererbungsmerkmale). Die Krankheit wird zwar weitergetragen, sie kommt aber nicht zum Vorschein.

Erst wenn zwei gesunde Elternteile mit je einem rezessiven Erbmerkmal zusammenkommen — kein gesundes Gen kann die Oberhand behalten — und sich die beiden rezessiven Erbträger verbinden, kommt die Krankheit beim Kind zum Ausbruch. Der Erbdefekt bei der Mukoviszidose äußert sich in einer Störung aller schleimbildenden Zellen des Darmes, der Bauchspeicheldrüse und der Bronchien.

Symptome: Durchfälle sowie Atemnot bei Lungenentzündungen, weil die Bronchien durch den krankhaft zähen Schleim ständig verlegt sind.

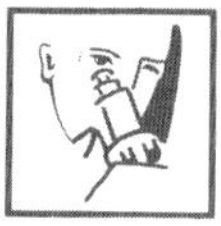

Diagnose:

Durch die Bestimmung der Kochsalzkonzentration im Schweiß. Im sogenannten Schweißtest ist die Konzentration von Kochsalz (NaCl) bei der Mukoviszidose stark erhöht.

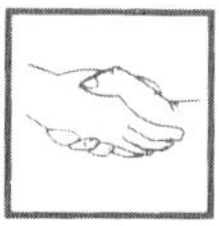

Behandlung:

Eiweißreiche, fettarme Diät, Einnahme von Verdauungspräparaten. Atemübungen, Inhalationen und Antibiotika gegen die häufigen Infektionen.

Die Prognose der Mukoviszidose ist in den letzten Jahren durch die modernen therapeutischen Möglichkeiten besser geworden.

Das Sorgenkind im Bauch

Tumoren der Bauchspeicheldrüse

Die gutartigen Tumoren sind meistens Zysten, das sind wassergefüllte Schleimhautblasen. Sie sind selten und können leicht durch den Ultraschall entdeckt werden.

Operieren muss man nur bei Verdrängungserscheinungen der umgebenden Organe. Manchmal erzeugen sie die Symptome einer Entzündung. Der häufigste bösartige Pankreastumor ist der von der Schleimhaut der Gänge ausgehende Pankreaskrebs. Er macht zwar »nur« 2 bis 5 Prozent aller Krebse aus, ist aber trotzdem unser großes Sorgenkind: Das Pankreaskarzinom wird fast immer zu spät diagnostiziert, weil die Zeitspanne, in der man nichts spürt — und während der der Krebs beständig weiterwächst —, sehr lange dauert, weshalb ja auch keine Untersuchung erfolgt. Die sehr schlechte Prognose erklärt sich zum Teil daraus. Der Krebs wird oft erst bei der Abklärung einer schmerzlos ablaufenden Gelbsucht erkannt.

Ursachen: im wesentlichen unbekannt. Übermäßiger »Genuss« von Kaffee und Nikotin wird ebenso verantwortlich gemacht wie chronischer Alkoholismus.

Symptome: Oberbauchschmerzen und Gewichtsverlust sind Spätsymptome. Es gibt keine typischen Frühsymptome! Die Schmerzen beim Pankreaskrebs werden durch körperliche Erschütterung (Hüpfen, Springen) schlimmer! Appetitlosigkeit, Übelkeit und Erbrechen sind häufig, ebenso wie ein allgemeiner Leistungsknick. Gelbsucht mit Juckreiz führt den Patienten meist zum Arzt. Leider vergehen selbst bei Schmerzen zwischen Krankheitsbeginn und Diagnosestellung mehrere Monate.

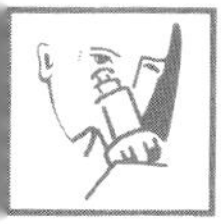

Diagnose: Die Frühdiagnose des Pankreaskrebses ist praktisch nicht möglich. Im Allgemeinen wird dieser Krebs umso früher diagnostiziert, je mehr man an die Möglichkeit denkt und eine frühzeitige, ausgedehnte Diagnostik einleitet.

Bei der Untersuchung besteht oft schon eine Gelbsucht, Leber und Gallenblase sind krankhaft tastbar, auch eine Bauchwassersucht kann vorliegen. Typische Laborbefunde sind nicht zu erwarten. Blutsenkung, Serumkupfer, Alpha- und Betaanteil des Bluteiweißes sind erhöht. Auch der Tumormarker CA 19-9 kann höher sein.

Zum diagnostischen Erfolg führende Untersuchungen sind Ultraschall eventuell mit Feinnadelpunktion, Computertomographie, MR und ERCP. Wenn die Klärung der Diagnose immer noch aussteht, muss eine operative Bauchöffnung erfolgen = »Probe-laparotomie«.

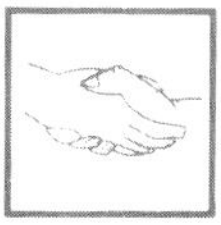

Therapie: In erster Linie chirurgisch; nach der Entfernung des krebsbefallenen Organs muss vor allem Insulin ersetzt werden. Dabei braucht man zwischen 20 und 40 Einheiten pro Tag. Anfälle von Unterzuckerung, Hypoglykämie sind bei den operierten Patienten häufig. Die fehlenden Verdauungsstoffe Amylase, Lipase und Trypsin müssen auch durch Medikamente ersetzt werden.
Die Chemotherapie des Pankreaskrebses hat eine fallweise beträchtliche Verbesserung gebracht.

Die Tumoren, die von den hormonbildenden Zellen des Pankreas ausgehen, sind extrem selten. Die Häufigkeit liegt unter einem Fall auf 100.000 Menschen. Kennzeichnend für diese Tumoren ist, dass sie unfähig sind, die gebildeten Hormone kontrolliert und bedarfsgerecht an den Körper abzugeben.

Fall aus der Praxis

Die 61-jährige Hausfrau Anna L. hat seit 14 Tagen eine gelbliche Verfärbung der Haut bemerkt, auch würden die Augen eigenartig ausschauen. Seit einer Woche Jucken am ganzen Körper.

Befunde: Bei der Untersuchung findet sich eine eindeutige Gelbsucht (Ikterus). Bei 163 cm Körpergröße 41 kg Körpergewicht. Am ganzen abgemagerten Körper sind Kratzspuren zu finden. Die Leber ist tastbar vergrößert.

Im Labor Blutarmut (Anämie), Erhöhung der Leberwerte und Leukozyten (weiße Blutkörperchen), Gallenfarbstoff (Bilirubin) stark erhöht, Blutgerinnung vermindert. Im Ultraschall sind die Gallengänge erweitert, die Gallenblase ist gestaut, aber steinfrei. Die ERCP ergibt einen fast vollständigen Stopp oberhalb der Einmündung in den Zwölffingerdarm.

Nach kurzer Vorbereitung wird die Patientin mit der Verdachtsdiagnose eines bösartigen Gallengangsverschlusses operiert. Es findet sich ein etwas über kirschgroßer Krebs im Pankreaskopf.

Behandlung: Vollständige Entfernung der Bauchspeicheldrüse. Der Galleabfluss wird wiederhergestellt.

Ein Jahr nach der Operation ist die Patientin beschwerdefrei, bekommt 16 Einheiten Insulin täglich und hat 9 kg an Gewicht zugenommen. Regelmäßige Kontrollen werden durchgeführt.

Gesundheitstipp Pankreas: Jährliche Ultraschalluntersuchung des Organs, Alkohol und übergroße Mahlzeiten — »Schlemmen« — meiden! Kaffee wenig, nicht rauchen, Gallenleiden sanieren lassen!

Alles geht durch die Leber

Lebererkrankungen

Die meisten Krankheiten entstehen durch äußere Schädigungen, also

- Infektion,
- Alkohol,
- Medikamente und
- Umweltgifte.

Die Anzahl angeborener Störungen ist sehr klein. Eine Besonderheit der Leber liegt darin, dass sie auf sehr verschiedene krankmachende Reize gleichförmig reagiert. Dies bedeutet, dass ganz unterschiedliche Störfaktoren dieselbe Lebererkrankung nach sich ziehen. Gerade deshalb ist »bei der Leber« die genaue Befragung des Patienten mit einer umfassenden Diagnostik so wichtig. Mehrere »Ebenen« der Krankheitsgeschichte müssen erhoben werden. Auf jeder Ebene können Hinweise gewonnen werden, welche die sichere Diagnose entscheidend beeinflussen.

- Familie: Sind Erbkrankheiten bekannt?

- Lebenssituation und Beruf: Besteht Umgang mit PVC, chlorierten Kohlenwasserstoffen und Insektiziden?
- Medikamenteneinnahme: Werden die »Pille«, Tuberkulosemittel, aufbauende Hormone (Anabolika, besteht Dopingverdacht?), Medikamente gegen Herzrhythmusstörungen und Fettblut, Psychopharmaka eingenommen?

  Siehe auch: »Nebenwirkungen«.
- Fragen nach Alkoholkonsum, Drogenmissbrauch, Sexualkontakten und Auslandsaufenthalten können den richtigen Weg weisen. Werden Haustiere gehalten?
- Bisherige Krankheiten: Bestehen andere Leiden, wurden Bluttransfusionen verabreicht, welche Narkosen oder Vergiftungen wurden mitgemacht?
- Derzeitige Beschwerden: Bestehen Gewichtsverlust, Abgeschlagenheit, Leistungsknick, Völlegefühl, Aufgeschwemmtheit, Blutungsneigung, sexuelle Unlust, Wassersucht und Gelbsucht, Stuhl- und Harnverfärbung, Gliederschmerzen, Oberbauchschmerzen, Juckreiz und Hautveränderungen, allgemeine Veränderungen der Nerven mit depressiver Verstimmung — »Es freut mich nichts mehr«, »Alles ist mir einerlei«?
- Und letztlich ganz wichtig: Kommen grippale Symptome vor?

Diagnosetipp Leber: Eine beginnende Lebererkrankung hat als Erstsymptom oft »Grippebeschwerden«!

Die Leber als Maskenbildner

Welche auch äußerlich sichtbaren Veränderungen können Leberkrankheiten machen?

Typisch sind sogenannte Gefäßsternchen und Erweiterungen der Blutgefäße im Gesicht und an der Brust.

An den Händen finden sich Uhrglas- und Weißnägel, die Handinnenfläche ist stark gerötet. Am Bauch sind die Venen geweitet, die Haut kann zur papierdünnen »Geldscheinhaut« werden und neigt zu Blutungen.

Hormonelle Störungen beim Mann führen zur Schwellung der Brüste, sie werden zur weiblichen »Gynäkomastie« umgeformt.

Die Hoden schrumpfen, die Körperbehaarung schwindet. Häufig ist die Leber vergrößert, in späteren Stadien auch die Milz.

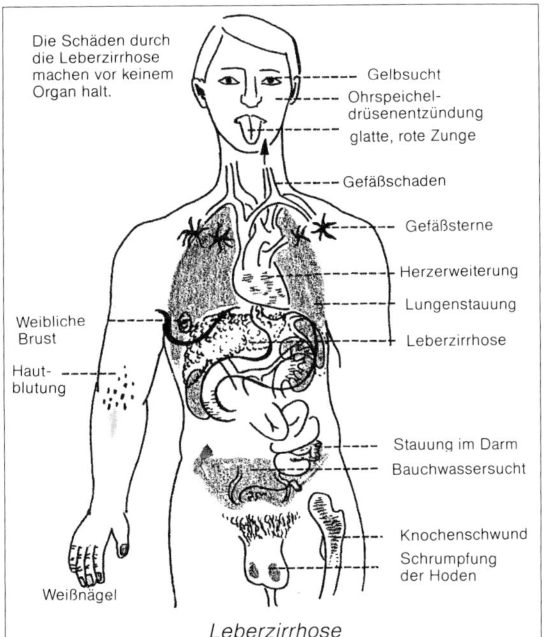

Leberzirrhose

Neben den im Untersuchungskapitel genannten Laboruntersuchungen sind zum Nachweis einer Lebererkrankung vor allem die »bildgebenden« Untersuchungen wie Ultraschall, ERCP, PTC, Angiographie, Computertomographie und MR wichtig.

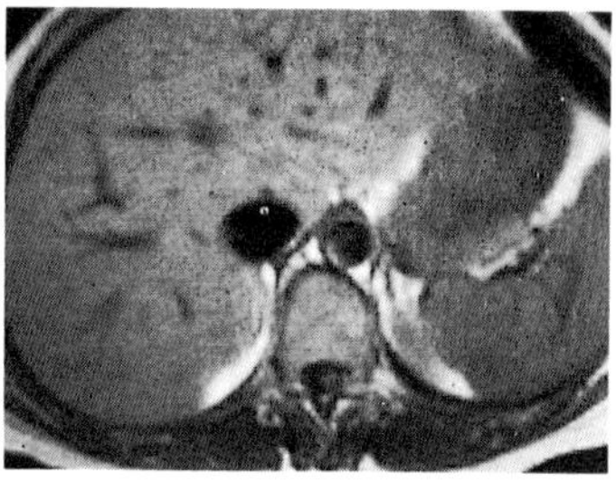

Computertomographie der Leber

Eine genaue und sichere Diagnosestellung gelingt auch beim Einsatz aller genannten Verfahren aber oft nur durch die direkte Gewebsentnahme aus der Leber und die nachfolgende mikroskopische Untersuchung. Die Methode heißt Leberbiopsie und wird entweder »blind«, »halbblind« mit Ultraschallführung oder gezielt unter Sicht im Rahmen einer Laparoskopie durchgeführt. Das verwendete Instrument heißt »Feinnadel«, die »Laparoskopie« ist die Besichtigung der Bauchorgane, nachdem durch Einblasen von Stickstoff die Bauchwand vorne abgehoben wurde.

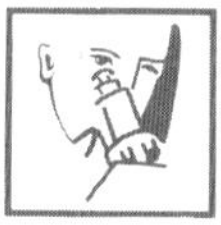

Diagnosetipp Leber:

Trotz der vielfältigen Untersuchungsmethoden ist beim Verdacht auf eine Lebererkrankung die genaueste Befragung des Patienten am allerwichtigsten!

Was einem über die Leber läuft

Die wichtigsten Leberkrankheiten sind

- die Gelbsucht,
- die Hepatitis und andere Leberinfektionen,
- der alkoholische Leberschaden,
- Leberschäden durch Medikamente und Gifte,
- die Leberzirrhose und das Leberversagen,
- Stoffwechselkrankheiten der Leber und
- Lebertumoren.

Die Gelbsucht

Das Wort Gelbsucht wird in der Umgangssprache oft in gleicher Bedeutung für Hepatitis = Leberentzündung gebraucht. Von einer Gelbsucht spricht man aber nur, wenn der normalerweise vorhandene Spiegel an Gallenfarbstoff (Bilirubin) von 0,6 bis 1,3 mg/dl auf über 2,5 mg/dl im Blut ansteigt. Dadurch werden Körperflüssigkeiten und Gewebe gelb gefärbt, frühzeitig sichtbar wird es an der Lederhaut oder Sklera der Augen und an der Haut.

Der Farbstoff Bilirubin entsteht beim Abbau des Blutfarbstoffes Hämoglobin — also während des ganzen Lebens! Diesen »Bilirubinstoffwechsel« bewältigt wie in einer modernen Fabrik das Fließband Milz — Blut — Leberzelle — Blut — Darm — Leberzelle. Wenn es nun in irgendeiner Station zu einer Arbeitsunterbrechung kommt, steigt in jedem Fall das Bilirubin an, es staut sich — wie unverbrauchte Ware am weiterlaufenden Fließband — und der Mensch wird »gelb«. Je nach der Farbe spricht man von einem »Rubinikterus« = rötlich, »Verdinikterus« = grünlich und »Melasikterus« = schwärzlich. Die Ursachen für das Gelbwerden und das eigentliche »Gelbaussehen« können somit sehr unterschiedlich sein.

Ursache **vor**
der Leber ist ein übermäßiger Blutzerfall, dabei wird die Aufnahmekapazität der Leber überschritten.

Ursache **in**
der Leber ist beispielsweise eine Entzündung der Leberzellen bei Hepatitis.

Ursache **nach**
der Leber ist eine Abflussbehinderung, wodurch sich Bilirubin in das Blut zurückstaut.

Der begleitende Juckreiz entsteht durch die Einlagerung von Gallensäuren in die Haut.

Von allen Gelbsuchtformen gibt es auch Kombinationen wie z. B. den Drogenikterus: Im Blut verdrängen die Medikamente (Drogen) das Bilirubin von der notwendigen Eiweißbindung, in der Leber kann die geschwächte Zelle weder ausreichend Bilirubin aufnehmen noch speichern oder absondern.

Bei der Neugeborenengelbsucht sind die Gründe für das Gelbwerden in den ersten Lebenstagen der gesteigerte Blutzerfall und die Unreife der Leberzelle. Wegen der Unreife des Babygehirns kann die Bilirubinablagerung im Hirn zu schweren Krämpfen und zu einer geistigen Behinderung führen. Beim Erwachsenen dagegen verursachen selbst hohe Bilirubinspiegel keine geistige Beeinträchtigung.

Eine angeborene Form des erhöhten Gallenfarbstoffes ist nach Meulengracht-Gilbert benannt. Die Häufigkeit beträgt 5 bis 7 Prozent, Männer sind 4-mal so oft wie Frauen davon betroffen.
Der Grund der harmlosen Störung liegt in einer schwächeren Farbstoffausscheidung durch die Leber. Mögliche Symptome sind Müdigkeit, Druckgefühl im Oberbauch und weniger Appetit.

Die Gelbsucht besteht dabei nicht dauernd, sondern nur phasenweise, 2- bis 4-mal pro Jahr, oft seltener, manchmal öfter.

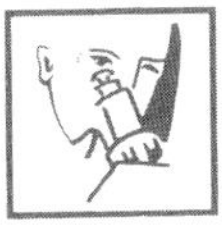

Die Diagnose des **»Morbus Meulengracht-Gilbert«** ist durch den Hungerversuch möglich.
Beim Fasten steigt das Bilirubin um mehr als das 2-fache an. Diagnostisch beweisend ist auch die Normalisierung der Gelbsucht nach der Einnahme von 3-mal 60 mg Phenobarbital (eigentlich ein barbitursäurehältiges Schlafmittel) über 1 bis 2 Wochen.

Die akute Hepatitis

Die Gelbsucht bei Hepatitis wird gemeinsam mit anderen Leberinfektionen einschließlich der Wurmkrankheiten bei den infektiösen Erkrankungen besprochen. Siehe bitte dort!

Die Schädigungen der Leber durch Alkohol

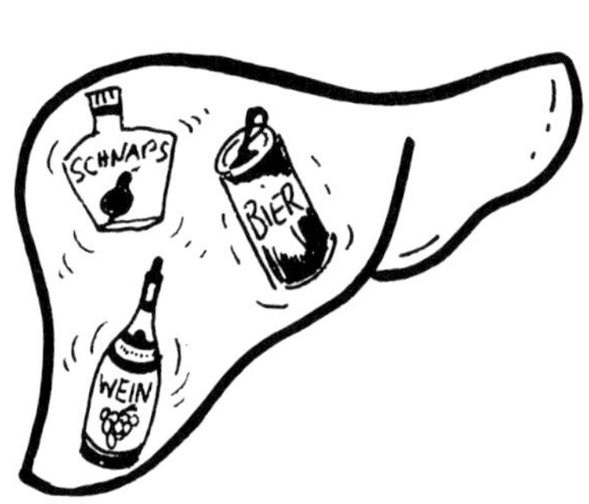

Alkohol, das häufigste Lebergift.

Das extreme Ausmaß einer alkoholischen Leberschädigung ist die Zirrhose (=Schrumpfung). Die Zirrhosehäufigkeit steigt an, wenn der tägliche Alkoholkonsum beim Mann 60 Gramm und bei der Frau 20 Gramm übersteigt. Die Empfindlichkeit für Alkohol ist bei Frauen also deutlich höher. Die meisten Zirrhosen sind zwar alkoholbedingt, aber nicht jeder Alkoholiker kriegt auch eine Zirrhose!

Neben dem Geschlecht spielen auch andere Faktoren, wie Lebensgewohnheiten, Beruf, Veranlagung und Ernährung eine wichtige Rolle.

Warum ist die langjährige Zufuhr von Alkohol für die Leberzelle so verhängnisvoll?

Wenn man die Leber mit einer Küche vergleicht, spielt der Alkohol die Rolle eines teuflischen Rezeptfälschers.

Die wichtigsten Rezepte in der Küche werden zum eigenen Schaden verändert. Von allen Nährstoffen, die durch die Nahrung angeboten werden, nimmt die Leber vorrangig Alkohol auf; die anderen wichtigen Stoffe bleiben unberücksichtigt.

Auf diese Weise ertränkt sich die Leber auch bei scheinbar geringen Alkoholmengen selbst, sie verfettet, verhärtet und schrumpft.

In der Leberzelle werden chemische Vorgänge, sogenannte Redoxreaktionen gefördert, die sich — für die Chemiker unter den Lesern — folgendermaßen darstellen lassen:

Äthanol + NADPH + H + O2 —› Azetaldehyd + NADP + 2 H2O

Die Folgen sind Milchsäureüberschuss, Steigerung der Fettsäurebildung und Hemmung der Zuckerdepots.

Dadurch entstehen Unterzuckerung, Sauerstoffmangel und Verfettung in der Zelle. Auch können Medikamente nicht mehr richtig abgebaut werden. Schädliche Stoffwechselprodukte werden in ausgesprochen giftige Stoffe umgewandelt, der Vorgang heißt »Giftung«.
Das erklärt auch die langfristig krebserregende Wirkung von Alkohol.

Die alkoholischen »Hauptopfer« sind die

- Fettleber,
- die Alkoholhepatitis und
- die Zirrhose.

Die Übergänge zwischen allen drei Krankheiten sind fließend, bis auf die Zirrhose sind die Veränderungen umkehrbar.

Alkohol macht die Leber fett

Die alkoholische Fettleber

Eine Fettleber durch übermäßige Alkoholzufuhr entwickelt sich sehr rasch, mikroskopisch sind Fetteinlagerungen schon nach wenigen Tagen feststellbar. Die möglichen Symptome sind sehr verschieden. Häufig verläuft sie für den Träger ohne Beschwerden. In ausgeprägten Fällen bestehen Oberbauchschmerzen, Lebervergrößerung, leichte »Gelbsucht«, Wasser in den Beinen und erhöhte »Leberwerte«.

Allgemein auffallend sind Leistungsminderung, Reizbarkeit und gelegentlich traurige Verstimmung.

Diagnose: »Alkoholische Vorgeschichte«. Die Lebervergrößerung ist zu tasten und im Ultraschall nachprüfbar.

Therapie: Alkoholkarenz (= Enthaltsamkeit), eventuell bestehende Ernährungsmängel, fehlende Vitamine und Spurenelemente müssen ausgeglichen werden. Sehr wichtig ist sportliche Betätigung wie Laufen, Radfahren oder Schwimmen.

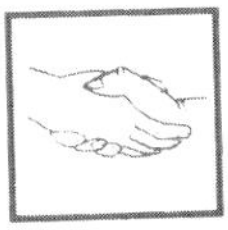

Behandlungstipp Fettleber: Eine ausgezeichnete Zusatztherapie kann schwere körperliche Arbeit sein, zu denken ist an Holzhacken, Kohlenschaufeln und ermüdende Gartenarbeit.

Interessanterweise bessern sich die Laborwerte schon nach wenigen Tagen einer völligen Alkoholenthaltsamkeit!

Wenn zur Leberschädigung noch Anämie und Fettblut kommen, bezeichnet man das Krankheitsbild als »Zieve-Syndrom«.

Zu beachten ist, dass es auch andere Ursachen für eine Fettleber gibt, die häufigsten sind:

- Medikamente,
- Zuckerkrankheit,
- Fettsucht,
- Eiweißmangel,
- längere Fastenkuren, künstliche Ernährung,
- Vergiftungen,
- Erkrankungen der Nebennierenrinde,
- Dünndarm- und Leberoperationen.

Daher gilt: Jeder Trinker bekommt früher oder später eine Fettleber, aber nicht jeder, der eine Fettleber hat, ist auch ein Trinker!

Alkoholische Hepatitis, Leberentzündung

Hier wandern weiße Blutkörperchen in die Leber ein, Verfettung und Zelltod stehen nebeneinander. In 50 Prozent findet man »alkoholisches Hyalin«, sogenannte Mallory Körperchen, in den Leberzellen.

Ursache: Auf der Basis einer Fettleber bei fortgesetztem Alkoholismus.

Symptome: Schlechter Appetit, Oberbauchschmerzen durch die Lebervergrößerung, erhöhte Leberwerte: Meistens unter 100, die GPT ist höher als die GOT, die Gamma GT schwankt zwischen 50 und 200. Möglich sind auch Gelbsucht und Fieber.

Diagnose und Behandlung: Wie bei Fettleber, auf schwere körperliche Arbeit muss hier aber verzichtet werden.

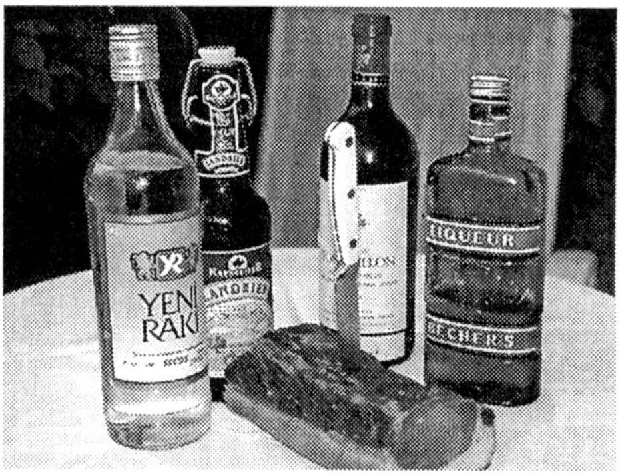

Das sind nicht die besten »Leberfreunde« . . .

Die Alkoholhepatitis ist oft nur sehr flüchtig, kann aber auch in die chronische Form übergehen und mündet dann nach drei Jahren in eine Zirrhose ein.

Wer hat die Leber vergiftet?

Welche Stoffe, außer Alkohol, gibt es, die eine akute oder chronische Schädigung der Leber bewirken können?

Viele Medikamente, natürliche Gifte und gewerbliche Schadstoffe können — in Abhängigkeit von der persönlichen Empfindlichkeit jede Form einer Lebererkrankung hervorrufen.

Insgesamt machen diese Störungen 5 Prozent aller Leberkrankheiten aus. Dass die Leber so stark mitleidet, hat zwei Gründe:

1. Bei Aufnahme durch den Darm ist unsere wichtigste »Fabrik« Leber den stärksten Giftkonzentrationen direkt ausgesetzt.

2. Im Rahmen der Giftverarbeitung entstehen Zwischenprodukte, die selbst teilweise giftiger sind als der Ausgangsstoff. Dieser Vorgang der schon beschriebenen »Giftung« spielt auch beim Alkoholismus eine dominierende Rolle.

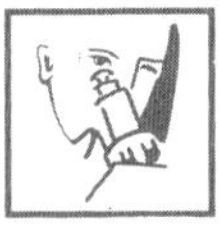

Wie erfolgt die Diagnose einer »vergifteten« Leber?

Sie erfordert manchmal Detektivarbeit: Die Krankengeschichte, die berufliche und private Lebenssituation müssen ganz genau untersucht und erforscht, andere mögliche Ursachen für den Schaden ausgeschlossen werden.

Diagnosetipp Leber: Die deutlichste Diagnosebestätigung für eine stattgefundene Vergiftung der Leber ergibt sich dann, wenn nach der Elimination des verdächtigten Giftes die Leber wieder gesund wird.

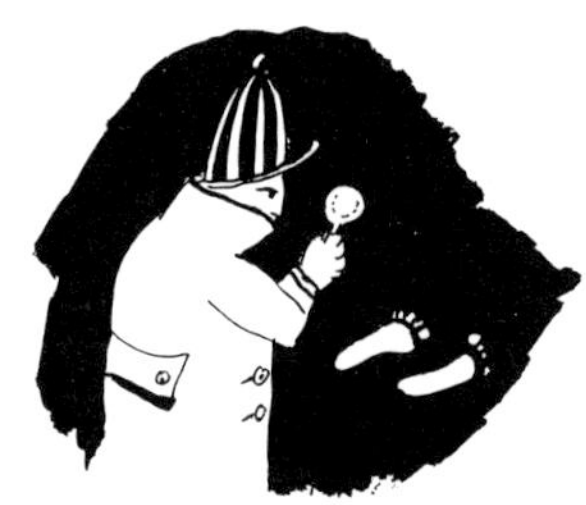

Wenn Sherlock Holmes gefragt ist . . .

Wie geht nun diese Schädigung vor sich?

Zwei schädliche Wege sind bekannt. Zum einen gibt es die direkte Giftwirkung, zum anderen liegt eine »persönliche« Überempfindlichkeit der Leber vor. Die direkte Giftwirkung ist abhängig von der Dosishöhe und voraussagbar. Zwischen Gifteinwirkung und Krankheit vergehen nur Stunden bis wenige Tage. Bei »persönlicher« Überempfindlichkeit gelten diese Gesetze nicht. In diesem Fall ist nicht vorhersehbar, ob, wann und bei welcher Giftstärke die Leber krankhaft beleidigt wird. Reaktionslose Einwirkungszeiten von mehreren Wochen sind daher möglich.

Bekannte Beispiele für »giftige« Leberschäden sind die Halothannarkose, die Paracetamolvergiftung, der Isoniazidschaden, die Einnahme von Anabolika beim Doping, die Pille sowie der Verzehr des Knollenblätterpilzes.

Gelbsucht nach der Narkose?

Die Halothanhepatitis

Halothan ist ein lange bekanntes, gutes Narkosemittel mit besonders günstigen (atemwegserweiternden!) Eigenschaften für den Asthmatiker. In einem Verhältnis von 1 : 8000 verursacht das zu inhalierende Mittel eine akute Hepatitis (=Leberentzündung) mit Übelkeit, Gelbsucht, Fieber, Muskelschmerzen und erhöhten Leberwerten. Fünf Tage nach der Narkose beginnen die Beschwerden und können einen Monat lang anhalten.

Die Patienten haben oft zwei Narkosen innerhalb weniger Wochen erhalten; eine Vorhersage, wer auf Halothan mit einer Entzündung reagiert, gibt es nicht, auch bekommen Leberkranke diese Hepatitis nicht öfter als Gesunde. Wer allerdings einmal eine Halothanhepatitis gehabt hat, darf keine weitere Narkose mit Halothan kriegen!

Leberkrank nach Grippeselbstbehandlung

Die Paracetamolvergiftung

Sie wirkt »direkt« bei Einnahme exzessiver Mengen — mehr als 10 g/Tag — des Schmerz- und Fiebermittels Paracetamol, enthalten in Mexalen und vielen Grippemischungen. Die normalen Behandlungsdosen werden dabei auch von der kranken Leber problemlos vertragen. Nach wenigen Stunden stellen sich Übelkeit und Erbrechen ein. Es folgt ein kurzes Intervall scheinbarer Gesundheit.

Danach treten die Symptome einer schweren Hepatitis mit drohendem Leberversagen auf. Unbedingt notwendig ist die Behandlung auf einer Intensivstation!

Der Isoniazidschaden

Isoniazid oder INH ist ein bewährtes Mittel gegen die (wieder häufigere!) Tuberkulose. Es wird als Tablette oder in Spritzenform dem Kranken verabreicht. Obwohl die Leberwirkung eine »direkt-giftige« ist, können sich erhöhte Leberwerte und Gelbsucht erst nach einer Dauer von 1 bis 12 (!) Monaten einstellen. Leberkranke sollten dieses Mittel — falls ein Ausweichpräparat zur Tuberkulosebehandlung zur Verfügung steht — nicht bekommen.

Mit Gelbsucht zur Olympiade?

Anabolika und »Pille«

Anabolika sind männliche Keimdrüsenhormone; sie fördern den Eiweiß- und Muskelaufbau. Aus medizinischen Gründen werden sie geschwächten Patienten nach langer Liegedauer und zehrenden Operationen zur rascheren Genesung — also in korrekter, bester Absicht — gegeben.

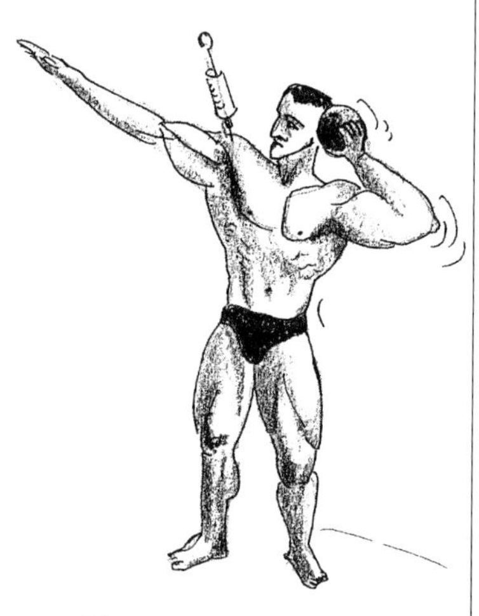

Muskeln aus der Spritze.

Die missbräuchliche Verwendung geschieht im Spitzensport (oder richtiger: »Spritzensport«?) und bei Bodybuildern. Mit der chemischen Krücke wird das Muskelwachstum künstlich gesteigert. Bekannt ist dieses Verfahren als Doping.

Die »Pille« besteht aus zwei weiblichen Geschlechtshormonen. Durch jeweils drei Wochen eingenommen, wird für den Körper eine Schwangerschaft vorgetäuscht; ein Eisprung (Ovulation) findet daher nicht statt, womit Schwangerschaften bei Geschlechtsverkehr verhindert werden.

Anabolika und Pille werden weltweit mit vielen hunderten Millionen Packungen verwendet.

Die nicht vorhersehbare Veränderung an der Leber — nach einer Einnahmezeit von 2 bis 6 Monaten — ist eine manchmal schwere Gelbsucht mit Gallenstau. Öfters in der täglichen Praxis sehe ich symptomlose erhöhte Leberwerte; das Absetzen der Pille führt zur meist folgenlosen Abheilung. Im Sp(r?)itzensport sind allerdings schwere Dauerschäden und noch viele Todesopfer durch plötzliches Leberversagen zu befürchten!

Der Tod aus dem Wald

Die Knollenblätterpilzvergiftung

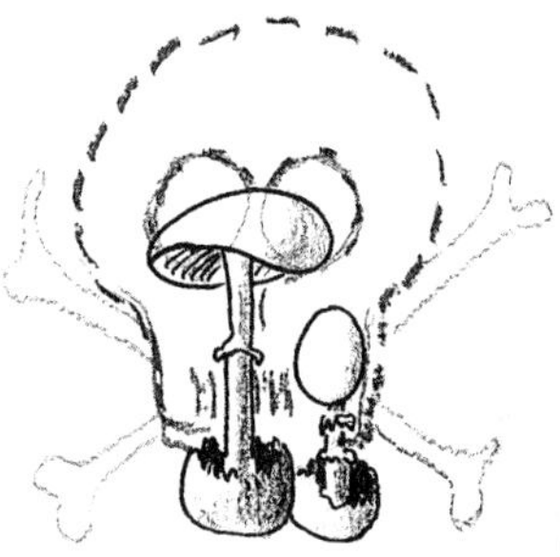

Jedes Jahr aufs Neue — der Knollenblätterpilz.

Verantwortlich ist die grüne Art des Pilzes, die verantwortlichen Gifte heißen alpha-Amanitin und Phalloidin. Die Gifte behindern den Eiweißaufbau in der Leberzelle, die Folge ist ein Massensterben der Zellen. Eine blitzartig auftretende Leberentzündung ist das dramatische Vorspiel zum drohenden Leberversagen. Für eine tödliche Vergiftung ist ein kleines Stück Pilz ausreichend!

Bezüglich Knollenblätterpilzvergiftung siehe auch »akutes Abdomen«.

Andere Gifte aus »der Natur« sind: Aflatoxine aus verschimmelten Speisen, Arsen, Phosphor und Beryllium (als Staublungenberufskrankheit anerkannt).

Als Umwelt- und Industriegifte gelten: Dioxin, DDT, chlorierte Kohlenwasserstoffe, Insektizide, Lindan und viele andere. Von Medikamenten fallweise lebergiftig sind: Antibiotika, Psychopharmaka, Tuberkulose- und Pilzmittel, Stoffe gegen Bluthochdruck, Herzrhythmusstörungen und Zuckerkrankheit (Diabetes mellitus) und — leider — viele andere mehr. Dazu mehr im Kapitel Nebenwirkungen.

Gesundheitstipp Leber:

Beherzigen Sie fünf »Gebote« der Heilkunde:

1. Vor eine sichere Behandlung haben die Götter die Diagnose gestellt.
2. »Primum nil nocere« (lat.) = zuerst einmal nicht schaden!
3. »Dosis venenum facit« (lat., von Paracelsus) = die Dosis macht das Gift!
4. Möglichst niedrig dosieren und kurzfristig behandeln!
5. Der mögliche Schaden durch die Behandlung muss kleiner sein als der mögliche Schaden durch eine nicht (medikamentöse) stattfindende Behandlung = Risikoabwägung!

Natürlich gelten diese Gesetze für jede Art von Behandlung, klarerweise auch für Operationen.

Das akute Leberversagen

Das Auslassen der lebenswichtigen Leberfunktionen kann abrupt beginnen und von allen genannten akuten Lebererkrankungen seinen Ausgang nehmen. Die Virushepatitis, Vergiftungen durch Medikamente und eine »alkoholische Grundlage« sind die häufigsten Ursachen.

Symptome: Unruhe, Konzentrationsstörungen, Zittern und Krämpfe. Die Ausatmungsluft riecht süßlich, Blutungen und Nierenkomplikationen gehen dem Kreislaufschock voran.

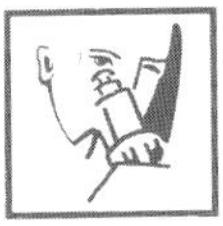

Diagnose:

Das Krankheitsbild ist für den Arzt sehr deutlich erkennbar, im Labor sieht man dramatische Veränderungen praktisch aller Befunde.

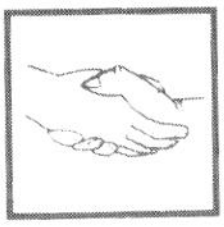

Behandlung:

Intensivtherapie, eventuell muss eine Lebertransplantation erfolgen.

Die Leber geht in den Krankenstand

Die chronischen Lebererkrankungen

Die chronische Hepatitis

Der Verdacht auf eine chronische Hepatitis ergibt sich immer dann, wenn die Leberentzündung nach 6 Monaten »noch immer nicht gut ist« und erhöhte Leberwerte nachweisbar sind. Die Ursachen für die stark verlängert ablaufende Entzündung der

Leber sind Hepatitis B, Hepatitis C bzw. D und E (die Zahl der Hepatitis-Formen wird ständig größer), Medikamente, Alkohol und körpereigene Antikörperreaktionen.

Symptome: Müdigkeit, allgemein stark eingeschränkte Leistungsfähigkeit. Typisch ist die schwankende Höhe der Leberwerte. Sogenannte »Leberzeichen« wie Gelbsucht und diverse Hautveränderungen finden sich nicht bei allen Patienten. Die Arbeitsfähigkeit kann bis zur Invalidität vermindert sein.

Diagnose: Vorrangig genaueste Erhebung der Krankengeschichte! Frühere Hepatitis? Alkohol? Medikamente? Tuberkulose? Operationen? Darmerkrankungen? Lebenssituation früher und jetzt? Neben ausführlichen Laboruntersuchungen ist eine »Leberbiopsie« nötig, das ist die direkte Gewebsentnahme aus der Leber. Je früher der »Leberstich« gemacht wird, desto besser. Die chronischen Leberentzündungen sind wohl von den Beschwerden her sehr ähnlich; im weiteren Verlauf und in der Behandlung unterscheiden sie sich aber sehr gravierend. Ist zum Beispiel Kortison für eine Hepatitisart lebensrettend und heilend, ist die Kortisontherapie für die andere Entzündungsform sehr schädlich und würde die Entzündung noch zusätzlich anfachen — z. B. bei der chronisch aggressiven Hepatitis B!

Wenn die Leber höckrig und hart wird

Die Leberzirrhose (Leberschrumpfung)

Die Leberschrumpfung ist das Endstadium verschiedenster lang dauernder Leberkrankheiten. In der Zirrhoseleber hat ein massenhafter Zelluntergang stattgefunden, es kommt zu knotigen Neubildungen und Wucherungen des Zwischengewebes. Die ursprüngliche »Architektur« der Leber ist völlig und unwiederbringlich zerstört.

Zu beachten ist, dass 20 Prozent aller Zirrhoseträger keine Symptome haben, die sie zum Arzt führen würden!

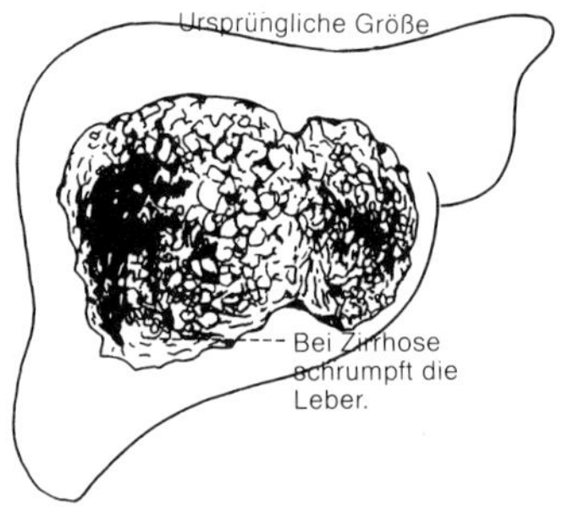

Leberschrumpfung durch Zirrhose.

Zirrhoseursachen: In 55 Prozent der Fälle ist es der Alkohol, 20 Prozent machen Hepatitis B und C aus. 20 Prozent aller Fälle von Zirrhose bleiben ungeklärt! Seltene Ursachen sind angeborene Stoffwechselkrankheiten, Medikamente und Gifte, körpereigene Abwehrreaktionen und Herzerkrankungen.

Symptome: Leistungsminderung, Ermüdbarkeit, Verdauungsstörungen und Gewichtsabnahme. Der Zirrhotiker »sieht schlecht aus«. Häufig sind Impotenz, Regelstörungen und Hautjucken. Fieber, Bauch- und Gelenkbeschwerden — oft als »Rheuma« verkannt! — kommen vor.

Anzeichen drohender Komplikationen sind Gelbsucht, weibliche Umformung der männlichen Brust, Wasser in den Beinen, Bauchwassersucht, Milzvergrößerung, Blutungen und Störungen der Gehirnleistung wie Konzentrationsstörungen und ganz kurze Bewusstseinstrübungen.

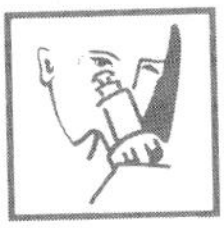

Diagnose: Die — normalerweise nicht tastbare — Leber ist vergrößert. Die Vorderoberfläche fühlt sich derb an, oft sind Höcker zu fühlen. Im Labor sind die Leberwerte erhöht, die Blutgerinnungswerte vermindert. Ultraschall und Computertomographie sind bei der Untersuchung behilflich, die Diagnose selbst erfolgt mittels Leberpunktion.

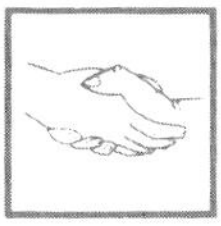

Behandlung: Unabhängig von der zugrunde liegenden Ursache ist eine ausgewogene Kost mit frisch zubereiteten Speisen die Basis. Die fettlöslichen Vitamine A, D, E und K müssen ersetzt werden. Alkohol ist absolut und strengstens verboten — auch wenn die Zirrhoseursache eine andere als Alkohol ist! Der Zusatz von Laevolac (das ist ein vitaminartiger Zucker, der auch in der Frauenmilch enthalten ist) dient der Prophylaxe geistiger Störungen und ist für die Darmtätigkeit günstig. Jede Medikamentenverordnung wird sehr zurückhaltend gehandhabt, drohende Infektionen müssen dennoch frühzeitig behandelt werden.

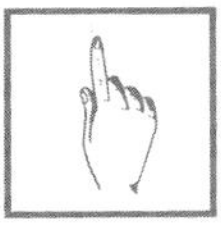

Vorsorgetipp Leber:

Sparsamkeit bei Alkohol, Impfung gegen Hepatitis A und B (Impfstoff: TWINRIX).

Auch Beethoven litt daran!

Die Leberzirrhose bei Alkohol

In den zivilisierten Ländern ist der Alkohol die häufigste Ursache für Leberschrumpfung. Die erfolgreiche Behandlung und die Lebenserwartung hängen in höchstem Maße davon ab, ob der Patient mit dem Alkoholtrinken aufhört. »Trockene« Patienten können steinalt werden, »Weitertrinker« haben oft nur mehr eine sehr kurze Lebensspanne mit vielen Komplikationen vor sich! In Langzeitstudien wurde immer wieder darauf hingewiesen, dass die Einnahme von Präparaten aus der Mariendistel — enthalten in Legalon oder Hepabene — den weiteren Krankheitsverlauf günstig beeinflusst.

Der berühmte Pathologe Hans Bankl schreibt über Ludwig van Beethoven (1770 in Bonn geboren): »Beethoven bedurfte bis zu seinem Tode, d. h. durch 29 Jahre, fortgesetzter ärztlicher Behandlung. Mindestens zehn Ärzte, oftmals mehrere gleichzeitig, konsultierte er in dieser Zeit. Beethoven trank pro Mahlzeit eine Flasche Wein. Diese Menge rückt ihn in eine hohe Risikogruppe, denn die Aufnahme von 60 bis 80 Gramm Alkohol pro Tag (entspricht einer Bouteille bis einer 1-Liter-Flasche Wein mit einem Alkoholgehalt von 10 Volumprozent) wirkt stark leberschädigend.

Ein Besucher Beethovens, der Harfenfabrikant Johann Stumpff, zeichnet ein eindrucksvolles Bild vom Essen und Trinken beim großen Komponisten: 'Nun saß ich ganz allein mit Beethoven an seinem wohlbesetzten Tisch. Zwei hohe altväterische Flaschen voll von rötlichem Wein standen ihm zu beiden Seiten, und eine kleinere Flasche auch glänzte zu seiner Linken, den Nachtisch zu verherrlichen.'

Die Lebens(kranken)geschichte des großen Meisters liest sich auszugweise so:
1805 — Durchfallattacken mit Fieber und Bauchschmerzen

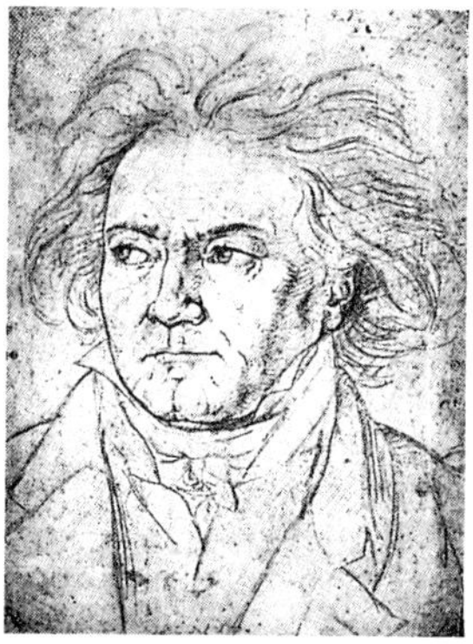

Beethoven, 47jährig, nach einer Zeichnung von August v. Klöber.

Diät: Brotsuppe, Makkaroni, Kalbfleisch, Fisch, Zunge, weichgekochte Eier.

1817 — Alkohol wird von den Ärzten wiederholt untersagt, Beethoven hielt sich nicht daran.

1821 — Gelbsucht, erneutes Alkoholverbot.

1825 — Bluterbrechen

1826 — Nasenbluten, Bluterbrechen, zunehmende Bauchwassersucht.

1827 — Punktionen der Bauchhöhle zur Ableitung der krankhaft angesammelten Flüssigkeit.

Am 26. März 1827, es war ein Montag, starb Ludwig van Beethoven etwa um dreiviertel sechs abends an Leberversagen. Sein Tod kam erwartet — am selben Tag hatten seine Freunde schon seine Grabstätte ausgesucht.«

Soweit Hans Bankl, zitiert aus »So starben sie wirklich«, Maudrich Verlag.

Die Leberzirrhose bei Virushepatitis

Die Grundlage ist eine nicht ausgeheilte Infektion durch B- oder C-Hepatitis. Neben der allgemeinen Behandlung gibt es die Möglichkeit der Interferon-Therapie.

Interferone sind Eiweißkörper, die als Hemmstoffe die Virusausbreitung verhindern. Sie müssen über einen längeren Zeitraum gegeben werden und können einen Stillstand der Krankheit — aber keine sichere Heilung — bewirken.

Die Leberzirrhose bei Gallengangsentzündung

Diese Krankheit kommt fast nur bei Frauen vor. Die Ursache ist unbekannt, auf 1 Million Einwohner ist mit 50 Fällen zu rechnen. Ausgangspunkte der Krankheit sind die kleinsten Gallengänge in der Leber, die Gänge zerstören sich gewissermaßen selbst, die Folge ist ein Gallenstau.
Die Krankheit verläuft über Jahre »stumm«, das erste Symptom ist Juckreiz, darauf folgt eine zunehmende Gelbsucht.

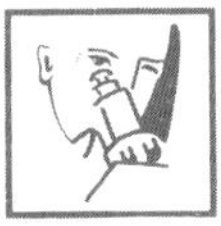

Diagnose:

Durch Leberbiopsie und Nachweis bestimmter Antikörper.

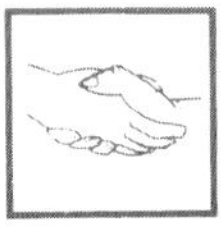

Behandlung:

Umfassende medikamentöse Therapie. Bei rapidem Verlauf muss die Leberverpflanzung erwogen werden, die Erfolgsaussichten sind mit 90 Prozent sehr gut.

Die geschrumpfte Leber gebiert weitere Leiden

Welche Komplikationen sind bei einer Leberzirrhose zu befürchten?

Die meisten Probleme machen

- Blutungen,
- Wassersucht,
- geistige Störungen und
- nachfolgende Stoffwechselkrankheiten.

Blutungen

Durch den Rückstau aus den Blutgefäßen der verhärteten Leber bilden sich in der Speiseröhre Krampfadern (Varizen) aus, die fingerdick sind. Bei einer Drucksteigerung — z. B. bei hartem Stuhlgang oder beim Husten — platzen diese Gefäße und hellrotes Blut wird schwallartig erbrochen. Bedroht wird der Patient durch

- den Blutverlust,
- durch die schlechte Leberdurchblutung und
- die massive Eiweißbelastung des Körpers mit dem verschluckten Blut.
  Sofortige Intensivbehandlung ist erforderlich! In mehreren Sitzungen wird versucht, durch Spiegelung die Krampfadern in der Speiseröhre zu veröden.

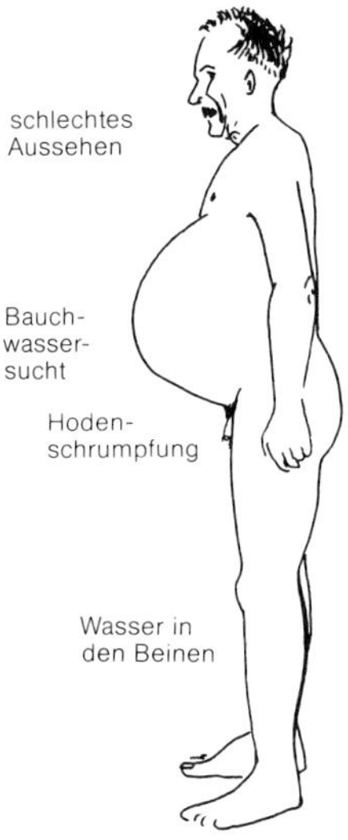

Zirrhosepatient

Bauchwassersucht, Aszites

Die verhärtete Leber wirkt wie eine Wehranlage in einem Flussbett. Blut wird zurückgestaut, Blutwasser tritt in die freie Bauchhöhle aus.
Die gestauten Mengen können 10 Liter und wesentlich mehr ausmachen. Symptome sind eine gewaltige Zunahme des Bauchumfanges mit dicken, geschwollenen Beinen.
Durch die Hochdrängung des Zwerchfelles tritt eine zunehmende Atemnot auf, die Behinderung durch den großen Bauch kann den Betroffenen ziemlich unbeweglich machen. Persönliche Verrichtungen wie z. B. Schuhe anziehen oder in die Badewanne steigen können bisher ungeahnte Schwierigkeiten bereiten.

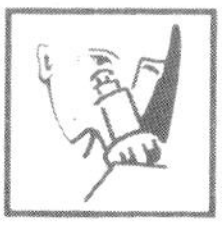

Diagnose:
Mengen unter 2 Liter kann man nur mit Ultraschall erkennen. Größere Mengen sind tastbar.

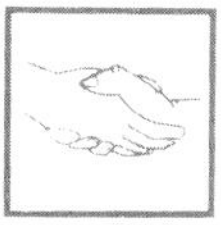

Behandlung: Sie erfolgt stufenweise. Wichtig ist vor allem die Kochsalzbeschränkung. Entwässernde Mittel, z. B. Aldactone, Lasilactone oder Aldopur müssen vorsichtig gegeben werden; die Punktion der Bauchhöhle darf nur bei sorgfältiger Überwachung durchgeführt werden. Die Gewichtsabnahme soll pro Tag 1/2 kg nicht überschreiten.

Geistige Störungen

Eine Schlüsselrolle spielt dabei das Nervengift Ammoniak, welches beim Eiweißabbau entsteht. Bei der schlechten Leberleistung durch die Zirrhose können nur ungenügende Mengen des Ammoniaks entgiftet werden. Überschüssiges Ammoniak im Gehirn — es kommt auf dem Blutweg dorthin — stört die Nervenübertragung. Die Folgen reichen von leichten Schlafstörungen bis zum Koma, der tiefsten Form der Bewusstlosigkeit.

Symptome: Gestörter Schlaf, Müdigkeit, Unruhe, Gedächtnisstörungen, grobschlägiges Händezittern (»flapping tremor«), Schläfrigkeit bis zum Koma.

Diagnose: Durch bisherige Vorgeschichte, eine ungefähre Risikoabschätzung ist durch das Labor möglich.

Behandlung: Eiweißbeschränkung, Darmreinigung durch Einläufe und Lactulose (Laevolac). Antibiotika zur Darmdesinfektion.

Stoffwechselstörungen als Folge der Leberzirrhose sind häufig und können alle Organe betreffen.

Weitere Probleme durch die Zirrhose:

Hautblutungen treten leichter auf, weil die Gerinnungsstoffe nicht mehr im notwendigen Ausmaß erzeugt werden.

Oft entwickelt sich beim Zirrhotiker eine Zuckerkrankheit, sie kann mit Tabletten und Diät behandelt werden.

Der gestörte Gallensäureaufbau verhindert die normale Aufnahme der Vitamine A, D, E und K ; diese müssen daher extra verabreicht werden.

Der Vitamin-D-Mangel führt zu Knochenabbau, das Skelett wird »weicher«. Der Zinkmangel beeinträchtigt das Hörvermögen, den Geschmackssinn, die Wundheilung und die Bildung von Samenzellen. Bei Zirrhose wird jegliche Medikamenteneinnahme risikoreich, z. B. ist die Abbauzeit von eingenommenen Beruhigungsmitteln auf das 3fache verlängert!

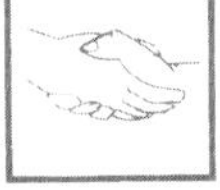

Behandlungstipp Zirrhose:

Größte Vorsicht mit medikamentöser Eigenbehandlung — »normale« Medikamentendosen können Vergiftungserscheinungen verursachen!

Fall aus der Praxis

Der 49jährige evangelische Pfarrer Heinrich K. klagt über eine dramatische Gewichtszunahme von 15 kg in einem Monat. Der Bauch sei riesig angewachsen, bei geringster Anstrengung Atemnot, »Japsen«.

Der Patient ist zeitlebens Antialkoholiker, habe aber vor 16 Jahren »etwas mit der Leber gehabt« und die Krankheit »zu Hause auskuriert«.

Befund: 175 cm großer Patient, 93 kg Körpergewicht. Der Patient hat Schwierigkeiten, deutlich zu sprechen. Das Zwerchfell ist hochgetrieben durch eine fortgeschrittene Bauch-

wassersucht. Die höckerige Leber und die Milz sind massiv vergrößert. Die Körpermuskulatur ist außerordentlich schwach. Beide Beine sind dick geschwollen. Auffällig ist die spärliche Achsel- und Schambehaarung. Im Labor sind die Leberwerte mäßig erhöht, die CHE und die Blutgerinnung drastisch vermindert. Hepatitis-B-Antikörper sind positiv.

Diagnose: Weit fortgeschrittene Leberzirrhose mit Bauchwassersucht bei durchgemachter Hepatitis-B-Infektion.

Behandlung: Es gelingt die vorsichtige Wasserausschwemmung, der Patient nimmt in 18 Wochen 19 kg ab. Als Diät häufige, kleine, kohlenhydratreiche Kost, regelmäßige Gabe der Vitamine A, C, D, E und K, medikamentöse Dauertherapie mit Aldactone S und Laevolac. (Anmerkung: Laevolac ist ein »Doppelzucker« aus Galaktose und Fructose, der im Darm nicht gespalten und nicht aufgenommen werden kann; er führt zu einer bakteriellen Umstellung, zu Milchsäurebildung und zu einer Erniedrigung des Stuhl-ph.
Dadurch werden die Ammoniak bildenden Bakterien eliminiert.)

Der Patient wurde beruflich entlastet und wird derzeit noch alle vier Wochen ärztlich kontrolliert.

Fall aus der Praxis

Der 45jährige Bürokaufmann Herbert T. klagt seit drei Wochen über Müdigkeit, Abgeschlagenheit, fehlenden Appetit, Gliederschmerzen. Seit zwei Tagen auch Druckschmerz im rechten Oberbauch und Gelbverfärbung der Augen.

Der Patient trinkt keinen Alkohol, Medikamente werden nicht eingenommen.

Befunde: 178 cm Größe, 80 kg Körpergewicht. Haut und Augen deutlich gelb verfärbt. Die Leber ist 8 cm weit zu tasten und druckschmerzhaft. Im Labor hochgradige Erhöhung der sogenannten Leberwerte, Gallenfarbstoff auf 6 erhöht, das Blutbild ist normal.

Im Ultraschall normales Aussehen der Leber, aber deutlich vergrößert. Die Prüfung der Antikörper auf Hepatitis ergibt die Diagnose einer Virushepatitis A.

Behandlung: Bettruhe mit Wunschkost, zusätzlich Vitamine B und C sowie Laevolac. Verlauf: Deutliche Besserung erstmals nach 14 Tagen, nach insgesamt fünf Wochen haben sich alle Laborwerte normalisiert. Eine Kontrolle nach einem halben Jahr ergibt völlige Wiederherstellung. Der Patient ist gegen Hepatitis A nunmehr immun.

Die Leber kann ausgetauscht werden

Die Lebertransplantation als Behandlungsmöglichkeit

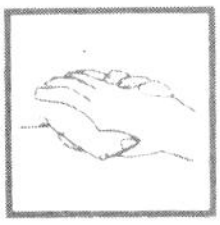

Unter welchen Voraussetzungen ist eine Lebertransplantation möglich?

Die Hauptgründe sind Zirrhosen, Leberkrebse und Speicherkrankheiten des Organs für Eisen und Kupfer.

Das Alter soll zwischen 5 und 55 Jahren sein, die genaue Diagnose der Leberkrankheit muss gesichert sein. Die Gefäßarchitektur der Leber und der Gallengänge muss durch Untersuchungen vorliegen. Es dürfen keine Zweiterkrankungen wie z. B. Herz-, Lungen- oder Nierenschwäche, Zuckerkrankheit oder Infektionen vorhanden sein. Auch dürfen bei bösartigen Lebertumoren keine Fernabsiedelungen (Metastasen) nachweisbar sein.

Gegengründe für die Transplantation sind Blutvergiftung, AIDS, Herz-Lungenkrankheiten und Metastasen. Weiters Alter über 55 Jahre, Hepatitis B-Komplikationen, Nierenerkrankungen und Thrombosen, Alkohol- und Drogenmissbrauch.

Angeborene Stoffwechselerkrankungen der Leber

Ein Eisenräuber muss zu Hilfe kommen
Die Eisenspeicherkrankheit

Sie kommt einmal unter 3.000 Einwohnern vor und ist von der Eisenbelastung durch die Nahrung abhängig. Männer sind 10-mal häufiger davon betroffen. Durch einen Fehler in den Genen (= Erbträgern) kommt es zu einer Überladung der Leberzelle mit Eisen. Auch andere Organe und die Haut erleiden dasselbe Schicksal.

Symptome: beginnen schleichend. Typisch sind vergrößerte Leber und Milz, bronzefarbene Hautverfärbung, Zuckerkrankheit und Verlust der Achsel- und Schambehaarung.

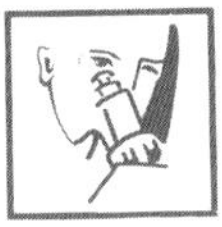

Diagnose: hoher Eisenspiegel, sehr hoher Lebereisenspiegel, Leberpunktion, Feststellung einer Zuckerkrankheit.

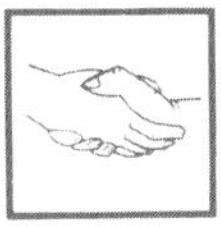

Behandlung: eisenarme Kost, Entleerung der Eisenspeicher durch wöchentliche Aderlässe von 1/4 — 1/2 l Blut. Medikamentös wird zusätzlich Desferal gegeben, das ist ein »Eisenräuber«, der das Metall in der Leber »stiehlt« und über die Niere aus dem Körper herausbringt.

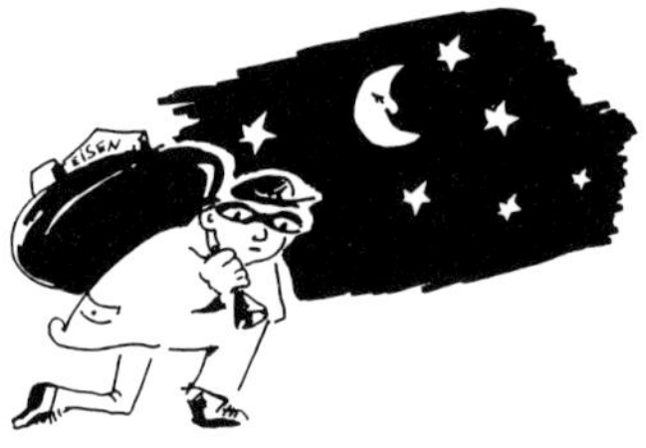

Der Eisenräuber kommt zu Hilfe — bei der Eisenspeicherkrankheit.

Die Kupferspeicherkrankheit

Bei dieser angeborenen Krankheit entsteht die Überschwemmung des Körpers mit Kupfer durch eine verminderte Ausscheidung dieses Metalls. Mit 4 Fällen auf 100.000 Einwohner ist zu rechnen. Durch die Kupfereinlagerung in die Leberzelle entsteht — bei Nichtbehandlung — eine Zirrhose.

Symptome: Leberfunktionsstörungen mit Vergrößerung des Organs, Sprachschwierigkeiten, Intelligenzverlust; in der Hornhaut bildet sich ein brauner Ring. Bei allen unklaren Leberstörungen mit verdächtigen Symptomen einer Hirnleistungsschwäche muss man an diese Krankheit denken.

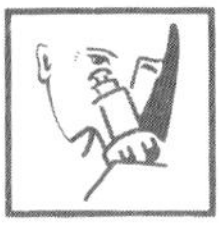

Diagnose:

kann durch eine genaue Untersuchung des Kupferstoffwechsels gestellt werden. **Achtung:** Wenn die Diagnose auch nur vermutet wird, müssen alle Blutsverwandten zur Untersuchung kommen!

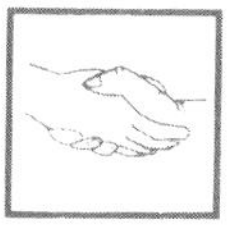

Behandlung:

Es muss lebenslang der »Chelatbildner« D-Penicillamin eingenommen werden. Chelate sind »Maskierungsmittel«, sie bilden um das Metall (Kupfer) einen Ring, mit dem die Kupfermoleküle aus dem Körper zumindest teilweise entfernt werden können.

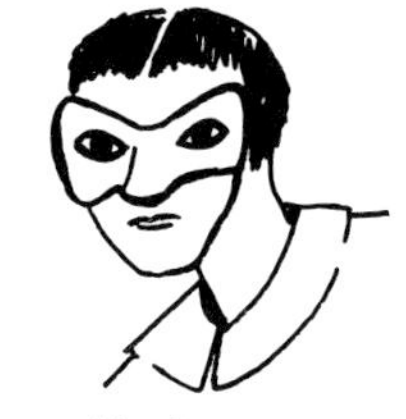

Kupfer muss maskiert werden.

Wenn man im Sommer Handschuhe tragen muss

Die »Lichtkrankheit« der Leber, akute und chronische Porphyrie

Akute Porphyrie

Bei dieser Krankheit besteht eine fehlerhafte Bildung des Blutfarbstoffes in der Leber. Die seltene Krankheit beginnt ab dem 20. Lebensjahr und braucht gewisse Auslöser: Infektionen, Medikamente (Pille!), Alkohol, Hunger und große Anstrengungen.

Symptome: Bauchschmerzen mit Koliken, Erbrechen und Durchfälle wechseln mit Verstopfung ab. Es treten Depressionen auf, an der Haut bilden sich Rötungen, Blasen und dunkle Verfärbungen.

Diagnose: Durch das Labor, es gibt einen speziellen Farbstoffnachweis im Harn.

Behandlung: Wichtig ist die Aufklärung über mögliche Krankheitsauslöser — die Patienten bekommen einen Porphyriepass, in dem alle krankheitsauslösenden Medikamente und sonstigen Stoffe aufgelistet sind. Nicht lebenswichtige Medikamente sind sofort abzusetzen. In der Ernährung ist eine kohlenhydratreiche Kost zu bevorzugen.

Chronische Porphyrie

Diese Erbkrankheit kommt nur dann zum Ausbruch, wenn andere Leberstörungen oder Schädiger vorhanden sind; diese sind Hepatitis, Zirrhose, Alkohol und Östrogene (weibliches Hormon). Die Erkankung betrifft fast nur Männer über 50 Jahre.

Symptome: Die Hautveränderungen stehen hier ganz im Vordergrund. An allen dem Licht ausgesetzten Stellen treten Blasen auf, kleine Geschwüre und verstärkte oder verminderte Färbung der Haut. Gesicht, Hals und Hände können ein »scheckiges« Aussehen bekommen. Die tiefschwarzen Augenbrauen sind besonders auffällig.

Diagnose:
Labor, Leberpunktion, mikroskopische Untersuchung befallener Hautstellen.

Behandlung: Aderlässe und Resochin in niedriger Dosierung. In der Ernährung ist ebenfalls eine kohlenhydratreiche Kost wichtig. Es besteht Alkoholverbot, die »Pille« (östrogenhältig) muss gemieden werden. Direkte Sonnenbestrahlung (»Sonnen, Bräunen«) und längeres Arbeiten im Freien bei Sonnenlicht sollten vermieden werden. Hut aufsetzen, Handschuhe anziehen — gerade im Sommer!

Ein Blutschwamm in der Leber?

Lebertumoren

Es gibt gut- und bösartige Tumoren. Bei den bösartigen kann die Wucherung direkt von der Leber ausgehen, oder es handelt sich um die Einnistung fremder Krebse in die Leber; diesen Vorgang nennt man Metastasierung.

Gutartige Tumoren

Der am häufigsten vorkommende ist der Blutschwamm oder Hämangiom. Er findet sich bei 2 Prozent der Bevölkerung — 5-mal häufiger bei Frauen — und ist fast immer harmlos. Ein Aufbrechen des Tumors oder die Ausbildung von Blutgerinnseln ist ganz selten, eine bösartige Entartung gibt es nicht.

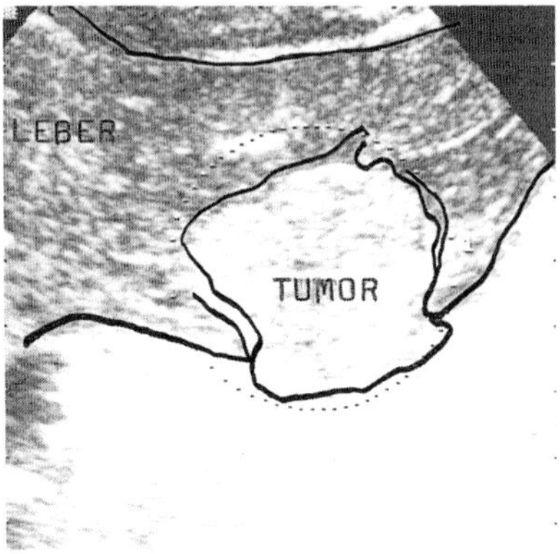

Konrad A., 81 Jahre
Tumor im linken Leberlappen

Symptome: keine.

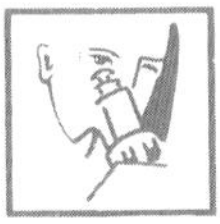

Diagnose: im Ultraschall meistens ein Zufallsbefund. Zusätzlich bei besonderer Fragestellung Computertomographie und Angiographie.

Behandlung: keine, nur bei Symptomen operative Entfernung bzw. Bestrahlung.

Das Leberzelladenom

Diese gutartigen Leberzellwucherungen bekommen Frauen 10-mal häufiger als Männer. 90 Prozent dieser betroffenen Frauen nehmen die Pille ein, woraus man schließt, dass der Tumor durch das Hormon »gezüchtet« wird.

Symptome: selten Oberbauchbeschwerden und Übelkeit. Gefürchtete Komplikationen sind die Blutung und das Aufbrechen.

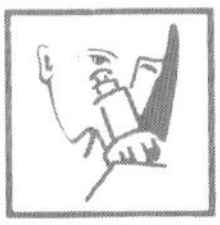

Diagnose:

Ultraschall, Computertomographie und Angiographie.

Behandlung: »Pille« absetzen, wegen möglicher Komplikationen Operation.

Bösartige Lebertumoren

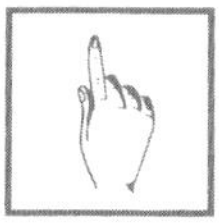

Der **Leberkrebs** ist weltweit sehr häufig, nur in Europa mit 2 Prozent eher selten. Ein ursächlicher Zusammenhang besteht mit der Hepatitis-B-Infektion und Zirrhosen. Andere »begünstigende« Umstände für das Wachsen eines Leberkrebses sind Alkoholismus, Anabolika (Doping!), die Pilleneinnahme und Aflatoxine; dies sind Giftstoffe des Pilzes Aspergillus flavus, der in verschimmelten Speisen vorkommt.

Symptome: Gewichtsabnahme, Mattigkeit, massiver Leistungsknick. Die große Gefahr bei der richtigen Deutung der Symptome liegt darin, dass die vorbestehende Grundkrankheit, z. B. eine Zirrhose, die heraufziehende Krebserkrankung überdecken kann.

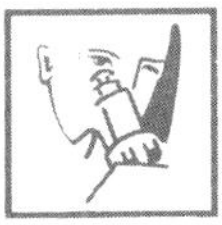

Diagnose: Hinweisend ist ein Anstieg des Tumormarkers (siehe dort) alpha-Fetoprotein (AFP). Beweisend ist die positive Gewebsprobe.

Behandlung: Operation, in bestimmten Fällen kann eine Lebertransplantation zielführend sein.

Gesundheitstipp Leber: Besonders beim Leberkrebs ist die Vorbeugung wichtig. Vorbeugung bedeutet, Vorkehrungen treffen, um Krankheiten zu verhindern. In diesem Fall heißt das: Aktiver Schutz gegen Hepatitis B durch Impfung und Vermeiden von Risikofaktoren wie Alkohol und Hormoneinnahme.

Die **Metastasenleber** ist bei anderen Krebserkrankungen sehr häufig. Die Gründe dafür sind die Größe der Leber, ihre Nähe zu anderen wichtigen inneren Organen und ihre Funktion als »Küche und Wäscherei« des Körpers.

Symptome: Lebervergrößerung und wegen der Leberkapselspannung häufige Beschwerden im rechten Oberbauch.

Die Behandlung ist von der Art des »Mutterkrebses« abhängig. Fallweise werden die Metastasen herausoperiert.

Was darf die »kranke Leber« essen?

Diät und Leber

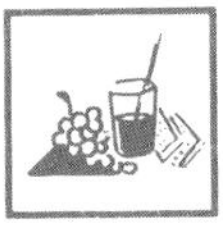

Welche Möglichkeiten der Diät gibt es, Lebererkrankungen positiv zu beeinflussen? Die leichteste Form einer wirkungsvollen »Diät« kennen wir nur von der alkoholischen Fettleber: Hier genügt das dauerhafte Weglassen des Alkohols zur Heilung! In allen anderen Fällen wirkt die Diät nur unterstützend, sie ist aber trotzdem sehr wichtig.

Neben der Vermeidung von Alkohol sollen insbesondere Beruhigungs- und Schlafmittel abgesetzt, alle nicht sicher notwendigen Medikamente ebenfalls verbannt werden.

Die Zusammensetzung der Nahrung ergibt sich aus der Basisdiät, nur bei Bauchwassersucht und Zirrhose bedarf es spezieller Einschränkungen.

<u>Bei den einzelnen Nahrungsbestandteilen ist Folgendes zu berücksichtigen:</u>

<u>1. Kohlenhydrate:</u> Bei Leberschwäche — egal aus welchem Grund — sollte nur Traubenzucker verwendet werden, weil der Abbau anderer Zucker für die Leber einen erheblichen Energieaufwand bedeutet. Der Bedarf an Elektrolyten und Vitaminen kann durch Obst, Gemüse und Salate, durch Milchprodukte und Fette gedeckt werden. Ballaststoffe finden sich in Getreidemahlzeiten.

2. Eiweiß: Bei fortgeschrittener Leberschwäche muss man mit dem Eiweißanteil in der Nahrung sehr vorsichtig umgehen, die Eiweißzufuhr muss nach dem jeweiligen Krankheitszustand immer wieder neu bestimmt werden. Wichtig ist die Beachtung der biologischen Wertigkeit. Unter biologischer Wertigkeit versteht man das Maß, in dem ein Nahrungsstoff vom Körper aufgenommen werden kann. Biologische Eiweißwertigkeit heißt: Eine bestimmte, in Gramm angegebene Menge von Körpereiweiß kann aus 100 Gramm eines betreffenden Nahrungseiweißes aufgebaut werden. Besonders wertvoll sind Milch und Milchprodukte, sie sind auch leicht verdaulich. Mageres Fleisch und magere Fischsorten stehen erst an zweiter Stelle. Besonders günstig ist die Kombination von pflanzlichem Kartoffeleiweiß mit Eiweiß aus dem Ei. Schon geringe Mengen dieser Kombination reichen aus, um den minimalen Tagesbedarf zu decken. Üblicherweise ist eine optimale Eiweißversorgung dann gewährleistet, wenn der Patient 1 Gramm Eiweiß pro 1 kg Körpergewicht erhält.

3. Fette: Es sollen nur leicht verdauliche Butter, Becel-Diätmargarine sowie Maiskeim- oder Sonnenblumenöl verwendet werden. Allgemein müssen fettarme Nahrungsmittel bevorzugt werden.

Kein Alkohol, Bohnenkaffee sehr mäßig.

Akute Hepatitis

Fett- und kochsalzarme Basisdiät als Wunschkost

Leberzirrhose

Die Grundlage ist eine abwechslungsreiche Basisdiät. Milchprodukte sind besser als Fleischwaren. Fisch ist in der Verträglichkeit zwischen Milch und Fleisch. Pflanzliches Eiweiß wird gut vertragen. Bei Komplikationen wie Bauchwassersucht, Blutungen und drohendem Koma muss die Ernährung im Spital erfolgen.

Fettleber

Ballaststoffreiche Kost mit hochwertigem Eiweiß. Kohlenhydrat- und fettarm. Keine Süßigkeiten und Zuckerwaren. Als Fette sind Becel-Diätmargarine und hochwertige Pflanzenöle empfehlenswert. Fettarm und eiweißreich sind: Mager- und Buttermilch, Topfen (Quark), Wild, mageres Kalbfleisch, Kalbs- und Rindsleber sowie die meisten Fluss- und Seefische.

Sport als »Ersatzleber«?

Die Leber ist zwar das wichtigste Entgiftungsorgan unseres Körpers — eine bedeutende, hilfreiche Mitarbeiterrolle spielt aber auch die Muskulatur. Die Muskeln sind teilweise in der Lage, Abbau und Entgiftungprozesse der Leber zu übernehmen. Daher ist regelmäßige körperliche Bewegung bei abgeklungener Leberentzündung, Fettleber und Leberzirrhose ein ganz wichtiger Gesundheitsfaktor, der so gut wie immer unterschätzt wird. Vor Beginn der Sporttherapie sollte eine Belastungsprüfung von Herz und Kreislauf vorgenommen werden. Am besten dafür geeignet ist der sogenannte Gehtest. Dabei werden auf einer ebenen Strecke 6 km in möglichst genau 60 Minuten zurückgelegt. Vor der Belastung, nach 1 Stunde und nach 24 Stunden werden bestimmte Labordaten und die sogenannten Leberwerte bestimmt. Es ist wichtig, daran zu denken, dass die Muskulatur als Entgiftungsorgan für giftige Abbauprodukte eine entscheidende Rolle spielt, denn 25 kg Muskulatur entsprechen 1 kg Lebergewebe. Insofern kann vorsichtig dosiertes Muskeltraining die Leber bei ihrer Entgiftung deutlich entlasten.

Welche Sportarten sind nun für den Leberkranken empfehlenswert?

Geeignet ist vor allem Ausdauersport. Eine völlig ausgeheilte Lebererkrankung ist später keiner sportlichen Beschränkung mehr unterworfen, das geht bis zum Leistungssport.

Empfehlenswert sind:

- Wandern
- Rad fahren
- Langlauf
- Tischtennis
- Bergwandern
- Joggen
- Ballspiele
- Gymnastik
- und vor allem Tanzen, das überhaupt die eleganteste Form eines Trainings ist und einen wesentlichen Beitrag zum sozialen Wohlbefinden darstellt.

Ohne günstige Auswirkungen sind

- Alpiner Schilauf
- Schwimmen und
- Leichtathletik.

Nicht zu empfehlen sind

- Reiten
- Eislauf
- Kanufahren
- Geräteturnen
- Eisschießen
- Schwerathletik, wie z. B. Ringen

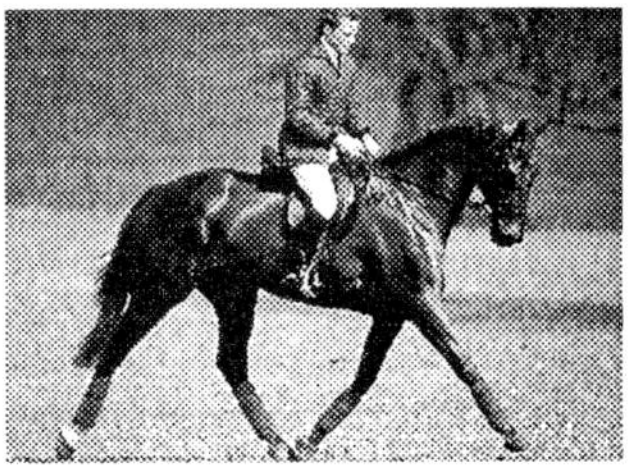

Reiten ist kein »Lebersport«.

Wenn die Galle streikt
Die Erkrankungen der Gallenblase und Gallenwege

Gallenblase und Gallenwege sind nur Gallenbehälter und Transportorgane. Galle selbst wird pro Tag in einer Menge von 500 bis 1000 ml erzeugt. Die Gallenflüssigkeit besteht aus Wasser, Gallensäuren, Fettstoffen, Cholesterin, Eiweiß, dem Farbstoff Bilirubin und Elektrolyten. Der größte Teil der Galle wird nach ihrer »Gallentournee«, einer inneren Reise über Gallengang-Gallenblase-Zwölffingerdarm-Dünndarm-Dickdarm, wieder über das Blut in die Leber aufgenommen. Dieser Kreislauf ist »ewig«; jede Unterbrechung dieses Gallenkreislaufes wird Cholestase oder Gallenstau genannt und ist für fast alle Krankheiten im Gallenbereich verantwortlich.

Die häufigsten Krankheitsauslöser sind die mechanische Behinderung des Abflusses und die gestörte Gallenabsonderung durch die Leber.

Die meisten Störungen sind frühzeitig im Labor erkennbar: Erhöht sind Gamma GT, AP, Cholesterin, Lipoprotein X und die Gallensäuren.

Die körperlichen Symptome werden durch die Gelbsucht geprägt; der Juckreiz — bei allen Krankheiten mit Gelbsucht vorhanden — entsteht durch die Einlagerung von Gallensäuren in die Haut. Die Fettverdauung ist gestört, woraus sich Druck- und Völlegefühle ergeben, Durchfall und Erbrechen.

Von Steinträgern und Steinleidern

Die weitaus häufigsten Krankheiten im Gallenbereich sind Gallensteine und die Gallenblasenentzündung.

Die Gallensteine, Cholelithiasis (griech. chol = Galle, lith = Stein)

Alle Gallensteine können sich nur aus den Bestandteilen zusammensetzen, die in der Gallenflüssigkeit normalerweise vorkommen. Nach ihren Hauptbestandteilen unterscheidet man Cholesterin- und Pigmentsteine.

Der (häufigste) Cholesterinstein besteht zu über 80 Prozent aus Cholesterin und weniger als 3 Prozent aus Bilirubin und Kalzium.

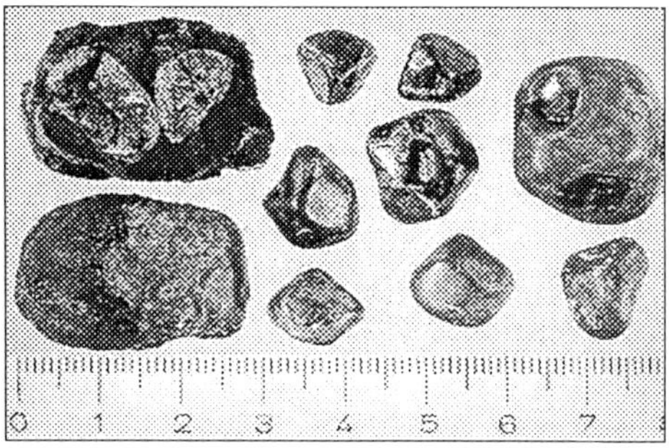

Die »Steinparade«. — Bild aus: Makropathologie, Sandritter, Schattauer Verlag.

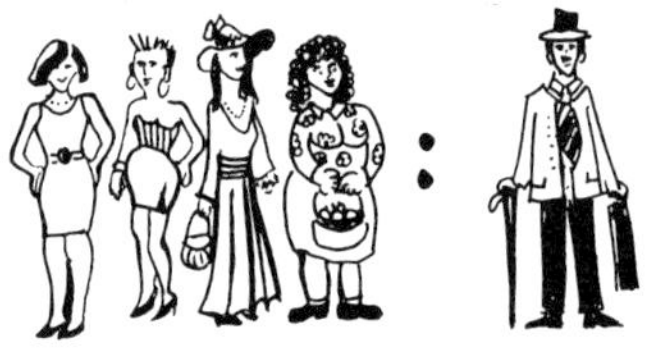

Der Cholesterinstein ist »weiblich«!

Durch den geringen Kalkgehalt ist er im Röntgen nicht sichtbar, wohl aber im Ultraschall.

Der geringe Kalkanteil ermöglicht andererseits die medikamentöse Auflösung.

Der Cholesterinstein kommt bei Frauen viermal häufiger vor als bei Männern.

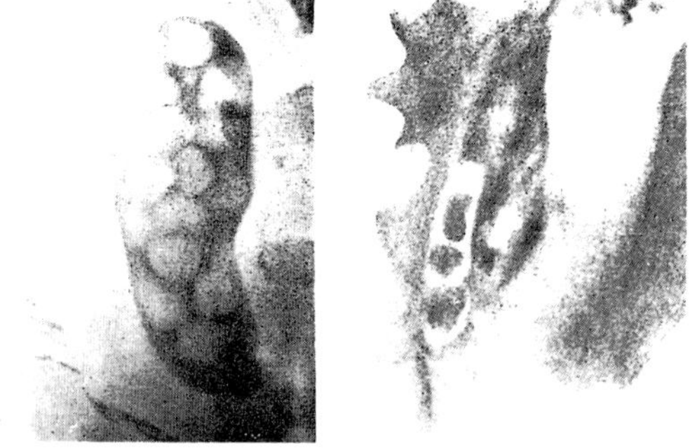

Gallen-Röntgen: Die ganze Gallenblase ist mit Steinen gefüllt. Perlschnurartige Steine im Gallengang.

Der in 25 Prozent der Fälle vorkommende Pigmentstein setzt sich aus

50 Prozent Bilirubin (das ist der Gallenfarbstoff, daher der Name Pigment = Farbe), mehr als 20 Prozent Kalzium und weniger als 10 Prozent Cholesterin zusammen. Er ist im Röntgen meist sichtbar, die Auflösung ist nicht möglich, das Vorkommen ist bei Mann und Frau gleich.

Die Steine findet man normalerweise in der Gallenblase (Cholezystolithiasis), wenn sie von dort »auswandern«, gelangen sie in die ableitenden Gallenwege (Choledocholithiasis).

Es gibt eine erbliche Neigung zu Gallensteinen und 25 Prozent aller Personen über 50 Jahre sind Steinträger — was aber nicht gleichbedeutend ist mit »Steinleider«.

Wie kommt es überhaupt zur Bildung von Steinen?

Den »Grundstein« bildet ein Kristallisationskeim. Dieser entsteht durch einen Gallestau, durch Bakterien bei Infektionen oder durch eingedickte Schleimeiweißkörper. Ähnlich wie man durch Rollen einer Schneekugel einen Schneemann baut, »wächst« nun rund um den Kristallisationskeim ein Stein. Die zweite Voraussetzung für die Versteinerung ist ein Überangebot an Cholesterin oder Bilirubin. Dies ist der Fall bei Übergewicht, Zuckerkrankheit, Östrogeneinnahme und Blutzerfall.

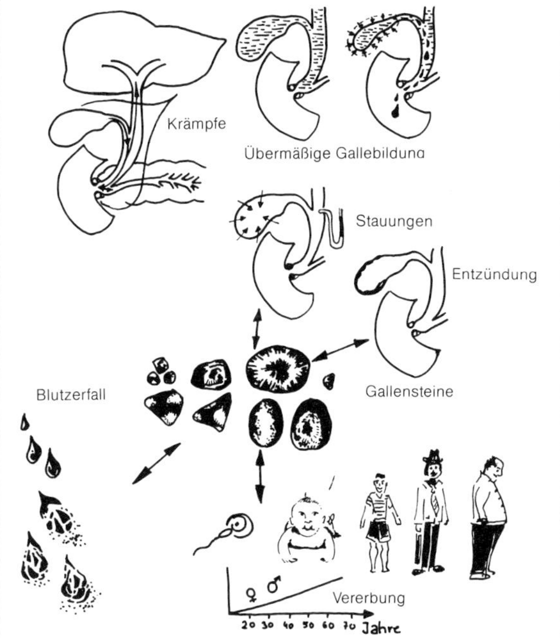

Ursachen der Gallensteinbildung

Symptome: Die überwiegende Mehrzahl der Gallensteine, nämlich über 80 Prozent, macht keine Symptome. Eine fallweise schlechte Fettverträglichkeit oder Aufstoßen ist bei gesunden Personen ohne Steine gleich häufig. Trotzdem muss ein Teil der Steinträger mit einer Gallenkolik rechnen.

Bei einer Kolik — nach einer fettigen Mahlzeit mit Alkohol und Kaffee, aber auch bei starken Aufregungen — wird ein Stein eingeklemmt. Als Reaktion darauf verkrampfen sich die Gallenwege. Die Schmerzen sind wellenförmig ansteigend und krampfartig im rechten Oberbauch. Typisch sind auch Ausstrahlungen nach rechts in den Rücken und zur rechten Schulter hinauf. Übelkeit, Erbrechen und Durchfälle gesellen sich dazu.

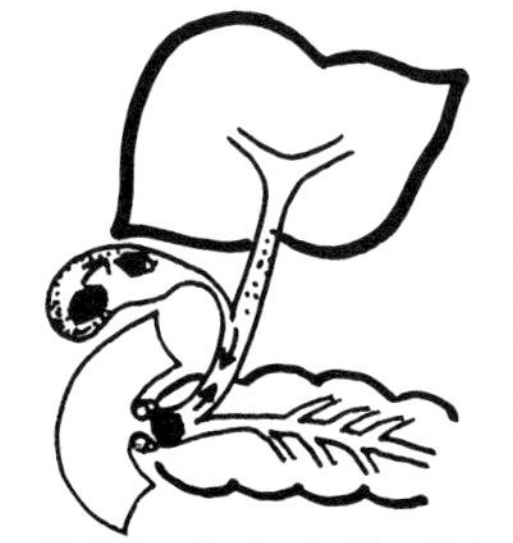
Bei der Gallenkolik wird ein Stein eingeklemmt.

Wenn der Hauptgallengang in den Zwölffingerdarm »steinig« verlegt wird, entsteht eine rasch zunehmende Gelbsucht.

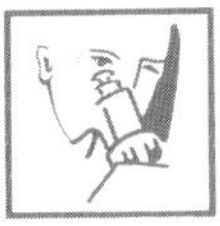

Diagnosetipp Galle: Eine aufgepfropfte Infektion ist an der gespannten Bauchdecke, erhöhten Leukozyten und Fieber zu erkennen.

Neben den genannten Komplikationen mit Gelbsucht und Infektion besteht die Möglichkeit einer begleitenden Bauchspeicheldrüsenentzündung vor allem dann, wenn der Ausführungsgang der Drüse durch einen Stein verlegt ist; dazu müssen Gallensaft und Pankreassaft mit demselben Gangsystem in den Zwölffingerdarm einmünden. Bei zwei Drittel der Menschen ist das der Fall.

Diagnose: Mit Ultraschall und ERCP lassen sich praktisch alle Steine erkennen. Weitere Zusatzuntersuchungen wie MR und CT sind selten nötig. Das Ausmaß entzündlicher Veränderungen spiegeln die Laborwerte wider. Das normale Röntgen ist für die Steindiagnostik nicht mehr zeitgemäß.

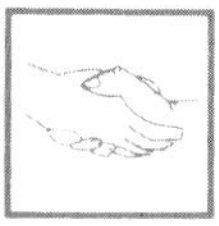

Behandlung: Unauffällige Gallensteine ohne Beschwerden bleiben dort, wo sie sind. Eine Gallenkolik behandelt man mit krampflösenden Mitteln, z. B. Buscopan oder Baralgin; ist die akute Kolik vorüber, sollten Kaffee, Fett, Eidotter, Alkohol und kalte Getränke gemieden und die Steinentfernung ins Auge gefasst werden.

Ich habe Gallensteine: Welche Möglichkeiten der Steinentfernung bieten sich an?

1. Medikamentös: Die medikamentöse Auflösung bedeutet nichts anderes als den Versuch, schlecht verträgliche Medikamente mit vielen Nebenwirkungen über lange Zeit — Monate bis 2 Jahre — zur Steinauflösung einzunehmen. Mühsam erkaufte »Erfolge« sind in höchstens 60 Prozent der Fälle zu erzielen.

»Röntgennegative« Cholesterinsteine und eine Steingröße unter 1,5 cm Durchmesser sind die Voraussetzungen fürs Gelingen. Nebenwirkungen sind Durchfälle und Erhöhung der Leberwerte. Neben dem häufigen Wiederauftreten der Steine bleibt ja ein wesentliches Grundübel — die kranke Gallenblase — bestehen. Insgesamt nicht empfehlenswert.

2. Zertrümmern mit Ultraschall (ESWL = »Extrakorporale Stoß-Wellen-Lithotripsie«). Die Steingröße darf 2,5 cm Durchmesser nicht übersteigen, es dürfen nicht mehr als 5 Steine sein.

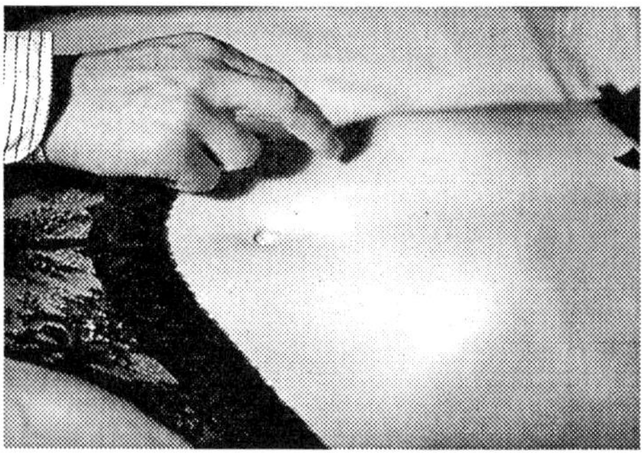

Druckschmerzpunkt bei der Steinkolik.

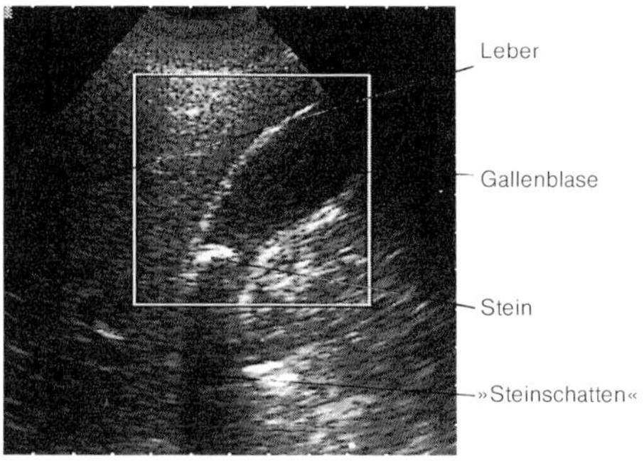

Heinrich E., 56 J., kirschgroßer Gallenstein

Eine Nachbehandlung mit Gallensäuren enthaltenden Medikamenten ist notwendig. Zu einem Wiederauftreten von Steinen kommt es in 50 Prozent der Fälle. Auch hier sind die Ergebnisse also bescheiden, zumal die Gallenblase im Körper verbleibt. Nicht empfehlenswert.

3. Ätherauflösung: Bei dieser Methode wird von außen durch die Leber und die Gallengänge Äther in die Blase gebracht; der konzentrierte Äther zerkrümelt und verflüssigt die Steine, die als flüssiger Schutt auf natürlichem Weg abgehen. Das Manöver ist kompliziert, dauert viele Stunden (bis zu 3 Tagen), ist nicht gefahrlos wegen der Möglichkeit einer galligen Bauchfellentzündung und belässt die kranke Gallenblase an ihrem Ort. Nicht empfehlenswert.

4. »Normale« Gallenblasenoperation: Durch einen Bauchschnitt wird die gesamte steinhältige Gallenblase entfernt. Nach der Operation fließt die in der Leber gebildete Gallenflüssigkeit über den großen Gallengang direkt in den Zwölffingerdarm. Wie wir wissen, ist die Gallenblase ja nur ein Reservebehälter für Gallenflüssigkeit, die entfernte Gallenblase geht uns also gar nicht ab. Nebenbei: Das vegetarisch fressende Pferd hat überhaupt keine Gallenblase.

Nachteile: Bauch wird eröffnet, Schmerzen nach der Operation, Gerinnselrisiko, ästhetisch störende Narbe (bei Bikiniträgerinnen) und längerer Krankenstand.

Vorteile: Millionenfach erprobte Operation weltweit, sehr gute Übersicht des Operateurs — dadurch lassen sich Komplikationen während der Operation sicher beherrschen. Empfehlenswert.

5. Operation durch Bauchspiegelung (Laparoskopie): Hat heute durch die zunehmende Erfahrung die »normale« Operation fast ganz verdrängt.

Nachteil: Geringere Übersicht des Operateurs, für Patienten mit Herz- und Lungenleiden wegen der Lufteinblasung in den Bauch nicht so gut geeignet. Fallweise längere Narkosedauer.

Vorteile: Geringe Wundbelastung des Körpers, kein Operationsschock, praktisch keine Narben, Patienten können am 2. oder 3. Tag wieder nach Hause gehen, kürzester Krankenstand. Bei Fortsetzung des bisherigen Trends wird die laparoskopische Gallenblasenentfernung sicher zum neuen Standard. Empfehlenswert.

Die Steine in den Gallengängen werden ebenfalls durch Gallenblasenentfernung (Cholezystektomie) operiert; als alternative Methode (bei hohem Operationsrisiko und bei bereits Operierten) kommt die endoskopische Steinholung mittels ERCP zum Einsatz.

Gibt es eine Alternative, eine natürliche Methode, Gallensteine zu verhindern?

Vom theoretischen Ansatz her könnte es sinnvoll sein, lange Pausen zwischen den Mahlzeiten zu verhindern. Dadurch soll die Gallenblase öfters angeregt werden, Galle in den Darm zu befördern. Die Kristallisation von »Steinkeimen« in der dadurch häufiger bewegten Gallenblase soll damit gehemmt werden. »Anregende« Mittel für einen besseren Gallenfluss sind Kümmel, Pfefferminze, Anis, Fenchel, Artischockenkraut, Löwenzahn und Gelbwurz.
Gallensteinauflösende natürliche Mittel sind nicht bekannt.

Olivenöl bei Gallensteinen?

Was ist von der »Ölkur« bei Gallensteinen zu halten?

Olivenöl ist, wie andere Pflanzenöle auch, als Reizmahlzeit für die Gallenblase anzusehen. Im Experiment ist 15 Minuten nach Gabe von 30 Gramm Olivenöl eine Verdoppelung des Blutspiegels von Cholezystokinin gemessen worden. Dieses körpereigene Hormon entleert die Gallenblase, vermehrt den Pankreassaft und steigert die Darmbewegung. Eine »Austreibung« von Steinen wäre also durchaus möglich. Die Steindurchmesser müssen allerdings unter 8 mm liegen; das ist die durchschnittliche innere Weite des abführenden Gallenganges. Vor einer Anwendung ist dennoch zu warnen: Die meisten Fälle enden mit einer starken Kolik durch eingeklemmte Steine, was Gelbsucht bedeutet. Hätte sich die Ölkur durchgesetzt, hätte sie viele operative Verfahren verdrängt; außerdem: Was ist billiger als 30 Gramm Olivenöl?

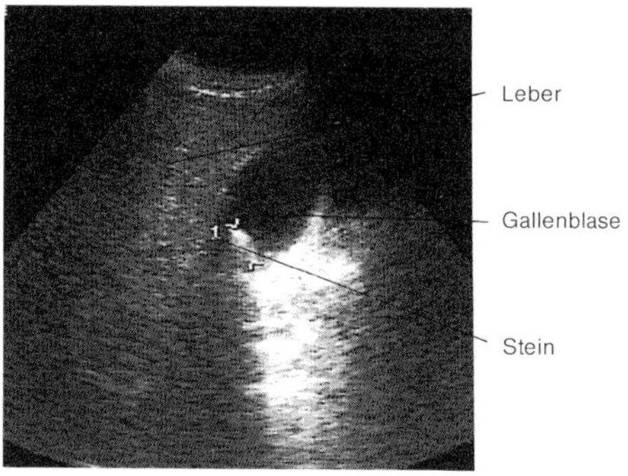

G. I., 33 J., 13 mm großer, länglicher Gallenstein

Die akute Gallenblasenentzündung, Cholezystitis

Die entzündete Gallenblase ist meistens eine begleitende Komplikation bei Gallensteinen. Die Blase wird durch den Stein verschlossen, die gestaute Galle wird durch vom Darm eingeschleppte Bakterien infiziert.

Symptome: Dumpfe, manchmal kolikartige Schmerzen im rechten Oberbauch, Übelkeit, Erbrechen, hohes Fieber. Bei tiefer Einatmung und im Sitzen werden die Schmerzen verstärkt. Fieber und eine gespannte Bauchdecke sind frühzeitige Alarmsymptome. Die Gallenblase ist als schmerzhafter »Tumor« tastbar.

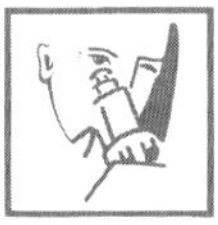

Diagnose: Die pralle Gallenblase ist am rechten Rippenbogenrand zu tasten (Achtung: sehr vorsichtig!). Im Labor sind die weißen Blutkörperchen (Leukozyten), der Gallenfarbstoff Bilirubin und die »Leberwerte« erhöht, eine Gelbsucht (Ikterus) kann auftreten. Im Ultraschall sieht man die verdickte Gallenblasenwand und Steine.

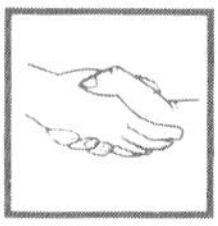

Behandlung: Bettruhe, Fasten, vorsichtig lauwarme Flüssigkeiten, Tee und fettlose klare Suppe. Gallegängige (das sind Mittel, die in die Galle ausgeschieden werden) Antibiotika müssen in Spritzenform sofort gegeben werden. Nur damit können die drohende Vereiterung und die Gefahr des Durchbruches in die freie Bauchhöhle verhindert werden. Krampflösende Medikamente und Schmerzmittel sind hoch zu dosieren, damit die gewünschte Wirkung erzielt werden kann.

Wenn innerhalb von 48 Stunden keine ausreichende Besserung eintritt, muss wegen der zunehmenden Gefahr von Komplikationen operiert werden (Gallenblasenentfernung = Cholezystektomie).

Bei Besserung kann die notwendige Gallenblasenentfernung auf einen späteren, günstigeren Zeitpunkt verschoben werden.

Welche Komplikationen sind zu befürchten?

1. Vereiterung der Galle (Empyem)
2. Durchbruch in den Bauch (Perforation)
3. Durchbruch in den Darm, es droht ein Darmverschluss durch Gallensteine.
4. Chronischwerden der Entzündung

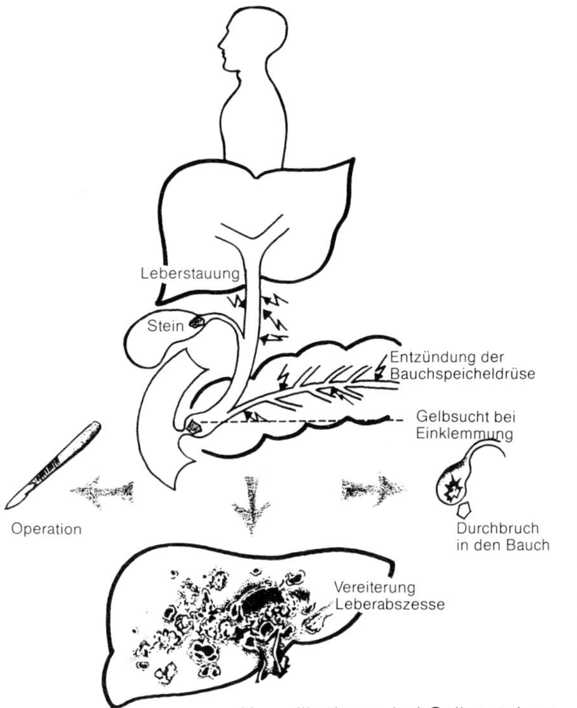

Komplikationen bei Gallensteinen.

Bei jeder der genannten Komplikationen muss sofort operiert werden, nur bei der »chronischen« ist Abwarten erlaubt. Zu einer chronischen Gallenblasenentzündung führen gehäufte akute Entzündungen. Die Organwand verdickt sich, schrumpft und verkalkt. Das entzündliche Endprodukt, das als Körperorgan bereits völlig wertlos ist, bezeichnet man als Porzellangallenblase; der Ausdruck stammt noch aus der »Röntgenzeit« der Gallenblase.

Die akute Gallengangsentzündung, Cholangitis

Ein Stopp im Gallenabfluss ist der Ausgangspunkt. Meistens handelt es sich um Steine, es können aber auch Tumoren oder Würmer sein.

Symptome: 1. Oberbauchschmerzen
2. Fieber
3. Gelbsucht

Im Labor sind die Leukozyten (= weiße Blutkörperchen), der Gallenfarbstoff Bilirubin und die Leberwerte erhöht. Die Bakterien Coli, Streptokokken, Klebsiellen, Proteus

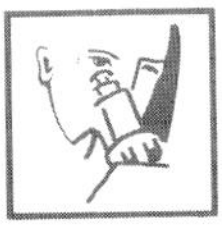

und Pseudomonas sind oft im Blut nachweisbar. Eine Blutvergiftung mit Ausbildung von Leberabszessen ist daher eine gefürchtete Komplikation.

Diagnose: Untersuchung, Labor, Ultraschall.

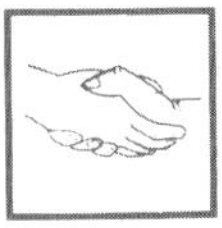

Behandlung: Bettruhe und Nahrungskarenz (= nichts essen). Gallengängige Antibiotika mittels Injektionen oder Infusionen. Es muss alles darangesetzt werden, den normalen Galleabfluss wieder in Gang zu bringen. Dazu wird eine »Papillotomie« gemacht: Der Galleausführungsgang wird an der Mündung zum Zwölffingerdarm »geschlitzt«, um ihn zu erweitern. Ein eingeklemmter Stein kann dann bequem durchschlüpfen.

Alle Gallentumoren müssen operiert werden

Tumoren der Gallenwege

Die gutartigen sind selten und fast immer in der Gallenblase. Sie werden aber grundsätzlich durch Gallenblasenentfernung operiert, weil sie nicht so ohne weiteres von bösartigen Gebilden unterschieden werden können. Die gutartigen Tumoren machen nur gelegentlich Beschwerden und sind meist ein Zufallsbefund im Rahmen einer Ultraschalluntersuchung des Oberbauches.

Der »gelbe Gewichtsverlust«

Bösartige Tumoren, Gallengangskrebse

80 Prozent der Krebse sitzen in der Gallenblase, 20 Prozent in den Gängen.

Symptome: Fast diagnoseweisend ist eine schmerzlose, langsam zunehmende Gelbsucht bei rasantem Gewichtsverlust. Ein leichter Druckschmerz kann im Oberbauch bestehen.

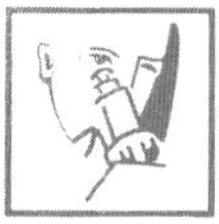

Diagnose:
Sie wird leider — allzu oft — zu spät gestellt. Ultraschall und Endoskopie mit ERCP. Computertomographie und PTC dienen der Abgrenzung des Tumors. Das Labor kann wichtige allgemeine Aufschlüsse geben.

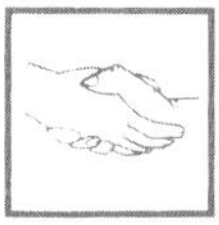

Behandlung: Operative Tumorentfernung. Wenn die Krebsausschälung den Gallenabfluss nicht wieder herstellen kann, muss in den Gallengang eine Kunststoffprothese eingelegt werden; eine andere Möglichkeit ist die Ableitung der Galle durch einen Katheter über die Leber nach außen. Wegen der späten Erkennbarkeit ist die Prognose, der voraussichtliche Heilverlauf des Gallenkrebses, außerordentlich ungünstig.

»Gallenweh« ohne organischen Befund

Nicht wenige Menschen haben gallenkolikartige Beschwerden, obwohl bei wiederholten Untersuchungen nichts Krankhaftes, z. B. Steine, festgestellt wurde. Die Erklärung für die Schmerzen ist ein mangelhaftes Zusammenspiel im Gallenabfluss. Das »Team« Gallenblase-Schließmuskel im Zwölffingerdarm schafft es nicht, seine Tätigkeit aufeinander abzustimmen. Wenn sich die Gallenblase zusammenzieht, müsste der Schließmuskel erschlaffen, um die Galle in den Zwölffingerdarm zu lassen.

Bei dieser »Dyskinesie« genannten Störung geschieht das Gegenteil, der Gallendruck in den Gängen steigt an, und Schmerzen stellen sich ein.

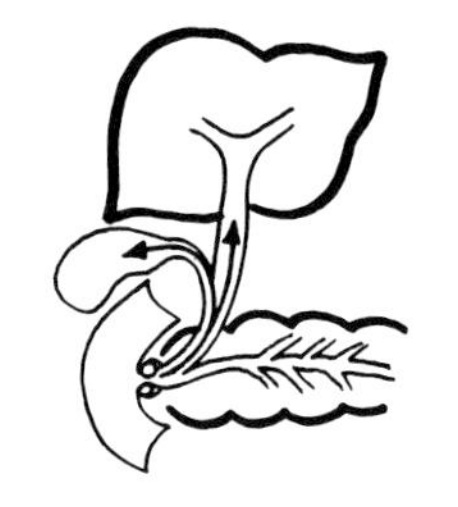

Bei Krämpfen wird die Galle in die Leber und Gallenblase zurückgestaut.

Diagnose: Manchmal ist das ganze Untersuchungsrepertoire gefordert, denn es ist üblicherweise viel schwieriger zu beweisen, dass keine organische Krankheit vorliegt.

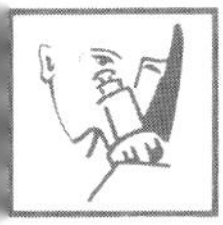

Behandlungstipp Gallenweh: milde krampflösende Mittel. Auszüge bzw. Tees aus Fenchel, Anis, Pfefferminze, Süßholz, Kümmel, Artischockenkraut, Löwenzahn und Gelbwurz können gefahrlos versucht werden.

Ich selbst rate zu einer milden Mischung aus Mate und Süßholz (schmeckt ohne Zucker sehr gut!). Diese Teemischung ist auch in Kombination mit Hagebutte bestens geeignet!

Alle Diätregeln für die »Galle« sind dieselben wie diejenigen für Pankreaserkrankungen! Wer also beim Essen etwas Gutes für die Galle tut, schont gleichzeitig auch die Bauchspeicheldrüse.

Erkrankungen der Milz

Die Milz gehört selbst nicht zum Verdauungstrakt und ist kein für den Organismus unumgänglich notwendiges Organ. Durch ihre Lage im linken, oberen Bauchraum sollte sie dennoch im Zusammenhang mit der Verdauung besprochen werden. Ihre Hauptaufgabe ist die Mitwirkung in der körpereigenen Abwehr, die Milz ist als »großer Lymphknoten« anzusehen. Eine Schlüsselrolle spielt sie beim Abbau der roten Blutkörperchen, sie ist das »Grab der roten Blutkörperchen«.

Die wichtigsten Erkrankungen der Milz sind die Vergrößerung, der Milzinfarkt und der Milzriss.

Vergrößerungen der Milz, als Splenomegalie bezeichnet, sind fast regelmäßig bei allen Blutkrankheiten (z. B. Leukämien) anzutreffen. Die hochgradig vergrößerte Milz kann dabei bis ins Becken hinunterreichen und durch Verdrängung der anderen Bauchorgane erhebliche Verdauungsstörungen verursachen. In erster Linie muss die Grundkrankheit (Leukämie) behandelt werden, die operative Entfernung der Milz ist manchmal notwendig.

Der Milzinfarkt (Gefäßverschluss durch Thrombose) kann als akutes Ereignis starke Beschwerden im linken Bauch machen, bei schleichendem Verlauf kann er aber auch unbemerkt ablaufen.

Dem Milzriss geht fast immer eine stumpfe Bauchverletzung voran. Verursacher sind z. B. eine Fahrradstange, ein Tritt beim Fußballspiel oder ein Hieb beim Boxen und der Anprall an der Armlehne im Fahrzeug beim seitlichen Auffahrunfall. Es zerreißt dabei die Milzkapsel, wodurch sehr viel Blut in die Bauchhöhle austreten kann.

Symptome:
Linksseitiger Bauchschmerz, im Labor Blutarmut, erhöhte Leukozyten.

Achtung: Zwischen Verletzung und akuter Blutung kann ein »freies« (= beschwerdefreies) Intervall liegen. Patienten mit Verdacht auf Milzverletzung müssen daher über 24 Stunden kontrolliert werden.

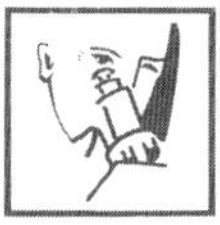

Diagnose:

Ultraschall, Computertomographie, eventuell Angiographie, Labor als Hilfsmittel.

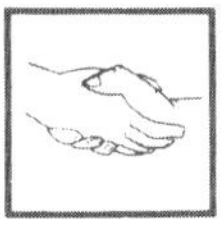

Behandlung:

Kleine Risse können mit Gewebekleber »verklebt« werden, große Risse erfordern die umgehende Milzentfernung.

Erkrankungen des Bauchfells, Peritoneum

Wichtig sind die akute Entzündung und der krebsige Befall bei ausgedehnten Krebserkrankungen.

Die akute Entzündung, Peritonitis

Die häufigsten Ursachen sind Durchbrüche aus Magen und Zwölffingerdarm, solche aus dem Darm sind seltener, z. B. bei Blinddarmdurchbruch.

Symptome: Der Bauch ist stark druckempfindlich, bretthart und gebläht. Typisch ist der Entlastungsschmerz. Ein sehr »kranker« Gesichtsausdruck mit »Facies abdominalis«: Spitze, kalte Nase, eingefallene Wangen und fahle Blässe sind immer vorhanden. Der Kranke mit Peritonitis vermeidet sorgfältig jede Bewegung und atmet ganz oberflächlich. Die Beine sind angezogen und bewegungslos. Beim Abhören sind keine Darmgeräusche zu hören, es herrscht die ominöse »Totenstille«. Die Temperatur ist regelmäßig erhöht, rektal gemessen um 1 bis 2 Grad C höher als in der Achselhöhle (»axillär«).

Vorsicht: Bei alten Menschen und während einer Kortisonbehandlung können alle Symptome — mit Ausnahme des Labors — sehr schwach ausgeprägt sein. Die weißen Blutkörperchen sind stark angestiegen. Erfolgt keine Rettung durch Operation und Intensivmedizin, entsteht ein tödlicher Lähmungsileus.

Der Bauchfellkrebs (Peritonealkarzinose)

Der Bauchfellkrebs entsteht praktisch immer durch eine Absiedelung (Metastase) aus einem fortgeschrittenen Krebsleiden — nicht nur aus dem Bauchraum. Die Beschwerden sind meistens untypisch und nicht genau zu orten. Schmerzen sind — wenn überhaupt vorhanden — eher schwach. Größere Knoten können durch die Bauchdecke getastet werden. Immer besteht eine Bauchwassersucht.

Die Diagnose erfolgt durch Ultraschall und mikroskopische Untersuchungen von Zellen des Bauchfelles.

Die Behandlung richtet sich nach der Grundkrankheit.

Was sehr akut ist, kann gefährlich werden

Der »akute Bauch« oder das »akute Abdomen«

Als »akutes Abdomen« bezeichnet man plötzlich auftretende, lebensbedrohende Krankheiten des Verdauungstraktes. Die Symptome können trotz verschiedenster Ursachen sehr ähnlich sein. Ein führendes Merkmal fast aller »akuten Bäuche« ist der große Schmerz, an dem die begleitende Bauchfellentzündung (= Peritonitis) einen Hauptanteil hat. Das akute Abdomen erfordert die raschest mögliche Abklärung und Behandlung. Die Gründe für das akute Geschehen können innerhalb und außerhalb des Bauchraumes sein.

Symptome beim akuten Abdomen: Der starke Schmerz ist immer mit einer schweren Beeinträchtigung des Allgemeinzustandes verbunden. Der Schmerz kann dazu führen, dass sich der Patient herumwirft und krümmt, z. B. bei der Gallenkolik, oder aber völlig ruhig liegt und jegliche Bewegung vermeidet — das ist bei der akuten Bauchfellentzündung der Fall.

Wichtige Zeichen der Bauchfellreizung sind die muskuläre Abwehrspannung und der Loslassschmerz. Darunter versteht man eine kurz dauernde, intensive Schmerzzunahme nach Zurückziehen der untersuchenden Hand.

Der Klopfschmerz ist am heftigsten im Bereich der stärksten Entzündung. Allgemeine Symptome sind oft Fieber, Verhaltung von Stuhl und Winden, es herrscht »Totenstille« im Darm.
Weiters Herzklopfen, fadenförmiger Puls, trockene Zunge, fleckige Rötung des Gesichtes mit eingefallenen Wangen und spitzer Nase (dies wird auch als hippokratisches Gesicht bezeichnet). Dazu kommen Unruhe, kalter Schweiß, Blutdruckabfall und quälender Durst.

Welche Ursachen außerhalb des Bauches können ein akutes Abdomen auslösen?

Dabei ist die auslösende Ursache nicht im Bauch selbst zu suchen. In Frage kommen Vergiftungen mit Nahrungsmitteln, Medikamenten, Blei (»Bleikolik«), Thallium, Pflanzenschutzmitteln, Pilzen, Quecksilber und Tetrachlorkohlenstoff. Von den Stoffwechselstörungen sind die Zuckerkrankheit und Porphyrie, das Fettblut und akute Elektrolytstörungen in Betracht zu ziehen.

Am Herz-Kreislauf-System können Herzinfarkt, besonders der Herzhinterwandinfarkt, ein tiefer Lungeninfarkt sowie Darmwandthrombosen und Embolien ein akutes Abdomen auslösen.

Auch Blutkrankheiten wie Anämien, Leukämien, Blutzerfall und überschüssige Blutbildung müssen als Auslöser erwogen werden.

Sogar Nervenkrankheiten wie das Syphilisendstadium, die Gürtelrose, ein Bandscheibenvorfall oder Wirbelbruch machen starke Bauchsymptome.

Andere Ursachen sind die tiefsitzende Lungenentzündung, akute Harnverhaltung, Virusinfekte, grüner Star und Gasbrust (Pneumothorax).

Krankheiten, die in der Schwangerschaft ein akutes Abdomen auslösen können, sind Bauchhöhlenschwangerschaft, Gebärmutterdurchbruch, Stieldrehung und Durchbruch von Tumoren, vorzeitige Lösung des Mutterkuchens (Plazenta) und »Luftbauch« nach der Geburt.

Alle genannten Ursachen kommen selten vor, und doch muss man bei Beginn einer akuten Bauchsymptomatik grundsätzlich daran denken.

Welche Ursachen innerhalb des Bauches können ein akutes Abdomen auslösen?

Die innerhalb des Bauches liegenden Gründe für ein akutes Abdomen sind alltäglich und häufig.

Am häufigsten sind Entzündungen.

An der Spitze liegt mit 54 Prozent die akute Appendizitis, gefolgt von der akuten Gallenblasenentzündung (Cholezystitis) mit 14 Prozent, dahinter die akute Bauchspeicheldrüsenentzündung mit 5 Prozent. Unter ferner liefen rangieren die Entzündungen von Dünndarm (Ileitis), Dickdarm (Kolitis) und von Dickdarmdivertikeln (Divertikulitis) sowie die akuten Entzündungen der weiblichen Genitalorgane. Die Bauchfellentzündung unbekannter Herkunft macht 1 Prozent aus.

Infektionskrankheiten mit Bauchproblemen sind Malaria, Tuberkulose, Typhus und Leberentzündung.

Durchbrüche und Blutungen aus Geschwüren und Krebsen machen 7 Prozent aus. Weitere Gründe sind die geplatzte Gallenblase, die Eileiterschwangerschaft, Risse von Milz und Leber sowie eine aufgeplatzte Aussackung der Bauchschlagader, die »Aneurysmablutung«.

Der Verschluss von Organen und Blutgefäßen erzeugt immer dramatische Bauchbeschwerden. Der Darmverschluss, Ileus, macht 11 Prozent aus, der Verschluss von Darmarterien 3 Prozent. Darauf folgen Gallenkolik, Nierensteine und eingeklemmte Brüche.

Wenn der Bauch zum Notfall wird

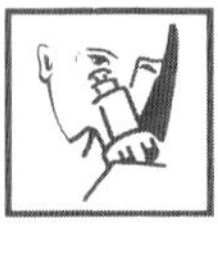

Was ist beim Verdacht auf akutes Abdomen zu beachten und welche Maßnahmen werden ungeachtet der möglichen Ursache eingeleitet?
Welchen Untersuchungsgang hat man beim akuten Abdomen zu erwarten?

Vorrangig wichtig ist die Erkennung der alarmierenden Leitsymptome.

Wie ist der Allgemeinzustand:

Bestehen Schock? Unruhe? Schonatmung?

Was ist mit dem Schmerz:

Wo? — genaue Ortung des Schmerzes!

Wann? — zeitlicher Ablauf!

Wie? — Art des Beginns!

Wodurch? — wird der Schmerz gedämpft oder verstärkt?

Ist die Bauchfellentzündung allgemein oder örtlich?

Besteht ein Loslassschmerz? — oder eine Abwehrspannung?

Finden sich:

- Brechreiz
- Erbrechen
- Stuhl-, Wind- und Harnverhaltung
- Fieber?

Die eigentliche Untersuchung beginnt mit dem Betasten: Prüfen von Loslassschmerz und Abwehrspannung, Untersuchung von Leber und Milz, Tumorsuche, Untersuchung des Afters, Prüfen der Pulse in der Leistengegend, Suche nach Leistenbrüchen und vergrößerten Lymphknoten. Die Untersuchung der äußeren Geschlechtsorgane gehört unbedingt dazu.

Auch das Abhören kann wichtige Informationen liefern:

Sind die Darmgeräusche normal, verstärkt oder fehlend, findet sich die »Totenstille« im Darm?

Wie ist der Herzrhythmus — normal oder unregelmäßig?

Ist die Lunge entzündet, findet sich Wasser in der Lunge?

Besteht beim Abklopfen eine Dämpfung in den Flanken?

Das bloße Betrachten zeigt Operationsnarben, auffällige Verfärbungen oder Blutungen.

Weiters: Wie ist die Reaktion der Pupillen auf Licht, wie hoch ist der Augendruck, besteht eine Nackensteifigkeit?

Wenn die führenden Leitsymptome beachtet und die Untersuchung, wie eben geschildert, erfolgt ist, hat sich meist schon ein bestimmter Verdacht erhärtet. Die weiteren Untersuchungen sind deshalb schon teilweise auf die Verdachtsbestätigung, z. B. »akute Galle«, ausgerichtet.

Als erste apparative Untersuchung wird meistens eine Röntgenbauchaufnahme, ein »Abdomenleer« im Stehen, gemacht.

Nach dem Röntgen folgt die Ultraschalluntersuchung des Bauches. Leber, Gallenblase, Bauchspeicheldrüse, Milz, Nieren, die großen Gefäße und Lymphknoten sowie die Unterleibsorgane können sehr gut untersucht werden. Magen und Darm sind dem Ultraschall nicht ideal zugänglich.

Die Laboruntersuchung dient gleichzeitig der eventuellen Operationsvorbereitung. Sie umfasst:

Blutbild, Blutgerinnung, Blutsalze (»Elektrolyte«), Blutzucker, Nierenwerte, die Leberwerte GOT, GPT und Gamma GT, die CK und CK-MB, Amylase und die Blutgase, den »Gas-Check«.

Ergänzt wird die Untersuchung durch ein EKG.

Ist die Diagnose geklärt, beginnt unmittelbar darauf die Einleitung der Behandlung. Sie ist chirurgisch oder nicht-chirurgisch (»konservativ«). Wenn die Diagnose noch nicht geklärt ist und ein weiteres Zuwarten aber möglich erscheint, müssen weitere Untersuchungen folgen. Nimmt dagegen auch bei ungeklärter Diagnose das Krankheitsbild zu und droht Lebensgefahr, erfolgt die sofortige Behandlung bzw. Operation auf Verdacht.

Eine Auflistung der häufigsten Ursachen für den akuten Bauch ergibt folgende Reihung der »gefährlichen Acht«:

1. Akute Appendizitis, akuter Blinddarm
2. Akute Gallenblasenentzündung, Cholezystitis
3. Darmverschluss, Ileus
4. Magen-Zwölffingerdarmdurchbrüche, Ulkusperforation
5. Akute Bauchspeicheldrüsenentzündung, Pankreatitis
6. Blutungen
7. Gefäßverschluss
8. Vergiftungen

Alle acht Verursacher des akuten Bauches können bei rechtzeitiger Behandlung gezähmt werden und man kann wieder gesund werden. Eine Verschleppung der notwendigen Maßnahmen — egal aus welchen Gründen — bringt den kräftigsten Menschen ins Grab!

Vorsorgetipp für Interessierte daher: Den »akuten Bauch« nochmals lesen!

Besonders ausführlich werden im Folgenden die Appendizitis, der Ileus und die Vergiftungen besprochen.

Einst wurde der Wiener Chirurg Hochenegg bei einem festlichen Abendessen von seiner Tischdame gefragt, ob der Blinddarm eigentlich ein lebenswichtiges Organ sei. Da antwortete er mit ernstem Gesicht: »Für den Chirurgen schon, gnädige Frau!«

Der akute »Blinddarm«, akute Appendizitis

Entzündet wird dabei der »Wurmfortsatz« des Blinddarmes.

Er enthält lymphatisches Gewebe und hat möglicherweise Aufgaben im Abwehrsystem.
»Lymphatisches« Gewebe findet sich sonst in den Mandeln, der Milz und den Lymphknoten.

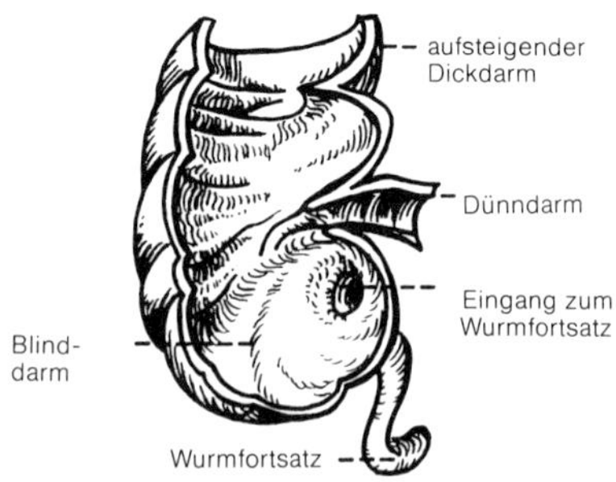

Lage des »Blinddarmes«

Der Hohlraum des Wurmfortsatzes ist nur 1 bis 2 mm weit. Bei der schwarzen Bevölkerung in den USA ist der akute Blinddarm viel seltener, weil der Wurmfortsatz bei Schwarzen im Durchschnitt viel weiter als bei Weißen und daher weniger entzündungsanfällig ist. Wenn der Inhalt des blind endenden Wurmfortsatzes vom übrigen Darm abgeschnitten wird, gedeihen die Darmbakterien reichlich und wandern ins umliegende Gewebe aus. Die Folge: Der Wurmfortsatz vereitert.

Fünf Prozent der Bevölkerung werden im Laufe des Lebens wegen einer akuten Appendizitis operiert. Deshalb ist die »Blinddarmoperation« eine der häufigsten Operationen überhaupt.

Symptome und Beschwerden: Innerhalb weniger Stunden entwickelt sich die Entzündung zu einem Krankheitsbild mit heftigen Bauchbeschwerden!

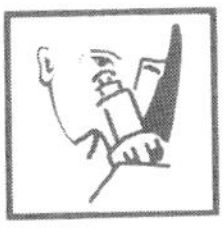

Bei untypischen Symptomen kann die Diagnose sehr schwierig sein. Der Schmerz beginnt meist im Magen- oder Nabelbereich und wandert erst allmählich in den rechten Unterbauch. Der Patient liegt oft mit angezogenem rechten Bein im Bett. Der Schmerz ist zu Beginn nicht besonders groß. Er wird erst allmählich heftiger und manchmal kolikartig. Spät entsteht ein Dauerschmerz im rechten Unterbauch. Typisch ist der Schmerz beim Beklopfen (Klopfschmerz) der Bauchwand, aber auch beim raschen Zurückziehen der tastenden Hand (Loslassschmerz). Auch wenn das rechte Bein gestreckt wird, ist der Schmerz intensiver. Die »Abwehrspannung« kann bei fortgeschrittener Entzündung so stark sein, dass sich der Bauch bretthart anfühlt.

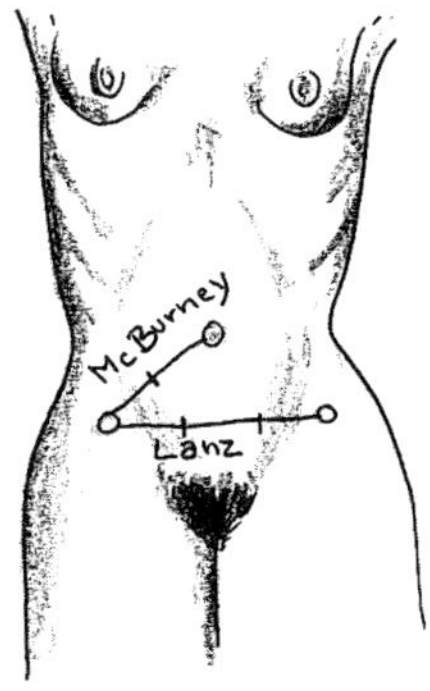

»Mc Burney« und »Lanz« sind wichtige Druckpunkte bei akuter Appendizitis.

Der stärkste »Druckpunkt« ist von der Lage des Wurmfortsatzes abhängig. Zu bedenken ist auch, dass ein »Situs inversus« vorliegen kann, dabei liegen alle Organe spiegelverkehrt, der Appendix also links! Wenn der Appendix hochgeschlagen ist, liegt das Hauptbeschwerdebild im rechten Oberbauch.

Bei Beckenlage des Wurmfortsatzes ist die Darmuntersuchung mit dem Finger entscheidend. Die Temperatursteigerung beginnt nicht mit Schüttelfrost, das erreichte Fieber ist meist nicht sehr hoch, zwischen 38 und 39 Grad C.

Die im After gemessene Temperatur (»Rektal«) ist wesentlich höher als die Achseltemperatur (»Axillär«), der Unterschied beträgt 1 Grad C. Die stärkere Temperaturerhöhung weist auf die Nähe des Erkrankungsherdes hin. Erbrechen und Übelkeit sind häufig, der Stuhl ist zuerst durchfallartig, dann verstopft. Die Leukozyten (weiße Blutkörperchen) sind regelmäßig erhöht, in einem Viertel der Fälle aber nur ganz wenig.

Wichtig ist die Symptomenfolge der akuten Appendizitis innerhalb der ersten 6 Stunden:

1. Beginn mit akuten Schmerzen im Magen- oder Nabelbereich, dann
2. Übelkeit und Erbrechen, dann
3. Wandern des Schmerzes nach rechts unten, dann

4. örtlicher Druckschmerz im rechten Unterbauch, dann
5. Fieber, dann
6. Leukozytose (Erhöhung der weißen Blutkörperchen).

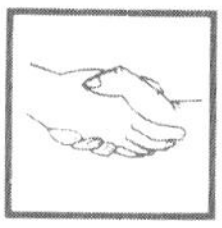

Die Behandlung besteht in der Operation, die Sterblichkeit beträgt weniger als 0,2 Prozent, liegt im hohen Alter allerdings bei 5 Prozent.

Die größte Gefahr bei der Appendizitis ist der Durchbruch in die freie Bauchhöhle. Diese Wahrscheinlichkeit ist beim Kind und beim alten Menschen hoch. Vorsicht: Nach erfolgtem Durchbruch lassen die Schmerzen vorübergehend nach. Ein Durchbruch kann schon nach 8 bis 12 Stunden erfolgen, meistens aber am dritten und vierten Tag nach Beginn der Erkrankung.

Achtung: Bei Diabetikern und alten Menschen kann jede Form der Appendizitis ganz symptomarm erfolgen! Jegliches Abwarten erhöht die Gefahr, trotzdem ist die Entscheidung nicht ganz einfach. Es gibt praktisch kein Zeichen, an dem man die Appendizitis sicher erkennen oder sicher ausschließen kann. Eine Verbesserung der Diagnostik hat der Ultraschall gebracht. Die falsch-negative Einschätzung — »es ist nichts« — eines akuten Blinddarmes ist verhängnisvoll, weil beim Durchbruch unmittelbare Lebensgefahr droht!

Welche Fehlbeurteilungen beim »Blinddarm« sind möglich?

»Übersehen« — zur Zeit des Durchbruches — weil die Entzündung entlastet wird.

Bei Durchfall — Fehldeutung als Durchfallerkrankung.

Bei abnormer Lage des Wurmfortsatzes hinter dem Blinddarm — Missdeutung als Nierenbeckenentzündung oder Harnleiterkolik.

Bei älteren Menschen sind alle Symptome milder — bei der »Altersappendizitis« ist die Durchbruchsgefahr viel höher.

Bei sehr dicken, fetten Bauchdecken.

Bei Schwangerschaft in den ersten 3 Monaten, die Beschwerden können leicht der Schwangerschaft zugeordnet werden.

Bei Kleinkindern ist Erbrechen aus sehr vielen Gründen leicht möglich, auch ist die Erhebung der Krankengeschichte viel schwieriger.

Welche Krankheitsbilder können einen akuten Blinddarm vortäuschen?

1. Entzündung der Lymphgefäße — bei Kindern, rasche Rückbildung.
2. Dünndarmentzündung — bei Jugendlichen, heilt von selbst.
3. Entzündung des »Meckel«-Divertikels — das ist ein kleiner Strang, der manchmal vom Dünndarm zum Nabel zieht; kann nur operativ geklärt werden.
4. Akute Darmentzündung.
5. Divertikulitis.
6. Gallenblasenentzündung.

7. Bauchspeicheldrüsenentzündung.
8. Tiefgelegene Lungenentzündung.
9. Steinkolik der Harnleiter.
10. Akute Nierenbeckenentzündung.
11. Bauchhöhlenschwangerschaft.

Bei allen Zweifeln gilt: Lieber einige Male unnötig operieren als einmal zu spät. Eine falsch-positive Beurteilung (Diagnose: Appendizitis, stimmt aber nicht) ist keinUnglück, eine falsch-negative Beurteilung (Diagnose: »Es ist nichts«, es ist aber einakuter Blinddarm) kann tödlich enden.

Wenn man diesen Grundsatz beherzigt, ist die Rate an »falschen« Operationen mit 15bis 30 Prozent nicht zu hoch.

In den Himalaya — mit oder ohne Blinddarm?

Soll man sich den Blinddarm vorsorglich operieren lassen?

Bisher sind keine nachteiligen Folgen bekannt geworden, wenn der Wurmfortsatz fehlt. Die mögliche Bedeutung als Abwehrorgan wurde bisher überschätzt. Allerdings ist die Gefahr einer Verwachsung auch nach einer Appendektomie erhöht. Verwachsung im Bauchraum bedeutet immer Ileusgefahr!

Der Empfehlung mancher Chirurgen, den Appendix schon beim Gesunden entfernen zu lassen, weil dann das Operationsrisiko am kleinsten sei, kann man sich ohne Vorbehalt nicht anschließen.

Behandlungstipp Blinddarm:
Den gesunden Blinddarm dann entfernen lassen,

- wenn im Rahmen einer anderen Bauchoperation der Bauch ohnehin operativ eröffnet werden muss. Man spricht dann von einer »Appendix rapta« (»geraubte Appendix«).
- Wenn andere medizinische Gründe dafür sprechen, wie z. B. die Unmöglichkeit operativer Hilfe während eines längeren Aufenthaltes in Zentralafrika oder einer wochenlangen Bergtour in Tibet.
- Wenn häufige Schmerzattacken im rechten Unterbauch waren und andere Erkrankungen ausgeschlossen wurden.

Ganz besondere Möglichkeiten bietet da sicher das neue Operationsverfahren mittels Bauchspiegelung (=Laparoskopie).

In die Nutzen-Risiko-Abwägung muss auch das Alter des Patienten miteinbezogen werden. Die Wahrscheinlichkeit, eine Appendizitis zu bekommen, ist zwischen dem 5. und 34. Lebensjahr mit etwa 10 Prozent am höchsten und liegt danach nur noch bei 3 Prozent. Nachdem die Gefahr eines Darmverschlusses durch einen inneren Narbenzug nach Blinddarmoperation am größten bei Kindern ist, sollte eine vorsorgliche Blinddarmentfernung nur — wenn überhaupt — zwischen dem 15. und 34. Lebensjahr erfolgen.

Stille und »Schlamm« im Bauch

Der Ileus (Darmverschluss)

»Ileus« ist ein Sammelbegriff für Störungen der Darmpassage. Das Wort kommt aus dem Griechischen und heißt »voll Schlamm«. Der Darmverschluss ist immer eine akut lebensbedrohende Unterbrechung der Darmpassage. Nach den Ursachen unterscheidet man den mechanischen vom Lähmungsileus, nach dem Ort den Dünndarm- vom Dickdarmileus.

Was geschieht beim Ileus?

Es kommt zu einem Aufstau des Darminhaltes vor dem Hindernis. Dadurch wird die Darmwand stark ausgeweitet und ihre Durchblutung empfindlich vermindert. In der Folge wird die Aufnahmsfähigkeit des Darmes herabgesetzt, es strömt mehr Flüssigkeit in den Darmschlauch ein. Durch den Verlust von Wasser und Mineralsalzen im Darm entstehen Kreislaufschwäche und Schock. Der Schock bringt eine weitere Verschlechterung der Darmdurchblutung, der Darm wird »brüchig und morsch«, es

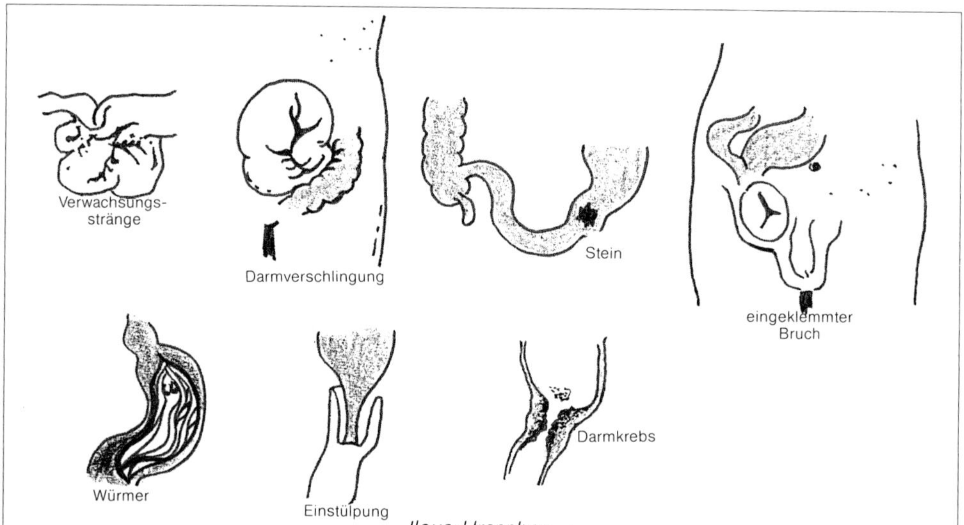

Ileus-Ursachen

drohen die Bauchfellentzündung durch auswandernde Bakterien und der Durchbruch. Durch die Vergiftung des Körpers sind nun alle Organe vom Versagen bedroht.

Was geschieht beim »mechanischen« Ileus?

Ursachen sind Einklemmung des Darmes in Brüche, Verdrehungen und abklemmende Verwachsungsstränge nach stattgefundenen Bauchoperationen. Weitere Ursachen können Tumoren, Gallensteine und eingedickte Nahrungsmittel sein, wie beispielsweise Weizenkleie, die ohne ausreichende Flüssigkeit eingenommen wurde. Beim Lähmungsileus wird es still im Bauch.

Als »Totstellreflex« des Darmes bei örtlicher Bauchfellentzündung, nach Bauchverletzungen oder bei mangelndem Kaliumgehalt: Letzteres kommt vor bei ständigem Gebrauch von Abführmitteln!

Symptome: Durch die Aufhebung der Darmbewegung (Peristaltik) gehen weder Winde noch Stuhl. Später kommt es zu Erbrechen, Übelkeit, Völlegefühl und aufgetriebenem Bauch. Die Schmerzen sind wechselnd und hängen vom Ort und der Ursache des Ileus ab.

Beim Dünndarmileus bestehen stärkere Schmerzen, Erbrechen tritt früher auf. Meistens wird der Darm durch Verwachsungen »gewürgt« (stranguliert), sodass das Absterben des Darmes droht. Frühes Eingreifen ist lebensrettend!

Der Dickdarmileus entwickelt sich langsamer, meistens durch einen voluminösen Tumor. Der aufgetriebene Bauch mit der Stuhl- und Windverhaltung steht im Vordergrund. Erbrechen und Schmerzen kommen später hinzu.

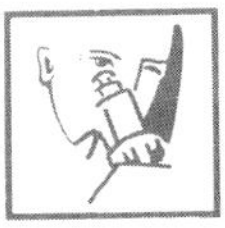

Diagnose: Beim mechanischen Ileus finden sich metallisch klingende, spritzende, gurgelnde Darmgeräusche, die verstärkt auftreten, später Stille. Beim Lähmungsileus von Beginn an Totenstille, bei Erschütterung des Bauches Plätschergeräusche. Abdomenleeraufnahme und orientierendes Labor erhärten die Diagnose.

Diagnosetipp Ileus: Jede »Stille« im Bauch ist ein Alarmsymptom, das höchste Lebensgefahr signalisiert!

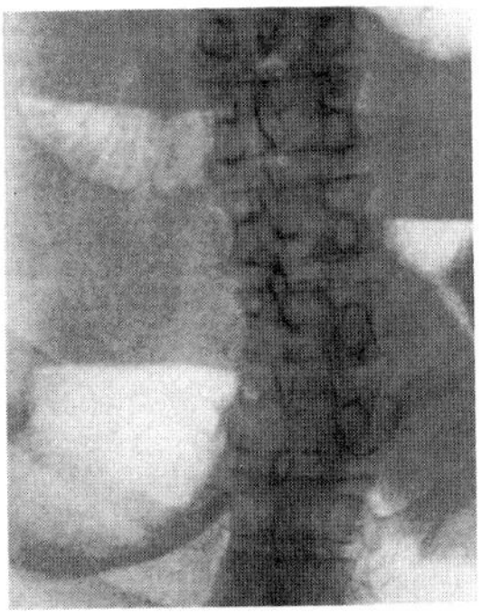

Bauchröntgen beim Darmverschluss, man sieht die sog. »Darmspiegel«

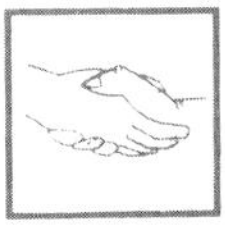

Behandlung: Der Magen-Darmtrakt muss durch Einlegen von Magensonden entlastet werden, damit aufgestauter Magen-Darminhalt abgelassen werden und der Darm sich erholen kann. Gleichzeitig wird durch Infusionen (»Flaschen«) der Flüssigkeits- und Elektrolytgehalt im Blut ausgeglichen. Kreislauf und Ausscheidung werden kontinuierlich überwacht. Daneben sind weitere Diagnoseschritte wie Endoskopie und Röntgen möglich. Auf dem Weg zur letztlich klärenden Operation wird – je nach wahrscheinlicher Ursache – versucht, medikamentös den Darm wieder in Gang zu bringen.

Die Operation selbst strebt die rasche Beseitigung der Ileusursache an und soll die normale Darmdurchgängigkeit wieder herstellen.

Behandlungstipp Ileus:
Die Zeit für die Behandlung des Ileus drängt, bis zu eingeleiteten Maßnahmen »soll die Sonne nicht nochmals auf- oder untergehen«!

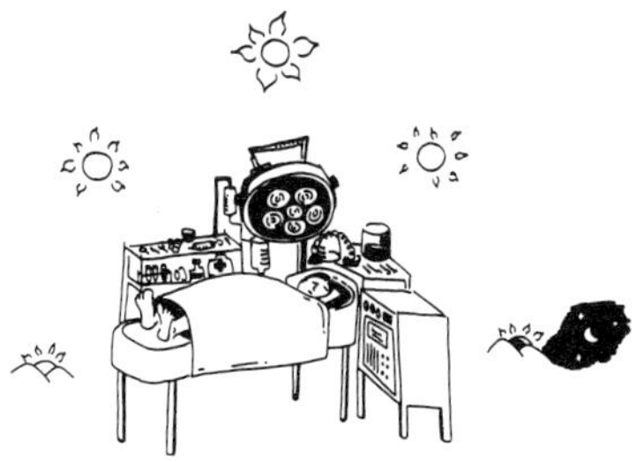

Beim Ileus soll vor der Behandlung die Sonne weder auf- noch untergehen!

Eine sehr seltene Ursache für einen Darmverschluss, aber mit fatalen Folgen, ist ein Verschluss der Darmarterie:

Das »Raucherbein im Bauch«

Diese Erkrankung macht die heftigsten Bauchschmerzen überhaupt! Zum Dauerschmerz kommen noch kolikartige Verschlimmerungen. Je nach Verschlussort sind die Schmerzen im Ober-, Mittel- oder Unterbauch zu finden.

Symptome: Anfänglich ist der Bauch gespannt, aber eindrückbar, ohne besonderen Entlastungsschmerz. In den ersten Stunden besteht ein langsamer Puls, dann ein schneller. Wenn der von der Ernährung abgeschnittene Darm beginnt abzusterben, werden die Symptome kritischer: Fieber, Bauchfellreizung, hohe Leukozyten, blutige Durchfälle und Darmlähmung setzen später ein.

Diagnose: Im Abdomenleerbild sieht man zuerst den gasfreien Darm, später Darmwandverdickung, sogenannte Haarnadelschlingen, und im Spätstadium Gas in der Darmwand. Die Sicherung der Diagnose erfolgt durch die Angiographie.

Behandlung: frühzeitige Operation!

Am Ende dieses eher »operativen« Abschnittes ein Ausspruch eines Chirurgen, der ungenannt bleiben soll. Er belehrte einen Patienten, der seine Heilung der Hilfe Gottes zu verdanken glaubte: »Mein lieber Mann, merken Sie sich eines: Geheilt hat Sie der Chirurg. Der liebe Gott ist Internist!«

Giftalarm im Bauch!

Wenn der Darm vergiftet ist

Vergiftungen können immer wieder einmal für sehr heftige und gefährliche Erscheinungen im Verdauungstrakt verantwortlich sein.

Sie sind zwar keine Verdauungskrankheiten, die Giftstoffe werden aber vom Verdauungsschlauch aufgenommen und von dort wieder abgegeben. Das entstehende Krankheitsbild ist akut und kann mit anderen, »normalen« Erkrankungen verwechselt werden. Auch der Bauch »trägt kein Mascherl«, dem »wehen« Bauch ist die Vergiftung nicht anzusehen!

Entscheidend für den weiteren Verlauf und den Erfolg der Behandlung ist die Höhe der aufgenommenen Dosis eines Giftes.

In 60 Prozent aller Fälle ist mit einer Schlafmittelvergiftung zu rechnen, bei 30 Prozent werden zwei und mehr Medikamente (in selbstmörderischer Absicht) eingenommen; in der Hälfte aller Ereignisse spielt Alkohol eine gewichtige Rolle. Das ist zu bedenken, um die Vergiftung wegen des Alkoholgeruches nicht als »Alkoholrausch« zu verkennen.

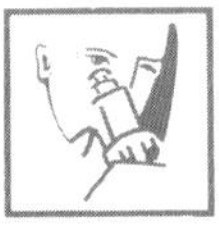

Allgemeine Diagnose von Vergiftungen:
Der erste Schritt zur richtigen Diagnose ist, die Möglichkeit einer Vergiftung überhaupt in Betracht zu ziehen. Hauptsymptome sind Übelkeit, Erbrechen und Störungen des Bewusstseins.

Die Umgebung muss genau inspiziert werden: Stehen Gläser und Flaschen und liegen leere Arzneischachteln herum?

Die Anwendung der sechs »W« bewährt sich immer:

Wer? · Was? · Wann? · Wie? · Wie viel? · Warum?

Die nächstgelegene Vergiftungszentrale sollte möglichst rasch angerufen werden. Für die Giftstoffdiagnose sollen »Herumliegendes« sowie Harn, Stuhl, Blut, Magensaft und Erbrochenes für die Analyse gesammelt werden. Die genaue Ausarbeitung geschieht in einem darauf spezialisierten chemischen Labor.

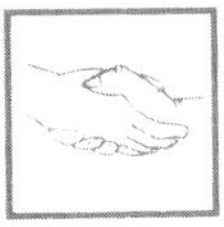

Allgemeine Behandlung: Als erster Schritt muss versucht werden, das aufgenommene Gift wieder aus dem Verdauungsschlauch herauszubringen; die dafür passenden Maßnahmen sind Erbrechen und die Magenspülung. Die Magenspülung (nur durch den Notarzt!) ist immer dann angebracht, wenn der Brechversuch erfolglos ist.

Für das Brechen »auf Kommando« stehen uns zwei Mittel zur Verfügung:

1. Salzwasser: 2 Esslöffel Kochsalz in 1 Glas warmem Wasser bei Erwachsenen und Kindern ab 12 Jahren, wirkt innerhalb von 10 Minuten. Zusätzlich wird die Rachenhinterwand mit dem Finger (Vorsicht Bissgefahr!) oder einem Löffel gereizt. Das warme Salzwasser muss solange getrunken werden, bis klare Flüssigkeit erbrochen wird. Nach Einsetzen des Brechvorganges Wasser nachtrinken lassen!

2. Brechsirup (Ipecacuana-Sirup): Kinder unter $1\frac{1}{2}$ Jahren bekommen 10 ml, zwischen $1\frac{1}{2}$ und 4 Jahren 15 ml, über 4 Jahre 20 ml. Bei Erwachsenen 25 ml. Danach werden 100 bis 200 ml Wasser nachgetrunken, mit der Wirkung ist nach 20 Minuten zu rechnen.

Dieser Brechversuch darf nicht probiert werden bei Bewusstlosigkeit, nach Einnahme von ätzenden und schaumbildenden Stoffen und nach Lösungsmitteln und Mineralöl.

Im zweiten Schritt geht es darum, das Gift zu verdünnen, z. B. bei ätzenden Stoffen. Trinkenlassen von reichlich Wasser. Bei Säuren Versuch der Neutralisation mit Milch und Eiern. Bei Laugen Trinken von Zitronensaft oder verdünnter Essigsäure — 3 Esslöffel Speiseessig auf 1 Glas Wasser.

Nach Spül- und Waschmitteleinnahme müssen Entschäumer (Polysiloxane) gegeben werden, um ein Eindringen in die Lunge zu vermeiden.

Aktivkohle: 30 g für den Erwachsenen, hat eine sehr große Oberfläche und bindet dadurch viel Gift. Universell einsetzbar, auch bei öligen Stoffen und organischen Lösungsmitteln.

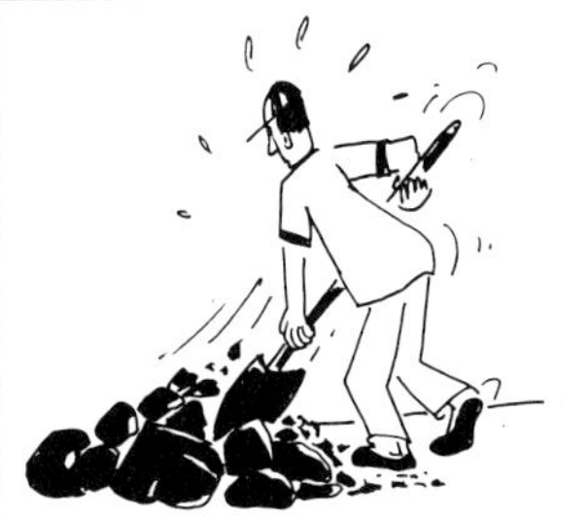

Aktivkohle kann viel Gift binden.

Bei der weiteren Entgiftung ist man bestrebt, die natürlichen Ausscheidungswege verstärkt anzuregen. Die Gifte sollen über die Ausatmungsluft, über Harn, Stuhl und Blut ausgeschieden werden. Alle Maßnahmen sind die Angelegenheit einer intensiv-medizinischen Betreuung.

Gegengifte (»Antidota«) haben beträchtliche Nebenwirkungen, ihr Einsatz ist daher auf sehr schwere Fälle begrenzt.

Wie erkenne ich die Vergiftung?

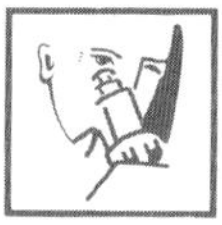

Die Darstellung der einzelnen Vergiftungsbilder am Verdauungstrakt ist so gewählt, dass man die wichtigsten Symptome erkennen kann und durch sinnvolle Zusammenarbeit mit dem medizinischen Personal zur Rettung des Vergifteten beitragen kann.

Schlafmittel und Beruhigungsmittel (Tranquilizer)

Schlafmittel und sogenannte Tranquilizer stellen die größte Gruppe. Werden sehr oft mit Alkohol kombiniert. »Tranquilizer« sind Beruhigungsmittel, eines der ältesten ist Valium. Kein Medikament hat im ausgehenden 20. Jahrhundert auf der ganzen Welt eine weitere Verbreitung gefunden.

Vorsicht: Verwechslung der Vergiftung mit einem »Alkoholrausch«!

Symptome:

- Bewusstseinsstörung bis zur Bewusstlosigkeit.
- Alle Körperreflexe (z. B. auf Schmerz) sind sehr abgeschwächt.
- Die Körpertemperatur ist ebenso abgesunken wie
- der Blutdruck,
- die Atmung geht flach und langsam.

Bedroht wird das Leben durch die Einatmung von Fremdstoffen (den Vorgang nennt man »Aspiration«), durch Kreislaufschock und Atemstillstand.

Behandlung: Giftentfernung aus dem Körper, Intensivbehandlung, ein spezielles Gegengift bei Tranquilizervergiftung ist Anexate.

Antidepressiva und Lithium

Antidepressiva sind Medikamente gegen Nervenstörungen mit Traurigkeit, Antriebslosigkeit und Selbstmordgedanken.

Das Metall Lithium kann, zusätzlich oder allein gegeben, die Krankheit mildern.

Symptome sind

- trockene Haut und
- trockener Mund,
- weite Pupillen,
- Fieber,
- schnelles Herzklopfen und
- Bewusstseinstrübung bis zum Koma.

Behandlung: In schweren Fällen mit dem Antidot Anticholium.

Besonders bei der Lithiumvergiftung finden sich Übererregbarkeit, Zittern, Verwirrtheit und starke Temperaturerhöhung. In der Behandlung steht die Ausschwemmung des Metalls im Vordergrund.

Alkoholvergiftung

Zu bedenken ist, dass Alkohol in vielen Fällen mit Schlafmitteln und Psychopharmaka kombiniert wird.

Symptome: ergeben sich aus der Narkosewirkung des Alkohols auf das Gehirn. Es drohen Atemstillstand und Kreislaufschock. Unterkühlung ist oft zu finden, die Unterzuckerung des Gehirns fördert schwere Stürze und bringt die Gefahr von ernsthaften Kopfverletzungen mit sich. Andere Medikamente, beispielsweise Zuckertabletten, werden in ihrer Wirksamkeit gesteigert.

Behandlung: Magenspülung, Intensivtherapie, in schwersten Fällen Blutwäsche.

Der Körper kann nur eine bestimmte Menge Alkohol in der Zeiteinheit abbauen, so dass der Blutwert um rund 0,15 Promille pro Stunde abfällt. Die tödliche Dosis von Äthylalkohol hängt von der Aufnahmsgeschwindigkeit, dem Alter, dem Ernährungszustand und von der Gewöhnung ab. Sie liegt zwischen 4 und 13 Gramm reinen Alkohols pro kg Körpergewicht. Eine 0,7-Liter-Flasche mit 40prozentigem Schnaps in einer halben Stunde ausgetrunken, bringt den Trinker — unbehandelt — in absolute Lebensgefahr!

Pflanzenschutzmittel

Besonders häufig sind sie in Weinanbaugebieten. Achtung! Entfernen der Kleider nur mit Handschuhen und Schürze, da diese Gifte auch durch die Haut aufgenommen werden.

Symptome: Beschwerden durch Verlegung der Atemwege, langsamer Puls, enge Pupillen, niedriger Blutdruck, Muskelzuckungen und Muskellähmung.

In der Behandlung haben sich Atropin (aus der Tollkirsche) und Toxogonin als Gegengifte bewährt.

Digitalis, Fingerhut

Die Pflanze ist in fast jedem Bauerngarten zu finden. Medizinische Verwendung finden der rote und der wollene Fingerhut bei der Herzschwäche mit schnellem Puls und bei Schilddrüsenüberfunktion. Die Digitalispflanze wurde erstmals vom englischen Arzt William Withering gegen Herzwassersucht angewendet.

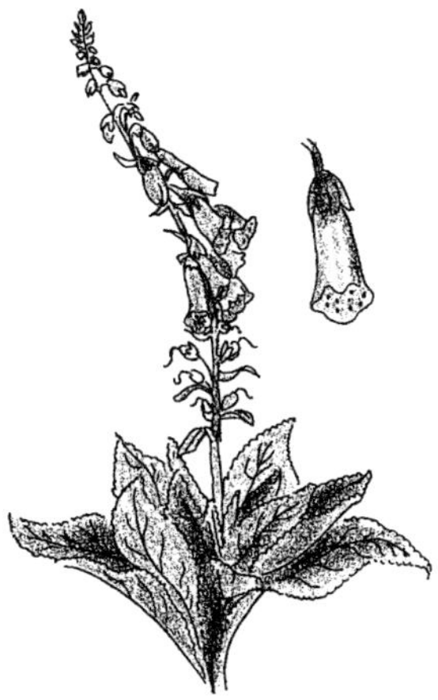

Roter Fingerhut
»Digitalis purpurea«

Symptome:

- langsamer Puls,
- Herzblock,
- Herzstolpern,
- Farbensehen,
- Verwirrtheit,
- Übelkeit und Erbrechen.

Behandlung: vorübergehender Herzschrittmacher, Digitalisantidot und Blutwäsche.

Nahrungsmittelvergiftungen

Am weitaus gefährlichsten ist der Botulismus. Die Giftstoffe werden aus einem Bakterium, genannt Clostridium botulinum, erzeugt; es kann sich in stark verdorbenen Nahrungsmitteln aufhalten. Verdächtig sind alte Fleisch-, Käse- oder Gemüsekonserven. Beim Büchsenöffnen entweicht zischend Luft. Solche Konserven dürfen nicht gegessen, ja nicht einmal gekostet werden!

Symptome: 6 bis 48 (!) Stunden nach der Giftaufnahme setzen Bauchschmerzen mit Brechdurchfall ein. Vom 2. bis 12. (!) Tag können Nervenausfälle dazukommen mit Augenlähmungen und Schluckstörungen. Weiter gehende Ausfälle betreffen Verstopfung und allgemeine Muskellähmung. Die spezielle Behandlung erfolgt mit Botulismusantitoxin.

Pilzvergiftungen

Gesundheitstipp Pilze: Als Leitlinie sollte man den folgenden Satz auswendig lernen: »Vergiftungserscheinungen, welche 1/2 bis 3 Stunden nach dem Genuss der Pilze einsetzen, sind relativ ungefährlich und machen keine besondere Behandlung notwendig, während alle Vergiftungserscheinungen, die erst nach 5 bis 24 Stunden beginnen, schwere, sehr ernste Erkrankungen mit ungewissem Ausgang darstellen«.

Giftpilze mit rasch einsetzender Wirkung sind Rötling, Ritterling, Risspilz, Fliegen- und Panterpilz sowie Tintling.

Jedes Jahr in der Pilzsaison fallen dem Knollenblätterpilz Menschen zum Opfer. Die Aufklärung in den Schulen und über die Medien hat keinen nennenswerten Erfolg gebracht.

Symptome: In typischer Weise beginnen 6 bis 24 Stunden nach der Mahlzeit Übelkeit, Erbrechen, Bauchschmerzen und wässrige Durchfälle. Am 2. bis 4. Tag droht das Leberversagen, danach Nieren- und Kreislaufschock.

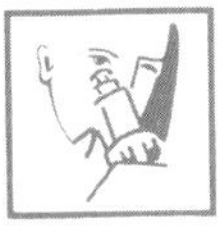

Diagnose: Durch den Nachweis des Pilzgiftes Amanitin im Harn. Wenn noch Reste der Mahlzeit vorhanden sind, ist ein Schnelltest — durch einen Sachverständigen — möglich: Auf holzhältigem Zeitungspapier werden Pilzkrümel ausgedrückt; der getrocknete Fleck wird mit 2 Tropfen einer 25prozentigen (!) Salzsäure betupft. Knollenblätterpilz ergibt eine blaue Färbung.

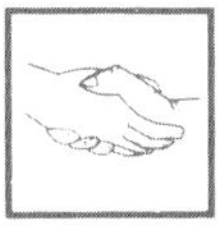

Behandlung: Intensivtherapie, als Antidot wird ein Stoff aus der Mariendistel eingesetzt, Silibinin, enthalten im Präparat Legalon.

Behandlungstipp Pilze: Alle Pilzvergiftungen, die erst 5 bis 6 Stunden nach der Mahlzeit erste Symptome erzeugen, müssen wegen der Wahrscheinlichkeit, dass eine Knollenblätterpilzvergiftung vorliegt, sofort im Krankenhaus behandelt werden!

Verwechselt wird der Grüne Knollenblätterpilz gelegentlich mit dem Grünen Ritterling. Ebenso giftig, aber weniger häufig ist der Weiße Knollenblätterpilz, der mit dem echten Champignon und dem Feldegerling verwechselt werden kann.

Zur Knollenblätterpilzvergiftung siehe auch »Lebergifte«.

Schmerzmittelvergiftungen

Sie sind bei Kindern durch unachtsame Einnahme häufiger. Meist handelt es sich um Mexalen, Aspirin und Novalgin.

Symptome: Erbrechen, Durchfälle, Schläfrigkeit, Krämpfe, Atemstillstand. Nach 24 Stunden Gefahr des Leberschadens, der bis zum Leberversagen weitergehen kann.

Als Gegengift gibt man N-Azetylzystein, in schweren Fällen ist Blutwäsche erforderlich.

Säuren und Laugen, »Haushaltsreiniger«

Meistens sind es Salz-, Essig- und Ameisensäure bzw. Salmiakgeist, Natron- und Kalilauge. Die Ätzwirkung an der Schleimhaut kann zum Durchbruch der Gedärme führen. Lebensbedrohlich ist eine Wassereinlagerung (Ödem) in der Stimmritze. Die Schadenswirkung auf den ganzen Körper ergibt sich durch die Aufnahme von Eiweiß und Giften. Laugen sind gefährlicher als Säuren.

Symptome: Schmerzen im Mund, Rachen und Magen, blutiges Erbrechen, ängstlicher Gesichtsausdruck, Blauverfärbung von Armen und Beinen, Krämpfe und Atemnot.

Behandlung: Brechversuche können problematisch sein, da die Stoffe bei einer nochmaligen Speiseröhrenpassage die Schleimhaut zum zweiten Mal schädigen. Reichliches Trinken von Wasser. Diese Maßnahme ist äußerst wichtig. Die Hauptsache ist die rasche Verdünnung und nicht die Neutralisation. Die Magenspülung folgt erst 1 bis 2 Stunden nach den Erstmaßnahmen. Das Ausmaß von eventuellen Verätzungen kann durch die Notfallendoskopie geklärt werden.

Wie soll ein Telefongespräch mit der Vergiftungszentrale geführt werden?

Der Anrufer sollte sich bemühen, klar und deutlich zu sprechen und Name, Adresse und Telefonnummer nennen. Wichtig!: Die eigene Telefonnummer von der Zentrale für den Fall eines Rückrufes bestätigen lassen!

Der Anrufer berichtet über den Patienten:

Wer?	Alter, Gewicht und Geschlecht des Vergifteten, Standort der Vergiftung
Was?	Giftbezeichnung — Packungsaufdruck, Beipackzettel
Wie?	Einnahmeweg — durch den Mund? Spritze?
Wie viel?	Genauest mögliche Dosis — Abschätzen!
Wann?	Zeitpunkt der Einnahme — gesichert oder nur vermutet?
Zustand?	Erste Symptome, getroffene Maßnahmen, Atmung, Kreislauf, Bewusstsein

Genau hinhören und aufpassen auf den Ratschlag der Zentrale, sodann gut überlegte Sofortmaßnahmen einleiten, bis die angeforderte Ambulanz kommt. Wiederholen des Ratschlages!

Ruhe bewahren, keine Panik — jede überhastete Aktion kann viel verderben und die vergiftete Person in eine noch schlechtere Situation bringen!

Wichtige Telefonnummern von Vergiftungszentralen mit 24-Stunden-Dienst für Erwachsene und Kinder

Berlin . . . . ☏ 030 / 192 40

Bonn . . . . ☏ 0228 / 287 3211

Freiburg i. Br. . . . . ☏ 0761 / 192 40

Göttingen . . . . ☏ 0551 / 192 40

Hamburg . . . . zuständig ist Göttingen

Homburg / Saar . . . . ☏ 0 68 41 / 192 40

Koblenz . . . . zuständig ist Mainz

Mainz . . . . ☏ 06131 / 192 40

München . . . . ☏ 089 / 192 40

Nürnberg . . . . ☏ 0398 / 24 51

Wien . . . . ☏ 01 / 406 43 43

Zürich . . . . ☏ 01 / 251 51 51, 251 66 66

Erfurt . . . . ☏ 0361 / 730 730

Achtung:
Telefonnummern ändern sich rasch. Prüfen Sie von Zeit zu Zeit, ob »Ihre« Nummer noch aktuell ist.

Wenn die »Symptomherde« zieht: Wohin führt der Leithammel?

Bisher wurden klar umrissene Krankheiten und Störungen vorgestellt. Das Buch sollte aber jeder Leserin und jedem Leser als Leitfaden zum besseren Erkennen und zum »Aufstöbern« von Erkrankungen dienen.

Gibt es auch nur eine einzige Krankheit, die sich mit Namen und gedruckter Visitkarte vorstellt? Bis heute ist kein Fall bekannt. Deshalb ist es so wichtig, dass wir die führenden Signalsymptome kennen lernen und erfahren, was sich dahinter verbergen kann.

Was sind Signal- oder Leitsymptome?

Leitsymptome sind körperliche Veränderungen und Beschwerden, die bei einzelnen Krankheiten praktisch immer vorkommen und mehr oder weniger im Vordergrund stehen: z. B. Durchfall bei der bakteriellen Darminfektion oder Gelbsucht bei der Leberentzündung.

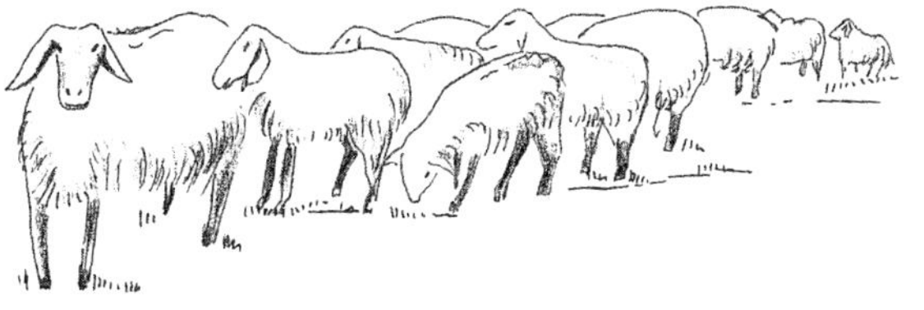

Was sagt der LEIT-Hammel?

Die möglichen Krankheitsursachen, die das Leitsymptom auslösen, werden hier aufgezeigt. Auch soll dabei zum Ausdruck kommen, dass das vermeintliche »Verdauungssymptom« auf eine ganz andere Störung außerhalb des Verdauungstraktes hinweisen kann.

Die eigentliche Krankheit wird genauer bei den einzelnen Organen beschrieben.

Somit sollen dem Leser beide Wege zur sachlichen Information geebnet werden. Das bisherige Motto war: von der Krankheit zum Symptom. Und nun gilt es unter »Leitsymptom« von den Symptomen zur möglicherweise vorliegenden Krankheit zu kommen!

Was verbirgt sich unter »Luft im Bauch« und welche Krankheit kann dahinter stecken, wenn es links unten im Bauch weh tut?

Soweit es in anderen Kapiteln nicht erwähnt wurde, werden auch kurze Behandlungshinweise gegeben.

Mögliche inhaltliche Wiederholungen sind nicht zufällig, sondern durchaus gewollt, denn das »Kursbuch Verdauung« soll man auch von »hinten lesen« können.

Achten wir also auf den »Leithammel« und schauen wir, was sich hinter den folgenden Leitsymptomen verbergen kann!

Mundgeruch

Der Geruch entsteht durch Fettsäuren, die in der Ausatmungsluft abgeatmet werden. Kommt vor bei Mund- und Zahnfleischentzündung, Karies, herabgesetzter Speichelbildung bei nervösen Personen und als Nebenwirkung bei Psychopharmakabehandlung, Verdauungsstörungen in Speiseröhre, Magen und Zwölffingerdarm, Besiedelung des Dünndarmes mit Dickdarmbakterien, Verstopfung und eitriger Bronchitis.

Behandlung:
Beseitigung der Grundkrankheit, Zahnsanierung, Mundhygiene, 3mal täglich einen Apfel essen, fettarme Kost, Lutschen von Salbeibonbons, Spülungen mit Myrrhe.

Zungenbrennen

Findet man bei Blutarmut und Zuckerkrankheit, häufiger aber bei seelischen Problemen. Wichtig ist die ursächliche Behandlung der zugrunde liegenden seelischen Störung durch Psychotherapie oder mittels Medikamenten (Antidepressiva).

Örtliche Maßnahmen, z. B. Pinseln oder Bestreichen, werden fast immer empfohlen, sind aber nicht sinnvoll, weil nutzlos.

Soor, Candidainfektion

Diese Pilzerkrankung bildet milchige Beläge auf der Wangenschleimhaut, dem Rachen und der Zunge. Nach Abkratzen der Beläge blutet die Oberfläche.

Ursachen: Bei geschwächten Personen, AIDS- und Tumorkranken und nach Antibiotikabehandlung.

Die örtliche Behandlung mit dem Pilzmittel Mykostatin oder Ampho Moronal ist meistens erfolgreich. Siehe auch »Organkrankheiten«.

Mundtrockenheit

Ursachen:

1. Verminderter Speichelfluss durch Medikamente, vor allem Psychopharmaka
2. Erkrankungen der Speicheldrüsen, z. B. Mumps
3. Wasserverlust durch Fieber, Durchfall, Alkoholismus, Nierenerkrankungen.

Beim sogenannten »Sicca-Syndrom« sind alle Schleimhäute trocken, es muss ständig künstlicher Speichel — Sialin Sigma oder Glandosane — verwendet werden.

Vermehrter Speichelfluss

Bei Mundschleimhautentzündung, Parkinson-Krankheit und Geisteskrankheiten.

Appetitlosigkeit

Mangelnder oder fehlender Appetit kann bei allen Verdauungskrankheiten vorkommen, aber auch bei vielen Allgemeinerkrankungen wie Fieber, Alkoholmissbrauch, hohem Blutdruck, Hormon- und Stoffwechselstörungen, Blutarmut, bei Kummer und Nervenkrankheiten, Depressionen, Gefäßverkalkung und Magersucht.
Eine häufige Nebenwirkung ist der fehlende Appetit bei Medikamenteneinnahme. Einen wichtigen Hinweis kann auch die Abneigung gegen bestimmte Speisen geben, z. B. gegen Fleisch bei Magenkrankheiten.

Übelkeit und Erbrechen

Speiseröhrenverengung, akute Gastritis, Ileus, Verwachsungen nach Operationen, als Reflex bei »akuter Galle«, akuter Pankreatitis und beim akuten »Blinddarm«.

Andere Gründe sind Medikamente, Infektionen — grippale Infekte, verdorbene Lebensmittel, »verdorbener« Magen nach zu üppigem Essen, Schwangerschaft, Psychoneurosen, Reisekrankheit, Migräne und als Ausdruck einer Vergiftung durch Alkohol, Nikotin und Blei.

»Dysphagie« — Schluckstörungen

Das Wort bedeutet das Gefühl, dass der Bissen während des Durchgangs durch die Speiseröhre stecken bleibt. Dysphagie ist das wichtigste Symptom einer organischen Speiseröhrenerkrankung.
Ein häufiger Grund ist die Refluxkrankheit mit Sodbrennen durch Rückfluss von saurem Magensaft und nachfolgende Schleimhautentzündung. Beim Speiseröhrenkrampf liegt eine Nerven-Muskelstörung vor, es ist das Schlucken von festen und flüssigen Speisen sehr erschwert.

Der Speiseröhrenkrebs wird meistens erst wahrgenommen, wenn zwei Drittel der Lichtung durch den Tumor verlegt sind. Auch besteht fast immer ein Gewichtsverlust von 10 Kilogramm. 50 Prozent aller Dysphagiepatienten haben einen Speiseröhrenkrebs!!

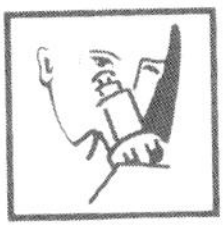

Diagnosetipp Speiseröhre:
Jede Schluckstörung muss nach spätestens 2 Wochen durch Spiegelung geklärt werden.

»Schluckauf«, Singultus

Der Schluckauf entsteht durch eine ruckartige Zusammenziehung des Zwerchfells. Dieser Reflex kann durch intensive Kälte oder Hitzeeinwirkungen, geblähten Bauch oder besondere Erregungen des Gemüts, wie intensive Trauer oder Lustigkeit ausgelöst werden.
Organische Ursachen sind ein Druck auf den Zwerchfellnerv durch Tumoren oder entzündliche Prozesse in der Nähe des Zwerchfells.

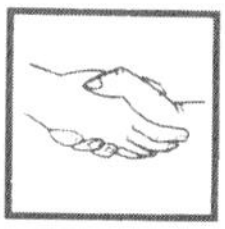

Behandlungstipp bei Schluckauf:

- Luftanhalten
- Atmen in Plastikbeutel
- Sauerstoff-Inhalation
- Beabsichtigtes Niesen mittels Pfeffer oder Schnupfpulver
- Kräftiger Zug an der Zunge
- Beidseitiger Druck auf den Gehörgang
- Trinken eiskalter oder heißer Getränke
- Heftiges Erschrecken hilft manchmal auch!

Was geschieht mit der Luft im Bauch?

Luftschlucken, Aerophagie

Etwas Luftschlucken ist normal. Die geschluckte Luft erscheint schon nach 20 Minuten im Dickdarm und wird von dort als »Wind« oder Flatus ausgestoßen.
Verstärktes Luftschlucken findet man oft bei Personen, die Probleme »hinunterschlucken« wollen. Begünstigt wird das Luftschlucken durch Kaugummikauen, Bonbon-Lutschen, kohlensäurereiche Getränke und Trinken mit Strohhalm.

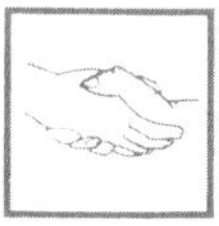

Behandlungstipp beim krankhaften Luftschlucken:

- Zunge beim Schlucken fest gegen den Gaumen pressen,
- langsames Essen,
- geräuschloses Trinken,
- Vermeiden von Trockenschlucken,
- Bleistift zwischen die Zähne stecken!

Gasbauch, Meteorismus und Windigkeit, Flatulenz

Normalerweise sind 200 ml Luft im Bauch, in 24 Stunden werden 500 bis 1200 ml Gas durch den After abgelassen. Nach stark blähenden Speisen ist das Zehnfache leicht erreichbar!

Ein »Wind« (Flatus) besteht aus 40 Prozent Kohlendioxid und Stickstoff sowie aus geringen Mengen Schwefelwasserstoff, Wasserstoff, Methan und Sauerstoff. Die normale »Tagesproduktion« schwankt zwischen 10 und 20 Winden.

Ein Gasbauch (Meteorismus) entsteht immer dann, wenn das Verhältnis zwischen Gasbildung und Gas»abfluss« gestört ist. Insgesamt entscheidend ist aber nicht die Gasmenge, sondern die Wandspannung des Darmes.

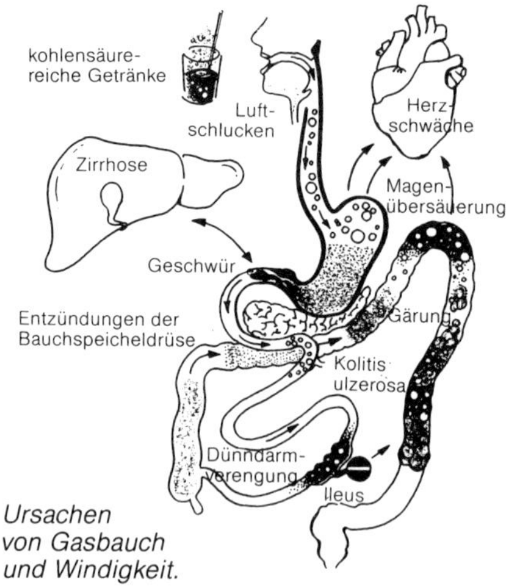

Ursachen von Gasbauch und Windigkeit.

Organische Ursachen sind Verstopfung und Ileus, Leberzirrhose, Erkrankungen der Bauchspeicheldrüse, Kolitis ulzerosa und Herzschwäche. Weiters bei sehr nervösen Personen, Luftschluckern und nach Operationen durch die fehlende Darmbewegung.

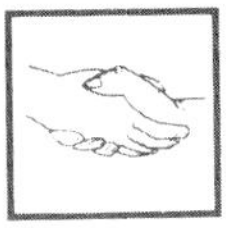

Sieben Behandlungstipps bei Gasbauch:

1. Die organische Ursache muss behandelt werden.
2. Kein Luftschlucken!
3. Keine blähenden Speisen wie Linsen, Bohnen, Kraut, Kohl und Zwiebeln.
4. Kohlenhydrate einschränken.
5. Körperliche Tätigkeit mit Sport an der frischen Luft.
6. Umstellung der Darmflora mit Bifidusmilch oder Laevolac.
7. Günstige pflanzliche Mittel sind Kümmel, Anis, Fenchel, Kamille und Melisse.

Verstopfung

Eine Unzahl von Krankheiten kann hinter dem Führungssymptom Verstopfung stecken. Das »Erfolgsorgan« aber ist in allen Fällen der Dickdarm, deswegen erfolgt die ausführliche Besprechung auch unter Dickdarmerkrankungen.

Was ist, wenn der Bauch weh tut?

Leitsymptom »Bauchschmerzen«, »Bauchweh«

Bauchschmerzen sind im Laufe des Lebens eine der häufigsten Beschwerden jedes Menschen. Wer von uns hat noch nie »Bauchweh« gehabt? Deshalb und wegen der grundsätzlichen Gefährlichkeit von Bauchschmerzen ist es so wichtig, die Möglichkeiten zu kennen, die sich hinter diesem »Alltagssymptom« verbergen können.

Wir unterscheiden den

- akuten,
- den chronischen, immer wiederkehrenden und
- den uncharakteristischen Bauchschmerz.

Alle 3 Gruppen sind gleich wichtig.

Der Hustentest entlarvt den Bauchschmerz

Der akute Bauchschmerz

An sich ist jeder akute und anhaltende Bauchschmerz, der länger als 6 Stunden dauert, gefährlich und — bis zum Beweis des Gegenteils — als chirurgischer Notfall anzusehen.

- Temperaturen bis 38 Grad C weisen auf einen örtlichen Gewebszerfall hin,
- Temperaturen um 40 Grad C eher auf eine Lungenentzündung oder eine Infektion der Harnwege.

Die Schmerzart ist sehr aufschlussreich:

- bei einer Bauchfellentzündung liegt der Patient reglos und still im Bett,
- bei einer Kolik wird ständig die Lage gewechselt — die Bettlaken sind zerwühlt.

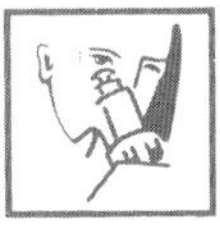

Diagnosetipp Bauchweh: Bei Zweifel an den Schmerzen macht man den »Hustentest«: Kann man fest husten und den Bauch aufblähen, ist ein großer Schmerz nicht sehr wahrscheinlich!

Der Temperaturunterschied zwischen Achselhöhle und Enddarm spielt nur beim »akuten Blinddarm« eine Rolle.

Welche Untersuchungen sind beim akuten Bauchschmerz durchzuführen?

1. Genaue Erhebung der Krankengeschichte und Untersuchung mit Betasten, Abklopfen und Abhören des Bauches.
2. Laborbestimmung von Blutsenkung, Blutbild, Gerinnung, Harn, Leberwerten, Lipase und Amylase, Nierenwerten und Elektrolyten.
3. Betrachtung von Stuhl, Harn und Erbrochenem.
4. Röntgen, »Abdomenleeraufnahmen« im Stehen, im Liegen und Linksseitenlage, Lungenröntgen und EKG.
5. Ultraschall, eventuell CT.

Wenn beim akuten Bauchschmerz eine Abwehrspannung vorliegt, ist am häufigsten an eine akute Appendizitis, an ein durchbrechendes Geschwür sowie an Entzündungen von Gallenblase und Bauchspeicheldrüse zu denken.

- Bei Schmerzen mit Atemnot kommen Herzinfarkt, Lungenentzündung, Lungeninfarkt, Zwerchfellabszess und Gasbrust (Pneumothorax) in Frage.
- Bei Schmerzen mit Fieber sind Gallenblasen- und Gallengangsentzündung, die Bauchspeicheldrüsenentzündung sowie Nieren- und Eileiterentzündung am wahrscheinlichsten.

Welche typischen Symptome findet man bei wichtigen und teilweise lebensbedrohenden Bauchschmerzdiagnosen?

- **Appendizitis, »akuter Blinddarm«**

Akuter Schmerz im rechten Unterbauch, beginnt mit allgemeinem »Bauchweh«, Schmerz wandert von der Magen-Nabelgegend nach rechts unten. Brechreiz, Erbrechen möglich. Ausführlich unter akutes Abdomen.

- **Darmverschluss (Ileus)**

Der Darmverschluss durch Einklemmung oder Abknickung beginnt akut und dramatisch mit Schmerzen, Erbrechen und Durchfall.

Der Ileus durch Verlegung der Darmlichtung, z. B. durch einen Darmtumor, beginnt allmählich und nicht sehr spektakulär.
Der Ileus durch Darmlähmung kommt auf leisen Sohlen, im Bauch herrscht »Totenstille«. Siehe unter Darmerkrankungen.

- **Akute Bauchspeicheldrüsenentzündung (Pankreatitis)**

Der Schmerz ist in der Mitte linksseitig, gelegentlich auch rechtsseitig lokalisiert, er strahlt in den Rücken aus oder umgreift wie ein breiter Gürtel den Bauch. Übelkeit und Erbrechen, der Bauch ist berührungsempfindlich, es findet sich der »Gummibauch« mit elastischer Spannung.

- **Verschluss der Darmwandblutgefäße**

Zuerst kolikartige Schmerzen um den Nabel, später Dauerschmerz und nicht genau zu orten, künden von der plötzlich einsetzenden Katastrophe. Nach einer Pause von 2 bis 12 Stunden (»Stadium des faulen Friedens«) beginnt der Darm abzusterben, es kommt zum Lähmungsileus und zur Bauchfellentzündung.

- **Durchblutungsstörungen im Bauch**

Sie finden sich bei fortgeschrittener Verkalkung der Bauchblutgefäße. Typische Symptome sind der Schmerz nach dem Essen, schlechte Verdauung und Gefäßgeräusche im Bauch. Der »Muskelkater« 10 bis 15 Minuten nach einer Mahlzeit führt dazu, dass die Patienten immer weniger essen und laufend Gewicht verlieren.

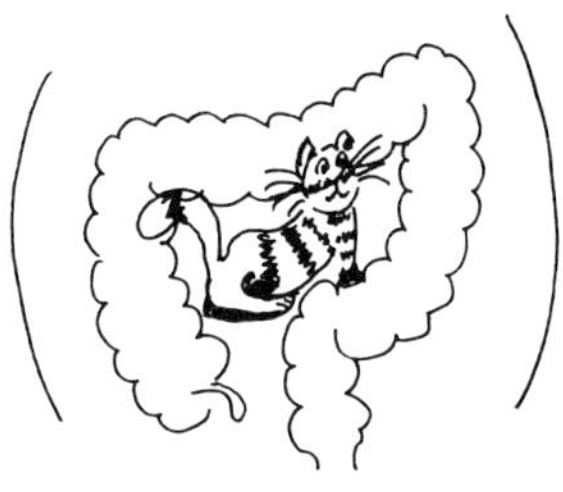

Muskelkater bei Durchblutungsstörungen.

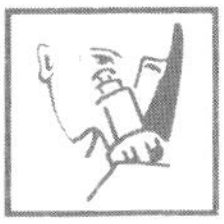

Diagnosetipp: Zum Unterschied von der chronischen Bauchspeicheldrüsenentzündung kommt es zu keiner Besserung der Schmerzen beim Vornüberbeugen!

- **Milzinfarkt**

Man findet ihn fast nur bei Bluterkrankungen. Er macht heftige Schmerzen im linken Oberbauch, die in die linke Schulter ausstrahlen. Tiefes Atmen bereitet Schmerzen. Der Nachweis erfolgt durch Ultraschall, der Heilverlauf ist günstig.

- **Aneurysmaruptur, das Platzen der Bauchschlagader**

Macht einen heftigen Schmerz, der in die Flanken ausstrahlt. Schocksymptome, pulsierender »Tumor« in der Magengegend, Pulsgeräusche links vom Nabel.

Ein Leitsymptom aus dem Kriminalroman

- **Thalliumvergiftung**

Üblicherweise stammt das Metall aus Rattengift. Es kommt zu einer blutigen Magen-Darm-Entzündung mit Schmerzen, Übelkeit, Erbrechen und gesteigertem Speichelfluss. Nach drei Tagen entstehen Nervenlähmungen, später ist ein ausgeprägter Haarausfall zu beobachten.

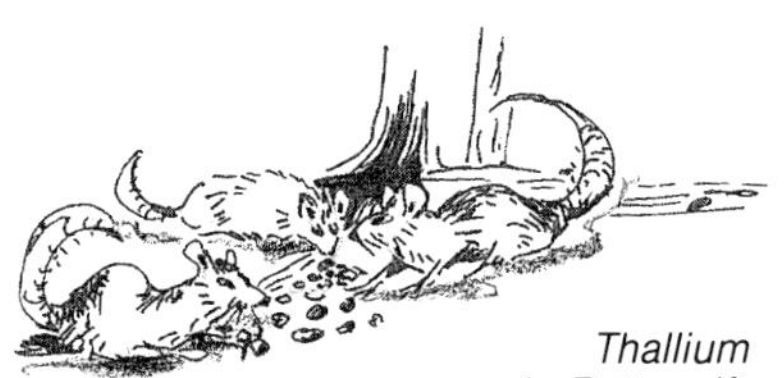

Thallium in Rattengift.

- **Bleivergiftung**

Entsteht bei Schneidbrennerarbeiten an bleibeschichtetem Metall oder bei Arbeiten mit verbleitem Benzin. Macht starke Schmerzen mit Erbrechen und Verstopfung, Metallgeschmack, Speichelfluss und Übelkeit.

Welche »Bauchkrankheiten« verursachen chronische, lange andauernde Schmerzen?

- **Der chronische Bauchschmerz**

Die vermutliche Diagnose lässt sich eingrenzen durch die möglichen Ursachen, den Schmerzcharakter und die Beziehung zur Nahrungsaufnahme.

1. Welche Ursachen für chronische Schmerzen im Bauch gibt es?

Entzündungen von Magen, Darm, Gallenwegen, Bauchspeicheldrüse und Bauchfell kommen in Frage.

Bewegungsstörungen werden durch Verengungen, Steine, Tumoren, hormonelle und seelische Faktoren verursacht.

Durchblutungsstörungen gibt es bei Gefäßverkalkung und Leberzirrhose.

Bei Erkrankungen der Nachbarorgane wie Rippenfellentzündung, Herzinfarkt und Harnleitersteinkolik.

Bei Zuckerkrankheit, Fettblut, Lichtkrankheit und Vergiftungen.

2. Der Schmerzcharakter

- Konstant und bohrend ist er bei der Bauchspeicheldrüsenentzündung und beim Krebs.
- Immer wiederkehrend bei der Gastritis.
- Nachts beim Zwölffingerdarmgeschwür und der Refluxkrankheit.
- Saisonal — im Frühjahr und im Herbst — beim Geschwürsleiden.
- Kolikartig bei Steinkrankheiten
- Seelische Belastungen verursachen »funktionelle«, sehr »bunte«, aufregend geschilderte, nichtorganische Störungen.

3. Beziehung zur Nahrungsaufnahme

- Unmittelbar nach dem Essen: Gastritis, Magengeschwür, Durchblutungsstörungen
- Spät nach dem Essen: Zwölffingerdarmgeschwür, Pankreas, Gallenwege, Dünndarm.

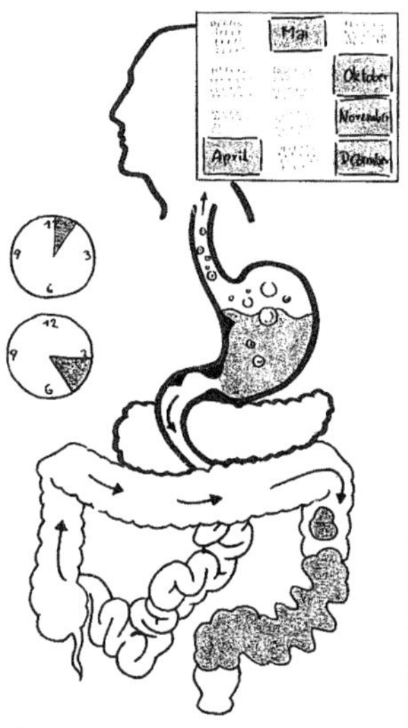

Tageszeitliche und saisonale Schwankungen bei Zwölffingerdarmgeschwür.

4. Nach der Art der Nahrung:

- Fettunverträglichkeit bei Gallenwegs- und Pankreaserkrankungen,
- Kohlenhydratsturzentleerung (»Dumping«) nach Magenoperation,
- Sodbrennen nach Süßigkeiten,
- Allergien nach Muscheln usw.

Ein häufiger Verursacher chronischer, lang dauernder Bauchschmerzen ist die chronische Gastritis mit Völlegefühl, Aufstoßen, Blähungen und Schmerzen im Oberbauch — die Magenentzündung verläuft manchmal aber auch symptomlos!

Bei der **Geschwürskrankheit** ist

- der Frühschmerz typisch für den Magen,
- der Spät- und Nüchternschmerz für den Zwölffingerdarm.
- Hinweisend auf das Geschwür sind periodische Schmerzattacken mit Zeiten relativer Beschwerdefreiheit.
- Manchmal ist ein Geschwür auch »stumm« und macht erst durch eine Blutung auf sich aufmerksam!

Beim **Magenkrebs** stehen anhaltende, bohrende Schmerzen in der Magengrube mit Gewichtsverlust im Vordergrund. Übelkeit und Erbrechen, Widerwillen gegen Wurst und Fleisch sind typisch.

Die **Crohn'sche Krankheit** verläuft so wie die Kolitis ulzerosa in Schüben und muss in erster Linie gewebsmäßig geklärt werden.

Der **Reizdarm** (Colon irritabile) als häufige Erkrankung betrifft hauptsächlich Frauen und macht Schmerzen, bevorzugt im linken Unterbauch.

Steine und Entzündungen der Gallenblase machen Schmerzen im rechten Oberbauch, Gallensteine sind die häufigste Erkrankung im rechten Oberbauch; die Steine sind allerdings in einem Drittel der Fälle stumm! Kolikschmerzen setzen schlagartig ein, strahlen in die rechte Schulter aus und halten stundenlang an.

Der **Gallenblasenkrebs** entwickelt sich schleichend und ist fast immer mit Steinen verbunden. Darin liegt auch die große Gefahr, weil sich der Patient an die Steine bereits gewöhnt hat — das »Übersehen« der Krebserkrankung ist daher leider häufig.

Die chronische Bauchspeicheldrüsenentzündung, Pankreatitis

Führendes Symptom sind Schmerzattacken, die gürtelförmig um den Leib herumziehen. Bohrende Schmerzen sind im Rücken, im linken und rechten Oberbauch zu spüren.

Auffallend ist die Nahrungsabhängigkeit der Beschwerden und die Verstärkung nach Alkohol. Die Angst vor den Schmerzen führt zu einer reduzierten Nahrungsaufnahme und zu Abmagerung.

Der Krebs der Bauchspeicheldrüse

Alle Symptome sind leider Spätsymptome. Die Schmerzen nehmen langsam an Stärke derart zu, sodass häufig ein Missbrauch mit Schmerzmitteln zum ersten Arztkontakt führt. Wesentlich ist die Schmerzabhängigkeit von der Nahrungsaufnahme, die Folge ist eine dramatische Gewichtsabnahme.

Wenn die Charakterlosigkeit zum Merkmal wird

Bauchschmerzen, die nicht typisch sind und »keinen Charakter« haben, nennen wir uncharakteristische Bauchschmerzen.

Wenn die Bauchbeschwerden, das »Bauchweh«, keine typischen Merkmale zeigen, ist immer auch an einen Wurmbefall zu denken. Schmerzen kommen immer wieder vor, können aber auch ganz fehlen. Muskelschmerzen, leichtes Fieber, Hautallergien, Jucken am After, aber auch völlige Symptomlosigkeit sind zu finden. Ein sehr verdächtiges Verhalten bei Würmern ist gesteigerter Appetit bei gleichzeitiger Abmagerung — z. B. wenn der Rinderbandwurm mitfrisst. Näheres siehe unter »infektiöse Darmkrankheiten«.

Akuter Durchfall ohne Fieber

Diese Durchfälle sind entweder wässrig (spritzdüsenartig), schleimig-blutig, gehen mit und ohne Bauchschmerzen einher und beginnen bei einer Vergiftung mit einer Wartefrist von bis zu 24 Stunden.

Bedeutung haben die bakterielle Lebensmittelvergiftung, der Reisedurchfall, die Cholera sowie die Erkrankung durch Amöben und Lamblien.

Leitsymptom Durchfall mit Fieber

Bei dieser Gruppe werden die Durchfälle praktisch regelmäßig von Fieber wechselnder Stärke begleitet.
Es handelt sich um die weit verbreitete Salmonellenerkrankung, um Typhus, Paratyphus, Ruhr und die häufigen Mischinfektionen des Darmes.
Sie werden ausführlich unter »infektiöse Darmerkrankungen« besprochen.

Leitsymptom Chronischer Durchfall

Die dahinter steckenden Krankheiten beginnen langsam, schleichend und werden anfänglich oft als flüchtige Befindensstörungen angesehen.

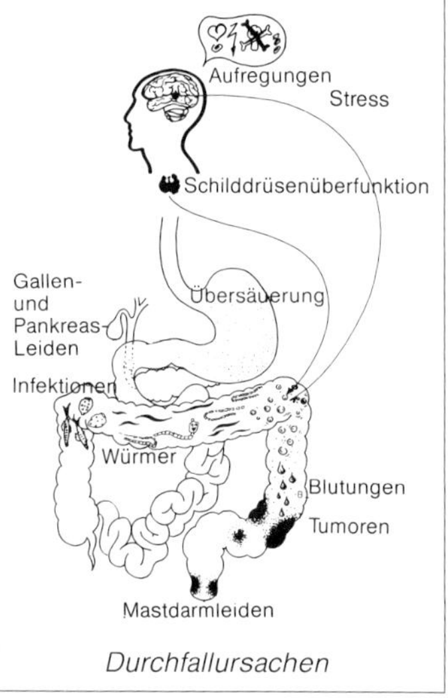

Durchfallursachen

Kolitis ulzerosa

Bei jüngeren Menschen, unter 40 Jahren, allmählicher Beginn. Die Durchfälle sind schleimig-blutig, gelegentlich besteht auch Verstopfung mit zwischenzeitlichen Blutungen aus dem Enddarm. Wenn die Krankheit fortschreitet, werden die Durchfälle ärger, erfolgen auch nachts, und es kommen an Stelle von Stuhl nur Blut, Eiter und Schleim. Koliken, Krämpfe, Stuhlzwang, Übelkeit und Erbrechen, Fieber, Appetitlosigkeit und Abmagerung signalisieren einen schweren Verlauf.
Bei mehr als 6 Stühlen pro Tag mit Blutbeimischung ist Gefahr im Verzug!

Die Crohn'sche Erkrankung

Sie zeigt mehr wechselnde, schleimige Durchfälle, Krämpfe, Schmerzen und Fieber. Blutungen aus dem Enddarm sind selten. Die sichere Unterscheidung von der Kolitis ulzerosa erfordert manchmal einen längeren Beobachtungszeitraum.

Der Dickdarmkrebs

Stuhlunregelmäßigkeiten mit Wechsel von Durchfällen und Verstopfung, — als paradoxe Durchfälle bezeichnet —, mit Schleim- und Blutabgängen sind typisch für das linksseitige Dickdarmkarzinom. Die Krebse der rechten Dickdarmseite machen sich leider erst sehr spät bemerkbar: Die »Kotsäule« ist hier noch flüssig und ein einengender Tumor macht sich daher erst spät bemerkbar. Gewichtsverlust, Blutarmut (Anämie) und allgemeine Schlappheit machen auf den fortgeschrittenen Tumor aufmerksam. Schmerzen gehen einer Verengung voraus, die zum Darmverschluss führen kann. Wichtig ist die Früherkennung mit den »Stuhlbriefchen«.

Zöliakie

Bei dieser lebenslangen Unverträglichkeitsreaktion der Dünndarmschleimhaut bestehen massive Durchfälle mit Gewichtsverlust und allgemeiner Schwäche. Die wässrig-breiigen Stühle sind grau, ölig und schaumig und haben einen faulig-ranzigen Geruch. Auffällig sind Blähungen mit äußerster Windigkeit.

Divertikulitis

Divertikel sind Schleimhautaussackungen hauptsächlich im absteigenden Dickdarm. Entzündliche Erscheinungen treten auf, wenn der Darminhalt länger im Säckchen verbleibt. Durch das Faserdefizit in der »modernen« Ernährung sind sie zu einer Zivilisationskrankheit geworden. Leitsymptome sind Stuhlunregelmäßigkeiten mit krampfartigen Entleerungen sehr kleiner Stuhlmengen, vermischt mit Blut und Schleim. Allgemeinstörungen mit Fieber, schlechtem Appetit und Blähungen sind häufig. Röntgen und Endoskopie sind bei der akuten Divertikulitis wegen der Durchbruchsgefahr mit größter Vorsicht zu machen!

Darmpolyposis

Davon spricht man, wenn der Darm wie ein Blumenbeet mit über 1000 (tausend!) kleinen, gutartigen Gewächsen übersät ist. Die Krankheit ist zum Teil erblich. Es kommen blutige Durchfälle mit Schleim und krampfartige Bauchschmerzen vor.

Behandlung: Der ganze Dick- und Enddarm muss herausoperiert werden.

Zottentumor, villöses Adenom

Beim Zottentumor, der auch bösartig wird und im Dickdarm sitzt, treten massive, wässrige Durchfälle mit mehreren Litern Stuhl täglich auf. Die Dauer der Symptome bis zur Diagnosestellung beträgt leider oft 3 bis 4 Jahre.

Karzinoidtumoren

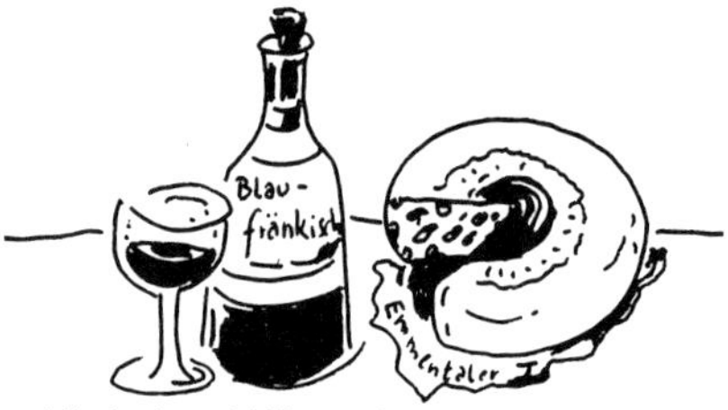

Alkohol und Käse reizen das Karzinoid.

Sie sind nur teilweise gutartige Tumoren im Wurmfortsatz (Appendix), Dickdarm und Mastdarm. Die Absonderung des Hormons Serotonin führt zu krampfartigen Durchfällen mit bläulich-roter Verfärbung von Gesicht und oberer Körperhälfte. Ausgelöst werden diese Anfälle bei bestehendem Karzinoid oft durch Alkohol und Käse.
Wenn episodenhafte Gesichtsrötungen von 5 bis 10 Minuten Dauer mit Bauchsymptomen auftreten, ist daher immer an diese Krankheit zu denken.

Milchzuckerunverträglichkeit, Laktasemangel

Zu Durchfällen und Blähungen führt oft erst ein deutliches Überangebot an Milch. Verantwortlich dafür ist das Fehlen des milchzuckerspaltenden Stoffes Laktase. In Jogurt und Käse ist der Milchzucker zum Teil schon vergoren, sie werden daher besser vertragen. Bei Beschränkung auf kleine Milchmengen ist eine besondere Behandlung nicht notwendig. Für Säuglinge und Kleinkinder ist wegen der Hauptnahrung Milch die Kostumstellung aber gravierender! Der Nachweis der Störung gelingt mit dem Wasserstoff-Atemtest, dem Belastungstest mit Milchzucker und durch Gewebsentnahme aus der Dünndarmschleimhaut.

Bluterbrechen

Die meisten Ursachen sind im oberen Verdauungstrakt zu finden. Große Mengen findet man bei der Blutung von Krampfadern der Speiseröhre (Varizenblutung). Praktisch nur hier sieht man schwallartig erbrochenes, hellrotes Blut. Meistens geringer ist die Blutung beim Magengeschwür.

Zu denken ist auch an Blutkrankheiten und an die Einnahme von Schmerz- und Rheumamitteln mit Schleimhaut schädigender Nebenwirkung.

Kleine Blutungen ergeben sich bei Entzündungen von Speiseröhre und Magen, bei verschluckten Fremdkörpern und Blutgefäßanomalien. Die Notfallendoskopie bringt die diagnostische Klärung. Bei Blutungen über 1 Liter besteht Lebensgefahr.

Blut und Teer aus dem Darm?

Blutstuhl

Man versteht darunter die Auflagerung oder Vermischung von hellrotem Blut mit dem Stuhl. Wenn die Stuhlentleerung schmerzhaft ist, kommen Hämorrhoiden, Schleimhauteinrisse, Schleimhautentzündungen oder der Mastdarmkrebs in Frage. Eher ohne Entleerungsschmerz bluten Polypen, Divertikel, Dickdarmkrebse, Durchblutungsstörungen und die Dickdarmentzündung.

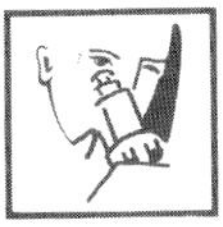

Diagnosetipp Blutstuhl: Beachte, dass bei jeder Blutung ungeachtet aller Hinweise auf vermeintliche Harmlosigkeit (Patient: »Meine Hämorrhoiden habe ich schon lange«) unbedingt ein Karzinom als Blutungsursache positiv ausgeschlossen werden muss. Das heißt, es müssen alle Untersuchungen beweisen, dass kein Krebs vorliegt!

Teerstuhl

Das ist ein schwarz gefärbter Stuhl; die Schwarzfärbung entsteht durch chemische Umwandlung bei längerem Verweilen von Blut im Dickdarm. Die selben Ursachen wie für Bluterbrechen und Blutstuhl kommen in Frage, die Blutung ist meist geringer.

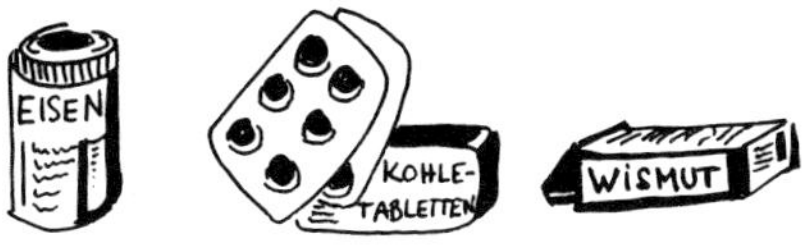

Die drei »Schwarzfärber«.

Achtung: Schwarzen Stuhl — vom Teerstuhl aus Gründen einer Blutung mit freiem Auge nicht zu unterscheiden — gibt es auch nach dem Verzehr von Blutwurst und Heidelbeeren sowie nach der Einnahme von Präparaten, die Eisen, Kohle oder Wismut enthalten.

Die Kleider sind zu weit

Gewichtsverlust

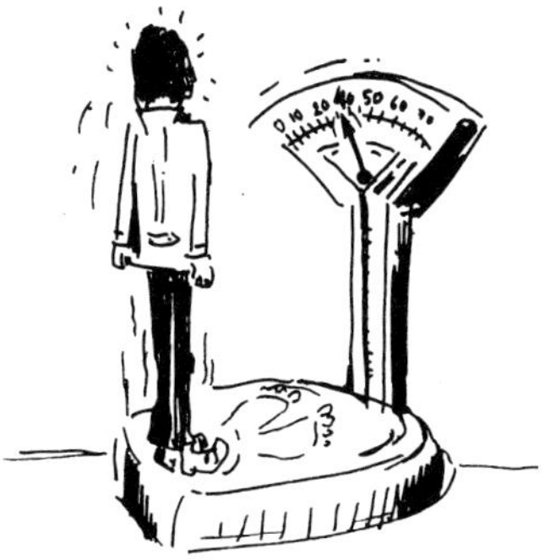
Die Waage zeigt nach unten...

Vorerst sind der zeitliche Ablauf — seit wann? — und das Ausmaß — wie viel? — festzustellen.

Zu bedenken ist immer, dass Untergewicht auch anlagebedingt vorhanden sein kann.

Alle Arten von Gewichtsverlust können einzeln oder kombiniert vorkommen.

Welche grundlegenden Möglichkeiten sind denkbar?

1. Verminderte oder behinderte Nahrungsaufnahme
2. Erbrechen
3. Die zugeführte Nahrung wird schlecht ausgenutzt
4. Durchfälle — »Export ist größer als Import«

Zu 1.: Schlechter Appetit bei Infektionen, Tuberkulose, Krebs, Zuckerkrankheit, Alkoholismus, seelischen Problemen, Magersucht und Medikamenten. Schluckprobleme gibt es bei Tumoren von Speiseröhre und Magen. Diätgründe liegen bei Abmagerungskuren und Kochsalzbeschränkung im Rahmen einer Herzdiät vor. Die Schilddrüsenüberfunktion ist ein Sonderfall: Für die auf Hochtouren laufende Schilddrüse steht im Verhältnis zum krankhaften Energieumsatz zu wenig Nahrung zur Verfügung.

Zu 2.: Bei Speiseröhrenverengungen, Tumoren, alkoholischer Gastritis, Erkrankungen von Gallenblase und Pankreas, bei Medikamenten (Fingerhut, Digitalis!) und Magersucht.

Zu 3.: Bei allen chronischen Erkrankungen des Verdauungstraktes, bei Funktionsstörungen von Pankreas und Galle, nach Magen- und Darmoperationen.

Zu 4.: Die gleichen Gründe wie unter 3., zusätzlich Schilddrüsenüberfunktion, Zuckerkrankheit, Störungen des Kalziumstoffwechsels, Karzinoid, Laktasemangel, Wurmbefall, Arzneimittelunverträglichkeiten.

Fettsucht, Adipositas

In unserem Sprachgebrauch meint man damit die vermehrte Einlagerung von überschüssigen Kalorien ins Fettgewebe. Nach dem Broca-Index ergibt die Körpergröße minus 100 das Normalgewicht. Mehr als die Hälfte der erwachsenen Bevölkerung ist übergewichtig, daraus ergibt sich ein hohes Risiko für Hochdruck, Herzschwäche, Gefäßverkalkung, Zuckerkrankheit, Fettblut, Gallensteine, Lungenleiden und Gelenksabnutzung.

Die Ursachen des Übergewichts liegen praktisch immer darin, dass zu viel gegessen und zu wenig verbraucht wird.

Hormonelle »Drüsenstörungen« sind in Wirklichkeit eine Seltenheit.

Bei der Cushing-Krankheit durch Überfunktion der Nebenniere entsteht eine Stammfettsucht; weitere Gründe für die nicht ernährungsbedingte Fettsucht sind in einer schlecht funktionierenden Schilddrüse und hormonproduzierenden Tumoren der Bauchspeicheldrüse und der Eierstöcke zu finden.

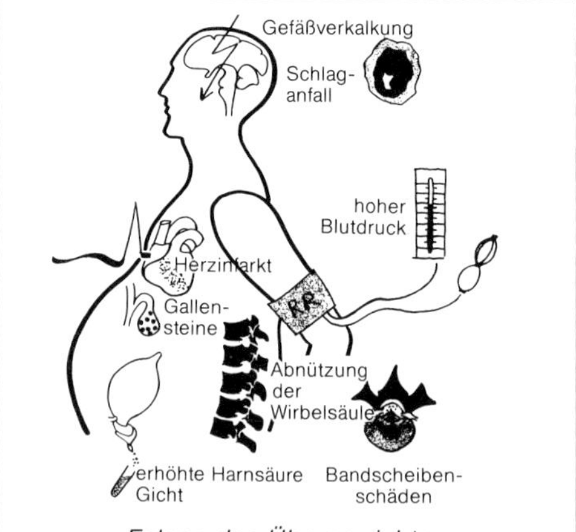

Folgen des Übergewichtes.

Gelbsucht, Ikterus

Als Gelbsucht bezeichnet man die gelbliche Verfärbung der Haut und Schleimhäute sowie auch der inneren Organe.

An welche Gründe für die Gelbsucht ist zu denken?

Das Blutfarbstoffangebot an die Leber ist zu groß, man spricht von einem Produktionsikterus bei übermäßigem Blutzerfall oder nach Blutungen im Körper: Die Stuhlfarbe bleibt dabei dunkel!

Bei Störungen der Leberzelle, wenn die Aufnahme-, Transport- und Ausscheidungsfähigkeit für die Farbstoffe vermindert und geschwächt ist; wir finden das bei Hepatitis, Zirrhose und der Krankheit von Meulengracht: Die Stuhlfarbe ist hell.

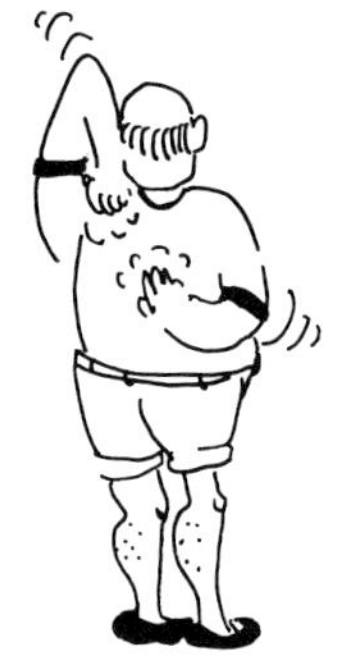

Juckreiz bei Gelbsucht.

Beim Verschlussikterus durch Abflussbehinderung innerhalb der Leber oder außerhalb der Leber (durch Steine oder Tumoren) ist die Stuhlfarbe fast weiß-grau.

Untersuchungen bei Ikterus: Im Labor Bilirubin, Eisen, Cholesterin, Blutgerinnung, Eiweiß und Leberwerte. Apparative Methoden sind Ultraschall, Bauchspiegelung und Leberbiopsie (»Leberstich«).

Lebervergrößerung, Hepatomegalie

Eine Lebervergrößerung liegt vor, wenn die normalerweise nicht tastbare Leber durch Betasten und Beklopfen unter dem rechten Rippenbogen erkennbar ist. Nach der Definition besteht eine »Hepatomegalie« dann, wenn die Leber auf einer senkrecht durch die Mitte des Schlüsselbeines gezogenen Linie eine Erweiterung von mehr als 12 cm nach unten aufweist. Die apparative Untersuchungsmethode der Wahl ist der Ultraschall.

Als Prüfer war der berühmte Chirurg Theodor Billroth freundlich. Ein aus Ungarn stammender Kandidat, dem er ein inneres Organ zur näheren Bestimmung hinhielt, gab ihm zur Antwort: »Das ist das Läbber!« Daraufhin belehrte ihn der Chirurg: »Erstens heißt es nicht Läbber, sondern Leber. Zweitens sagt man nicht das Leber, sondern die Leber. Und drittens ist das keine Leber, sondern eine Milz!«

Wir finden die vergrößerte Leber bei:

- ausgeprägter Lungenblähung,
- hochgradiger Schwäche des rechten Herzens,
- Hepatitis, Fettleber und Zirrhose,
- Speicherkrankheiten,
- Blutkrankheiten,
- Tumoren,
- Metastasen,
- Infektionskrankheiten und
- Wurmbefall.

Bei Rechtsherzschwäche, Speicherkrankheiten, Zirrhosen und Metastasen tritt auch eine Bauchwassersucht (Aszites) auf.

Wie kommt das Wasser in den Bauch?

Bauchwassersucht, Aszites

Aszites ist eine Flüssigkeitsansammlung in der freien Bauchhöhle. Die Ursachen sind Entzündung, Eiweißmangel, Stauung oder Tumoren. Häufig ist der Aszites bei Leberzirrhose. Im Labor sind Gamma GT und Blutsenkung erhöht, Eiweiß ist vermindert. Die Milz ist meist vergrößert. Die Aszitesflüssigkeit ist goldgelb. Weniger häufig ist der Aszites bei Herzschwäche. Kalium und LDH sind erhöht, es findet sich auch Flüssigkeit im Herzbeutel, das EKG ist krankhaft verändert. Die Farbe des Aszites ist hier ebenfalls goldgelb. Seltener ist ein blutiger Aszites bei Lebermetastasen und krebsiger Bauchfellentzündung. Im Labor sind die Leberwerte und die LDH stark erhöht. Das Bauchwasser ist blutig verfärbt. Auch bei der Bauchspeicheldrüsenentzündung und nach Verletzungen kann im Bauchraum stark blutig gefärbte Flüssigkeit auftreten.

Diagnose: Aszites wird ab einer Menge von einem Liter nachweisbar. Typisch sind: Dämpfung in Nabelhöhe bei Knie-Ellenbogen-Lage und der Schallwechsel beim Abklopfen, während die Körperlage geändert wird. »Wellenbewegungen« sind erst bei größerem Aszites nachweisbar. Im Ultraschall sieht man die »wässrige Ummantelung der Leber«, beim Röntgen im Stehen sieht man die »schwimmenden« Darmschlingen.

Die Galle ist weg — und trotzdem Schmerzen?

Störungen nach Gallensteinoperationen

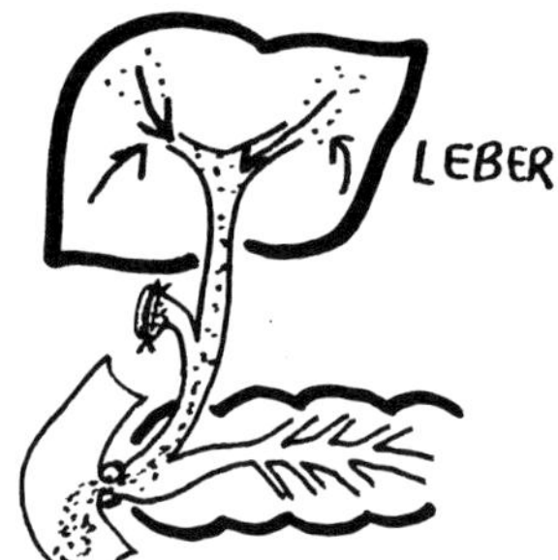

Nach der Gallenblasenentfernung fließt die Galle direkt von der Leber in den Zwölffingerdarm.

Nach korrekter Operation sind bei vernünftiger Lebensführung keine Beschwerden zu erwarten. In 15 bis 20 Prozent treten trotzdem Probleme auf wie Verdauungsstörungen, Fettunverträglichkeit, Gewichtsverlust und Gelbsucht. In diesen Fällen ist zuerst die Hauptfrage zu beantworten: War die Steingallenblase möglicherweise nicht die Ursache der Beschwerden? Liegen dahinter ein Magengeschwür, eine Bauchspeicheldrüsenentzündung oder ein Tumor von Niere oder Dickdarm?

Die zweite Störursache kann ein unzureichender Operationserfolg durch verbliebene Steine und Verwachsungen sein.

Drittens ist in Erwägung zu ziehen, dass sich erneut Steine in den Gallengängen gebildet haben.

Die vierte Möglichkeit ist eine Gallengangsentzündung bei operativ gesetzten Verbindungen zwischen Darm und Gallenwegen.

In allen Fällen ist ein ausführliches Untersuchungsprogramm zu absolvieren: Genaues Studium von Krankengeschichte und Operationsbefund, Labor mit Leberwerten, Ultraschall, Röntgen, ERCP, PTC, Gastroskopie, Koloskopie, Computertomographie und MR. Ist die Störung erkannt, richtet sich die Behandlung nach der Ursache.

Schweißausbrüche nach der Magenoperation

Störungen nach Magenoperation

Über zwei Drittel aller Magenoperierten sind beschwerdefrei, 10 Prozent sind trotz Beschwerden mit dem Ergebnis sehr zufrieden; bei 10 bis 15 Prozent bestehen aber ernsthafte Restbeschwerden. Man sollte die Beschwerden nach dem Zeitpunkt ihres Auftretens auseinander halten.

1. Nach der Operation weiter bestehende Beschwerden

Hier ist zu fragen, ob das richtige Organ operiert und die passende Operationsmethode gewählt wurden. Auf jeden Fall sollten das Operationsergebnis mit dem Chirurgen besprochen und die Nachbarorgane nochmals untersucht werden.

2. Die Beschwerden sind erstmals nach der Operation aufgetreten

Ursache: Dumping-Krankheit. Die rasche Füllung und Überdehnung des Dünndarms nach dem Essen führt zu Schweißausbruch, Pulsanstieg, Brechreiz und Durchfall. Diese Symptome verschwinden nach einer Gewöhnungsphase oft von selbst.

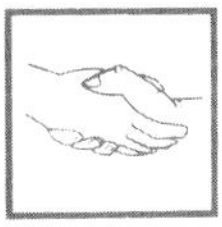

Behandlung: Langsam essen, kohlenhydratreiche Kost meiden, zum Essen nichts trinken, nach dem Essen 30 Minuten hinlegen.

Geschwüre und Entzündungen im Nahtbereich werden durch die Gastroskopie schnell erkannt. Anfängliche Verengungen können mit der Zeit noch weiter werden. Die Krankheit der »zuführenden Schlinge« nach der Billroth-II-Operation muss bei anhaltenden Beschwerden mit Oberbauchschmerzen, Erbrechen und Durchfall nochmals operiert werden.

3. Die Beschwerden treten erst längere Zeit nach der Operation auf

Hier besteht der dringende Verdacht auf ein neuerliches Geschwür oder auf einen »Stumpfkrebs«. Die Gastroskopie und die Behandlung sollten unverzüglich eingeleitet werden. Stumpfkarzinome treten mit einer Häufigkeit auf, die verlangt, dass jeder Magenoperierte jährlich gastroskopiert werden muss. Die wegen Magenkrebs Operierten müssen in den ersten 5 Jahren regelmäßig untersucht und häufig — auch bei scheinbar banalen Beschwerden — gastroskopiert werden.

Bekannte und unbekannte Erreger im Bauch

Infektiöse Krankheiten des Verdauungstraktes

An eine Infektionskrankheit im Magen-Darmtrakt und bei den zugehörigen Organen ist immer dann zu denken, wenn folgende Führungssymptome auftreten:

- Durchfall,
- Erbrechen und
- Gelbsucht ohne Schmerzen.
- Nur in 50 Prozent der Fälle einer Infektionskrankheit tritt — zumindest am Beginn — Fieber auf. Auf das Symptom einer fieberhaft erhöhten Temperatur kann man sich also bei der Entscheidung, ob eine Infektion vorliegt, nicht verlassen.

Allgemeinsymptome sind öfters Abgeschlagenheit, Schlappheit und grippeähnliche Beschwerden mit Gelenksschmerzen wie bei der infektiösen Hepatitis.

Auf das Symptom »Durchfall« muss rasch reagiert werden. Dies ist besonders wichtig, um die Ausbreitung einer Epidemie — z. B. einer Salmonelleninfektion im Ferienclub, wo es 3-mal täglich ein offenes Buffet unter 35 Grad C heißer, südlicher Sonne gibt — zu verhindern.

Hervorgerufen werden die infektiösen Durchfallerkrankungen durch Viren, Bakterien, Einzeller, Pilze und Würmer.

Zu beachten ist, dass nicht bei allen infektiösen Verdauungskrankheiten Durchfall ein Erstsymptom ist.

Von »Winterepidemien« und »Sommerdurchfall«

Virusinfektionen

Durch Viren ausgelöste Entzündungen im Verdauungstrakt sind weltweit die häufigsten Infektionskrankheiten und für 30 Prozent der Todesfälle in den Entwicklungsländern verantwortlich.

Viele Komplikationen ergeben sich als Folgen des Wasser- und Salzverlustes durch die Austrocknung des Körpers nach heftigen Durchfällen.

Adenoviren

Sie sind sehr weit verbreitet und kommen praktisch überall vor. Die Übertragung erfolgt als »Fluginfektion« durch Anhusten oder direkten Kontakt von Mensch zu Mensch. Die Inkubationszeit beträgt nur wenige Tage. Durchfälle mit leichtem Fieber treten gerne als »Winterepidemien« auf.

Eine spezifische Behandlung ist nicht bekannt, sie richtet sich nach den Symptomen; reichlich Flüssigkeit und Diät.

Rotaviren

Sie gelangen durch Kontakt und Schmierinfektionen in den Darmtrakt, bevölkern den Dünndarm und können in Massen im Stuhl nachgewiesen werden. Sehr schnell wird die Schleimhautdurchlässigkeit gestört und es kommt zu massiver Flüssigkeitsabgabe in die Darmlichtung.

90 Prozent aller Durchfallerkrankungen in der kalten Jahreszeit können durch Rotaviren bedingt sein, die Inkubationszeit beträgt 1 bis 4 Tage.

Symptome: Übelkeit, Erbrechen, Fieber unter 38,5 Grad C; der Durchfall ist wässrig mit etwas Schleim, aber ohne Blut. Gefährdet sind Kleinkinder und ältere Patienten durch den Flüssigkeitsverlust.
Die Symptome dauern wenige Stunden bis einige Tage.

Diagnose: Nur bei örtlichen Epidemien versucht man, den Erreger im Stuhl nachzuweisen — ist sehr kompliziert und gelingt meistens nicht! Meistens kann die Diagnose an Hand der Symptome gestellt werden.

Behandlung: Zufuhr von Flüssigkeit und Salzen, verwendet werden handelsübliche Lösungen, die Traubenzucker, Kochsalz und Kalium enthalten. Bei schwerer Austrocknung muss eine künstliche Ernährung durchgeführt werden. Stehen keine fertigen Elektrolytlösungen zur Verfügung — z. B. auf Reisen oder im Urlaub —, kann man als erste Notfallmaßnahme zum Ausgleich von Wasser und Salz auch Cola und Salzstangen (»Soletti«) oder klare Fertigsuppen zu sich nehmen.

Zur Prophylaxe von Rotaviren ist ein Impfstoff entwickelt worden, der bei Kindern eine hohe Schutzrate erzielt. Bedeutung hat dies für Heime und Kindergärten.

Coxsackieviren (nach dem Ort Coxsackie bei New York benannt)

Sie treten weltweit auf und sind häufige Erreger der »Sommergrippe« mit Darmsymptomen. Die Übertragung erfolgt durch Stuhl; Beschwerden beginnen nach 2 bis 5 Tagen. Lokale Epidemien sind möglich. Die Behandlung besteht in allgemeinen pflegerischen Maßnahmen.

Echoviren

Die Übertragung erfolgt durch Kontakt. Echoviren sind der häufigste Grund für den »Sommerdurchfall«.

Enteroviren

Sie bestehen aus sehr vielen Typen und Untergruppen. Der Enterovirus Typ 72 z. B. ist der Erreger der Virushepatitis A!

Caliciviren

Sie sind überhaupt die häufigsten Erreger von durchfallartigen Darmepidemien bei Erwachsenen. Das soll auch darauf hinweisen, dass nicht jede Durchfallerkrankung bei einer größeren Gruppe von Erwachsenen automatisch eine Salmonelleninfektion sein muss.

Die Übertragung erfolgt durch Stuhl und verunreinigte Speisen. Das Virus verursacht eine besondere Durchlässigkeit der Darmwand für Zucker.

Symptome: beginnen abrupt mit Durchfall und Erbrechen. Der Erreger kann in großen Mengen im Stuhl nachgewiesen werden.
Je nach dem »Fundort« sind die Viren benannt worden als »Sapporovirus« oder »Hawaiivirus«.
Die Behandlung ist symptomatisch mit Wasser und Salzzufuhr.

Gelb und leberkrank

Sonderkapitel »Leberinfektionen — Hepatitis«

Die Hepatitis wird oft auch nur als »Gelbsucht« bezeichnet. Dabei muss aber bei einer Infektion nicht unbedingt eine Gelbfärbung der Haut eintreten. Immer aber sieht man eine teilweise sehr starke Erhöhung der Leberwerte (Transaminasen). Kennzeichen der Leberentzündung sind die Einwanderung von Entzündungszellen in die Leber und das Absterben von Leberzellen. Als eigentliche Hepatitis wird nur die Infektion durch die Hepatitis-Viren A—G bezeichnet.

Es gibt eine große Anzahl an Möglichkeiten, sich eine Hepatitis zu holen, wie folgende Tabelle zeigen soll.

Infektionen durch Hepatitisviren	Hepatitisviren A—G
Andere Virusinfekte	Zytomegalie, Mononukleose, AIDS, Röteln, Gelbfieber, Herpes, Polio
Bakterielle Infekte	Tuberkulose, Bruzellose, Leptospirose, Syphilis, Salmonellen, Pneumokokken
Parasiten	Toxoplasmose, Malaria, Amöben
Alkohol · Medikamente Umweltgifte (z. B. chlorierte Kohlenwasserstoffe)	

»Gesundes Landleben«?

Die akute Virushepatitis

Die Hepatitis-A = HAV-Infektion wird durch Stuhl oder verunreinigte Lebensmittel übertragen. Infektionsquellen sind kopfgedüngter Salat, Muscheln, schlechtes Trinkwasser. Besonders in ländlichen Gegenden, wo der eigene Brunnen (»Wir haben unser eigenes Wasser«) in enger Nachbarschaft zu Misthaufen und Fäkalienbehältern in undichten Erdgruben (Typ: malerischer Misthaufen, »gesundes Landleben«) ein besonders schlechtes Beispiel mangelnder Umwelthygiene ist.

Bei schlechten Hygienebedingungen gibt es immer wieder seuchenartige Verbreitungen (=Epidemien) in Lagern, Gefängnissen, Kindergärten und Heimen jeder Art.
Eine höchstgradige Gefährdungsgruppe sind Homosexuelle mit oral-analen Sexualkontakten.
Prostituierte sind ebenso gefährdet wie Reisende in Länder mit niedrigem Sauberkeitsstandard.

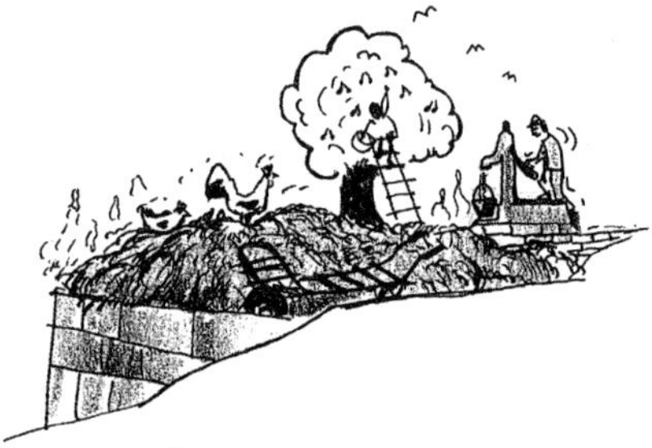

Die Hepatitisquelle.

Afrika, der ganze Orient, Südostasien, Mittel- und Südamerika und der Balkan sind die klassischen Gelbsuchtländer. Die Inkubationszeit ist 15 bis 45 Tage. Der Infizierte scheidet das Virus 1 bis 2 Wochen vor dem Krankwerden und 2 bis 3 Wochen nach der Infektion im Stuhl aus. Nur in dieser Zeit ist eine Ansteckung möglich.

Symptome: Es beginnt wie eine Grippe. Dazu kommen Übelkeit, schlechter Appetit, unregelmäßiger Stuhl und Gelenksbeschwerden. Die anschließende Gelbsuchtphase dauert 3 bis 6 Wochen, der Harn ist dunkel, der Stuhl dagegen hell.
In 50 Prozent der Fälle verläuft die Krankheit ohne Gelbsucht, so dass die Diagnose gar nicht gestellt wird — wenn nicht daran gedacht wird. Ein Juckreiz tritt praktisch immer nur bei Gelbsucht auf. Die Heilungsphase dauert 4 bis 6 Monate. Beschwerden können aber noch nach Jahren vorkommen mit Ermüdbarkeit, Appetitlosigkeit und Druckgefühl im Oberbauch.

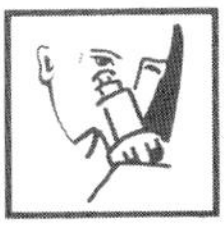

Diagnose: Anstieg der Transaminasen (Leberwerte). Die Höhe der Leberwerte sagt nichts über die Stärke und den Verlauf der Krankheit aus. Bilirubin, Eisen und Blutsenkung sind erhöht, die weißen Blutkörperchen sind vermindert. Den Diagnosebeweis liefern Antikörper der IgM-Klasse oder ein positiver Virusnachweis im Stuhl des Erkrankten. Die Anti-IgM-Körper verschwinden dann wieder für immer, dagegen bleiben Antikörper der IgG-Klasse ein Leben lang bestehen. Die Hepatitis A heilt ohne Folgen ab, es bleibt eine lebenslange Immunität zurück. Immunität heißt, dass man immer gegen diese Krankheit geschützt ist. Eine »chronische Hepatitis A« gibt es nicht!

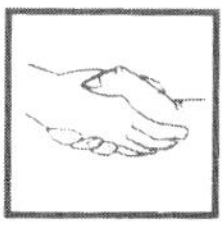

Behandlung: Eine spezielle medikamentöse Behandlung oder Diät ist nicht bekannt. Empfehlenswert ist eine leichte »Wunschkost« mit häufigen kleinen Mahlzeiten. »Wunschkost« ist eine auf Bestellung des Kranken servierte Kost, die der Krankheit aber auch zuträglich ist. Alkohol ist verboten, Medikamente, z. B. gegen Grippe oder Kopfweh, müssen sehr sparsam dosiert werden.

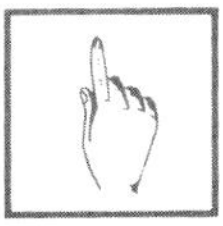

Vorsorgetipp Hepatitis:

Kann ich mich gegen Hepatitis A schützen?

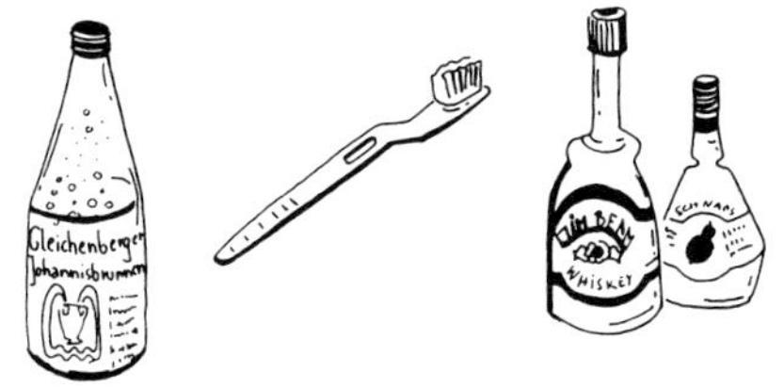

Im Zweifel die Zähne nicht *mit Leitungswasser putzen!*

1. Wichtig sind persönliche Reinlichkeit und Vorsicht bei verdächtigem Trinkwasser und schmuddeligen Nahrungsmitteln! Auf Reisen im Zweifel lieber mit Mineralwasser oder Schnaps Zähneputzen und besser »künstliche« Dosenkeks essen, als sich nach »Landessitte« eine Hepatitis holen!
2. Aktive Impfung mit dem Hepatitisimpfstoff Havrix. Notwendig sind drei Impfungen innerhalb eines Jahres. Neu: »TWINRIX«, Kombinationsimpfstoff gegen Hepatitis A+B.
3. Falls für die aktive Impfung zu wenig Zeit bleibt, empfiehlt sich die »passive« Impfung mit Hepatitis A Immunglobulin. Das ist ein Konzentrat von Hepatitis A-Antikörpern, es wird nach Körpergewicht (». . ml / kg Körpergewicht«) dosiert. Diese Impfung kann auch noch bis zu 14 Tage nach einer möglicherweise erfolgten Ansteckung (»fragliche« Sexualkontakte!) gegeben werden.
4. Ausreichende Sexualhygiene, keine riskanten Praktiken, Sexualkontakt mit Prostituierten und Homosexuellen meiden.

»Rheuma« durch Viren?

Hepatitis-B = HBV-Infektion

Die Hepatitis B wird durch die verschiedensten Körperflüssigkeiten, vor allem durch Blut bzw. sexuell übertragen und hat eine Inkubationszeit von 45 bis 100 Tagen. Risikogruppen mit überdurchschnittlich häufiger Infektion sind Personen mit wechselnden Geschlechtspartnern, Drogensüchtige mit gemeinsamem Spritzenbesteck, Homosexuelle, Prostituierte, Ehepartner von chronisch Infizierten und medizinisches Personal. Die Übertragung von einer infizierten Mutter auf das Kind erfolgt nicht in der Gebärmutter, sondern während der Geburt durch Blut. Deshalb der Gesundheitstipp Schwangerschaft: Alle Schwangeren sollten gegen Ende der Schwangerschaft auf Hepatitis B untersucht werden. Ist das Ergebnis positiv, sollte das Neugeborene einer Schutzimpfung unterzogen werden.

Symptome und Verlauf: sind ähnlich wie bei der Hepatitis A, es kommt häufiger zu Gelenksbeteiligungen. Daher kann die Krankheit auch als »Rheuma« verkannt werden. Zwei Drittel der Hepatitis-B-Fälle können symptomlos verlaufen! 90 Prozent aller B-Infektionen heilen mit lebenslanger Immunität aus, bei 10 Prozent wird die HBV-Infektion chronisch, weil Virusnester weiterhin aktiv sind. In einigen Fällen kommt es dabei zur Ausbildung einer Zirrhose.

Bei diesen Personen war zwar eine Abwehrreaktion vorhanden, aber nicht stark genug, um das Virus völlig zu beseitigen.

Bei 1 Prozent der Infizierten bleibt jede Abwehrreaktion gänzlich aus. Diese Personen sind völlig gesund, sie bilden aber eine ständige, lebenslange Ansteckungsquelle. Diesen Zustand des »gesunden Infiziertseins« bezeichnet man als gesunden Carrier-Status (carrier = Träger, Status = Zustand).

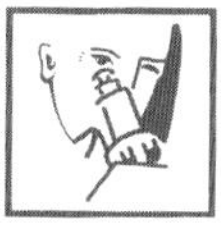

Diagnose:

Sie erfolgt durch die Bestimmung des Antikörpers Anti-Hbc-IgM.

Die Behandlungsrichtlinien sind die gleichen wie bei der Hepatitis A.

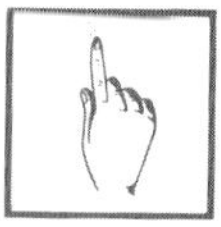

Vorsorgetipp Hepatitis B:

Kann ich mich ausreichend gegen Hepatitis B schützen?

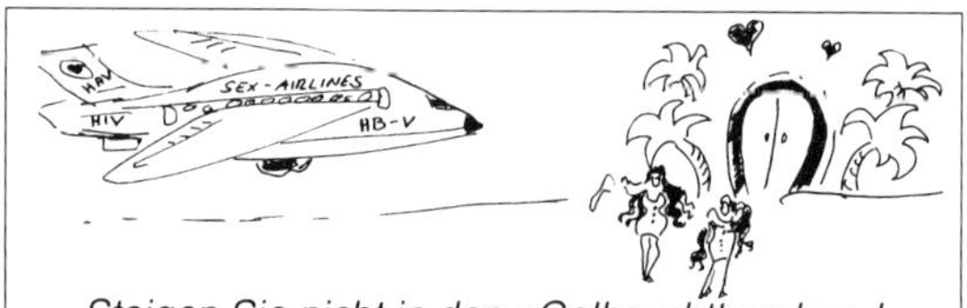

Steigen Sie nicht in den »Gelbsuchtbomber«!

1. Persönliche Hygiene und Meidung fragwürdiger Sexualkontakte, kein sexuelles Landstreichertum, kein Sextourismus!

2. Häufiges Händewaschen. Risikogruppen sollten insbesondere bei Blutabnahmen und Hantieren mit Blutprodukten wie Konserven und Plasma unbedingt Handschuhe tragen.

3. Die aktive Impfung geschieht mit virusfreiem Impfstoff, der durch Gentechnologie hergestellt wird, z. B. Engerix B. Aktiv bedeutet, dass man gegen die Krankheit immun werden soll. Es muss 3-mal geimpft werden, der Impferfolg muss im Blut nachweisbar sein, das heißt, man ist »immun« gegen Hepatitis B.

4. Bei der »passiven« Impfung bekommt man fertige Antikörper. Diese Form der Impfung wählt man als sofortigen Schutz gegen eine mögliche Infektion, die Impfung kann nach 4 Wochen wiederholt werden. Nach einem Nadelstich oder einer Verletzung mit Einbringung von infiziertem Blut muss innerhalb von 6 bis 8 Stunden geimpft werden.

Die **Hepatitis D** wird durch Blut übertragen, die Inkubationszeit beträgt 20 bis 40 Tage. Sie verläuft gleichzeitig — nur schwerer — mit Hepatitis B. Die Aktivimpfung gegen B schützt auch gegen D. 50 Prozent der D-Fälle können chronisch werden.

Hepatitis C, bisher als Non-A-Non-B bezeichnet, wird durch Blut und sexuell übertragen mit einer Inkubationszeit von 40 bis 100 Tagen. C wird in 50 bis 60 Prozent chronisch und wird am häufigsten bei Bluttransfusionen und Blutwäschen (Dialyse) übertragen. Risikogruppen sind Patienten, die Blutkonserven brauchen, Bluter, Dialysepatienten, Homosexuelle und Drogenabhängige. Die Infektion ist zwar meistens milde, wird aber sehr oft chronisch.

90 Prozent der bisher als Non-A-Non-B-klassifizierten Hepatitisfälle werden durch das C-Virus verursacht.

Hepatitis E ist ein Erreger der epidemischen Hepatitis in Asien, Afrika und Südamerika und verläuft bei Schwangeren heftig und gefährlich.

Die Hepatitisformen F und G sind in den letzten Jahren als eigenständige Krankheiten erkannt worden. Wahrscheinlich werden noch weitere »Buchstaben« gefunden.

Über Viren und Küsse

Wegen der Häufigkeit — und möglicher Komplikationen! — sei hier auch eine eigentümliche Krankheit besprochen, nämlich das Pfeiffer'sche Drüsenfieber alias Mononucleosis infectiosa alias »Kissing-disease« (Kusskrankheit).

Der Erreger, das Epstein-Barr-Virus, wird durch engen Schleimhautkontakt über den Speichel beim Küssen übertragen. Dabei sind die Intensität und Dauer des Kusses direkt für die Anzahl der übertragenen Viren — und auch für die »Wildheit« der Infektion verantwortlich. Hoch interessant ist die Tatsache, dass derselbe Erreger in Zentralafrika eine bösartige Tumorkrankheit auslöst, die bei der eingeborenen schwarzen Bevölkerung rasch zum Tod führen kann. Das Pfeiffer'sche Drüsenfieber hinterlässt eine lebenslange Immunität, einmal Infizierte bleiben aber wahrscheinlich lebenslang Virusträger und können Uninfizierte anstecken.
Die Inkubationszeit beträgt 5 bis 7 Wochen.

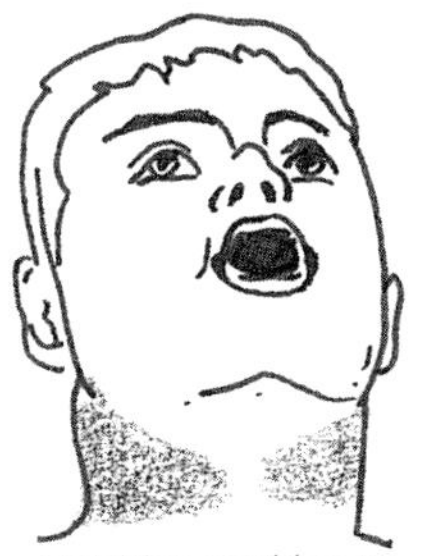

Bei Mononukleose schwellen die Halslymphknoten an.

Das Krankheitsgefühl tritt plötzlich auf mit

- Schwitzen,
- Übelkeit,
- Schüttelfrost,
- Appetitlosigkeit.
- Lymphknotenschwellungen und Milzvergrößerung sind immer vorhanden.

Gefährliche Komplikationen sind das Aufbrechen der Milz und eine Leberentzündung, die bis zum Leberversagen gehen kann. Eine spezielle Behandlungsmöglichkeit besteht nicht, gegen gleichzeitige Begleitinfektionen ist aber eine Antibiotikabehandlung günstig. Allerdings darf das Antibiotikum mit dem Inhaltsstoff »Ampicillin« keinesfalls verwendet werden, weil dann immer Hautausschläge auftreten!

Auch bei bloßem Verdacht auf Mononukleose also keine ampicillinhältigen Mittel wie z. B. Augmentin, Binotal, Dynapen, Penglobe, Standacillin oder Unasyn. Eine vollständige Genesung erfolgt meistens erst nach 2 Monaten. Manchmal sind die Patienten nach überstandener Infektion noch monatelang müde und nicht richtig »fit«.

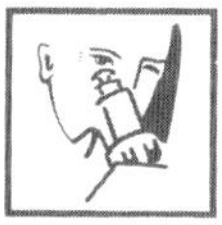

Diagnose: typische weiße Blutkörperchen (Monozyten) und Antikörperbildung gegen rote Blutkörperchen vom Schaf. Die Leberwerte sind erhöht, im Ultraschall ist die Leber vergrößert. Die »begleitende Infektion« durch Röteln, Herpes und Polio hat meistens nur eine geringe Bedeutung für den Verdauungsapparat.

Virus und Transplantation

Wichtig ist das Zytomegalievirus, das ebenfalls eine Begleithepatitis hervorruft. Die Inkubationszeit beträgt einige Wochen, das Virus wird durch die Absonderungen der Geschlechtsorgane ausgeschieden, deshalb ist der sexuelle Übertragungsweg häufig. Die Infektion führt nur selten zu einer eigentlichen Erkrankung, das Virus verbleibt »stumm« im Körper. Man nennt die Auseinandersetzung eines Erregers mit dem Körper ohne erkennbare Krankheitserscheinungen »stille Feiung«. Solche Vorgänge spielen sich im Körper übrigens sehr häufig ab. Bei Erkrankungen oder Schwäche des Abwehrsystems aber (Krebs, schwere Infektionen, AIDS, Chemotherapie und Bestrahlungen) können diese Erreger »explodieren« und schwerste, lebensbedrohliche Zustände entfachen. Die Durchseuchung mit Zytomegalie in der Bevölkerung ist hoch. Dramatische Folgen hat die Verpflanzung einer Leber von einem zytomegaliepositiven Spender (hat das Virus) auf einen zytomegalienegativen Empfänger (hat kein Virus). Die Empfänger erkranken 3 Wochen nach der Transplantation an einer oft tödlichen Lungenentzündung. Deshalb ist die Untersuchung auf Zytomegalie vor der Operation von allergrößter Wichtigkeit.

Ein kostenloses Souvenir?
Gelbfieber

Die Infektion mit dem Gelbfiebervirus wird durch Stechmücken in den Tropen übertragen. Durch die Leberbeteiligung einerseits und den steigenden internationalen Reiseverkehr andererseits gehört die Besprechung hierher.

Die Inkubationszeit beträgt 3 bis 6 Tage. Das Fieber beginnt akut mit Schüttelfrost, Kopf- und Rückenschmerzen, der Mensch ist schwer krank. Danach Temperaturabfall. Nach einigen Tagen erneut Fieber mit Gelbsucht und Blutungen. Es droht das Leberversagen. Typisch ist zu Beginn der schnelle Puls, der sich im weiteren Verlauf verlangsamt. In schweren Fällen versterben bis zu 80 Prozent!

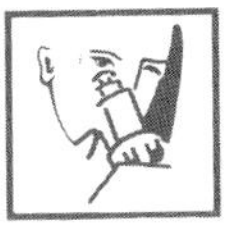

Die Diagnose erfolgt durch den Virusnachweis bzw. durch Laboruntersuchungen des Blutes.

Die aktive Impfung gewährt einen sicheren Schutz von zirka zehn Jahren. Viele Länder verlangen bei der Einreise eine gültige Gelbfieberimpfung, im Zweifel lohnt sich ein Anruf im tropenmedizinischen Institut (Wien, Hamburg). Immer muss der Grundsatz gelten: Tausend »überflüssige« Gelbfieberimpfungen sind besser als eine einzige zu wenig!

AIDS ist überall

AIDS am Verdauungstrakt

(Acquired Immuno Deficiency Syndrome = erworbenes Antikörpermangelsyndrom)

Bedeutsam bei AIDS, das die Franzosen »SIDA« nennen, sind die sogenannten opportunistischen Infektionen. Was heißt das? Im Körper vorhandene Keime — eine Art harmlose Mitbewohner — werden erst durch die Schwächung der Körperabwehr zu krankmachenden Erregern. Diese aus dem Schlaf geweckten Keime lösen Pilzinfektionen im Mund und in der Speiseröhre, Durchfälle, Leberentzündungen, bakteriellen Befall von Milz und Leber mit tumorartigen Veränderungen, Blutungen und Darmverschluss (Ileus) aus. Die Schwierigkeit jeglicher Behandlung der AIDS-Infektion liegt in der komplizierten Natur des HIV-Erregers.

HIV = Human Immundeficiency Virus

Die zerstörerische Wirkung des Unheil bringenden Virus beruht darauf, dass es die zentrale Schaltstelle der Körperabwehr befällt, die sogenannten »Helferzellen«. Alle Abwehrprogramme des Körpers werden dadurch fehlgeleitet. Außerdem ist das Virus als Bestandteil der Zelle allen Abwehrversuchen entzogen. Die Chancen für die Entwicklung einer Schutzimpfung standen bis jetzt äußerst schlecht, weil der Erreger ständig seine Gestalt ändert. Neue Entwicklungen versprechen aber ein Impfung mit hoher Erfolgsrate.

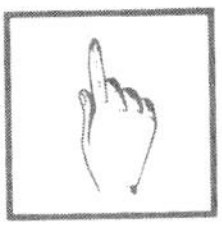

Wie kann man sich vor AIDS schützen?

1. Am wichtigsten ist die partnerschaftliche Treue zu einem HIV-negativen Sexualpartner. Die Verwendung von Kondomen ist überhaupt zu befürworten, eine sichere Schutzwirkung vor der Ansteckung darf aber nicht erwartet werden.

2. Befolgung der gesetzlich vorgeschriebenen Kontrolle von Blut und Blutprodukten.

3. Peinlichst vorsichtiges Hantieren mit Blutkonserven.

4. Strenge Einhaltung der Hygienevorschriften beim Umgang mit körperlichen Ausscheidungen.

5. Kein Sextourismus, keine sexuelle Vagabondage, Meiden des Prostituierten-, Homosexuellen- und Drogenmilieus.

Alle 10 Sekunden kommt es weltweit zu einer HIV-Neuinfektion.

Gute und böse Bakterien im Bauch
Bakterielle Infekte

Fieber ist kein typisches Leitsymptom einer Bakterieninfektion. Nur in 50 Prozent der Fälle tauchen fieberhafte Temperaturen auf. Bauchschmerzen, Übelkeit, Erbrechen und Durchfälle stehen im Vordergrund. Die Infektionsquelle sind Erregergemische in »schlechten« Nahrungsmitteln, wenn sie einige Tage — zu lang — im Kühlschrank aufbewahrt wurden. Die Inkubationszeit (= jene Zeit von der Infektion bis zum Symptombeginn) beträgt nur wenige Stunden. Der Krankheitsbeginn ist plötzlich, kolikartig mit massiven, spritzenden Durchfällen. Häufig droht ein schwerer Wasser-Elektrolytverlust mit Kollaps. Meistens besteht kein Fieber.

Allgemeine Behandlung: Ersatz von Wasser und Blutsalzen, Antibiotika sind selten und wenn nach Testung einzusetzen.

Der »internationale« Durchfall

Staphylokokken machen wenige Stunden nach Infektion durch verdorbene Lebensmittel dünnbreiige bis wässrige Durchfälle. Die Infektion wird oft als »Lebensmittelvergiftung« angesehen und kann bei Kantinenessen explosionsartig als Kleinepidemie auftreten. Behandlung nach den Symptomen und mit Antibiotika.

Coli-Infektionen mit kurzer Inkubationszeit und kurzer Dauer machen wässrige Durchfälle, die »Reisediarrhoe«. Gefürchtet ist die Infektion bei Säuglingen und Kleinkindern. Der Reisedurchfall entwickelt sich Stunden oder Tage nach Ankunft im Reiseland durch Aufnahme infizierter Nahrung und Getränke.

Die kolikartigen Bauchschmerzen mit schwallartigen, wässrigen Durchfällen und fallweisem Erbrechen klingen nach 1 bis 2 Tagen wieder ab. Diese Durchfälle werden oft nach Orten benannt: »Montezumas Rache« verfolgt uns in Mittelamerika, die »Kabulitis« in Kabul, Afghanistan, die »Teheranitis« in Teheran und »Dehli-belli« in Neu Dehli.

Wichtig sind Wasser und Salzausgleich. Eine medikamentöse Vorbeugung (»Ich nehme sicherheitshalber etwas ein«) bringt keine Vorteile.

Tödliches Gift im Essen
Botulismus

Ist eigentlich eine Vergiftung durch Absonderungen von sporenbildenden Bakterien, den »Klostridien«. Die »Blutsverwandten« dieser Erreger verursachen Wundstarrkrampf und Gasbrand!

Nach bis zu 36 Stunden treten schwere Störungen im Darmtrakt mit Lähmungen auf. Wichtig sind Magenspülung (auch bei Verdacht!), Darmentleerung und die Gabe des Gegenserums.

Siehe auch unter »Vergiftungen«.

Typhus

Schleichender Beginn! Die Bakterien werden im Magen-Darmtrakt aufgenommen und gelangen über das Blut in die Organe. Von dort treten sie in den Stuhl und Harn über. Nach 7 bis 21 Tagen entstehen allgemeine Krankheitssymptome und staffelförmiger Fieberanstieg von einwöchiger Dauer, wobei das Fieber am Ende der ersten Woche 40 Grad C erreicht und in ein Dauerfieber übergeht. Zu diesem Zeitpunkt können Durchfall oder Verstopfung bestehen. Auffallend und typisch für Typhus sind Verstopfung und langsamer Puls. Die Zunge ist in der Mitte grau-weiß borkig belegt. In der zweiten Woche entstehen am Körper kleine rosarote Pünktchen, und die Milz wird tastbar. Nun treten erbsenbreiartige Stühle auf. Es besteht die Gefahr von Darmblutungen und Durchbrüchen.

Diagnose: Aus Blut, Harn und Stuhl; im Labor kennzeichnend ist die Verminderung der weißen Blutkörperchen. Sehr verdächtig ist der langsame Pulsschlag bei Typhus!

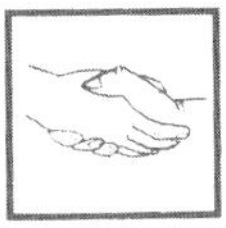

Behandlung: Antibiotika wie Tarivid, Ciproxin, Penglobe, Bactrim, Lidaprim. Die Behandlung muss auch bei Verdacht begonnen werden. Bei jeder wechselhaften, schweren Erkrankung ohne eindeutigen Organbefund muss an einen Typhus gedacht werden.

Paratyphus

Inkubationszeit von 6 bis 7 Tagen. Verläuft ähnlich (die Bedeutung steckt in der Vorsilbe »para« = ähnlich), aber milder als Typhus. Paratyphus tritt gerne als Folgekrankheit nach anderen Infektionen wie z. B. Hepatitis und Malaria auf.

Nach dem Buffet aufs WC

Salmonelleninfektion

Sie kommt weltweit vor. Besonders betroffen ist der Dünndarm. Die Infektion erfolgt durch salmonellenhältige Nahrungsmittel und als Schmierinfektion mit Kot. Salmonellen vermehren sich auch bei Temperaturen unter 0 Grad C, sie finden sich daher auch im vermeintlich reinen Speiseeis! Nach 5 bis 72 Stunden beginnen Übelkeit, Kopfschmerzen und 15 bis 20 Brechdurchfälle. Danach teilweise sehr hohes Fieber. Komplikationen ergeben sich aus dem gestörten Wasser- und Salzhaushalt.

Häufig sind Massenerkrankungen durch verdorbenes Eis, und die »Schlacht am kalten Buffet« endet bisweilen mit einem Dauersitzplatz auf dem WC.

Diagnose: Gurgeln und Quatschen im Dünndarmbereich. Erregernachweis aus Stuhl und Blut; im Unterschied zum Typhus besteht eine Vermehrung der weißen Blutkörperchen.

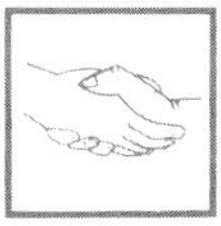

Behandlung: Flüssigkeitsausgleich. Empfehlenswert ist die Trinklösung der WHO (Weltgesundheitsbehörde): Auf 1 Liter einwandfreies Wasser kommen 1/2 Teelöffel Kochsalz, 1/4 Teelöffel Speisesoda, 1/4 Teelöffel Kaliumchlorid und 2 Esslöffel Traubenzucker (siehe auch »Durchfall«).

In der akuten Phase ist Bettruhe vorgeschrieben; keine feste Nahrung! Wenn Komplikationen zu befürchten sind oder bei geschwächten und alten Patienten ist eine 3-tägige Antibiotikabehandlung erforderlich.

Ein großes Problem sind die Salmonellendauerausscheider. Die Erreger halten sich nach einer Infektion, ohne Krankheitszeichen zu machen, besonders gerne in der Gallenblase auf. Die Personen müssen regelmäßig überwacht bzw. behandelt werden und können in gewissen Berufen, besonders im Küchen- und Sanitätsbereich, nicht beschäftigt werden.

Was ist die Ruhr?

Ruhr ist eine hauptsächliche Dickdarminfektion mit einer Inkubationszeit von 3 bis 5 Tagen. Die Übertragung geschieht durch Stuhl bzw. Lebensmittel, Wasser und Milch. Schon wenige hundert Keime genügen für eine Infektion. Schlechte Hygiene ist der Nährboden für Ruhr. Anfangs bestehen Müdigkeit, Übelkeit und »Bauchweh«. Dann plötzlich einsetzende kolikartige Bauchschmerzen und quälender Stuhldrang. Die zahlreichen 20 und mehr Durchfallstühle sind wässrig bis blutig-schleimig. Allgemeinsymptome entstehen durch den Wasser- und Salzverlust. Die antibiotische Behandlung ist empfehlenswert. Nach der Abheilung resultiert eine immerwährende Immunität. Alte und geschwächte Menschen sind durch die Ruhr am meisten gefährdet.

Sehr plastisch hat der berühmte Mediziner Carl Ludwig Schleich, 1859 in Stettin geboren, das Typische der Ruhr beschrieben: »Meine Herren! Hosen rrunter, Hosen rruff! — Hosen rrunter, Hosen rruff! — Hosen rrunter, Hosen rruff — un nischt wie 'n Esslöffel voll Blut — dat is de Ruhr!«

Urlaubsgrüße aus . . .
Cholera

Sie ist eine Dünndarminfektion. Der Erreger ist vom Biotyp El-Tor; er wird aus Südostasien und Nordafrika eingeschleppt. Die Übertragung geschieht durch Wasser, Milch und Lebensmittel, die Krankheit beginnt nach Stunden bis zu 10 Tagen. Die direkte Übertragung von Mensch zu Mensch ist selten. Der normal saure Magensaft bildet eine Schutzbarriere gegen den Erreger! Cholera beginnt immer mit plötzlich einsetzendem Durchfall, Erbrechen folgt erst später. Nach kurzer Zeit wird der Stuhl reiswasserähnlich. Die Toilette ist dauernd besetzt. Die literweise Entleerung von Flüssigkeit geht ohne Schmerzen vor sich. Die Flüssigkeitsverluste betragen pro Stunde bis zu 1 Liter!
Die Austrocknung führt zu Muskelkrämpfen und schweren Störungen des Kreislaufs mit Kollapszuständen, die innerhalb von Stunden zum Tod führen können. Durch den Wasserverlust besteht ein extremer Durst, die Wangen sind eingefallen, die Stimme wird tonlos. Besonders betroffen sind kleine Kinder, Senioren und durch Krankheit geschwächte Personen.

Diagnose: Nachweis von Cholera»vibrionen« im Stuhl.

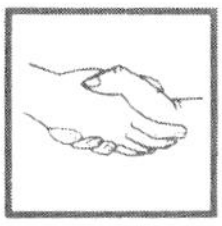

Behandlung: Für den Krankheitsverlauf ist der frühzeitige Beginn der Wasser- und Salzzufuhr entscheidend. Die notwendige Flüssigkeitsmenge kann pro Tag 20 Liter und mehr betragen. Der weitere Krankheitsverlauf des Patienten steht und fällt mit der Möglichkeit, rasch große Mengen an Flüssigkeit zur Verfügung stellen zu können. Antibiotika verkürzen nur die Erregerausscheidung, aber nicht die Krankheit selbst.

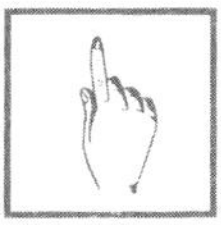

Die Choleraschutzimpfung ist praktisch eingestellt worden und wird auch von der WHO seit 20 Jahren nicht mehr empfohlen.

Ein viel besserer Choleraschutz ist die persönliche Hygiene. Alle ungekochten Lebensmittel müssen gemieden werden, Händewaschen und äußerste Vorsicht beim Besuch der Toilette sind dringend anzuraten.

Vorsorgetipp Cholera: »Saure« Magenverhältnisse schützen vor Cholera, viel Gemüse macht anfällig für Cholera!

Magengeschwüre und Bakterien

Campylobacter-Infektionen

Der Erreger verursacht, über Wasser aufgenommen, nach 1 bis 11 Tagen durch Abgabe von Giftstoffen Durchfälle, Schmerzen und Fieber. Eine Unterart, der Helicobacter pylori, ist ein häufiger Verursacher von Entzündungen und Geschwüren im Magen und Zwölffingerdarm. Derzeit besteht der begründete Verdacht, dass Helicobacterbesiedelungen für 95 Prozent der Geschwüre im Zwölffingerdarm und für ca. 85 Prozent der Magengeschwüre verantwortlich sind.
Möglicherweise sind auch 60 Prozent der Magenkrebse durch eine Eliminierung des Erregers vermeidbar. Falls die gegenwärtigen Studien dies bewahrheiten, käme das einer Revolution in der Diagnostik und Behandlung von Magenkrankheiten gleich! Siehe auch »Magen«.

Wenn's sehr schlecht geht, wachsen Pilze sehr gut

Pilzerkrankungen

Pilze der Gattung Candida sind häufige — vielleicht notwendige? — Mitbewohner der Schleimhäute und des Verdauungstraktes. Bei schlechten körperlichen Bedingungen (für den Pilz günstig!) kann aus dem friedlichen »Schwammerl« ein aggressiver, lebensbedrohender Parasit werden, der die ganze Schleimhaut überwuchert.

Infektionen mit dem Pilz Candida albicans bekommen bei abwehrgeschwächten Personen eine sehr wesentliche Bedeutung. AIDS-Kranke leiden genauso darunter wie Patienten, bei denen die Unterdrückung der Abwehr lebensnotwendig ist (nach Transplantationen) oder die unter der Nebenwirkung einer Chemotherapie bei Blutkrebs stehen. Gefährliche Candidabesiedelungen entstehen auch bei Geschwürsdurchbrüchen, nach Brustkorboperationen, ausgedehnten Verbrennungen und bei der Nierenwäsche. Die Einsetzung von künstlichen Herzklappen sowie Katheter im Körper fördern ebenfalls die Besiedelung mit dem Keim.

Die Zuckerkrankheit und die längerfristige Einnahme von Antibiotika begünstigen in allen Fällen das Wachstum der Sprosspilze.

Symptome: Die Infektion äußert sich als zuerst hochrote Entzündung der Mundhöhle (»Soor«) und der Speiseröhre mit Ess- und Schluckstörungen und intensivem, unerträglichem Brennen hinter dem Brustbein.

Wenn Lunge, Gehirn und Niere befallen werden, ist ein sehr ernster Verlauf vorauszusagen. Eine Bauchfellentzündung mit Candida kommt nach Operationen vor, es entstehen Bauchschmerzen und Fieber, in der Bauchflüssigkeit findet man Hefezellen. Eine Behandlung mit Amphotericin B oder Nizoral ist notwendig.

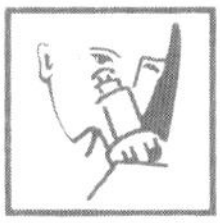

Diagnose: Abstriche von Schleimhäuten und Laboruntersuchung diverser Körperflüssigkeiten sowie von Blut. Bei der Candida-verursachten Darmentzündung sieht man massenhaft Pilze im Stuhl. Die Pilze können die Ursache für monatelange Durchfälle sein. Die Durchfälle sind wässrig, ohne Blut und Schleim. Diagnostisch wichtig ist, dass alle Symptome innerhalb von 3 bis 4 Tagen verschwinden, wenn ein Antipilzmittel eingenommen wird.

Ein ungeliebtes Mitbringsel aus den Tropen

Malaria

Die Malaria gibt es in allen tropischen und manchen subtropischen Gebieten der Welt. Jährlich erkranken ca. 250 Millionen Menschen daran. Für die 2 bis 3 Millionen Todesfälle ist hauptsächlich die Malaria tropica verantwortlich.

Für die drei Erkrankungsarten an Malaria sind 4 Erreger (Plasmodien) zuständig.

Malaria tropica	Plasmodium falciparum, Inkubationszeit 9 bis 30 Tage, unregelmäßiger Fieberrhythmus
Malaria tertiana	P. vivax und ovale, Inkubationszeit 12 Tage bis zu 1 Jahr, 48 h Rhythmus
Malaria quartana	P. malariae, 20 bis 50 Tage, 72 h Rhythmus

Besonders bei den europäischen Fernreisenden, am meisten bei den scheinbar routinierten Vielreisenden, wird die Möglichkeit einer Malariainfektion krass unterschätzt. Es wird einfach nicht wahrgenommen, dass die Malaria tropica die häufigste lebensbedrohende »Importkrankheit« nach Tropenreisen ist!

Die Infektion passiert nach der Dämmerung beim Stich einer infizierten weiblichen Anophelesmücke; möglich ist auch die Übertragung durch Bluttransfusionen, Transplantate oder noch im Mutterleib. Der Erreger befällt die roten Blutkörperchen und zerstört sie; die Blutzerfallsprodukte erzeugen Fieber in verschiedenem Rhythmus.

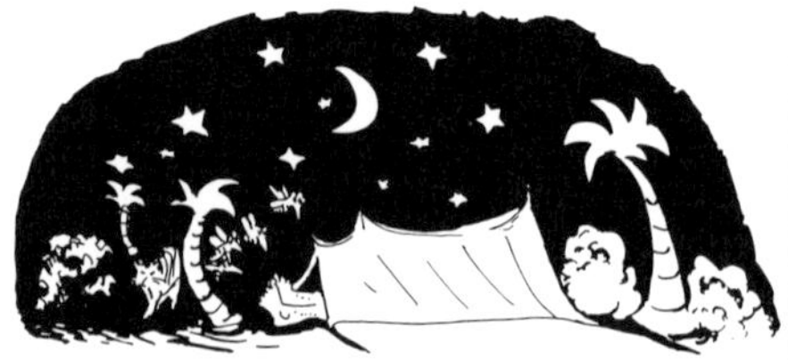

Die Anophelesmücke sticht nur nachts.

Die Fieberanfälle verlaufen typischerweise mit Schüttelfrost, hohem Fieber und anschließendem Schweißausbruch. Durchfälle, Bauchschmerzen und Gelbsucht kommen dazu. Besonders belastet bei Malaria sind Leber, Milz und Nieren. Komplikationen sind Blutungen, Leberschwäche und Aufbrechen der Milz. Bei Schwarzwasserfieber tritt Blutfarbstoff in die Niere über, es droht das Nierenversagen.

Diagnose:
Bei allen unklaren Fieberzuständen bis zu einem Jahr nach einem Tropenaufenthalt muss durch eine Blutuntersuchung Malaria als Grund ausgeschlossen werden. Der Nachweis geschieht im Labor.

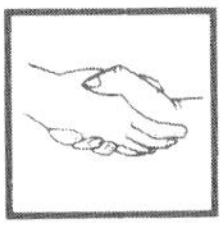

Die Behandlung

erfolgt je nach Typ mit Chinin, Resochin, Fansidar, Lariam und Halfan.

Bei schweren Komplikationen muss ein Blutaustausch erwogen werden.

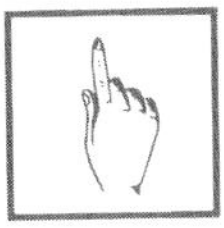

Malariaprophylaxe: Die Anophelesmücke ist nur in der Dämmerung und nachts aktiv. Wichtig in Malariagebieten sind die medikamentöse Prophylaxe, lange Hemden und Kleider, Moskitonetze, Kühlung der Schlafräume mit Klimaanlagen. Als Standardpräparate gelten Resochin und Lariam. Für die Akutbehandlung — auch auf Verdacht bei Fieber! — sollten in bestimmten Gegenden Fansidar und Halfan mitgeführt werden.

Gesundheitstipp Malaria: Einige Wochen vor Reiseantritt im tropenmedizinischen Institut — und nicht im Reisebüro! — nachfragen!

Rohe Speisen am Äquator?

Amöbeninfektion

Die Krankheit ist weltweit verbreitet. Die Ansteckung durch den Einzeller erfolgt als Schmierinfektion durch infizierten Stuhl oder über verunreinigte Lebensmittel, rohe Speisen und verdorbenes Wasser. Die Inkubationszeit kann Jahre dauern.

Die »Amöbiasis« ist die häufigste Ursache für lange anhaltende Beschwerden nach Tropenreisen. Untypische Oberbauchbeschwerden können in blutig-schleimige Durchfälle mit krampfartigen Bauchschmerzen übergehen. Bei Zusatzinfektionen werden die Stühle himbeergeleeartig. Diese Amöbenruhr erzeugt zum Unterschied von der bakteriellen Ruhr (siehe dort) kein Fieber und keine besondere Beeinträchtigung des Allgemeinbefindens. Nur bei Komplikationen, z. B. Leberabszessen, tritt hohes Fieber auf.

Achtung: Amöbenabszesse können auch noch Jahre nach einem Tropenaufenthalt auftreten.

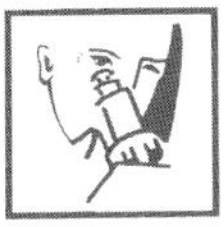

Diagnose:
Amöbennachweis im Stuhl, Leberabszesse im Ultraschall.
Bei akutem Verlauf finden sich Fieber, Schmerzen und hochgradig veränderte Laborwerte.

Behandlung: Anaerobex oder bei Abszessen chirurgisch.

Mit dem Rucksack unterwegs

Lamblien

Sie sind weltweit verbreitet, die Schmierinfektion durch das Geißeltierchen erfolgt von Mensch zu Mensch oder durch Nahrungsmittel. Epidemien gibt es in Ostasien und Osteuropa, Rucksacktouristen sind öfters davon betroffen. Bei dieser Schmutzinfektion spielen Fliegen, Schaben und warmes, schlechtes Trinkwasser eine große Rolle.

Nach massivem Lamblienbefall beginnt die akute Form explosionsartig mit wässrigen, faulig riechenden, schaumigen Durchfällen, Blähungen und fauligem Aufstoßen durch einige Tage, dann Abheilung. Bei der chronischen Form verbleiben Oberbauchbeschwerden und Durchfallepisoden und dadurch Gewichtsabnahme.

Diagnose: Der Erreger- (Zysten-) Nachweis im Stuhl oder Verdauungssaft des Zwölffingerdarmes ist sehr schwierig und gelingt häufig nicht, sodass auf Verdacht behandelt werden muss!

Behandlung: Mittel der Wahl ist Anaerobex.

Wenn Würmer Tischgenossen sind

Infektionen durch Würmer

In den Entwicklungsländern zählen Wurminfektionen zu den häufigsten Erkrankungen überhaupt. In den Tropen sind schätzungsweise 250 Millionen Menschen an einer Wurminfektion erkrankt. In unseren Breiten ist durch die generelle Fleischbeschau der Wurmbefall in der Bevölkerung sehr niedrig, dennoch ist immer wieder einmal eine »Helminthiasis« der Grund für sonst nicht erklärbare Bauch-, Verdauungs- oder Allgemeinbeschwerden. Obwohl nur einige wenige Würmer für Mitteleuropa von Belang sind, ist dennoch eine kurze Übersicht notwendig.

Fadenwürmer

Nur das Uncharakteristische ist für den Wurm typisch.

Die Krankheit kann entweder über den Verdauungstrakt ablaufen — wie beim Madenwurm und Peitschenwurm — oder durch eine vorangehende Gewebswanderung beim Hakenwurm, Zwergfadenwurm und Spulwurm.

Während der Wanderung durch die Haut oder die Lunge (beim Spulwurm!) können Husten, Fieber und entzündliche Veränderungen in der Lunge auftreten, die in 1 bis 3 Wochen wieder abklingen.

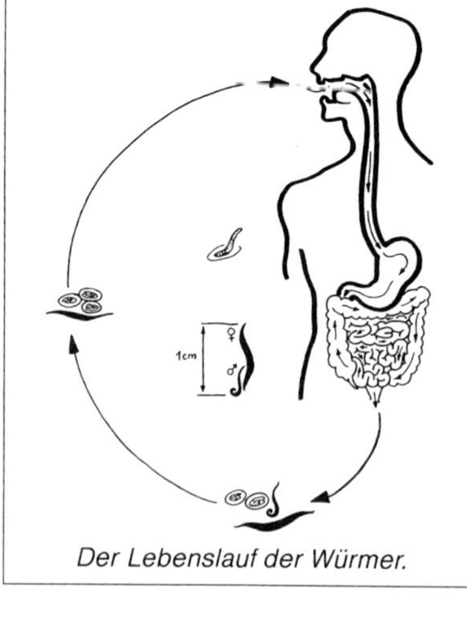

Der Lebenslauf der Würmer.

Die Übertragung geschieht also durch Verschlucken der Wurmeier oder durch Einwanderung an verletzten Hautstellen. Fast alle können uncharakteristische (für den Wurm typisch!) Bauchschmerzen machen, beim Spulwurm ist auch ein Darmverschluss möglich. Beim häufigen Madenwurm — oft bei Kindern mit Haustieren und in der Landwirtschaft — entsteht durch Wurmabsonderungen und nächtliches Kratzen ein juckendes Ekzem um den After; durch den Einfluss der Bettwärme kriechen die Würmer nachts aus dem After und legen bis zu 10.000 Eier ab, die über die Nägelverunreinigung des kratzenden Menschen wieder verschluckt werden.

Der Spulwurm muss nach dem Verschlucken der Eier eine nochmalige Passage der Lunge absolvieren, bis er im Darm endgültig ausreifen kann. Bei starker Darmbesiedelung entstehen Bauchschmerzen, und die große Wurmmasse kann sogar die Darmlichtung verschließen.

Die Fadenwürmer sind durch die Eier im Stuhl nachweisbar. Die Behandlung erfordert meist nur einige Tabletten, nach Körpergewicht dosierter, bewährter Wurmmittel durch ein paar Tage. Gut erprobte Präparate sind Combantrin, Molevac und Pantelmin.

Bandwürmer

Fisch- und Zwergbandwurm kommen bei uns sehr selten vor, Rinder- und Schweinebandwurm sind durch die gesetzlichen, tierärztlichen Maßnahmen auch nicht gerade alltäglich. Gelegentlich passieren aber Infektionen durch rohes oder ungenügend erhitztes Fleisch vom Wildschwein.

Die verschluckten Eier entwickeln sich im Darm, von wo die Würmer in die Muskulatur ausschwärmen und sich dort einnisten. Wenn die im Darm vom Wurm gebildeten Eier durch den Stuhl des befallenen Menschen ausgeschieden und vom Bandwurmträger wieder geschluckt werden, schwärmen die gebildeten Larven in die Muskulatur, ins Auge und Gehirn aus, wo sie die »Zystizerkose« hervorrufen: bis zu 5 cm große Blasen, die je nach Sitz schwerste Störungen machen können. 2 bis 7 Tage nach der Infektion können Durchfälle und Bauchschmerzen, nach 3 Wochen Fieber, Muskelschmerzen und erhöhte weiße Blutkörperchen auftreten.

Diagnose: im Labor oder durch Gewebsentnahme aus dem Muskel.

Behandlung: Pantelmin.

»Krebs« und Metastasen durch Würmer?

Die Ecchinokokkose des Hunde- und Fuchsbandwurmes

Der Hundebandwurm ist der Erreger der großblasigen (zystischen) Ecchinokokkose mit weltweiter Verbreitung in Schafzuchtgebieten. Er macht einen Hund-Wiederkäuer Zyklus durch.

Der Fuchsbandwurm erzeugt die kleinbläschenförmige Ecchinokokkose; man findet ihn in vielen Alpenländern, er macht den Fuchs-Nagetierzyklus mit.

Trotz vieler Ähnlichkeiten sind die Auswirkungen auf den Körper sehr verschieden.

Übertragung: Hund, Fuchs und Katze scheiden die Eier mit dem Kot aus. Der Mensch nimmt diese Eier direkt bei Schmierinfektion oder zum Beispiel über Waldbeeren, die mit Fuchslosung behaftet sind, auf. Die im Dünndarm entstandene Larve wird durch das Blut in die Leber geleitet. Beim Hundebandwurm entwickelt sich aus der Larve eine ständig wachsende Blase, die mit Flüssigkeit gefüllt ist. Diese Zysten können einen Durchmesser von 30 cm (!) erreichen. Falls diese Zysten keine wichtigen Strukturen in der Leber bedrängen, sind sie harmlos und werden gelegentlich als Zufallsbefund im Ultraschall entdeckt.

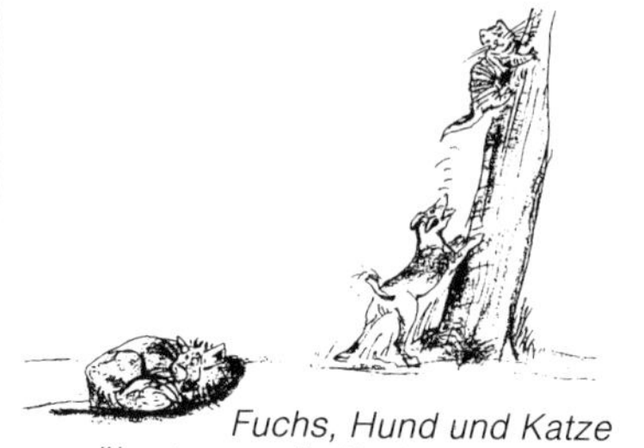

Fuchs, Hund und Katze übertragen die Ecchinokokkose.

Beim Fuchsbandwurm dagegen bilden die stecknadelkopf- bis erbsgroßen Bläschen ein tumorartiges Wachstum ins Lebergewebe hinein. Auch ist durch Abschnürung von Bläschensprossen eine Verschleppung (Metastasierung) in andere Organe möglich.

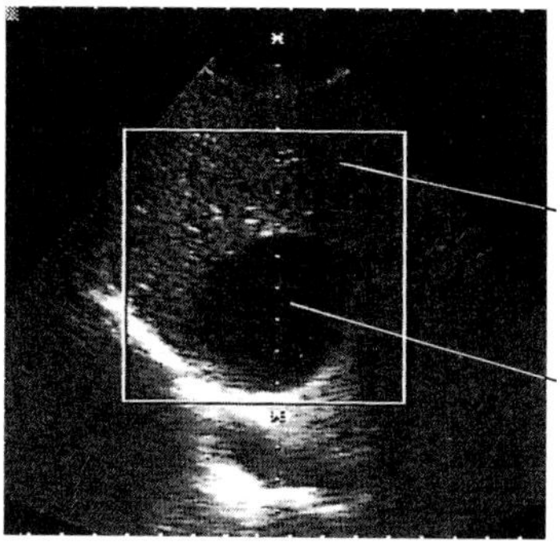

Ilse Ü., 41 Jahre: Leberzyste

Symptome: Bauchschmerzen, Husten, manchmal Atemnot. Wenn die Blasen aufbrechen, sind schwere allergische Erscheinungen mit Schocksymptomen möglich; Infektionen, Abszesse und Bluthusten kommen vor.

Der bläschenförmige Ecchinokokkus des Fuchsbandwurmes wächst unter den Symptomen eines Leberkrebses. Es werden die ableitenden Gallenwege verlegt mit zunehmender Gelbsucht, Allgemeinbeschwerden und raschem Gewichtsverlust.

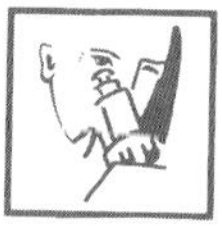

Diagnose:

Durch Röntgen, Ultraschall und Computertomographie. Im Blut findet man in 90 Prozent der Fälle Antikörper. Punktionen sind gefährlich wegen der Gefahr der Zystenaussaat in den freien Bauchraum.

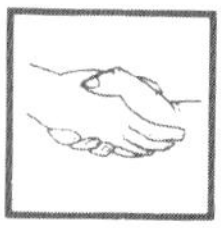

Behandlung:

Radikale, operative Entfernung.

Medikamentös zusätzlich Pantelmin — beim bedrohlichen Fuchsbandwurm lebenslang!

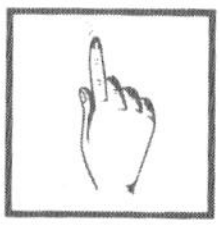

Gesundheitstipp Würmer:

Gibt es eine Vorsorge gegen Wurmbefall?

1. Am wichtigsten ist gründliches Händewaschen mit Seife nach einem Kontakt mit Erde, Pflanzen und natürlich Tieren.
2. Hände nicht von Tieren belecken lassen.
3. Alle Haustiere regelmäßig entwurmen lassen.

4. Alle Salate und Gemüse peinlich genau waschen.

5. Wildfrüchte — die mit Kot und Harn von Tieren behaftet sein können — meiden oder nur nach einer Waschung mit kochend heißem Wasser essen.

6. Kein rohes Fleisch verzehren.

7. Jegliches Wildbret in der Küche nur mit Handschuhen anfassen.

8. Bei einem Wurmbefall in der Familie bzw. Wohngemeinschaft müssen immer alle zusammenlebenden Personen — einschließlich Hund' und Katz' behandelt werden. Der Behandlungserfolg muss mittels negativer Stuhlkontrolle bewiesen werden, d. h., es dürfen im untersuchten Stuhl bei mehrmaliger Kontrolle keine Wurmeier sein.

Würmer in Reih' und Glied'

Die Wurmtabelle

Kurze tabellarische Übersicht über die bei uns häufigsten Wurmerkrankungen:

1. Madenwurm

Symptome:	Juckreiz in der Aftergegend, Ekzem am Gesäß
Nachweis:	Klebestreifen wird auf den After geklebt, nach 2 Stunden Bettruhe findet man die ausgewanderten Weibchen auf dem Streifen.
Übertragungsart:	After — Finger — Mund

2. Fadenwurm

Symptome:	Flüchtige Lungenerscheinungen, eventuell auch Darmverschluss
Nachweis:	Eier im Stuhl
Übertragungsart:	Kopfgedüngtes Gemüse

3. Rinderbandwurm

Symptome:	Übelkeit, Abmagerung
Nachweis:	Blut und Stuhl
Übertragungsart:	Essen von rohem Fleisch

4. Fisch- und Zwergbandwurm (bei uns sehr selten)

5. Schweinebandwurm

Symptome:	Fieber, Muskelschmerzen
Nachweis:	Blut und Muskel
Übertragungsart:	schlecht gekochtes Fleisch von Schwein, Wildschwein, Bär

6. Hundebandwurm

Symptome:	Gelbsucht
Nachweis:	Blut
Übertragungsart:	Fell infektiöser Hunde

Wenn einer eine Reise tut . . .
Impfen — ja oder nein?

Reiseimpfungen

Der Verdauungstrakt ist auf Reisen größeren Belastungen ausgesetzt als im heimatlichen Lebensbereich. Der Hauptgrund dafür ist nicht so sehr die Kostumstellung, sondern der andere — oft schlechtere — Hygienestandard. Fast jeder Urlauber kann zumindest von einem mehr oder weniger heftigen Durchfall berichten.

Es ist daher wichtig, Möglichkeiten zu kennen, um sich und andere vor unliebsamen und gefährlichen Infektionen zu schützen. Durch eine rechtzeitige und geplante Impfprozedur lässt sich das Erkrankungsrisiko für den Einzelreisenden beträchtlich mindern.

Die klassischen Reiseimpfungen, besonders beim Zielgebiet »Tropen«, sind Gelbfieber und Cholera. Zu beachten ist, dass verarmte Länder mit schlechter Hygiene ständig Erkrankungsfälle an Typhus und Paratyphus haben.

Ausreichend lange vor der Abreise sollte man sich vergewissern, ob ein befriedigender Impfschutz durch die sogenannten Standardimpfungen vorliegt: Bin ich ausreichend geschützt gegen Wundstarrkrampf, Diphtherie, Kinderlähmung, Masern, Mumps, Keuchhusten, Röteln und Tuberkulose?

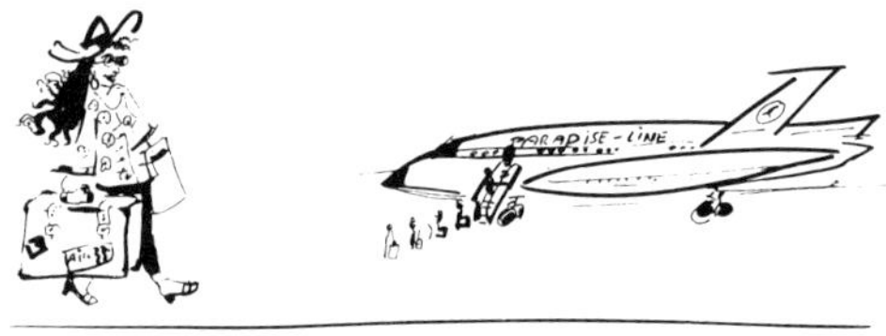

Für die Reise geimpft?

Jegliche Empfehlung zur Reiseimpfung richtet sich immer nach dem Impfungsgrad des Reisenden, seinem Gesundheitszustand, der momentanen Seuchensituation im Zielland und der dort geplanten Tätigkeit. Ist ein langer oder kurzer Urlaub vorgesehen oder ist die Reise der Beginn eines mehrjährigen Aufenthaltes im afrikanischen Busch oder Amazonasdelta? So wird ein Geschäftsreisender, der von Hauptstadt zu Hauptstadt fliegt und im internationalen 5-Sterne-Hotel vollklimatisiert nächtigt, praktisch keine Impfung brauchen. Völkerkundler, Archäologen oder Bauarbeiter in Südchina setzen sich dem Infektionsrisiko ihres Gastlandes aber in erheblichem Umfang aus.

Zur Reiseberatung gehört auch die Beantwortung der Frage nach dem Wohin, den Reiseplänen im Land (Touren oder Arbeiten im »Landesinneren«?) und die Erhebung der bisherigen Lebens- bzw. Krankengeschichte. Besonders bei Kindern muss man darauf achten, dass die bisherigen Standardimpfungen durchgeführt wurden.

Neben empfehlenswerten Impfungen ist die wichtigste Maßnahme des Reisenden, unnötige Gefahren und Risiken zu meiden. Dies gilt insbesondere auch für den Genuss fremdländischer Speisen.

Monate vor Reisebeginn ist zu fragen, ob neben den »Tropenimpfungen« gegen Gelbfieber, Cholera und Typhus noch andere »Sonderimpfungen« notwendig und sinnvoll sind; dazu gehören: Impfungen gegen Meningokokken, Enzephalitis, Pneumokokken, FSME (Zeckenkrankheit), infektiöse Leberentzündung (Virushepatitis A und B), Tollwut, Influenza und Schafblattern.

Man sollte sich bei allen Impfüberlegungen vom Arzt des Vertrauens beraten lassen und sich nicht auf die Angaben des Reisebüros verlassen. Auch gibt die WHO oft nur die Empfehlungen der Einreiseländer wieder, die in erster Linie bestrebt sind, das eigene Land vor der Einschleppung von Seuchen zu schützen und naturgemäß weniger am persönlichen Schutz des Reisenden interessiert sind.

Eine kleine Übersicht über die einzelnen Impfungen

Gelbfieber

Für Mittel- und Südamerika; in Afrika zwischen dem 17. Grad nördlicher und dem 17. Grad südlicher Breite ein »Muss«! Der Impfschutz ist sehr gut und hält 10 Jahre an. Weil der Impfstoff licht- und wärmeempfindlich ist, wird die Impfung nur an vereinzelten Stellen, z. B. in den Gesundheitsämtern der Landeshauptstädte, verabreicht. Kinder vor dem 12. Lebensjahr dürfen wegen der Gefahr einer Hirnentzündung nicht geimpft werden. Während einer Schwangerschaft sollte die Gelbfieberimpfung — wie alle Lebendimpfungen — nicht durchgeführt werden.

Cholera

Zwei Impfungen im Abstand von 14 Tagen sind notwendig. Der — relative — Impfschutz besteht zu 60 Prozent und hält nur ein halbes Jahr an. Die Impfung schützt nicht vor der Infektion und der Ausscheidung von Choleraerregern, sie verhindert aber schwere Erkrankungen. Demgemäß sind viele Reiseländer an der Choleraimpfung nicht sonderlich interessiert und »schreiben« sie deshalb auch nicht vor. Die Verträglichkeit der Choleraimpfung ist eher schlecht, Nebenwirkungen sind häufig. Personen mit Herz-Kreislaufkrankheiten, Rheuma, Blutkrankheiten sowie Schwangere sollten lieber nicht geimpft werden. Die Impfung wird seit 20 Jahren »amtlich« nicht mehr empfohlen.

Gesundheitstipp Cholera: Nicht jeder der Cholera ausgesetzte Mensch erkrankt auch daran. Die Infektion fördernd sind starkes Schwitzen, Stress und Salzsäuremangel im Magen, was durch bestimmte Gemüsesorten begünstigt werden kann. Insgesamt wird von der Choleraimpfung eher abgeraten, die persönliche Hygiene soll dafür im Vordergrund stehen.

Das alte Kolonialsprichwort »Boil it, peel it, cook it or forget it!« zu beherzigen, könnte viele Infektionen verhüten!

Typhus

Weite Verbreitung hat die Typhusschluckimpfung Vivotif gefunden. Die Schutzwirkung beträgt 3 Jahre. Während der sich über 5 Tage hinziehenden Impfung dürfen keine Antibiotika eingenommen und kein Alkohol getrunken werden, eine Malariaprophylaxe mit Resochin stört nicht. Neu ist die Typhusschutzimpfung mit Typhim Vi: Die Impfung erfolgt als einmalige Injektion und der Schutz hält 3 Jahre an.

Infektiöse Gelbsucht, Hepatitis

Virushepatitis A: Impfstoff Havrix. Virushepatitis B: Impfstoff Engerix B.

Beide Schutzimpfungen sind empfehlenswert bei längerem Aufenthalt und engerem Kontakt zur Bevölkerung von Ländern mit geringem Hygienestandard. Die Prozedur zieht sich allerdings über ein Jahr hin, der Impferfolg muss durch Blutuntersuchungen auf Antikörper kontrolliert werden. Bei einer kurzfristigen Abreise werden fertige Antikörper — »Gammaglobuline« — injiziert. Die dabei erzielte Schutzdauer liegt aber unter 3 Monaten. Die neue kombinierte Schutzimpfung gegen Hepatits A und B heißt TWINRIX.

Schwanger und impfen?

In der Schwangerschaft gilt: möglichst keine Impfungen. Besonders sogenannte Lebendimpfungen gelten als problematisch. Es muss immer das Impfrisiko gegen das Infektionsrisiko abgewogen werden, bei vielen Impfungen ist die Auslösung einer Fehlgeburt möglich. Ist die Impfung nicht ohnehin zufällig, also aus Unkenntnis bzw. vor Bekanntwerden der Schwangerschaft erfolgt, sind dringende Impfindikationen nur: Tollwutschutzbehandlung, Wundstarrkrampfprophylaxe bei Unfall und Gammaglobulin bei Röteln und Schafblattern. Umstritten hinsichtlich der Wirkung, aber unschädlich in der Anwendung ist die Grippeimpfung. Bei etlichen Impfungen ist es berechtigt, vor und 2 Monate nach einer Impfung einen sicheren Empfängnisschutz durch die Einnahme der »Pille« zu verlangen. Oft ist die Verschiebung der Reise auf die Zeit nach der Geburt der einfachste Schutz!

Die Anophelesmücke wartet

Malaria

Die Vorbeugung gegen Malaria gehört zu den wichtigsten Maßnahmen im Reiseverkehr. Wegen der Ausbreitung von widerstandsfähigen (resistenten) Malariaerregern müssen die Empfehlungen zur Prophylaxe immer wieder neu überprüft werden. Eine Grundprophylaxe mit Resochin ist über Jahre hinaus möglich. Resochin sollte nach den Mahlzeiten eingenommen werden und nicht im Zusammenhang mit Alkohol. Verloren gegangene Dosen — z. B. bei Durchfall — müssen ersetzt werden. Die Einnahme sollte immer am gleichen Wochentag erfolgen. Wegen der guten Verträglichkeit und der Bedrohung von Mutter und Kind durch die Malariainfektion kann die Resochinprophylaxe bei Schwangerschaft durchgeführt werden.

Je nach Zielort müssen Prophylaxe und fallweise Behandlung abgeändert werden.

Fansidar, Halfan und Lariam müssen von Schwangeren gemieden werden. Der Beginn der Malariaprophylaxe sollte 14 Tage vor Reiseantritt erfolgen, um bei eventuellen Unverträglichkeiten noch rechtzeitig das Mittel ändern zu können. Die Resochinprophylaxe geht bis 6 Wochen nach Verlassen des Malariagebietes. Das gleiche trifft auf die Einnahmevorschriften für Lariam zu.

Wenn trotz Prophylaxe im Malariagebiet plötzlich Fieber auftritt, ist immer an eine Malariainfektion zu denken! Es ist die sofortige Untersuchung des Blutes auf Malariaparasiten notwendig; ist das nicht möglich, muss sofort mit einer Behandlung auf Verdacht begonnen werden. Das Mittel richtet sich nach der geographischen Lage des Aufenthaltsortes.

Auch nach der Rückkehr aus einem Malariagebiet ist bei jedem Fieber die Parasitensuche im Blut erforderlich. Die Entwicklung eines aktiven Malariaimpstoffes ist in naher Zukunft zu erwarten.

Ich gehe auf die Reise und stelle mir eine Reiseapotheke zusammen

Welche Pillen gehören in den Koffer?

Sind alle Informationen über das Reiseland eingeholt und die Impfungen absolviert, stellt sich die Frage nach der persönlichen Reiseapotheke für die Akut- und Selbstbehandlung von Verdauungskrankheiten. Einige Grundsätze sind dabei zu beachten. Es ist vorteilhaft und kann Ärger vermeiden helfen, wenn man sich vor der Abreise bemüht, mit dem vertrauten Arzt einige Fragen zu beantworten:

1. Habe ich im Zielland mit besonderen Gefahren zu rechnen?
2. Sind außergewöhnliche körperliche Belastungen zu erwarten, z. B. Bergtouren, Safari, tropische Sonne, große Kälte usw.?
3. Bin ich mit der Kost vertraut oder wird mein Verdauungstrakt »umdenken« müssen?
4. Habe ich bei bisherigen Reisen Verdauungsprobleme gehabt? Nie, manchmal, immer?
5. Nehme ich zuhause Medikamente, Hilfsmittel für die Verdauung ein?
6. Welche Möglichkeiten der medizinischen Betreuung gibt es im Reiseland?
7. Bestehen sprachliche Schwierigkeiten?
8. Kann im Reiseland ein akuter »Blinddarm« operiert werden?

Der Abschluss einer Reisekranken- bzw. Rückholversicherung sollte nicht schweren Herzens vorgenommen werden. Mit ein paar Schilling pro Tag erkauft man sich eine beträchtliche Sicherheit für den Notfall.

Gesundheitstipp Reise: Gute Adressen sind die weltweit vorkommenden amerikanischen Spitäler und Krankenhäuser sowie die von diversen Ordensgemeinschaften, beispielsweise den Johannitern oder Maltesern, betriebenen.

Hat man die möglichen Eventualitäten durchgedacht, kann man daran gehen, das »medizinische Reisebündel« zu schnüren.

Was sollte zur Reiseapotheke gehören?

- ☐ Verbandszeug, Schere, Pinzette, Desinfektionsmittel wie Isozid H und Betaisodona
- ☐ Fieberthermometer und Wärmeflasche
- ☐ Ein kleines Set an Einmalspritzen und Nadeln — nicht in allen Reiseländern vorhanden!
- ☐ Medikamente — nur solche, die man bereits gewohnt ist und erfahrungsgemäß gut verträgt!
- ☐ Gegen Schmerzen: Mexalen, Aspirin, Novalgin
- ☐ Gegen Krämpfe: Buscopan, Baralgin
- ☐ Durchfall: Aktivkohle, Imodium, Normolyt Granulat
- ☐ Verstopfung: Lecicarbon Zäpfchen, Dulcolax (bei allen Zäpfchen Hitzeschutz nicht vergessen!)
- ☐ Sodbrennen, Gastritis: Maalox, Solugastril, Cimetag, Losec.
- ☐ Völlegefühl: Pankreoflat, Cynarix compositum
- ☐ Reisekrankheit: Echnatol, Vertirosan, Travelgum, Scopoderm TTS Pflaster
- ☐ Von allen Medikamenten — insbesondere von ständig einzunehmenden — einen kleinen Vorrat einstecken und nicht in das Reisegepäck geben. Wer weiß, ob der Koffer (z. B. bei Flugreisen) auch rechtzeitig ankommt!
- ☐ Wörterbuch für die jeweilige Landessprache
- ☐ Nachfragen, ob ein ausreichender Versicherungsschutz bei gröberen Gesundheitsschäden besteht.
- ☐ Auch beachten, dass in fernen Ländern Hilfe oft nur gegen bare Kasse oder einen akzeptierten Scheck gewährt wird.
- ☐ **Adressen von ärztlichen Einrichtungen, konsularischen Behörden, Telefonnummern in der Heimat, Flugambulanz**

Wichtige Adressen: Österreichische Ärzteflugambulanz, 1080 Wien, Albertgasse 1a

Ärztlich betreute Flugtransporte
Sekretariat und Einsatzzentrale Notruf: 01/401440

Tyrolean Air Ambulance
Notruf 0512/22422,
Vorwahl aus dem Ausland: 0043

Wichtige Adressen in fernen Ländern sind auch die Büros der Fluglinien AUA, Lauda, Tyrolean, Swissair, British Midlands, Delta, Lufthansa und Singapore Airlines. Auch Flugkapitäne und Stewardessen werden krank; die von den Airlines beigezogenen Vertrauensärzte sind meistens in den landestypischen Erkrankungen erfahren und gut ausgerüstet. Auch die sprachliche Verständigung ist üblicherweise kein Problem. Jedes der genannten Büros hilft weiter, auch wenn man mit einer »fremden« Linie geflogen ist.

Was sagt das Baby dazu?

Krankheiten des Verdauungstraktes und Schwangerschaft

Normalerweise stellt eine Schwangerschaft die größten Anforderungen an die Körperfunktionen des weiblichen Organismus. Die Schwangerschaft bewirkt eine Verminderung der Wandspannung im gesamten Verdauungsschlauch. Der Verdauungsablauf ist verlangsamt. Indirekt ist natürlich der gesamte Bauchraum an den Änderungen der Blutzusammensetzung und an den beschleunigten Funktionen von Herz, Lungen und Nieren mitbeteiligt. Ab dem 4. Monat ist der Energiebedarf erhöht und erreicht kurz vor der Geburt einen Höchstwert. Daher müssen von der 12. bis 16. Schwangerschaftswoche an pro Tag um 300 kcal mehr aufgenommen werden.

An Eiweiß wird täglich um 30 Gramm mehr gebraucht, die Hälfte davon soll tierischer Herkunft sein. Als günstig zu bewerten sind kalziumreiche Milch, Ei, mageres Fleisch, Wild, Geflügel und magere Fische.

Der Anteil der Fette soll 35 Prozent der Kalorien nicht übersteigen, weil mit zunehmender Dauer einer Schwangerschaft der Fettgehalt im Blut ohnehin stark ansteigt.

Kohlenhydrate sollen sich aus Brot, Frischgemüse, Kartoffeln und Obst zusammensetzen. Blähende Speisen aus Hülsenfrüchten, Kohl und Kraut müssen gemieden werden ebenso wie Zuckergebäck und Süßigkeiten.

Mit Kochsalz muss sehr vorsichtig umgegangen werden — Blutdruckanstieg in der Schwangerschaft kann gefährlich sein! — also Hände weg vom Salzstreuer.

Magnesium kann problemlos aus Milch und Getreide gedeckt werden, von einer Eisenzugabe kann man nur dann absehen, wenn zu Schwangerschaftsbeginn ein deutlicher Eisenüberschuss besteht. In allen anderen Fällen sollte Eisen in Tablettenform »beigefüttert« werden.

Der in der Schwangerschaft gesteigerte Jodbedarf lässt sich durch jodiertes Speisesalz, Seefisch und Mineralwasser decken. Das ist wichtig, um eine Kropfbildung bei Mutter und Kind sicher zu vermeiden.

Der Professor zur Kandidatin bei der Chemieprüfung: »Frau Kollegin, woraus wird Jod gewonnen?« Die Dame nach langem Zögern: »Aus dem Jodbaum.« Der Professor ohne Zögern: »Bitte kommen Sie nochmals zur Prüfung, wenn der Jodbaum wieder blüht!«

Vitamine werden — weil der höhere Vitaminbedarf sehr schwierig zu errechnen ist —, großteils durch bewährte Vitaminmischungen wie z. B. Natabec oder Pregnavit ersetzt.

In der Stillzeit kann man für 100 ml Frauenmilch einen Kalorienmehrbedarf von 120 kcal berechnen. Unverhältnismäßig mehr gebraucht werden Eiweiß, Kalzium, Eisen, Jod und Vitamine.

Welche Beziehungen gibt es zwischen einer bestehenden Schwangerschaft und Krankheiten des Verdauungstraktes?

Es soll hier einerseits beantwortet werden, inwieweit typische und häufige Verdauungskrankheiten Ausschlussgründe für eine Schwangerschaft sind. Andererseits ist zu prüfen, ob auftretende Erkrankungen einen ungünstigen Einfluss auf die Schwangerschaft ausüben.

Speiseröhrenentzündung (Ösophagitis) und Reflux

Eine bestehende Refluxkrankheit kann durch den Zwerchfellhochstand verschlimmert werden. Wichtig sind die Einnahme von kleinen Mahlzeiten und Spazierengehen nach dem Essen. Säureneutralisierende Medikamente wie Maalox und Solugastril können — getrennt von anderen Medikamenten — eingenommen werden; es ist aber auf die stopfende Nebenwirkung von aluminium- und calciumhältigen Mitteln zu achten.

Zwölffingerdarmgeschwür

Im gebärfähigen Alter handelt es sich meistens um Zwölffingerdarmgeschwüre. Die Säurebildung nimmt in den ersten beiden Dritteln der Schwangerschaft ab, um im letzten Drittel wieder auf fast normale Werte anzusteigen. Diese Tatsache dürfte dafür verantwortlich sein, dass in der Schwangerschaft selten neue Geschwüre entstehen und bestehende sich bessern.
Die Behandlung mit Ulcogant ist unproblematisch, die endoskopische Diagnostik (Gastroskopie) ist möglich, sollte aber nur bei besonderer Erfordernis und diagnostischen Zweifeln durchgeführt werden.

Appendizitis, »akuter Blinddarm«

Ist eher selten und hat eine höhere Komplikationsrate wegen Durchbruch (Perforation) und Bauchfellentzündung (Peritonitis). Im ersten Drittel der Schwangerschaft kann es diagnostische Unsicherheiten geben durch die Ausdehnung der Gebärmutter, besonders bei erstmals schwangeren Frauen: Sind die Beschwerden ein Ziehen an den Mutterbändern oder ist es der Blinddarm? An die Verlagerung des Dickdarmes ist immer zu denken, somit kann der Wurmfortsatz in einer ganz anderen Bauchgegend zu finden sein. Gegen Schwangerschaftsende ist manchmal die Abgrenzung von Wehen nicht ganz leicht. Wird die richtige Frühdiagnose einer Appendizitis gestellt, sollte mit der Operation (Appendektomie) nicht zugewartet werden. Die Rate an Frühgeburten und kindlicher Sterblichkeit ist dann nicht erhöht.

Verstopfung, Obstipation

Kommt häufig vor. Die Ursachen sind eine schlaffere Darmmuskulatur und ein herabgesetzter Bewegungsablauf der Gedärme (Peristaltik). Ausreichend schlackenreiche Kost, Flüssigkeit, tägliche Gymnastik und Spaziergänge können das Übel meistens bändigen. Eigentliche Abführmittel sollten nicht eingenommen werden: Es besteht grundsätzlich die Gefahr, eine Frühgeburt auszulösen.

Gallensteine, Gallenkolik (Cholezystolithiasis)

Der Nachweis erfolgt im Ultraschall, zur Behandlung der Gallenkolik ist Buscopan erlaubt. Bei Entzündungen müssen Antibiotika verabreicht werden. Die Spiegelung der Gallenwege (ERCP) bei Verdacht auf Gallengangssteine ist in der Frühschwangerschaft wegen der hohen Strahlenbelastung — die Untersuchung wird ja mit Kontrastmitteln unter Röntgenkontrolle durchgeführt — sehr kritisch zu sehen.

Geht bei einer Gelbsucht durch Steinverschluss der Stein nicht von selbst ab (»Spontanabgang«), muss der Stein durch ERCP oder operativ (Cholezystektomie) entfernt werden.

Gelbsucht

Die häufigste Ursache für eine Gelbsucht in der Schwangerschaft ist die Virushepatitis. Die Entzündung selbst verläuft normalerweise nicht schwerer als sonst. In den ersten beiden Dritteln der Schwangerschaft ist eine Fehlgeburt möglich. Einen Beweis für Missbildungen gibt es nicht.

Bei der Hepatitis-B-Infektion droht dem Kind eine Infektion mit chronischem Verlauf, evtl. aber ohne erkennbare Symptome. Die Infektion geschieht während der Geburt!

Leberzirrhose

1. Eine bestehende Schrumpfleber ist ein eindeutiger Grund gegen eine Schwangerschaft, eine sichere Empfängnisverhütung sollte vorgenommen werden.

2. Ist bereits eine Schwangerschaft eingetreten — was bei einer Zirrhose selten vorkommt — ist das Risiko extrem hoch. Für die Mutter wegen der Druckerhöhung im Bauch durch Platzen der Krampfadern in der Speiseröhre, für das Kind durch eine sehr hohe Fehlgeburtsrate. Ein Schwangerschaftsabbruch ist wegen der absoluten Lebensgefahr für die Mutter und der schlechten Lebens- und Überlebenschancen des Kindes im Einzelfall angebracht.

Akute Fettleber

Kommt gelegentlich bei Erstschwangeren nach der Einnahme des Antibiotikums Tetracyklin vor. Beginnt in den letzten 3 Monaten mit Oberbauchschmerzen, Gelbsucht und schweren Krankheitssymptomen.

Leberadenom (siehe auch unter »Lebererkrankungen«)

Diese Tumoren finden sich immer häufiger bei Frauen, die über viele Jahre die »Pille« eingenommen haben. Diagnostische Unsicherheiten hinsichtlich der Abgrenzung zu bösartigen Lebertumoren oder Metastasen machen neben dem Ultraschall oft auch andere Untersuchungen notwendig (Computertomographie und Angiographie). Manchmal ist eine endgültige Klärung auch damit nicht möglich, so dass eine operative Diagnostik zwingend nötig ist. Während einer Schwangerschaft kann das Adenom wachsen oder aufbrechen; wenn es an der Oberfläche sitzt, ist durch eine massive Blutung ein tödlicher Ausgang zu befürchten. Der Schluss daraus: Von einer Schwangerschaft ist striktest abzuraten, solange das Adenom nicht erfolgreich operiert ist.

Pankreatitis, Bauchspeicheldrüsenentzündung

Ist selten und kann durch wassertreibende Mittel ausgelöst werden. Sie findet sich meistens in Gesellschaft eines Gallensteinleidens. Die Mutter ist durch die Grundkrankheit, das Kind durch eine erhöhte Abortusrate (Abortus = Fehlgeburt) und erhöhte Sterblichkeit im Säuglingsalter gefährdet. Auch bei chronischer Pankreatitis sollte vor einer Ausheilung von einer Schwangerschaft abgesehen werden.

Kinderkriegen bei Kolitis?

Crohn'sche Krankeit und Kolitis ulzerosa

Beide sind chronische, in Schüben verlaufende Dünn- und Dickdarmerkrankungen. Die notwendige (aus Gründen der sonstigen Lebensgefahr und wegen des Krebsrisikos) und lang dauernde, medikamentöse Behandlung ist eingreifend und nebenwirkungsträchtig.

Bei der Entscheidung für oder gegen eine Schwangerschaft muss bei beiden Krankheiten

a) die Auswirkung der Schwangerschaft auf die Darmerkrankung und

b) die Auswirkung der Darmveränderung auf die Schwangerschaft berücksichtigt werden.

Außerdem hat die Schwangerschaft Folgen für die Einnahme von Medikamenten.

Zur Diagnose: Dickdarmspiegelungen (Koloskopien) sollten in der Frühschwangerschaft wegen der Fehlgeburtsrate und in der Spätschwangerschaft wegen der Verletzungsgefahr nur bei äußerst zwingenden Gründen durchgeführt werden.

Näheres zur Kolitis ulzerosa:

1. Die Fruchtbarkeit gegenüber gesunden Frauen ist nicht geringer.
2. Die Krankheit selbst hat keine ungünstigen Auswirkungen auf die Schwangerschaft, das heißt die Anzahl an Fehl- und Totgeburten oder Missbildungen ist nicht vermehrt.
3. Die Anzahl der Patientinnen, die während der Schwangerschaft einen entzündlichen Schub erleiden, ist nicht größer als bei Gesunden.
4. Die Schwangerschaft kann die Kolitis verschlechtern, ohne dass dabei aber bei guter Behandlung eine Gefährdung der Mutter zu befürchten ist.
5. Vor dem Einsatz der modernen Behandlung war die Sterblichkeitsrate von schwangeren Kolitispatientinnen und diejenige schwangerer Gesunder gleich hoch.

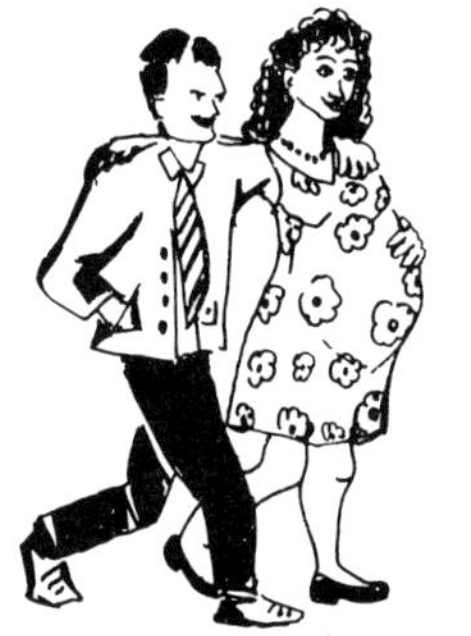

*Kolitis ulzerosa ist **kein** Gegengrund für eine Schwangerschaft.*

Somit ergibt sich:

1. Die Kolitis ulzerosa stellt keine Gegenanzeige für eine Schwangerschaft dar, auch nicht bei bestehendem künstlichen Seitenausgang.

2. Ist die Schwangerschaft geplant, sollte sie in einer »ruhigen« Krankheitsphase beginnen.

3. Salazopyrin bzw. Claversal und bei schwerem Verlauf zusätzlich Kortison verursachen keine nennenswerte Gefährdung des wachsenden Kindes.

4. Auf eine medikamentöse Schubprophylaxe sollte auch in der Schwangerschaft nicht verzichtet werden.

5. Claversal muss wegen möglicher Wehenhemmung kurz vor dem Geburtstermin abgesetzt werden.

6. Imurek und Anaerobex sind in der Schwangerschaft kontraindiziert.

Näheres zur Crohn'schen Krankheit:

1. Die Fruchtbarkeit ist deutlich herabgesetzt, die Unfruchtbarkeitsrate beträgt 30 bis 50 Prozent.

2. Die Krankheit selbst wirkt sich nicht ungünstig auf die Schwangerschaft aus, der Krankheitsverlauf wird durch die Schwangerschaft nicht verändert.

3. Der Beginn einer geplanten Schwangerschaft sollte in eine inaktive Krankheitsphase verlegt werden.

4. Nach der Geburt bekommen 40 Prozent der Mütter einen milden Krankheitsschub, vielleicht durch die Erniedrigung des körpereigenen Kortisons.

Daraus ergibt sich:

1. In der Schwangerschaft sind bei Crohn'scher Krankheit Salazopyrin und Claversal angezeigt, bei schwerem Dünndarmbefall Kortison.

2. Die Krankheit ist kein Gegengrund für eine Schwangerschaft.

3. Bei Dünndarmverengungen und Ileusgefahr (Darmverschluss) muss von einer Schwangerschaft abgeraten werden.

Zusammenfassung:

- Die Fruchtbarkeit ist bei Kolitis ulzerosa nicht herabgestzt, bei Crohn'scher Krankheit besteht in 30 bis 50 Prozent Unfruchtbarkeit.
- Die Rate der Fehl-, Tot- und Missgeburten ist bei beiden nicht erhöht.
- Schübe in der Schwangerschaft sind bei Kolitis ulzerosa nicht vermehrt, bei Crohn nach der Geburt.
- Der Krankheitsverlauf wird bei beiden nicht verschlechtert.
- Die Behandlung besteht immer aus Salazopyrin, Salofalk, Claversal, Dipentum und Kortison.
- Therapienebenwirkungen auf das Kind sind möglich durch einen Anstieg des Gallenfarbstoffes »Bilirubin«.
- Keine Kontraindikation für Schwangerschaft bei Kolitis ulzerosa, bei Crohn nur bei Ileusgefahr.

Pillenschlucken und schwanger

Medikamente und Schwangerschaft

Das Problem der Arzneimitteltherapie in der Schwangerschaft wird wahrscheinlich immer bestehen bleiben, weil experimentelle Untersuchungen (= »ausprobieren«) an Schwangeren unethisch und daher nicht möglich sind.

Die Contergankatastrophe in den 60er Jahren hat gezeigt, dass Untersuchungsergebnisse vom Tier nicht immer auf den Menschen übertragbar sind.

Für jüngere Leser: Das beim Tier erfolgreich ohne Nebenwirkungen getestete Schmerzmittel Contergan hat nach der Einnahme durch Schwangere schwere Missbildungen beim geborenen Kind erzeugt.

Trotzdem sieht das zahlenmäßige Verhältnis so aus, dass mehr als die Hälfte aller gesunden Schwangeren im ersten Schwangerschaftsdrittel »Tabletten« einnimmt, jede fünfte Frau sogar vier oder mehr verschiedene Medikamente!

Das Risiko ist im Einzelfall schwer abzuschätzen, die empfindlichsten Phasen sind jedenfalls die ersten Wochen nach der Empfängnis.

Dies ist leider auch der Zeitraum, in dem in Unkenntnis der bereits bestehenden Schwangerschaft Medikamente eingenommen werden.

Die Frage, wann ein Schwangerschaftsabbruch angezeigt ist, ist im Einzelfall schwierig zu beantworten.

Erschwerend für alle kommt hinzu, dass die Arzneimittelhersteller zur Vermeidung möglicher Ansprüche in den Beipackzetteln von der Einnahme des Medikamentes in der Schwangerschaft abraten.

Dabei muss beachtet werden: Für den größten Teil der im Handel befindlichen Medikamente liegen nur sehr spärliche Informationen über die Verträglichkeit und Unbedenklichkeit in der Schwangerschaft vor.

Die meisten Mittel — von denen abgeraten wird — sind naturgemäß niemals geprüft worden. Dadurch wird die Einnahmedisziplin (= »Compliance«) der Patientin auch bei unbedingter Notwendigkeit einer medikamentösen Behandlung auf eine schwere, unnötige Probe gestellt.

Gesundheitstipp Schwangerschaft:

Um also medikamentöse Schäden zu verhindern, sollte möglichst jegliche unnötige Medikamenteneinnahme während der Schwangerschaft vermieden werden.

Immer sollte man allerdings bedenken, dass die durch Alkohol- und Nikotinmissbrauch verursachten Schäden um ein Vielfaches häufiger sind als medikamentöse Nebenwirkungen!

Daraus folgt: Medikamente nur, wenn sie unbedingt erforderlich sind, möglichst wenig und möglichst kurz!

Vom Essen und vom Trinken

Was essen wir, wie soll gesunde Nahrung beschaffen sein?

Die Erkenntnis, dass Hunger nicht nur der beste Koch, sondern auch der beste Arzt sei, war schon damals, lange vor der modernen Diätetik, weit verbreitet. In einer medizinischen Prüfung fragte der berühmte Arzt Dr. Desegnettes einen Kandidaten: »Wo beginnt die Verdauung?« »Im Magen«, antwortete der Prüfling. »Falsch«, erwiderte Desegnettes. »Sie beginnt in der Küche.«

Wichtiges zum Thema »Nährstoffe, Vitamine, Spurenelemente und Ballaststoffe, Krankheit und Ernährung«

Der Verdauungstrakt ist zuständig für jegliche Nahrungsaufnahme. Zur Gesunderhaltung und zum Gesundwerden müssen wir eine vollwertige Ernährung anstreben.

Was ist eine vollwertige Kost?

Unter »vollwertig« ist eine gemischte Kost zu verstehen, die unseren Energiebedarf deckt, Vitamine, Aufbau- und Mineralstoffe enthält und durch eine schonende Zubereitung einen möglichst geringen Wertverlust hat.

Unsere Kost ändert sich auch im Laufe des Lebens mehrmals. Kleinkinder essen anders als Erwachsene, der Schicht- und Schwerarbeiter braucht einen anderen Kostplan als der Büromensch oder Berufssportler.

Zu den Nährstoffen zählen Kohlenhydrate, Eiweiß, Fett, Mineralsalze, Spurenelemente, Vitamine und — Wasser. Als Ergänzung nehmen wir Ballaststoffe und aromatische Substanzen, z. B. aus Gewürzen auf.

Energiespender sind Fette und Kohlenhydrate, während Eiweiß für den Aufbau der Organe zuständig ist. Vitamine, Spurenelemente, Fettsäuren und Mineralsalze wirken regulierend auf die Vorgänge im Körper und haben eine große Bedeutung als Schutzstoffe.

Was geschieht bei der Verdauung unserer Kost, und welchen Weg nehmen die einzelnen Nährstoffe?

Der Professor zum Prüfling: »Was wissen Sie über das Pepsin?«. Langes Schweigen des Kandidaten. Darauf die nächste Frage des Prüfers: »Was wissen Sie über die Salzsäure?«. Wiederum beredtes Schweigen des Prüflings. Daraufhin nochmals der Professor: »Und nun sagen Sie mir noch den Unterschied zwischen Pepsin und Salzsäure!«

Eiweiß wird im Magen bei saurer Reaktion durch Pepsin und Salzsäure gespalten. Die Magenschleimhaut ist selbst durch einen Schleimüberzug vor der Selbstverdauung geschützt. Im Zwölffingerdarm und Dünndarm spaltet Trypsin die Eiweißkörper weiter zu Aminosäuren.

Die Kohlenhydrat- bzw. Stärkespaltung beginnt durch die Amylase bereits im Mund und wird dann im Dünndarm bis zu einfachen Zuckern fortgesetzt.

Fett wird vorwiegend im Dünndarm zu Glyzerin und Fettsäuren gespalten. Alle Nährstoffe gelangen nach der Aufsaugung durch das Blut in die Leber, ein Teil der Fette wird in die Blutbahn abtransportiert. Wasser und Mineralstoffe nimmt der Dünndarm auf, Traubenzucker und Alkohol werden teilweise schon im Mund aufgesaugt.

Wie werden nun die Nahrungsbestandteile ausgenutzt?

Tierische Stoffe wie Milch, Fisch, Fleisch und Eier werden nach dem jeweiligen Angebot aufgenommen, bei pflanzlicher Nahrung können Hüllen die Verwertung erschweren.

Stärke ist das wichtigste Kohlenhydrat. Reisstärke gelangt vollständig in den Körper, Stärke aus Hülsenfrüchten dagegen nur teilweise.

Von allem nicht zu viel und von jedem nicht zu wenig!

In welchem Verhältnis sollen die Nahrungsbestandteile zusammengesetzt sein?

50 bis 55 Prozent der Nahrung sollen aus Kohlenhydraten bestehen. Eine zu kohlenhydratreiche Kost macht aber Gärungserscheinungen.

Ballaststoffe sind Gerüstsubstanzen für Getreide, Gemüse und Obst. Im Verdauungsschlauch können sie nur durch Darmbakterien teilweise abgebaut werden. Kleie aus Getreide unterstützt die Füllung und Beweglichkeit des Darmes. Pektine aus Schalen von Äpfeln, Zitronen und Orangen sind Quellstoffe, ebenso wie Johannisbrotkernmehl und Guar aus dem Samen der Büschelbohne. Alle sind bewährte Hausmittel gegen Durchfall, Guar senkt auch etwas den Cholesterinspiegel und wurde auch gegen Alterszucker versucht.

Gesundheitstipp Ballaststoffe:

Der tägliche Ballaststoffbedarf beträgt 30 Gramm, mehr als 60 Gramm sollten aber nicht aufgenommen werden, weil häufig Blähbeschwerden auftreten. Als sehr ballaststoffreich kann man eine vegetarische Kost mit Getreidekörnern und Vollkornschrot bezeichnen.

Eine ballaststoffarme Kost begünstigt

- Verstopfung,
- Dickdarmdivertikel,
- Hämorrhoiden,
- Übergewicht,
- Gallensteine,
- möglicherweise auch den Dickdarmkrebs.

Einen hohen Ballaststoffgehalt haben

- Knäckebrot,
- Weizenvollkornbrot und
- Vollkornteigwaren,
- die ganzen Körner von Roggen und Weizen.
- Vollkornkekse,
- Pumpernickel,
- Grahambrot,
- Gerstengraupen,

Cornflakes sind im Gehalt mit Weizenmischbrot zu vergleichen. Ballaststoffreich sind Johannisbeeren, Heidelbeeren, Himbeeren und Preiselbeeren. Von den Hülsenfrüchten sind Bohnen, Erbsen und Linsen bedeutsam. Alle Kohlsorten wirken als »Ballast«. Am meisten aber enthält geschroteter Leinsamen mit 28 Gramm pro 100 Gramm Frischgewicht.

Fette dürfen 35 Prozent der Nahrungskalorien nicht überschreiten. Die mehrfach ungesättigten Fettsäuren sollen mindestens ein Drittel betragen. Fette sind für die Aufnahme der fettlöslichen Vitamine, vor allem für Vitamin A sehr wichtig. Fett verbleibt lange im Magen, erhitzte Fette können die Magenschleimhaut reizen.

Pflanzliches Eiweiß wird nur zu 75 Prozent, tierisches zu 95 Prozent verwertet. Tierisches Eiweiß bekommt durch die Mischung mit pflanzlichem eine höhere biologische Wertigkeit. Bei rein vegetarischer Kost kann es zu einem Mangel an lebenswichtigen Aminosäuren kommen. Pro Tag sollen 1 Gramm Eiweiß/kg Körpergewicht aufgenommen werden, die Zulage in der Schwangerschaft beträgt 30 Gramm, in der Stillzeit 20 Gramm.

Wie lange bleibt das »Essen« im Magen?

Am schnellsten verlassen flüssige und breiige Speisen den Magen. Körperwarme Zubereitungen bleiben länger im Magen als heiße. Quasi fluchtartig aber verlassen eisgekühlte Getränke Magen und Dünndarm.

Fette hemmen die Magenentleerung ebenso wie unangenehme seelische Ereignisse oder starke Aufregung.

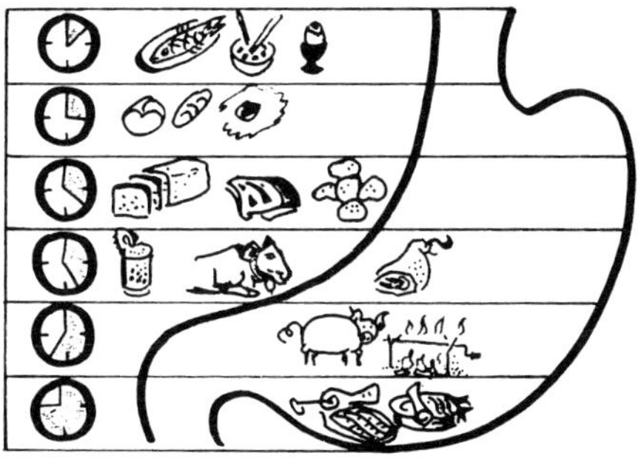

Was bleibt wie lange im Magen?

Was bleibt wie lange im Magen?

1 — 2 Stunden: Wasser, Tee, Kaffee, Bier, leichter Wein, 1 weiches Ei.

2 — 3 Stunden: Milch, Kakao, Eieromelette, Weißbrot, Zwieback, Karfiol, Spargel, Salzkartoffeln, Kompott, gekochter Fisch.

3 — 4 Stunden: Schwarzbrot, Reis, Kalbsbraten, Beefsteak, gekochter Schinken, Spinat, Gurken, Äpfel.

4 — 5 Stunden: gebratenes Geflügel, Rindfleisch mit Nudeln, Erbsenbrei, Olivenöl, Schlagsahne, Linsenbrei, Bohnen.

Bei allen Speisen kommt es natürlich auf die Größe der Mahlzeit an; bis ein vollgefüllter Magen entleert ist, dauert es länger, als wenn nur eine kleine Nahrungsmenge zu bewältigen ist.

Wie viel Energie benötigt ein gesunder Mensch?

Ein Mann von 70 kg im mittleren Alter braucht 2400 kcal, eine 55 kg schwere Frau von 40 Jahren ca. 2000 kcal. Für mittelschwere Arbeit sollten 600 kcal und für schwere Arbeit 1200 kcal dazugerechnet werden.

Die richtige Energieformel lautet:

60 Gramm Eiweiß + 90 Gramm Fett + 320 Gramm Kohlenhydrate.

Bei Eiweiß ist es ratsam, 25 Gramm als tierisches Eiweiß zuzuführen. Fett soll 1 Drittel Streichfett oder Butter, 1 Drittel Koch- bzw. Salatöl als Sonnenblumenkern-, Baumwollsamen-, Sesam-, Soja-, Lein-, Weizenkeim-, Mais- und Distelöl und 1 Drittel »verstecktes« Fett in Milch und Fleisch, Nüssen und Getreideprodukten sein.

Starke Kohlenhydratträger sind Honig, Zucker, Brot, Teigwaren, Hülsenfrüchte und Dörrobst. Einen mäßigen Kohlenhydratanteil haben Weintrauben, Südfrüchte und Steinobst.

Frisches Gemüse hat nur wenig Kohlenhydrate, höher als 10 Prozent ist der Gehalt bei Kartoffeln, Erbsen und Zuckermais.

Vitamine über alles?

Sie haben im Körper die Funktion von Wegweisern und Reglern. Vitamine »vermitteln« sehr wichtige Funktionen, nehmen aber selbst am Stoffwechselprozess nicht teil. Sie müssen in fertiger Form oder als Vorstufe aufgenommen werden.

Die wasserlöslichen Vitamine sind leicht aufzunehmen und wieder ausscheidbar. Der Vorrat reicht nur für wenige Tage. Die fettlöslichen sind auf komplizierte Verdauungsvorgänge angewiesen, können aber gut gespeichert werden.

Vitaminverluste sind zu erwarten bei der Lagerung und Konservierung, durch Hitze, Licht, Wärme und Sauerstoff. Sehr groß ist der Verlust von wasserlöslichen Vitaminen ins Kochwasser, das dann nicht mehr verwendet wird. Gegenspieler von Vitaminen haben in der Nachbehandlung des Herzinfarktes als Marcoumar und Sintrom Bedeutung erlangt. Der persönliche Vitaminbedarf ist von der jeweiligen biologischen Situation abhängig; körperliche Belastung, Klima, Ernährung, Ernährungszustand und vor allem Krankheiten spielen eine große Rolle. Bei einem Vitaminmangel sollte die 3-fache Tagesmenge ersetzt werden. Übergroße Mengen an fettlöslichen Vitaminen können sehr gefährlich sein; überschüssige wasserlösliche werden über die Nieren ausgeschieden.

Vitamin A ist wichtig für Haut, Haare, Schleimhaut und Augen; es kommt vor in Fischlebertran, Leber, Milch, Karotten, Spinat und Obst. Bei einem Körpervorrat von 500 Milligramm braucht man täglich 1,0 Milligramm.

Vitamin D ist das Vitamin für die Knochenbildung. Es findet sich in Fischlebertran, Eigelb und Pilzen; der Körper hat praktisch keine Vorräte, kann es aber aus Cholesterin (!) bilden; der tägliche Bedarf ist 5 Mikrogramm.

Vitamin E findet sich als mögliches »Sexvitamin« in Weizenkeimen, Pflanzenölen, Nüssen und Gemüse und wird in einer Menge von 3 Gramm in der Leber und im Körperfett gespeichert. Tagesbedarf ist 12 Milligramm.

Vitamin K für die Blutgerinnung findet sich in Grünkohl, Spinat, Chinakohl, Wirsing und Karfiol (Blumenkohl) und ist mit 1 Milligramm im Körper vorrätig; es wird auch von Darmbakterien gebildet. Der tägliche Bedarf wird durch eine gemischte, frische Kost gedeckt.

Vitamin B1, wichtig für den Kohlenhydratstoffwechsel, findet sich in Reis, Getreide, Kartoffeln, Leber, Milch und Schweinefleisch und wird mit 4 Milligramm in der Leber gespeichert. Täglicher Bedarf: 1,4 Milligramm

Vitamin B2, einen bedeutenden Vermittler im Zwischenstoffwechsel, haben Weizen- und Roggenvollkorn, Bohnen, Erbsen, Leber und Milch. 30 Prozent der Körpermenge von 1 Gramm werden in der Muskulatur gespeichert. Man benötigt täglich 1,7 Milligramm.

Nikotinsäure für Haut, Schleimhaut und Nerven, ist in Leber, Fleisch, Wild, Pilzen, Hülsenfrüchten und Getreide. Die Leber enthält 65 Milligramm, 18 Milligramm müssen jeden Tag frisch aufgenommen werden.

Vitamin B6, ein wichtiger Hilfsstoff für Regulationsvorgänge, kommt durch Leber, Fleisch, Eigelb, Weizenkeime und Haferflocken in den Körper. Es ist mit 150 Milligramm in Leber, Gehirn und Niere vorhanden, Tagesbedarf ist 1,8 Milligramm.

Pantothensäure, im Stoffwechsel und Nervensystem aktiv, ist in fast allen tierischen Lebensmitteln, 8 Milligramm müssen jeden Tag ersetzt werden. Der Vorratsort im Körper ist unbekannt.

Biotin, ein Hilfsstoff, ist in Leber, Eigelb und Sojabohnen, notwendige Zufuhr und Bevorratung im Körper sind nicht ganz klar.

Folsäure, sehr wichtig zur Erzeugung roter Blutkörperchen, in Leber, Gemüse, Milch und Weizenkeimen, ist mit 12 Milligramm vorrätig. 400 Mikrogramm werden täglich gebraucht.

Vitamin B12, ein wichtiger Stoffwechselvermittler, ist in Leber, Eigelb, Milch, Fleisch und Niere.

Vorsorgetipp Vitamin B12:

In pflanzlichen Lebensmitteln ist kein Vitamin B12!

Vegetarier bekommen nach 3 bis 5 Jahren Mangelerscheinungen! 5 Milligramm speichert der Körper, 3 Mikrogramm ist die notwendige Tagesration.

Vitamin C, »Mädchen für alles«, teilweise krebshemmend, hat der Körper für ca. 3 Wochen auf Vorrat (3 Gramm). Lieferanten sind Grünkohl, Karfiol (Blumenkohl), Zitrone, Orange, Johannisbeeren, Paprika, Leber, Kartoffeln und Milch. 75 Milligramm sind der Tagesbedarf.

Wie lange kann der Körper mit seinen Vitaminspeichern auskommen?

Vitamin	Speicher
A	1 — 2 Jahre
B1	4 — 10 Tage
B2	2 — 6 Wochen
B6	2 — 6 Wochen
B12	3 — 5 Jahre
C	2 — 6 Wochen
E	1 Jahr
Folsäure	3 — 4 Jahre
D	kann aus Cholesterin gebildet werden

Am empfindlichsten auf eine Unterversorgung reagieren also die B-Gruppe und Vitamin C.

Die Bedeutung der Mineralien im Essen

Mineralstoffe

Sie haben im menschlichen Körper viele, lebensnotwendige Funktionen zu erfüllen. Nicht nur ihr Gesamtgehalt, sondern vielmehr ihr Verhältnis zueinander ist entscheidend für das normale Funktionieren der Organe.

Kalzium und **Phosphor** sind die Bausteine von Knochen und Zähnen. Täglich gebraucht werden jeweils 800 Milligramm. Die Quellen dafür sind Milch, Fleisch, Fisch, Ei, Getreide, Gemüse und Obst.

Natrium und **Chlorid** sind in allen Körperflüssigkeiten; sie regulieren den Wasserhaushalt und steuern viele Hormone und nervliche Vorgänge. Täglich werden 2 bis 3 Gramm Kochsalz gebraucht. Bei sehr starkem Schwitzen allerdings kann der Verlust bis zu 20 Gramm ausmachen. Alle gesalzenen Lebensmittel, Wurst und Brot enthalten viel Kochsalz. Sellerie- und Meersalz bieten gegenüber dem »Handelssalz« keine Vorteile.

Kalium befindet sich hauptsächlich innerhalb der Zelle und ist für die Muskel- und Nervenerregung wichtig. Die empfohlene Tagesmenge von 3 bis 4 Gramm wird durch Fleisch, Früchte (Bananen!) und Gemüse leicht erreicht.

Magnesium:

Der größte Teil ist im Skelett und in der Muskulatur. Der Tagesbedarf ist 350 Milligramm; gebraucht wird es für viele Muskel- und Gehirnaktivitäten.

Durch den Kochvorgang geht viel Magnesium verloren. In Käse, Vollkornprodukten, Hülsenfrüchten und Nüssen ist Magnesium im Überfluss vorhanden.

Nur Spuren — und doch so wirksam

Spurenelemente

Obwohl in sehr kleinen Mengen im Körper vorhanden, sind sie absolut lebensnotwendige Stoffe.

Eisen hat der Körper in einer Menge von 4 bis 5 Gramm, am meisten ist in den roten Blutkörperchen. Sehr gute Eisenlieferanten sind Leber und gebratenes Fleisch, Milz, Nieren, Leber- und Geflügelpasteten, Kakao, Hülsenfrüchte und Petersilie. 12 Milligramm sind ein tägliches Soll.

Kobalt wird für die Blutbildung gebraucht mit täglich 2 bis 4 Milligramm. Leber, Kakao, Tee, Kaffee und Austern haben am meisten Kobalt.

Mangan ist ein Stoffwechselaktivator. 2 bis 5 Milligramm pro Tag liefern Hülsenfrüchte und Nüsse.

Zink ist ein »Vieleskönner«, man braucht täglich 10 bis 20 Milligramm. Leber, Schinken und Käse sind Zinkspender.

Jod wird zur Produktion von Schilddrüsenhormon gebraucht. Jodiertes Speisesalz, Seefische, Schweineleber und verschiedene Mineralwässer sorgen für den täglichen Bedarf von 200 Mikrogramm.

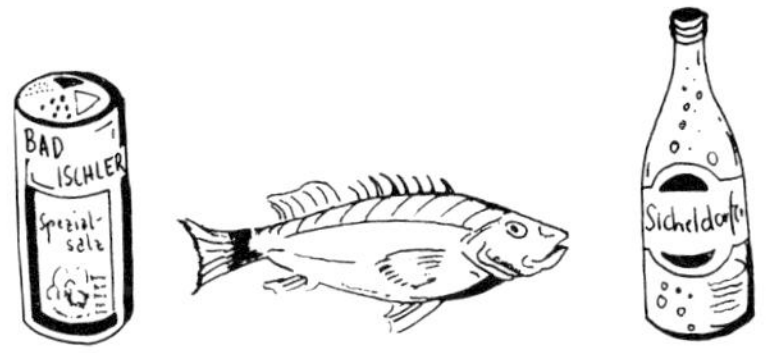

Wir brauchen alle ausreichend Jod.

Fluor dient als Gerüstsubstanz im Knochen und wirkt karieshemmend. Empfohlen wird täglich 1 Milligramm Fluor, fluorreich sind Seefische, Schwarztee und Kakao.

Selen ist wichtig für Wachstum und Gesunderhaltung vieler Organe. Selenmangel wird mit Herzerkrankungen in Zusammenhang gebracht. Genaue Mengenangaben sind vorläufig noch unverbindlich.

Bei allen Empfehlungen für die wünschenswerte Mineralstoffzufuhr der Bevölkerung geht man von einem Mittelwert zuzüglich eines Sicherheitszuschlages von 30 Prozent aus.

Wie kann man für sich selbst mit einfachen Mitteln eine gesunde, vollwertige Ernährung zusammenstellen?

Gesundheitstipp Nahrung:

Als Vorschlag für eine vernünftige, vollwertige Ernährung empfehle ich die »7er-Regel«. Unser Nahrungsangebot lässt sich in 7 Gruppen teilen; aus jeder sollen regelmäßig Lebensmittel verzehrt werden, wobei innerhalb der Gruppe ständig gewechselt werden soll.

Fleisch bei jeder Mahlzeit ist nicht empfehlenswert, da die Belastung mit Fett, Harnsäure und Fremdstoffen dadurch steigt. Pflanzliche Lebensmittel sind vorteilhaft durch den Gehalt an Ballaststoffen, Vitaminen und Mineralsalzen. Alkohol, Zucker und Fett dagegen sind zwar Energieträger, aber ohne wichtige Nährstoffe. Die Herkunft der Nahrung spielt oft eine geringere Rolle, wichtig sind kurze Transport- und Lagerzeiten und eine schonende Zubereitung.

Gruppe 1

Milch und Milchprodukte wie Käse oder Topfen enthalten Kalzium und die Vitamine A, B2 und B12. Zu empfehlen sind 1/4 l Milch und zwei Scheiben Käse.

Gruppe 2

Fleisch und Wurst enthalten Eisen und die Vitamine A und B1, es sollte maximal 3- bis 4-mal pro Woche 1 Portion Fleisch mit maximal 15 dag gegessen werden — und nicht jeden Tag Wurst.

Die nahrhafte Leber mit Eisen und den Vitaminen A, B12 und Folsäure sollte wegen der Anreicherung von Schadstoffen nur alle 2 bis 3 Wochen verzehrt werden; dabei nur 150 Gramm.

Seefisch enthält viel Jod, Selen und die Vitamine A und D. Wöchentlich 1 bis 2 Portionen zu 150 Gramm sind empfehlenswert. Vitamin-A-reiche Eier sollen auf 2 bis 4 Stück pro Woche beschränkt sein: Das tägliche Frühstücksei ist sicherlich zu viel.

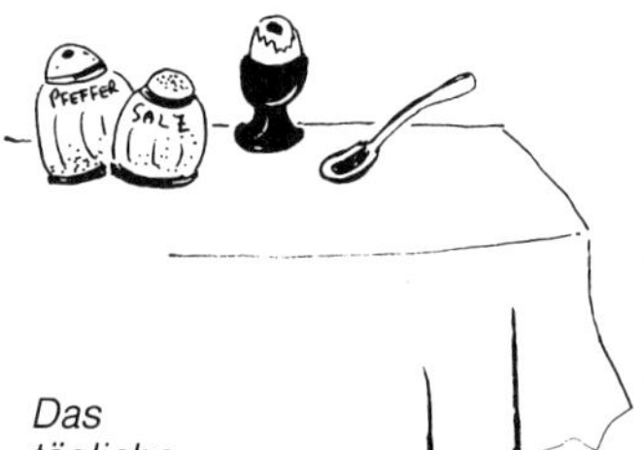

Das tägliche Frühstücksei ist passé!

Gruppe 3

Brot enthält Eisen und Ballaststoffe, täglich 5 bis 7 Scheiben, insgesamt 200 bis 350 Gramm sind eher die obere Grenze.

Vollkornreis oder -nudeln sind reich an Magnesium, Vitamin B1, Folsäure und Ballaststoffen; eine Portion gekocht darf 150 bis 200 Gramm nicht überschreiten.

Kartoffeln enthalten Kalium, Vitamin B1 und C. 4 bis 5 mittelgroße Kartoffeln sind das richtige Maß für diesen Vertreter aus der Gruppe 3.

Gruppe 4

Gemüse und Salate transportieren Magnesium, Kalium und die Vitamine A, C und Folsäure. 1 Portion mit 200 Gramm Gemüse oder 1 Portion Salat von 75 Gramm sind ein vernünftiges Maß.

Hülsenfrüchte haben Magnesium, Kalzium, Eisen, Ballaststoffe und die Vitamine B1 und Folsäure; eine Portion von 200 Gramm gekocht ist richtig.

Gruppe 5

Obst ist reich an Kalium und Vitamin C. Täglich soll mindestens 1 Stück bzw. 150 Gramm gegessen werden. »An apple — and a carrot — a day keep the doctor away.«

Gruppe 6

Hier finden sich Fette als Butter, Pflanzenmargarine und Öle. Sie enthalten Linolsäure, alpha-Linolensäure und die Vitamine A und E. Mehr als 40 Gramm Streich- oder Kochfett oder 2 Esslöffel Butter bzw. Margarine oder 1 Esslöffel Pflanzenöl sollten pro Tag nicht verzehrt werden.

Gruppe 7

Getränke enthalten lebenswichtiges Wasser. 1,5 l sind täglich notwendig, am besten in Form von Mineralwasser, Tee, Kaffee sowie verdünnten Obst- und Gemüsesäften.

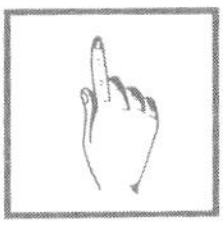

Es muss nochmals darauf aufmerksam gemacht werden, dass täglich aus jeder Gruppe etwas verzehrt werden soll und die Auswahl in jeder Gruppe täglich variiert werden muss.

Die Gefahr, Schad- und Fremdstoffe durch die Nahrung aufzunehmen, ist dann am geringsten, wenn möglichst abwechslungsreich gegessen wird. Die wahrscheinliche Belastung durch Giftstoffe wird bei jeder einseitigen Ernährungsweise unverhältnismäßig hoch. Durch eine gemischte, abwechslungsreiche Kost wird die Zahl der Schadstoffe zwar größer, die Gefahr einer Schädigung durch die Risikostreuung aber wesentlich geringer.

Daher der Vorsorgetip: Alle Nahrungsmittel essen, von allen wenig essen!

Welche Gefahren für den Menschen ergeben sich durch Fremdstoffe in der Nahrung?

Für den Menschen werden sie bedeutungsvoll, wenn gewisse Grenzwerte überschritten und in bestimmten Organen wie Leber, Nieren und Körperfett gespeichert werden.

Herbizide (Pflanzenschutzmittel) sind in geringen Mengen im täglichen Einkaufskorb vorhanden. Durch Putzen, Waschen, Schaben, Schälen und Kochen von Gemüse lassen sie sich weiter reduzieren. Die völlige »Naturbelassenheit« unserer Nahrung ist also nicht in jedem Fall ein Vorteil.

Das Insektizid DDT — welches bei uns verboten ist — findet sich in Gemüse und Obst, das aus Asien importiert wird. In Einzelfällen können in der Frauenmilch kritische Werte gemessen werden.

Pflanzenstoffe wie Pyrethrum hinterlassen nur geringe Rückstände, ebenso wie Pilzgifte (Fungizide).

Nitrat wird im Boden gebildet und durch Düngung zugeführt. Es wird in Blättern und Stängeln angereichert. Durch einen chemischen Vorgang wird Nitrat zu Nitrit. Bei höherer Konzentration wird daraus Nitrosamin, welches auch aus der Nahrung aufgenommen wird.

Im länger gelagerten Gemüse finden sich steigende Nitrosaminmengen, auch Gemüse aus dem eigenen Garten sollte nach längerer Lagerung daher nur sparsam verzehrt werden.

Vorsorgetipp Schadstoffe:

Nitrite machen Blutveränderungen und Blutdruckabfall, große Mengen Nitrosamine erzeugen bei Tieren Krebs.

Wie können wir uns dagegen schützen?

1. Nitrit findet sich im Pökelsalz, daher übermäßigen Verzehr von Wurst und Pökelwaren meiden.
2. Vitamin C kann die Nitrosaminbildung mindern, daher reichlich Obst und frisches Gemüse essen!
3. Radieschen, Rettich, Rhabarber, Sellerie, Kohlrabi und Petersilie stickstoffarm düngen — fragen Sie doch Ihren Gemüsehändler, woher das »Frischgemüse« im Winter kommt!
4. Der Nitratgehalt lässt sich durch Waschen und Schälen vermindern.
5. Trinkwasser mit einem Nitratgehalt über 50 Milligramm/Liter meiden!

Die **Schwermetalle Blei und Cadmium** finden sich in Leber, Sellerie, Spinat, Freilandpilzen, Weizen und Kartoffeln.
Durch Schälen der Kartoffeln wird der Bleigehalt um 90 Prozent verringert. Von Schweinen, die älter als 6 Monate, und von Rindern, die älter als 2 Jahre sind, sollten nur sehr selten Innereien gegessen werden.
Das Rauchen von 10 Zigaretten bedeutet soviel Cadmiumaufnahme wie der Verzehr von 14 l Milch!

Quecksilber ist im Tunfisch und in anderen großen Fischen. Die Quecksilberkonzentration ist aber stark vom Fanggebiet abhängig.

Arsen — früher im Weinbau verwendet — kann durch Putzen und Waschen vermindert werden.

Thallium — als Rattengift in Verwendung — belastet Obst und Gemüse in der Nähe von Zementwerken.

Insgesamt muss man also feststellen, dass wir uns der Belastung unserer hausgemachten Umwelt nur teilweise entziehen können. Es ist leider notwendig, besonders kritisch zu sein und im Zweifel auf unverarbeitete, naturbelassene Nahrung unbekannter Herkunft zu verzichten.

Wie Erzherzöge, Schauspieler und andere vernünftige Menschen gesund werden oder — bei Gastritis zur Kur?

Nach so vielen Schadstoffen ein kurzer Ausflug in gesündere Gefilde. Seit alters her zählen Mineralwasser und Thermalquellen zu den besonders gesunden Stützen unseres Erdendaseins. Da Wasser am häufigsten getrunken wird, sollten wir der Frage nachgehen, inwieweit »Heilwasser« unsere Verdauung beeinflussen kann. Hat die regelmäßige Anwendung von Mineral- und Thermalwasser eine Wirkung bei Krankheiten des Verdauungstraktes? Wir sind somit mitten im nächsten Kapitel.

Sinn und Unsinn von Kuren bei Erkrankungen des Verdauungstraktes

Die Erwartungen, die mit Kuren zusammenhängen, schwanken zwischen der erhofften Wunderheilung und der Meinung, jegliche Kur »sei für die Katz«. Dies ist deshalb der Fall, weil beide extremen Standpunkte von falschen Grundlagen ausgehen.

Bevor man einen Kuraufenthalt bucht, sollten die folgenden 4 Punkte sicher geklärt sein.

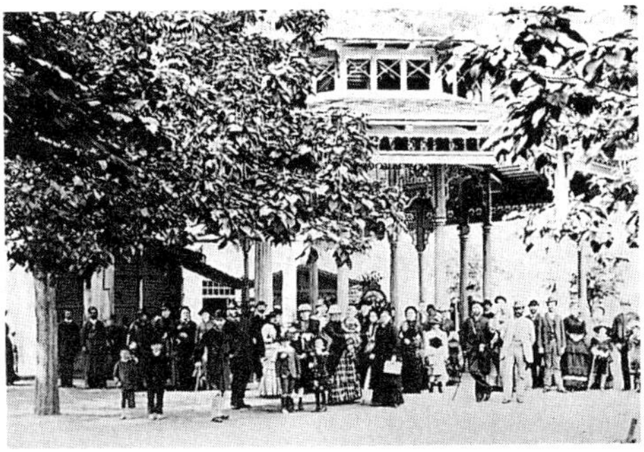

Kurpublikum um 1800.

1. Die tatsächliche oder vermeintliche Krankheit sollte nach den Regeln der Kunst »ausdiagnostiziert« sein. Über die Frage, ob eine Erkrankung des Verdauungstraktes vorliegt und wenn, welche, dürfen keine Zweifel mehr bestehen.

2. Besteht die Möglichkeit, dass mit einer Kur wesentlich mitgeholfen werden kann, eine Heilung zu erreichen?

3. Ist es wahrscheinlich, dass durch eine kurgemäße Betreuung rheumatischer Leiden eine Einsparung von für den Magen-Darmtrakt ungünstigen Rheumamitteln gelingt und dadurch eine positive Beeinflussung einer Verdauungskrankheit zu erreichen ist?

4. Oder kann der bloße Aufenthalt in der wohltuenden Atmosphäre eines Kur- oder Kneipportes zur rascheren Genesung beitragen?

Wenn die Frage 1 geklärt ist und die Fragen 2 bis 4 eindeutig mit Ja zu beantworten sind, ist schließlich noch zu prüfen, ob im geplanten Kur- oder Kneipport die natürlichen Heilmittel, die richtige Kost und geschultes medizinisches Personal zur Behandlung der jeweiligen Krankheit zur Verfügung stehen.

Danach sollte man am Wohnort mit dem Arzt des Vertrauens die möglichen Erwartungen und Hoffnungen, die mit der geplanten Kur zusammenhängen, besprechen.

Wenn also die Diagnose gesichert ist und sich nach menschlichem Ermessen ein erfreulicher Erwartungshorizont für den Kurgebrauch ergibt, ist die Planung des Kuraufenthaltes ein Schritt in die richtige Richtung.

In Frage kommen Mineralheilbäder und Kneippkurorte. Kurmittel in den Mineralheilbädern sind Trinkkuren, Thermal- und Mineralbäder, die Verabreichung von Heilschlamm und Massagen.

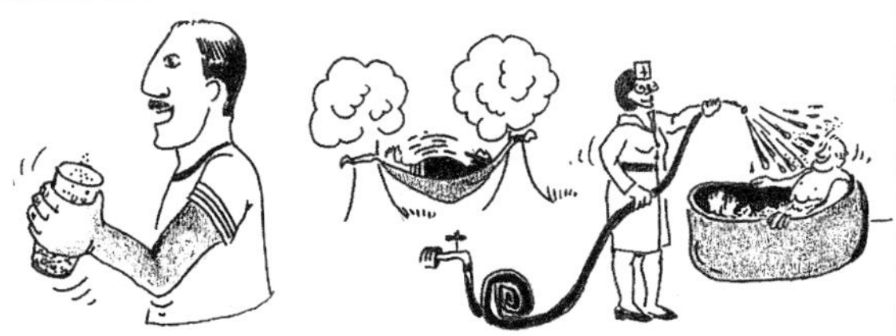

Trinkkur — Schlafen — Bäder

Das Behandlungsprinzip der Kneippkurorte ist ein Zusammenwirken von naturgerechter Vollwert- oder Basiskost, Bewegung und Kneipp'scher Wasserbehandlung, Pflanzentherapie und Gesundheitserziehung.

Bei welchen Krankheiten des Verdauungstraktes kann — aufbauend auf modernen Erkenntnissen der Kurmedizin — mit einer Besserung gerechnet werden?

Mit welchen Heilkräften ist im Kurort zu rechnen?

Allgemein günstige Heilfaktoren im Kurort sind

- die Entlastung vom Arbeitsprozess und
- die Entbindung vom Alltagskram,
- die »Organisation des Alltags« liegt in anderen Händen,
- Milieuwechsel,
- ein ruhiger, geordneter Tagesablauf ohne Stress, Ängste und Aggressionen,
- Klimareize,
- Bewegung und
- Diät spielen die Rolle der vielen »kleinen, helfenden Hände«.

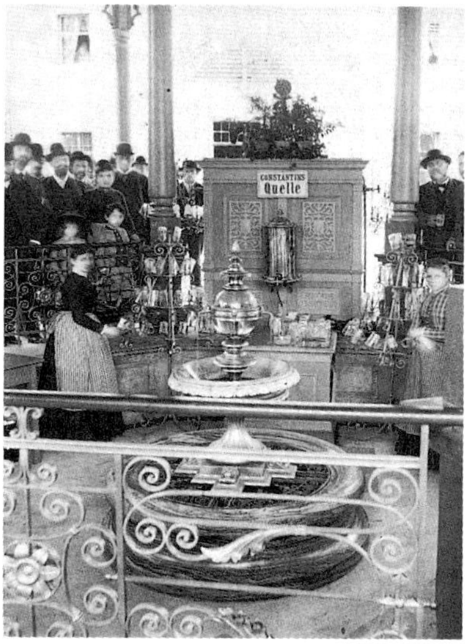

Die Heilwässer wurden schon um die Jahrhundertwende vornehm ausgeschenkt.

Erkrankungen der Speiseröhre

Bei der Refluxkrankheit mit Übersäuerung bewirkt die Trinkkur eine verbesserte Magen- und Darmentleerung und eine Verminderung der die Schleimhaut angreifenden Substanzen, besonders der Salzsäure! Der Zwerchfellbruch mit der krankhaften Vorwölbung des oberen Magenanteils in den Brustraum hinein(»Hiatushernie«) wird im gleichen Sinne günstig beeinflusst. Wichtig ist die häufige Einnahme angewärmter und entgaster Heilwässer in kleinen Mengen 4- bis 5-mal täglich zwischen den Mahlzeiten. Die Anwendung von Heilschlamm auf beide Unterarme kann zusätzlich günstig wirken.

Magenerkrankungen

Hier ist vor allem das Geschwürsleiden zu nennen, bei dem ein Ungleichgewicht zwischen angreifenden — Salzsäure, Stress und Bakterien — und abwehrenden Faktoren — Schleimhaut, Schutzstoffen und Hormonen — vorliegt. Das Kurmilieu mit seiner beruhigenden Atmosphäre ist hier ein ideales Terrain für einen erfolgreichen Heilungsprozess.

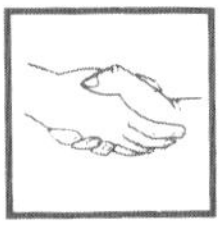

Die Trinkkur erreicht

- eine Verdünnung des Magensaftes,
- eine Säureminderung und
- durch das erhöhte Volumenangebot mit warmen Heilwässern eine verbesserte Entleerung von Magen und Darm und
- schnellere Abheilung entzündungsbedingter Bewegungsstörungen.

Besonders ausgeprägt sind diese Wirkungen bei Hydrogenkarbonat-hältigen Wässern. 2 bis 4 Gaben täglich in angewärmter, entgaster Form zwischen den Mahlzeiten sind ein bewährtes Konzept. Sulfathältige Heilwässer bewirken ab 3 Gramm Sulfat eine reflexartige Darmentleerung und allgemeine Stuhlverdünnung. Die Zufuhr von Kalzium und Fluor kann eine weitere vorteilhafte Wirkung einer Trinkkur sein. In der Abheilungsphase sind wiederum Anwendungen mit Heilschlamm vorteilhaft. Nach den Magenoperationen Billroth I oder Billroth II sind wesentlich kleinere Einzelgaben von ca. 50 Gramm in angewärmter Form zu empfehlen, nach einer Vagotomie — das ist die operative Durchtrennung des Vagusnervs bei wiederholten Geschwüren — sind größere Mengen erlaubt.

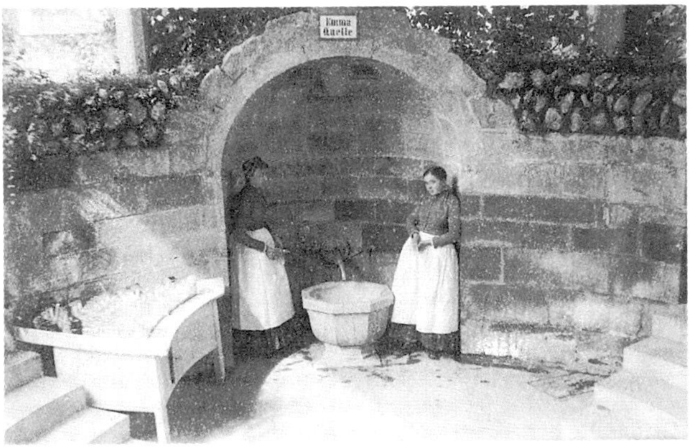

1885 lockten die »Quellenfräuleins« zur Trinkkur.

Erkrankungen des Dünndarmes

Örtliche Entzündungen und bakterielle Besiedelungen sprechen gut auf eine Trinkkur an. Das Volumenangebot zur »Durchschwemmung« des Darmes muss natürlich größer sein, angewärmtes Heilwasser wirkt günstiger. Bei chronischen Verläufen kann mäßig warmer Heilschlamm als Zusatztherapie verwendet werden.

Erkrankungen der Leber

Eigentliche, direkte Beeinflussungen des kranken Leberstoffwechsels sind durch die Kur nicht zu erwarten. Allgemeine, indirekte Kureffekte kommen eher zum Tragen: Ruhige Lebensweise, striktes Meiden von Alkohol, gesunde Schonkost, regelmäßige Bewegung — die Muskulatur kann fast ein Siebentel der Entgiftungsfunktion der Leber übernehmen! Örtliche Wärmeanwendungen können durch Entkrampfung und Schmerzlinderung zur Verbesserung des Wohlbefindens beitragen.

Erkrankungen der Gallenwege

Hier sind vor allem Funktionsstörungen zu nennen, die auf kombinierte Kuranwendungen — Trinkkur und Heilschlamm — günstig ansprechen. Auch schmerzhafte, krampfartige Störungen nach der Gallenblasenoperation sind der Kur positiv zugänglich. Das Gallensteinleiden ist kein sinnvoller Grund für eine Kur.

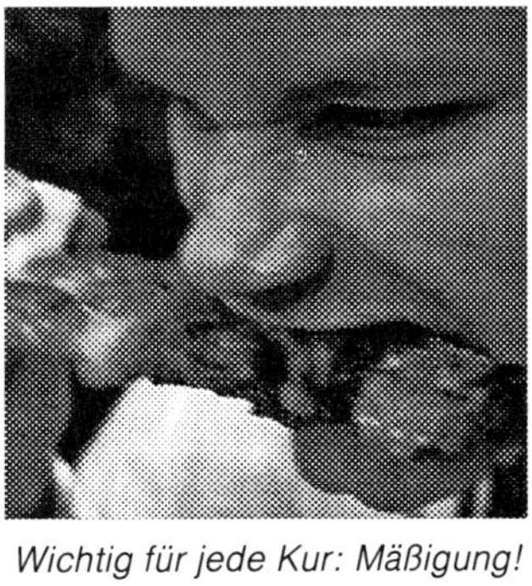

Wichtig für jede Kur: Mäßigung!

Erkrankungen der Bauchspeicheldrüse, Pankreas

Alle wesentlichen Pankreaserkrankungen sind für eine Kurbehandlung nicht geeignet.

Erkrankungen des Dickdarmes

Eine der häufigsten Erkrankungen im Verdauungsbereich, der Reizdarm oder das »Kolon irritabile«, mit den Symptomen Verstopfung — Durchfall — Bauchschmerz ist mit richtig abgestimmten Trinkkuren ganz hervorragend zu bessern.

Die weite Verbreitung dieser Krankheit hat zum Bekanntheitsgrad einiger Kurorte wesentlich beigetragen. In der Verstopfungsphase wird das Heilwasser kalt, in der Durchfallphase warm angewendet. Über mehrere Wochen getrunken, wird das Innenleben der Darmschleimhaut nachhaltig günstig beeinflusst. Gleichzeitig vorkommende Angst- und Spannungszustände werden durch Bäder und Schlammpackungen von hoher Temperatur behandelt. Die innere Gesamtumschaltung kann dabei so intensiv sein, dass über Monate das gute Befinden anhält.

Die gleichen Vorgänge sind bei der Divertikulose zu beobachten, die häufig eine Folge des Reizdarmes ist.

Beim chronischen »Abführdarm« durch jahrelangen Missbrauch mit Abführmitteln sind günstige Ergebnisse durch sulfat- (= schwefel) hältige Wässer seit langem bekannt.

Mastdarm

Beim Hämorrhoidalleiden und bei Schleimhautrissen (Fissuren) ist durch Anwendungen mit warmen, milde abführenden Wässern eine Verbesserung zu erwarten. Eine gänzliche Rückbildung des Leidens ist aber mit Kurmaßnahmen allein nicht zu erreichen.

Bei welchen Krankheiten des Verdauungstraktes ist eine Kur nicht angezeigt (kontraindiziert)?

- Alle akuten Infektionen,
- tumorbedingte Erkrankungen und
- ernsthafte psychische Störungen sollten nicht durch Kuren behandelt werden.

Nach Abheilung einer Entzündung, sachgerechter Behandlung eines Tumorleidens und Stabilisierung seelischer Krankheiten kann sich allerdings sehr wohl die Sinnhaftigkeit eines Kuraufenthaltes ergeben.

Durch die häufigen, nicht organisch bedingten Funktionsstörungen im Verdauungsbereich sind Kurmaßnahmen in der Summe ein erprobter und erfolgreicher Weg, lästige Beschwerden zu lindern und dem Körper eine Brücke zur Gesundheit zu bauen.

Insgesamt kann man also für viele Verdauungsstörungen den Werbeslogan des Deutschen Heilbäderverbandes für berechtigt halten: »Die Kur schafft's«!

Welche Kurorte für eine »Verdauungskur« bieten sich an, und welche sind besonders empfehlenswert? Wo findet der »Verdauungsinvalide« seinen Weg aus der Krankheit?

In Österreich sind Trinkkuren mit Mineralsäuerlingen empfehlenswert in

Bad Gleichenberg, Bad Tatzmannsdorf, Bad Radkersburg und Bad Sauerbrunn.
Trinkkuren mit Glaubersalzwässern in Bad Aussee, Bad Ischl und Dürrnberg.
Trinkkuren mit Sulfatwässern in Vigaun.
Trinkkuren mit Schwefelwässern in Baden und Bad Häring.
Örtliche Behandlungen mit Heilmoor gibt es in Althofen, Bad Tatzmannsdorf, Moorbad Schwanberg und Bad Gleichenberg.
In Deutschland existiert eine Vielzahl von Bädern mit geeigneten Einrichtungen, zu nennen sind Bad Kissingen, Bad Mergentheim, Bad Überkingen, Bad Dürkheim und Bad Wörishofen.
In Italien sind Montecatini terme oder Saturnia in der Toskana eine erste Adresse.
In Slowenien sind Rogaska Slatina, in Ungarn Bük und in Tschechien Karlsbad zu nennen.

Mineralwasser als Getränk?

Häufig wird auch die Frage nach der Mineralwasserzufuhr im Alltag gestellt — oder andersherum: Ist ständiges Mineralwassertrinken gesund oder schädlich?

1. Bei Gesunden bestehen keine Bedenken gegen den Konsum von Mineralwässern.
2. Vorteile gegenüber dem Leitungswasser bestehen in der geringen Belastung durch Verunreinigungen mit Umweltgiften. Das heißt, Mineralwasser ist einfach das »reinere« Wasser.
3. »Haustrinkkuren« haben nur dann einen besonderen »gesunden« Sinn, wenn Dosierungen von täglich 700 bis 1400 ml pro Tag über 4 bis 6 Wochen eingehalten werden.
4. Haustrinkkuren mit wechselnden Heilwässern können mehrfach im Jahr wiederholt werden.

Für zukünftige Kurpatienten einige wichtige Adressen:

Österreichischer Heilbäder- und Kurorte Verband: A-1010 Wien, Josefsplatz, Tel. 01 / 5121904

Österreichischer Kneippbund
A-8700 Leoben, Kunigundenweg 10, Tel. 03842 / 21682

Deutscher Bäderverband e. V.
D-53113 Bonn 1 Schumannstr. 111, Postfach 190147, Tel. (Vorwahl aus Österreich 0049) 0228 / 2061200

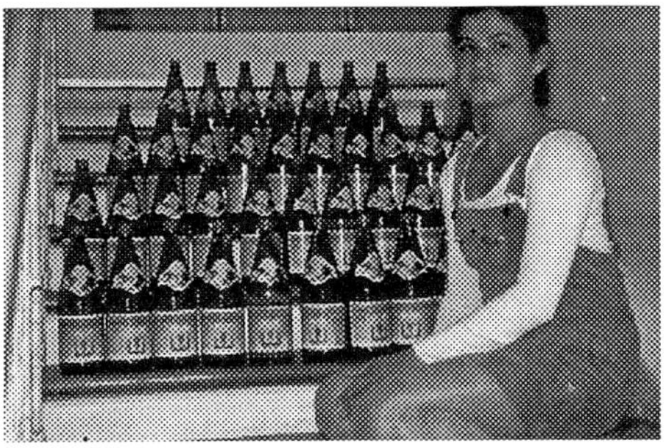

Mineralwasser ist zum Alltagsgetränk geworden.

Was für Astronauten gut ist . . .

Es kann Situationen im Leben eines Menschen geben, in denen eine normale Nahrungsaufnahme nicht möglich ist.

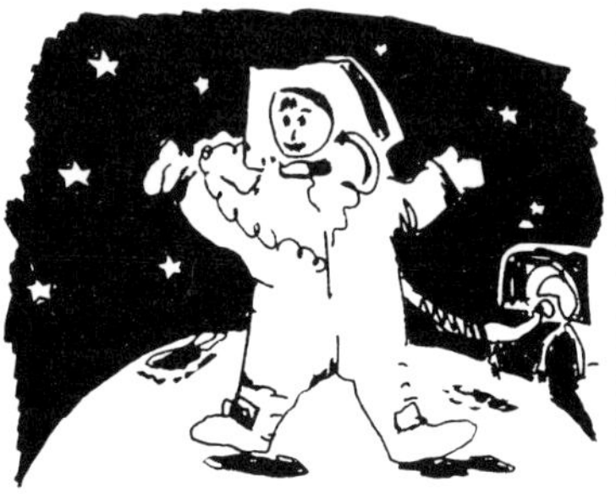

Spezielle Kost für Astronauten!

Die Weltraumfahrt hat für solche Zwecke spezielle Zubereitungen erfunden, die deshalb auch als Astronautenkost oder Sondenernährung bezeichnet werden.

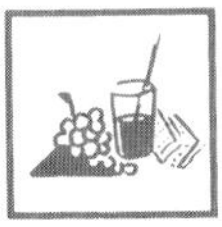

Diese spezielle Ernährungsform wird immer dann gewählt, wenn ein Patient nicht essen kann oder darf und bei Nahrungsverweigerung. Die Sondennahrung kann getrunken oder direkt über einen dünnen Schlauch verabreicht werden. Dauersonden werden zum Beispiel nach Magenoperationen oder bei Tumoren unter der Kleidung getragen, so dass sich der Patient frei und ungehindert bewegen kann.

Gründe für eine Sondenernährung können sein

- Nahrungsverweigerung bei Magersucht
- Vor- und Nachbehandlung von Operationen
- Nach totaler Magenentfernung
- Vorbereitung für große Darmuntersuchungen
- Bewusstseinsstörungen nach schweren Gehirn- und Kopfverletzungen
- Als sogenannte Basisdiät bei Untersuchungen auf Nahrungsmittelallergie

Woraus besteht diese Sondenernährung?

Sie ist frei von Ballaststoffen und erzeugt daher fast keinen Stuhl, weil sie schon im oberen Dünndarm praktisch zur Gänze von der Darmschleimhaut aufgenommen wird.

Hauptbestandteile sind Eiweißgemische aus Milch oder Sojaeiweiß, künstlich hergestellte Aminosäuren, Zucker sowie Fette; Mineralstoffe, Vitamine und Spurenelemente sind beigemischt.

Diese Astronautendiät wurde extra für die Weltraumfahrt entwickelt, weil die Häufigkeit der Stuhlentleerungen und die Stuhlmenge in der engen Weltraumkapsel naturgemäß gering sein sollen.

Die Verabreichung einer Sondendiät erfordert eine engmaschige Kontrolle, weil eine Mangelernährung oder Überfütterung mit einzelnen Bestandteilen sehr rasch eintreten kann.

Für Sportler nur Müsli?

Durch die Arbeitszeitverkürzung wird für alle Berufstätigen die »arbeitsfreie« Zeit, die Freizeit, seit Jahren ständig größer. Ein Großteil dieser Zeit wird der persönlichen Fitness, dem Sport gewidmet. Nicht wenige sportlich aktive Menschen stoßen dabei in Regionen vor, die man durchaus als Leistungssport bezeichnen kann. Bei besonderen Anforderungen an den Körper bleibt die Frage nicht aus, ob Sport eine besondere Ernährung braucht. Wir werden versuchen, im folgenden Kapitel »Ernährung und Sport« eine Antwort darauf zu finden.

Die Sportformel lautet 4 : 1 : 1

Die Ernährung beim Leistungssport und bei intensiver körperlicher Arbeit soll aus Kohlenhydraten, Fett und Eiweiß in einem Verhältnis von 4 : 1 : 1 bestehen. Dabei ist der Kalorienbedarf von Sportart zu Sportart verschieden.

Nur gering erhöht ist der Bedarf bei: Gymnastik, Fechten, Eiskunstlauf, Tischtennis, Reiten, Springen und Sprinten.

Mäßig erhöht ist der Bedarf bei: Tennis, Fußball, Basketball, Landhockey, Schwimmen, Rudern, Mehrkampf, Mittel- und Langstreckenlauf, Kajak, Boxen, Schispringen, Bergsteigen, Geräteturnen und Radfahren.

Einen stark erhöhten Kalorienbedarf weisen folgende Sportarten auf: Eishockey, Radmarathon, Hochleistungsschilauf, Wasserball, Stemmen, Ringen, Werfen und Langstreckenschwimmen.

Die Nahrungsaufnahme sollte auf 3 Haupt- und 2 Zwischenmahlzeiten verteilt werden. Die letzte Hauptmahlzeit sollte mindestens 4 bis 5 Stunden vor Wettkampfbeginn sein, um sicherzustellen, dass die Verdauungsarbeit abgeschlossen ist.

Die Mindesttrinkmenge hängt von verschiedenen Umständen ab; vor allem von

- der körperlichen Belastung,
- den Außentemperaturen und
- dem Körpergewicht.

Bei nur geringer körperlicher Aktivität und einer Umgebungstemperatur von 20 Grad ist bei einem 70 kg schweren Mann mit einer Mindestflüssigkeitsmenge von 1,8 Litern Wasser zu rechnen. Bei Hitze können pro Tag zwischen 5 und 10 Liter Schweiß ausgeschieden werden. Bei längerer Wettkampfdauer ist eine zusätzliche Flüssigkeitszufuhr unbedingt zu empfehlen, dabei darf man aber eine Trinkmenge von einem Viertel Liter Wasser pro 15 Minuten nicht überschreiten. Ein geringgradiger Zuckerzusatz ist meistens günstig.

Der erhöhte Eiweißbedarf lässt sich durch Milch, Käse, Haferflocken, mageres Fleisch und Eier leicht decken. Die häufig angepriesenen Sondernahrungen für Sportler sind meistens nicht erforderlich und überflüssig. Auch die — von der Werbung — viel gepriesenen »Elektrolytgetränke« bringen dem Sportler keinen Nutzen, weil die Elektrolytzusammensetzung in der Körperzelle entscheidend ist und nicht die im Darm bzw. im Blut.

Den größten Bedarf an Wasser und Nährstoffen haben unter Wettkampfbedingungen folgende Sportarten:

- Marathonlauf,
- Fußball,
- Ringen,
- Eishockey und
- Boxen.

Die größte Bedeutung vor, während und nach Wettkämpfen haben von den wichtigen Nährstoffen die Kohlenhydrate. Sportler sollen also ruhig »tiefer« in den Spaghetti- und Reistopf hineinschauen, auch ist gegen Erdäpfelknödel (Kartoffelklöße) und andere Kohlenhydratbomben nichts einzuwenden.

Den erhobenen Zeigefinger gibt es aber gegenüber Fett und Eiweiß! Fett und Eiweißüberlastung ist einer erfolgreichen Sportausübung absolut abträglich und vermindert wegen der notwendigen hohen Verdauungsarbeit die Leistungsfähigkeit von Amateur und Profi.

Im Kapitel Sport wurde gezeigt, daß eine verstärkte körperliche Tätigkeit einen höheren Nährstoffverbrauch zur Folge hat.

Ein großer Teil der berufstätigen Bevölkerung verbringt aber in der Arbeitszeit einen beträchtlichen Teil von 24 Stunden damit, zu »sitzen«. Wir müssen also ein typisches Zivilisationsproblem näher unter die Lupe nehmen, weil das »Leben im Sitzen« große Auswirkungen auf den Verdauungsbereich haben kann.

Wie sind Lebensstil und Ernährung bei »Büromenschen« zu gestalten?

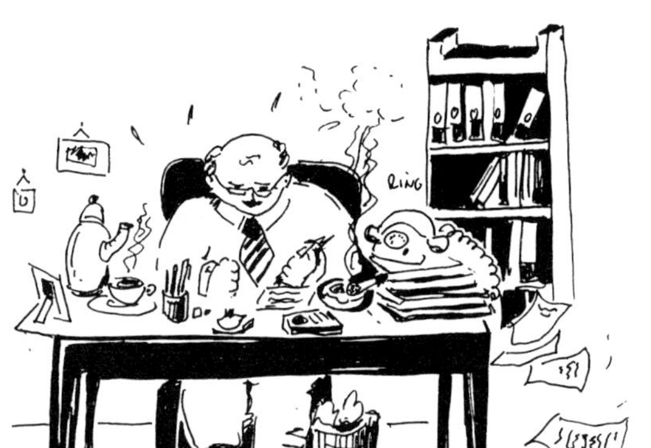

Das Büro ist kein gesunder Ort . . .

Der Büromensch ist ein Produkt der Zivilisation und war in der Schöpfungsgeschichte so nicht vorgesehen. Der typische Büromensch sitzt den ganzen Tag, an Bewegungen werden praktisch nur die Hand- und Fingerübungen an der Schreibtastatur vorgenommen.

Die Wirbelsäule ist verkrampft, die vorwiegende Kopfbewegung ist auf die Konzentration der Augenmuskeln ausgerichtet. Darüber hinaus werden praktisch alle Regungen des Darmtraktes durch die berufliche Anspannung unterdrückt.

Sehr häufige Folgen sind neben

- Verspannungszuständen des Bewegungs- und Stützapparates,
- Kopfschmerzen,
- Venenleiden,
- vor allem aber Verdauungsstörungen und
- hier insbesondere die Verstopfung.

Weitere Folgeleiden sind

- Dickdarmdivertikel und
- Hämorrhoiden sowie
- durch das Hinunterschlucken von Ärger unter Stresseinfluss Luftschlucken,
- Sodbrennen und
- die Neigung zu Magen- und Zwölffingerdarmgeschwüren.

Was kann ein Büromensch zu einem besseren Lebensstil unter Einschluss der Ernährung beitragen?

Gesundheitstipp Büro:

1. Wichtig sind kleine Pausen im Abstand von 2 Stunden, in denen einige Minuten entspannende Gymnastik und isometrische Übungen Platz haben müssen.

2. Täglich körperliche, anstrengende Aktivität wie beispielsweise Läufe von 5 bis 10 km Länge, zur Absolvierung für den Mittelgewichtigen im mittleren Lebensalter in einer Zeit von 30 bis 60 Minuten, nach Möglichkeit in der freien Natur oder — als Alternative — mit Hilfe des Heimtrainers.

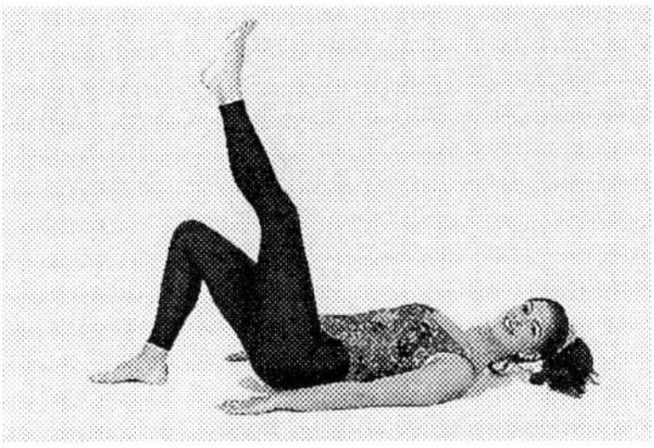

Häusliche Gymnastik kann »bürobedingte« Verstopfung mildern.

3. Anstelle von Sport kann auch ermüdende Haus- und Gartenarbeit verrichtet werden, wie beispielsweise Holz hacken, Schaufeln oder Garten umstechen.

Ein Turngerät in der Wohnung ist empfehlenswert, eine Reckstange oder eine Sprossenwand sind meist überall leicht zu montieren.

4. Gestaltung der Ernährung

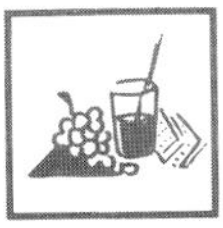

Notwendig ist die starke Einschränkung von Fett und »schnellen« Kohlenhydraten wie Zucker, Schokolade und Weißbrot. Wenig Kaffee, keine fertigen Limonaden. Empfehlenswert sind alle mineralreichen Mineralwässer (Gleichenberger, Güssinger, Radkersburger). Achtung: »Tafelwässer« sind sehr mineralarm, es gibt auch mineralarme Mineralwässer (Vöslauer, Perrier). Frisch zubereitete verdünnte Fruchtsäfte. Als Alternative sind Fertigfruchtsäfte zu empfehlen, sie bestehen aus kontrollierten Fruchtkonzentraten und Wasser.

Ganz besonders wichtig ist ballaststoffreiche Kost in Form von Brot, Keksen und Getreideflocken.

Zum täglichen Frühstück sollte am Abend zuvor eingeweichtes Dörrobst wie z. B. Zwetschken, Marillen oder Feigen (3 bis 6 Stück) nicht fehlen.

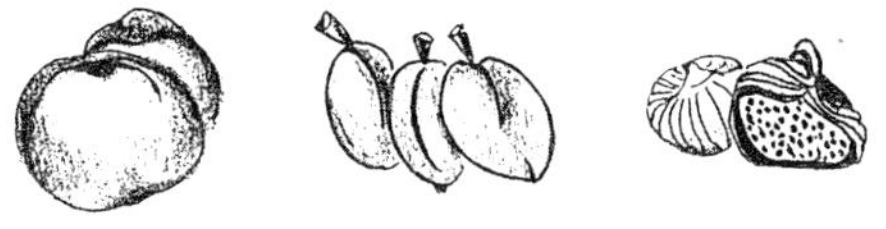

Täglich einige Feigen, Zwetschken (Pflaumen) oder Marillen.

Bei quälender Verstopfung können ausnahmsweise auch Abführkekse (1 Stück pro Tag) gegessen werden. Bei jeder ballaststoffbetonten Nahrung muss sehr viel getrunken werden, da man sonst eine stärkere Verstopfung riskiert.

Eiweiß sollte in Form von leicht aufschließbarer Kost verzehrt werden: gekochter Seefisch, zartes Hühnerfleisch, gekochtes oder leicht gegrilltes Kalbfleisch und gekochtes Rindfleisch.

Problematisch für den Büromenschen ist schwer verwertbares Schweinefleisch, wobei zu berücksichtigen ist, dass auch das magerste Schweinefleisch einen Fettanteil von 50 Prozent hat. Es darf aber nicht verschwiegen werden, dass fettes Schweinefleisch ganz besonders reich an Vitamin B1 ist!

Der Vitamin-B1-Gehalt verschiedener Lebensmittel in Mikrogramm:

- Geflügel . . . . 90 Mikrogramm
- Hülsenfrüchte . . . . 165 Mikrogramm
- Rindfleisch . . . . 175 Mikrogramm
- Kartoffeln . . . . 300 Mikrogramm
- Vollgetreide . . . . 340 Mikrogramm
- Schweinefleisch . . . . 1300 Mikrogramm

Gänzlich fehlen sollte das Schwein also in der Nahrung nicht.

Mit Ausnahme von wenigen Sonderzubereitungen sollte Wurst in jeder Form gemieden werden. Auf zusätzliche Vitamin- und Mineralbeimischungen kann normalerweise verzichtet werden.

5. Das häufige Trinken von Bohnenkaffee in den sogenannten Kaffeepausen — viel gesünder und billiger wären Turnpausen — sollte nach Möglichkeit abgestellt werden.

Verschiedene Kräuterteesorten bieten sich als die eindeutig bessere Alternative an.

Besonders empfehlenswerte »Bürotees« bestehen aus

- Pfefferminze,
- Süßholz,
- Mate,
- Zitronenmelisse und
- Kamille. Alle Sorten sind untereinander mischbar.

Im Büro arbeitende Menschen sollten selbst überhaupt nicht rauchen, ein Rauchverbot am Büroarbeitsplatz ist generell anzustreben.

Die oft zitierte »Freiheit« des Rauchers hat ihre Grenzen dort, wo die Gesundheit des Nichtrauchers zum Teil schwer beeinträchtigt wird.

Die »6 Gebote« für den Büromenschen lassen sich demnach so zusammenfassen:

1. Viel Bewegung
2. Schlackenreiche Kost
3. Viel Flüssigkeit
4. Kein Kaffee
5. Nicht rauchen
6. Richtige Sitzhaltung

Die »gesunde Kost« für den »kranken Bauch«

Für die meisten Krankheiten der Verdauung und daraus resultierenden Befindensstörungen werden eigene Diäten und die Einhaltung meist strenger Ernährungsvorschriften gefordert.
Was aber ist, wenn ein Mensch zwei oder mehrere verschiedene Krankheiten hat? Gibt es dann eine gemischte Diät oder gar keine?
Für diese Fälle wurde die »Basisdiät« entwickelt. Die Einzeldiäten werden bei den jeweiligen Organleiden beschrieben.

Die Basisdiät bei Erkrankungen des Verdauungstraktes

Obwohl »die Diät« bei sehr vielen Krankheiten stark überschätzt wird, ist der Einfluss der Ernährung auf viele Befindensstörungen und Erkrankungen im Verdauungstrakt sehr oft ganz entscheidend. Auch muss man daran denken, dass nur auf der Erfahrung beruhende Diätvorschläge nicht deshalb abzulehnen sind, weil sich der Erfolg nach modernen medizinischen Richtlinien nicht messen lässt. Ausschlaggebend ist immer das, was Beschwerden lindert und lästige Störungen beseitigt.
Man hat sich bei einer Vielzahl von Krankheitsbildern in der Ernährung auf die sogenannte »Basisdiät« geeinigt. Mit kleinen Abänderungen kann die Basisdiät bei fast allen Verdauungserkrankungen mit Erfolg gegeben werden. Dabei sind immer jene Nahrungsmittel und Speisen wegzulassen, die der Patient nicht verträgt und nicht gerne essen mag.

Der »Haftertrick« und anderes

Es sei hier der alte »Haftertrick« verraten: Der Magen-Darm-Spezialist Professor Hafter von der Medizinischen Fakultät Zürich machte sich während der Aufnahme der Krankengeschichte eines Patienten immer »Diätnotizen«: Er notierte sich gewissenhaft alle jene Speisen, Getränke und Zubereitungen, die der Patient nach eigenen Angaben nicht verträgt. Nach Untersuchungsende und bei Behandlungsbeginn verbot er dem Patienten genau jene Nahrungsmittel, die er sich vorher aufschrieb. Ein gelungenes Beispiel von Logik und Hausverstand!
Es ist zu hoffen, dass Professor Hafter viele Nachahmer gefunden hat.

Die Basisdiät ist

- abwechslungsreich,
- vollwertig und
- in der Zusammensetzung ausgewogen.

Zu meiden sind

- scharf gewürzte,
- sehr saure oder
- sehr süße,
- blähende,
- fettreiche,
- frittierte,
- gepökelte und
- geräucherte Speisen.

Vorzuziehen sind vorsichtiges Grillen, die Zubereitung in der Alufolie oder im Römertopf. Der Ballaststoffanteil soll ausreichend sein. Alles, was dem Patienten nicht gut tut, wird weggelassen.

Gesundheitstipp Essen:

Der 3-Mahlzeiten-Rhythmus sollte der Vergangenheit angehören. Bei dieser traditionellen »Esskultur« kommt es zu einer regelmäßigen Überschwemmung des Körpers mit Nährstoffen und Energie. Die Mahlzeiten sollten klein sein und gleichmäßig über den Tag verteilt werden.

Aus welchen Getränken und Speisen lässt sich die Basisdiät zusammenstellen?

Getränke: Tees aus Kamillenblüten, Fenchel, Hagebutten und Pfefferminze. Matetee, Schwarztee und Bohnenkaffee sind in kleinen Mengen mit Milch erlaubt. Diätkaffee, Malzkaffee, Jogurt und fettarme Milchgetränke. Fruchtsäfte aus Orangen, Grapefruit, Johannisbeeren, Himbeeren, Kirschen und Ananas. Gemüsefrischsäfte aus Karotten und roten Rüben. Mineralwässer: Gut geeignet sind Gleichenberger Johannisbrunnen, Preblauer, Peter Quelle, Güssinger, Radkersburger, Vöslauer und Römerquelle.

Suppen: Alle klaren oder gebundenen Suppen aus fettarmer Kalbs- oder Rindsbrühe. Vorzuziehen sind Gemüsesuppen mit Reis, Grieß und Teigwaren; Fischsuppen, Püreesuppen, Cremesuppen und manche Obstsuppen als Kaltschale.

Fleisch: Günstig ist mageres Fleisch vom Kalb, Rind oder Lamm, am besten gedünstet oder gegrillt. Geflügel sollte ohne Haut zubereitet, Fische müssen gedünstet oder gegrillt werden.

Alle Saucen fettarm oder fettlos zubereiten und nicht zu stark erhitzen!

Wurst: In kleinen Mengen muss sie fettarm sein und mit wenig Gewürz aus Kalb- oder Rindfleisch bestehen.

Eier: Am günstigsten ist das diätetische Rührei, im Wasserbad zubereitet, sonst als Omelette beziehungsweise Eierspeise. Wegen möglicher Salmonellenbelastung bitte jedes Ei grundsätzlich nur durchgekocht bzw. gebraten verspeisen!

Käse: Alle fettarmen Käsesorten sind erlaubt.

Fette: Frische Butter, Diätmargarine und kaltgepresste Pflanzenöle.

Getreideprodukte, Brot: Alle Brotsorten sind erlaubt. Es sollte aber nicht frisch gegessen werden.

Kartoffeln: Am besten als Kartoffelbrei oder Salzkartoffeln.

Gemüse: Alle Sorten nach Möglichkeit schonend gekocht bzw. gedünstet.

Salate: Endivien, Kopf-, Eis- und Feldsalat, Kresse, geschälte Tomaten, geriebene Karotten, Spargelköpfchen und geriebene Radieschen, rote Rüben.

Obst: Alle frischen Säfte, Kompott aus Äpfeln, Birnen, Marillen (Aprikosen), Pfirsichen, Brombeeren, Erdbeeren und Himbeeren. Frische Äpfel sollten gerieben werden, Birnen vollreif sein, Bananen geschlagen gegessen werden.

Was ist bei der Basisdiät unbedingt zu meiden?

- Espresso
- Colagetränke
- Alle konzentrierten Alkoholika
- Fette und gewürzte Suppen
- Fettes Fleisch und Geflügel
- Fette Wurst und Räucher- bzw. Selchwaren
- Fettreiche Fische und Fische in Öl, Ölsardinen
- Trocken- und Räucherfische
- Hart gekochte Eier und fette Omelettes
- Alle scharfen und fetten Käsesorten
- Schweineschmalz, Speck, Gänseschmalz und Rinderfett
- Brat- und Röstkartoffeln, Pommes frites und Speckkartoffeln
- Frisch gebackene Brotsorten und fette Mehlspeisen
- Hülsenfrüchte, Kohl, Gurken und Lauch

Für »zwischendurch« sind bei der Basisdiät immer Schleimsuppen zu empfehlen. Sie werden mit Butter und Salz aus Stärkemehlen, Haferflocken, Reis- oder Weizenflocken zubereitet. Eine Anreicherung mit Eigelb oder wenig Schlagobers (Schlagsahne) ist möglich.

Die Mahlzeiten aus Reis, Milchreis, Teigwaren, Mehlspeisen, weichem Brot und eingeweichtem Zwieback können sehr abwechslungsreich gestaltet werden. Vom Patienten mit heftigen Magenschmerzen wird oft nur diese passierte Kost vertragen, sie sollte aber — weil einseitig und unausgewogen — nur kurzfristig gegeben werden.

Fleisch und Geflügel werden mit Erfolg faschiert, gekochte Fische brauchen praktisch keine Kauarbeit. Weitere Eiweißträger sind Eier und Topfen.

Welche Kost bei Blähungen?

Ein »Krankheitsbild«, das bei allen Störungen des Verdauungstraktes auftreten kann, ist der geblähte Bauch. Blähungen sind von der Krankheitsursache her »heimatlos« — sie sollen, wegen der diätetischen Beeinflussbarkeit, im Kapitel Ernährung besprochen werden. Blähungen sind für den Betroffenen außerordentlich unangenehm — einerseits wegen der Beschwerden und andererseits wegen der gesellschaftlichen Auswirkung eines »lauten« Bauches.

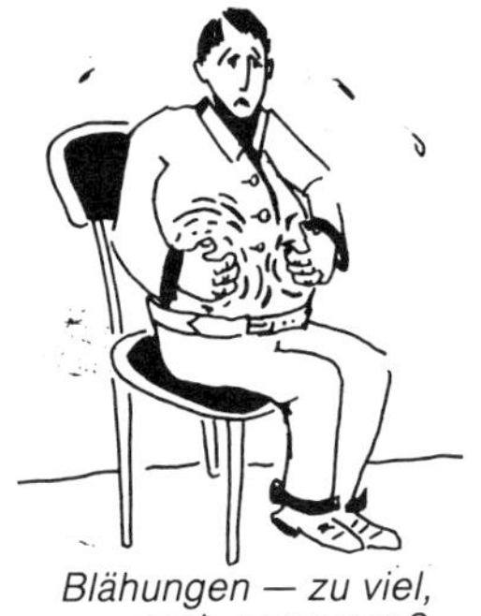

Blähungen — zu viel, zu rasch gegessen?

Was kann man gegen Blähungen unternehmen?

Die Gasbildung im Darm wird durch eine schlackenreiche Kost gefördert, begünstigt wird das noch durch Luftschlucken bei allgemeiner Nervosität und Bewegungsmangel. Gänzlich ungeeignet sind schwer verdauliche Speisen, zu viel Rohkost mit Körnern sowie kohlensäurehältige Getränke.

Zu vermeiden sind also: Hülsenfrüchte, Gurken, Kohl und Kraut, Zwiebeln, Radieschen, Rettich und Salat in großen Mengen. Weiters unreifes Obst, Rhabarber,

Johannis- und Stachelbeeren, Rosinen, Nüsse und Pilze. Frisches Brot und alle Zubereitungen aus Vollkornprodukten sollten gemieden werden ebenso wie kohlensäurehältige Mineralwässer, Limonaden, Sekt und Bier. Die abwechslungsreichen Mahlzeiten sollten klein und leicht verdaulich sein. Vorteilhaft sind krampflösende Tees und beruhigende Gewürze.

Ein »Gewürzsträußchen« gegen Blähungen kann vorteilhaft aus folgenden Pflanzen bestehen:

- Wermut
- Kamille
- Pfefferminze
- Fenchel und
- Anis sowie
- Petersilie
- Melisse
- Liebstöckel
- Koriander und
- Kümmel

Vollkorn nicht mit Zucker mischen

Natürlich sollte stufenweise nach ein bis zwei Wochen wieder ein gewisser Ballaststoffanteil in die Nahrung eingebaut werden. Eine ungünstige Kombination ist die Mischung von Vollkornerzeugnissen mit viel Zucker, weil es im Dickdarm in Gegenwart von Bakterien zu einer starken Gasbildung durch Gärung kommt. Auch hier gilt eben, dass es auf die richtige Zusammensetzung und Mischung der Nahrungsmittel ankommt.

Wenn der Darm »anders« reagiert

In der Natur gibt es viele Stoffe, auf die manche Menschen »anders« reagieren. Diese andersartige Reaktion wird auch mit dem aus dem Griechischen kommenden Wort »allergos« als Allergie bezeichnet. Mit diesen — auch Krankheitserscheinungen auslösenden — Stoffen kommen wir über die Haut, die Luft und bei der täglichen Ernährung über den Verdauungstrakt in Berührung. Der engste und intensivste Kontakt findet sicherlich über die Schleimhäute von Magen und Darm statt. Nachdem zu den vielen natürlichen »Allergenen«, z. B. Erdbeeren, eine Unzahl an künstlichen aus unserer industrialisierten Welt dazugekommen ist, muss man sich mit der Frage auseinandersetzen, welche Bedeutung Allergien für unsere Ernährung haben. Vor allem auch — können wir uns dagegen schützen?

Ernährung und Allergien

Grundsätzlich können alle Nahrungsmittel Erscheinungen auslösen, die man als Allergie bezeichnet. Die Ursachen von Nahrungsmittelallergien sind oft schwer aufzudecken. Allergische Reaktionen können schon im frühesten Säuglingsalter auftreten. Manchmal werden sie auch mit zunehmendem Alter erworben. Die Überempfindlichkeit kann sich zurückbilden oder das Krankheitsbild verändert sich.
Einen Ausschlag mit Nesselfieber nach Erdbeeren bringt man schneller mit der Ursache in Verbindung als Allergien, die durch täglich zugeführte Grundbestandteile der Nahrung ausgelöst werden.

Die große Nahrungsmittelvielfalt macht die Ausforschung des »Übeltäters« oft sehr schwierig — nicht selten beginnt mit der Suche ein Verdauungskrimi.

Als Allergie bezeichnet man die Reaktion des Körpers, einen Reiz anders als normal zu beantworten. Stoffe, die eine Überempfindlichkeitsreaktion auslösen, nennt man Allergene.

Beim ersten Kontakt mit diesen Substanzen erfolgt noch keine spürbare Reaktion. Im Körper werden aber schon ganz spezielle Abwehrstoffe dagegen gebildet, die sogenannten Antikörper. Bei neuerlichem Kontakt des Organismus mit dem Allergen verursachen die Antikörper die allergischen Erscheinungen.

Eine Allergie kann durch die verschiedensten Stoffe ausgelöst werden. Die bekannteste Reaktion ist sicher der Heuschnupfen, eine Überempfindlichkeitsreaktion auf Blüten- und Gräserpollen.

Allergene aufzuspüren ist oft die reinste Detektivarbeit. Am wichtigsten sind die Beobachtungen des Patienten. Treten unabhängig vom Aufenthaltsort oder der Jahreszeit im Zusammenhang mit der Nahrungsaufnahme immer wieder Beschwerden auf, muss man z. B. an eine Nahrungsmittelallergie denken.

Vieles vom Speisezettel kommt in Frage: Kuhmilch, Fisch, Eiweiß, Früchte, Gemüse, Gewürze, Brühwürfel, Kräuter, Käse, Nüsse, Gummibärchen, Säfte.

Manchmal ist die Diagnose einfach: Hautausschlag nach Erdbeeren.

Allergene sind aber fast immer versteckt! Eier und Milch haben in der Nahrungsmittelindustrie und in der Küche tausendfache Verwendungsmöglichkeiten. Vieles ist gut gewürzt, gefärbt und konserviert — es genügt also nicht, zu wissen, dass Eierravioli Eier enthalten.

Bedeutsam sind:

- Gewürze und natürliche Duftstoffe
- »Übliche« Verunreinigungen wie Insektengifte, die an Früchten oder Gemüse abgesondert wurden.
- Chemische Zusatzstoffe, die Geschmack und Aussehen der Nahrungsmittel oder ihre Haltbarkeit verbessern.

Problematisch wird es, wenn mehrere Nahrungsmittel zusammenwirken müssen, um eine Allergie zu verursachen.

Die häufigsten Beschwerden bei Nahrungsmittelallergie sind:

- Nesselfieber und Hautausschläge
- Schwellungen der Augenlider und Augenjucken
- Lippenschwellung
- Atembeschwerden wie bei Asthma
- Migräne
- Magen- und Darmbeschwerden z. B. Übelkeit, Durchfall und Koliken.

Schweißausbruch nach Pekingente

Das China-Restaurant-Syndrom

ist ein zu wenig bekanntes, flüchtiges Krankheitsbild, das sich einige Stunden nach einem typischen chinesischen beziehungsweise ostasiatischen Essen einstellen kann. Die Symptome sind Taubheitsgefühl an Mund und Händen, Schwächezustand, Herzklopfen, Schweißausbrüche, Übelkeit und Muskelzuckungen, es hält 20 Minuten bis einige Stunden an und verschwindet dann folgenlos. Zurückzuführen ist es auf den Zusatz von Glutamat, welches beispielsweise in den USA in einer jährlichen Menge von 50.000 Tonnen den Speisen in den China-Restaurants zugesetzt wird. Dieser Hinweis schmälert nicht die Qualität der »einheimischen« chinesischen Lokale; eine Frage an den Ober, ob mit oder ohne Glutamat gekocht wird, ist aber auf alle Fälle ratsam.

Bei einer Milchunverträglickeit ist daran zu denken, dass auch ein angeborener Stoffwechselmangel vorliegen kann. Wenn durch einen Laktasemangel Milchzucker nicht abgebaut werden kann, treten nach Milchgenuss Durchfälle auf. Das Gleiche kann bei der Unverträglichkeit von Fruchtzucker entstehen, zusätzlich tritt dabei eine Unterzuckerung mit Schweißausbruch und Zittern auf.

Ernährung und Gesteinskunde

Die Verdauungsabläufe in unserem Körper hängen sehr eng mit allen anderen Funktionen im Organismus zusammen. Unsere »Körperfabrik« ist darauf programmiert, aus den relativ einfachen Grundstoffen — Eiweiß, Kohlenhydraten, Fett und Wasser — hochkomplizierte Körper wie beispielsweise Hormone und Nervenüberträgerstoffe zu erzeugen. Diese fabriksmäßige Herstellung läuft in gesunden, aber auch in kranken Tagen ständig in uns ab. Bei einer Fehlsteuerung z. B. der Steinbildung in der Gallenblase müssen wir oft beobachten, dass auch andere Organe die »Falschproduktion« aufnehmen. Es liegt daher nahe, dass wir uns auch mit der Ernährung dieser anderen Organsysteme beschäftigen. Wir wissen, dass Gallensteinträger häufig auch Nierensteinträger sind — so betrachten wir einmal die Ernährung bei Nierenerkrankungen.

Wenn die Niere streikt

Eine einheitliche Nierendiät gibt es wegen der Vielzahl an krankhaften Störungen nicht. Bei allen aber ist auf die Hauptaufgabe der Niere Rücksicht zu nehmen. Die Nieren steuern den Wasser- und Salzhaushalt, sie stellen das Gleichgewicht zwischen Säuren und Basen her und sind zuständig für die Ausscheidung vieler Stoffe aus der Nahrungskette und dem inneren Stoffwechsel. Eine einheitliche Nierenschonkost mit der Verordnung einer Kochsalzbeschränkung ist ebenfalls nicht sinnvoll, ja sie kann in etlichen Fällen sogar schädlich sein.
Bei den akuten und chronischen Nierenentzündungen und bei der Schrumpfniere erfolgt die Nahrungszusammenstellung in Abhängigkeit von den täglich bis wöchentlich bis 14tägig erhobenen Labordaten. Bei der Dialysebehandlung (Nierenwäsche) steigt der Eiweißbedarf auf 0,75 bis 2 Gramm pro kg Körpergewicht und Tag, weil bei

jeder Dialyse Stickstoff und Aminosäuren verloren gehen. Bei chronischen Prozessen hat sich auch die sogenannte Schwedendiät bewährt. Diese ist eine abwechslungsreiche Kost mit Eiweiß und Kochsalzbeschränkung und eher hoch kalorisch. Kleine Portionen an Fleisch, Diätwurst, Geflügel, Fisch und Käse sind erlaubt, Brot und Teigwaren müssen aber aus eiweißarmem Mehl hergestellt werden.

Kann ich mich durch das Essen und Trinken gegen Nierensteine schützen?

Welche Ernährungsprophylaxe gibt es bei Nierensteinerkrankungen? Ist ein Schutz vor Nierensteinen möglich? Die Grundlage ist natürlich die genaue Kenntnis der vorliegenden Steine. Es ist deshalb bei Nierenkoliken wichtig, dass beim Urinieren durch ein aufgehaltenes Sieb (Teesieb!) der möglicherweise abgehende Stein aufgefangen und danach im Labor untersucht werden kann.

Allgemeine Maßnahmen: Reichliche Flüssigkeitszufuhr!! Es muss eine Tagesausscheidung von 2 Litern erreicht werden. Außer Wasser eignen sich Suppen, Obst, Gemüse und Salate als »Wasserträger«.

Kalziumoxalatsteine

Hier müssen die kalziumreichen Nahrungsmittel wie Milch und Käse sowie die oxalsäurereichen Stoffe in Kakao, Spinat, Rhabarber, Sauerampfer und Sellerie gemieden werden. Beim Trinken von Mineralwässern ist zu bedenken, dass durch eine Säuerung Oxalate im Harn kristallisieren können. Deshalb sollen alkalische Wässer getrunken werden. Auch Fruchtsäfte mit Ausnahme von Johannisbeersaft verschieben den pH-Wert des Harnes nach oben. Magnesium hemmt die Bildung von Kalziumoxalatsteinen.

Harnsäuresteine

Sie sind gut zu beeinflussen und können bei einer Langzeitbehandlung sogar aufgelöst werden. Alkalische Wässer sind gut geeignet, auch Zusätze von Grapefruit und Zitronensaft wirken günstig. Eine eiweißarme, kalorienbeschränkte Kost wie bei der Gicht ist empfehlenswert. Eine Ernährungsform mit großem Anteil an Milch und Gemüse erweist sich insgesamt als am günstigsten. Eine medikamentöse Hilfe kann die Langzeiteinnahme von Uralyt-U Granulat sein.

Magnesium-Ammonium-Phosphatsteine

Sie sind schwierig zu behandeln, da sehr viele Nahrungsmittel zugleich phosphat-, kalzium- und magnesiumreich sind. Haferflocken, Vollkornbrot, Hülsenfrüchte, Milchprodukte und Zitrusfrüchte müssen eingeschränkt werden, ebenso wie alkalische Mineralwässer.

In der Praxis erweist sich die »richtige« Diätbehandlung bei Nierensteinen als fast unmöglich, weil bei einer wirklich strengen Kost auf Dauer Mangelzustände auftreten würden. Daher ergibt sich folgender **Diättipp »Niere«:** Knappe Kost, Normalgewicht anstreben, von allem wenig essen, aber mehr als »normal« trinken.

Auch die Körpersalze müssen stimmen

Eine wichtige Regelfunktion im Verdauungsablauf haben die Elemente Natrium, Kalium, Magnesium und Kalzium.

Sie werden als Mineralstoffe bezeichnet und haben in der Verdauung die Rolle einer Steuer- und Leitzentrale. Ein bisschen zu wenig oder ein bisschen zu viel von diesen Elektrolyten kann verheerende Gesundheitsschäden bewirken!

Daher an den Anfang ein Gesundheitstipp: Niemals Mineralstoffe einfach »nur so essen« — als Tabletten beispielsweise —, weil es ja nicht schaden kann. Bei normaler, gesunder, frischer Kost haben wir von allen gerade so viel, wie wir brauchen.

Wie aber sollen wir uns verhalten, wenn die Körpersalze nicht stimmen?

Ernährung bei Störungen der Blutsalze

Kaliumüberschuss: Kaliumreiche Nahrungsmittel müssen beschränkt werden. Zu den kaliumreichsten Nahrungsmitteln gehören getrocknetes Obst, Nüsse, Hülsenfrüchte, Pilze und Kartoffeln.

Kaliumarm sind Stärkemehle, Fette, Öle, Zucker und Honig. Durch Kochen und Dünsten wird der Kaliumgehalt auf ein Viertel bis ein Drittel reduziert.

Kaliummangel: Mangelzustände finden sich bei Nierenerkrankungen, Durchfallkrankheiten und bei der Zuckerkrankheit.

Natriumüberschuss: Dieser erfordert eine tägliche Zulage von einem Liter kochsalzfreier Flüssigkeit, das heißt destilliertem Wasser.

Natriummangel: entsteht bei starkem Erbrechen, Schwitzen und Nierenerkrankungen. Eine kochsalzarme Kost alleine führt noch nicht zu einem Natriummangel. Die mögliche Zufuhr von Kochsalz kann in gezuckertem Tee oder in eisgekühlten Getränken erfolgen.

Magnesiumüberschuss: findet sich bei Nierenerkrankungen, Schilddrüsenunterfunktion und immer wieder bei der Lithiumtherapie von chronischen Depressionen. Zu reduzieren sind magnesiumreiche Mineralwässer und gewisse Nahrungsmittel, wie Hafer, Hirse, Vollreis, Weizenkleie, Pumpernickel, Hülsenfrüchte, Nüsse, Kohlrabi, Spinat, Bananen, Trockenfrüchte, Kaffee, Kakao, Schokolade und Tee.

Magnesiummangel: eine Auffüllung durch magnesiumreiche Kost ist möglich, eventuell sind zusätzlich Magnesiumtabletten notwendig.

Kalziumüberschuss: kann bei bestimmten Knochenkrankheiten auftreten. Kalziumreiche Nahrungsmittel wie Milch, Milchprodukte, Käse und besonders Hartkäse sind dabei nicht erlaubt.

Kalziummangel: tritt auf bei Nierenerkrankungen und Vitamin-D-Mangel.

Überschuss oder Mangel an Phosphor ist sehr eng mit dem Kalzium- oder Magnesiumstoffwechsel verbunden.

Wer etwas am Herzen hat . . .

Ernährungsstörungen sind häufig in den armen, unterentwickelten Ländern. Schädlicher ist allerdings der Überfluss an Nährstoffen — wie es vor allem in Westeuropa, Japan und Nordamerika seit vielen Jahren der Fall ist. Interessanterweise sind die Auswirkungen einer Überernährung auf den Darmtrakt viel geringer als auf die Gefäße des Herzens und des Kreislaufs. Die langjährige überkalorische Ernährung ist ein viel stärkerer Verursacher von Herzinfarkt und Schlaganfall als der oft zitierte »Stress«. Lässt sich die Ernährung in den Bierbauch- und Schweinsbratenstaaten schon so schwer ändern, müssen wir uns also viel mehr mit den Folgen der schädlichen Ernährung auseinander setzen.

Wie soll die Ernährung bei Krankheiten des Herz-Kreislaufsystems beschaffen sein — gibt es eine »Herzdiät«?

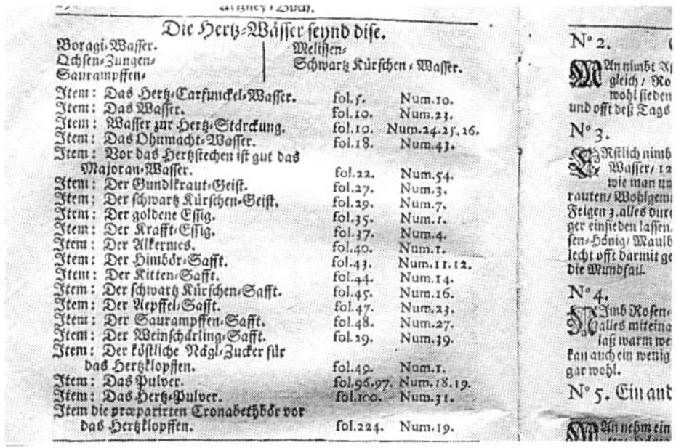

Die Hertz-Wässer seynd dise.

Boragi-Wasser. Ochsen-Zungen- Saurampffen- | Melissen- Schwartz Kürschen-Wasser.

Item: Das Hertz-Carfunckel-Wasser.	fol. 5.	Num. 10.
Item: Das Wasser.	fol. 10.	Num. 23.
Item: Wasser zur Hertz-Stärckung.	fol. 10.	Num. 24. 25. 26.
Item: Das Ohnmacht-Wasser.	fol. 18.	Num. 43.
Item: Vor das Hertzstechen ist gut das Majoran-Wasser.	fol. 22.	Num. 54.
Item: Der Gundlkraut-Geist.	fol. 27.	Num. 3.
Item: Der schwartz Kürschen-Geist.	fol. 29.	Num. 7.
Item: Der goldene Essig.	fol. 35.	Num. 1.
Item: Der Krafft-Essig.	fol. 37.	Num. 4.
Item: Der Alkermes.	fol. 40.	Num. 1.
Item: Der Himbör-Safft.	fol. 43.	Num. 11. 12.
Item: Der Kitten-Safft.	fol. 44.	Num. 14.
Item: Der schwartz Kürschen-Safft.	fol. 45.	Num. 16.
Item: Der Aepffel-Safft.	fol. 47.	Num. 23.
Item: Der Saurampffen-Safft.	fol. 48.	Num. 27.
Item: Der Weinschärling-Safft.	fol. 29.	Num. 39.
Item: Der köstliche Nägl-Zucker für das Hertzklopffen.	fol. 49.	Num. 1.
Item: Das Pulver.	fol. 96. 97.	Num. 18. 19.
Item: Das Hertz-Pulver.	fol. 100.	Num. 31.
Item die præparirten Cronabethbör vor das Hertzklopffen.	fol. 224.	Num. 19.

Herzdiät vor 250 Jahren . . .

Die Kost muss insgesamt abwechslungsreich, leicht verdaulich und kalorisch ausgewogen sein. Große Mahlzeiten sind ungünstig, empfehlenswert sind kleine Zwischenmahlzeiten und das Meiden von blähenden Nahrungsmitteln und kohlensäurehältigen Getränken. Die regelmäßige Stuhlentleerung kann man eventuell durch eine Diät wie bei Verstopfung unterstützen. Das Körpergewicht soll nach Möglichkeit normalisiert werden. Wenn nicht eine alkoholbedingte Herzerkrankung vorliegt — »alkoholische Kardiomyopathie« genannt — sind alkoholische Getränke in sehr kleinen Mengen erlaubt. Bohnenkaffee kann getrunken werden — ist aber auf ein bis zwei Tassen pro Tag zu reduzieren. Bei der Herzschwäche mit Neigung zu Wassersucht können Tee- und Saftfasten sinnvoll sein. Dabei werden bis zu sechsmal 200 ml Frischsäfte über den Tag verteilt. Günstig wirken auch Obst- und Kompott-Tage sowie Obst- und Reistage. Obst ist vorteilhaft wegen des hohen Kaliumgehaltes, welches die Wasserausschwemmung und die Beweglichkeit der Verdauungsorgane fördert.

Untersuchungen der letzten Jahre haben gezeigt, dass der regelmäßige Verzehr von Seefischen wie Steinbutt, Makrele, Lachs und Hering die Verkalkung der Herzkranzgefäße mindern kann.

Der Grund dafür liegt im hohen Gehalt an Omega-3-Fettsäuren bei manchen Meeresbewohnern.

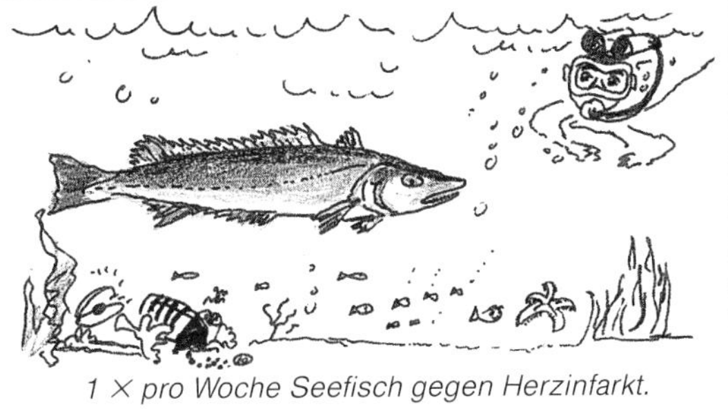

1 × pro Woche Seefisch gegen Herzinfarkt.

Nach Herzinfarkt und Schlaganfall

Nach einem Herzinfarkt, Gefäßverschluss oder Schlaganfall besteht oft die Notwendigkeit, über einen längeren Zeitraum das Blut zu verdünnen. Die Behandlung muss manchmal lebenslang erfolgen und ist ein massiver Eingriff in den Leber- und Vitamin-K-Stoffwechsel. Das über die Nahrung in wechselnder Menge aufgenommene Vitamin muss daher »beim Essen« berücksichtigt werden.

Welche Ernährungsregeln gelten für »künstliche Bluter«, die nach einem Herzinfarkt oder anderen Gefäßverschlüssen mit Marcoumar oder Sintrom behandelt werden?

Diese Medikamente hemmen das Vitamin K, welches im Körper für den Aufbau von Gerinnungsstoffen eine zentrale Bedeutung hat. Die Dosierung von Marcoumar und Sintrom richtet sich nach der »PTZ« oder dem »Quickwert« oder dem »Thrombotest = TT«. Diese Untersuchungen müssen je nach der Schwankungshöhe des Wertes täglich bis 6-mal wöchentlich gemacht werden. Die Zufuhr von Vitamin-K-reichen Nahrungsmitteln kann die medikamentöse Einstellung verfälschen und erschweren. Jeder künstliche Bluter muss deswegen ein Ernährungstagebuch führen und die Eintragungen über die gegessenen Speisen dem untersuchenden Arzt im Labor vorlegen.

Somit dürfen bei der Behandlung mit Sintrom oder Marcoumar die folgenden besonders Vitamin-K-reichen Gemüsesorten

Karfiol (Blumenkohl),
Fenchel,
Kopfsalat,
Spinat,
Rotkohl,
Grünkohl,
Chinakohl,
Wirsing,
Kohlrabi,
Tomaten,
grüne Erbsen und
Schnittbohnen

nur in geringen und gleich bleibenden Mengen gegessen werden.

Den höchsten Vitamin-K-Gehalt in Mikrogramm pro 100 Gramm Lebensmittel haben:

- Spinat . . . . 3000 Mikrogramm
- Sauerkraut . . . . 1500 Mikrogramm
- Karfiol . . . . 1000 Mikrogramm
- Tomaten . . . . 800 Mikrogramm
- Kohlrabi . . . . 570 Mikrogramm

Die fünf zuletzt genannten Gemüsesorten sollen im Speiseplan des künstlichen Bluters also recht stiefmütterlich behandelt werden.

Der Vitamin-K-Gehalt einer landesüblichen, gemischten Kost liegt bei 300 bis 600 Mikrogramm pro Tag.

Was ist mit Natrium?

Im Zusammenhang mit Herz-Kreislaufkrankheiten ist praktisch immer die Beachtung der Kochsalzzufuhr nötig. Die drastische Beschränkung von Kochsalz beim Bluthochdruck ist heutzutage aber nicht mehr angebracht.

Empfehlenswert ist allerdings die Verwendung von Diätsalz und natriumarmem Gewürzsalz. Zudem ist zu bedenken, dass durch eine Gewichtsabnahme der Blutdruck oft normalisiert werden kann. Wichtig und vorteilhaft ist eine kalium-, kalzium- und linolsäurereiche Ernährung. Alkohol sollte nicht getrunken werden, die früher empfohlene Reisdiät mit täglich 250 g Reis, 1000 g Obstsaft und 100 g Zucker ist zu einseitig und wird auch praktisch nicht durchgehalten.

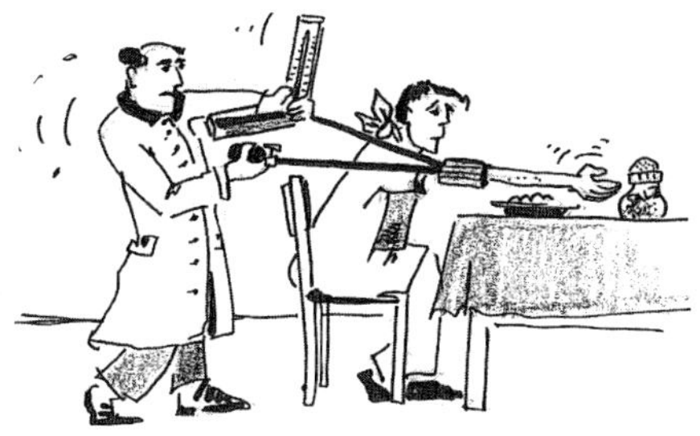

Viel Kochsalz und hoher Blutdruck vertragen sich nicht!

Zucker und Gefäße

Noch viel zuwenig bekannt ist die »Gefäßgiftigkeit« der Zuckerkrankheit. In den Industrieländern ist der »Zucker« weiter auf dem Vormarsch — er zerstört Blutgefäße und ist der wichtigste Schrittmacher für fast alle Gefäßkrankheiten. Kaum von der betroffenen Bevölkerung registriert wird die nachteilige Wirkung des Diabetes mellitus auf die Verdauungsvorgänge. Die durch »Zucker« ausgelöste Verfettung der Organe und die Verkalkung der Bauchgefäße bewirken eine vorzeitige Minderung aller Organfunktionen. Es ist daher notwendig, im Kapitel Ernährung eine kurze Übersicht der Essensstrategie bei dieser leidigen Volkskrankheit anzubieten.

Ernährung bei Zuckerkrankheit, Diabetes mellitus

Die Kost soll abwechslungsreich sein und dem Zuckerkranken auch schmecken. Ballaststoffreiche Mahlzeiten werden vorteilhafterweise gleichmäßig über den Tag verteilt. Übergewichtige mit Diabetestyp II sollen ein Normalgewicht anstreben, beim Diabetestyp I mit der Notwendigkeit der Insulinzufuhr müssen gewisse Essenszeiten eingehalten werden. Von den Kohlenhydraten sind solche zu empfehlen, die langsam zu Zucker abgebaut, verzögert aufgenommen werden und erst allmählich in die Blutbahn gelangen. Gut geeignet sind Vollkornbrote, Grahambrot und Roggenmischbrote. Beim Knäckebrot — es besteht aus dem Schrot von Roggen und Weizen — ist der Kohlenhydratanteil von 70 Prozent zu bedenken. Weiters Haferflocken, Gerste, Hirse, Maiskörner, Naturreis und Kartoffeln. Beim Obst sind die besonders zuckerhaltigen Sorten wie zum Beispiel Feigen, Bananen und Weintrauben zu meiden. An Getränken sind verdünnte Obstsäfte, Gemüsesäfte und Magermilch erlaubt, als Normalgetränk ist Mineralwasser zu empfehlen.

Ungeeignet sind Trauben-, Malz-, Rüben- und Rohrzucker, Honig, Schokolade, Teigwaren, Mehlspeisen und Marmeladen. Süßen soll überhaupt eingeschränkt werden, die künstlichen Süßstoffe sind alle empfehlenswert, wie zum Beispiel Kandisin. Angegeben wird der Kohlenhydratanteil der Nahrungsmittel in Gramm oder in sogenannten Broteinheiten. Eine Broteinheit ist gleich 12 Gramm Kohlenhydrate.

Butter oder Margarine und Kochfette wie zum Beispiel Öl für Salate und Rohkost und das in pflanzlichen und tierischen Nahrungsmitteln versteckte Fett sollen zu je einem Drittel aufgenommen werden.

Öle mit einem hohen Anteil an mehrfach ungesättigten Fettsäuren wie Sonnenblumenkernöl, Soja-, Lein-, Mohn-, Weizenkeimöl, Maiskeimöl, Färberdistelöl sowie Baumwollsamenöl sind zu bevorzugen.

Um die Menge an verborgenem Fett niedrig zu halten, sollten nur mageres Fleisch, fettarme Wurst- und Käsesorten mit 5 bis 15 Prozent Fettanteil gegessen werden.

Eiweiß ist je zur Hälfte in tierisches und pflanzliches Eiweiß zu teilen.

Wichtig ist auch bei der Zuckerkrankheit der genügende Einbau von Ballaststoffen. Das Blutzuckertagesprofil verläuft dabei wesentlich gleichmäßiger.

Eine Verminderung der Kohlenhydrataufnahme wird durch den Zucker Acarbose, enthalten im Medikament Glucobay, erreicht. Die Einnahme von Glucobay kann allerdings zu Bauchbeschwerden mit Blähungen führen, sodass mit der kleinsten Dosis begonnen werden soll.

An Getränken sollten Tee und Mineralwasser sowie mäßige Mengen von Kaffee bevorzugt werden.

Von allen Milch-, Obst- und Gemüsesäften und natürlich Alkohol muss der Kohlenhydratanteil errechnet werden, wenn mehr als ein Viertelliter getrunken wird. Cola-Getränke enthalten bis zu 12 Prozent Zucker, »light« weniger oder gar keinen.

In manchen Fällen von Zuckerkrankheit – eher bei leichtem Diabetes – sind gewisse Sonderdiäten immer noch sinnvoll.

Beim Gemüsetag werden 1.000 bis 1.500 Gramm kohlenhydratarme Gemüsesorten gegeben. Zusätzlich 50 Gramm Brot und 30 Gramm Fett zum Anrichten der Salate. Zuckerfreier Tee und Kaffee sind ohne Berechnung.

Bei der Gemüse-Fett-Diät wird die Fettzulage auf bis zu 60 bis 70 Gramm erhöht.

Die Gemüse-Ei-Fett-Diät enthält zusätzlich noch ein Ei pro Tag.

An Obsttagen isst man 1.000 bis 1.500 Gramm frisches Obst oder Obstfrischsäfte. Die Obsttage werden zwei bis fünf Tage lang durchgeführt.

Die sogenannten Hafertage mit Nahrungszubereitungen aus Hafer haben wegen der verbesserten medikamentösen Behandlung an Bedeutung verloren.

Das Blut wird zu fett

Einen engen Zusammenhang mit der Zuckerkrankheit hat der Fettstoffwechsel. Unsere Nahrung ist nicht nur zu »süß«, sondern auch zu »fett«. Die Auswirkungen einer fettreichen Ernährung auf den Verdauungstrakt sind nachhaltig und können beim akuten Fettblut sehr dramatisch sein. Die akut lebensbedrohende Bauchspeicheldrüsenentzündung hat als häufigsten Auslöser die massive Fettüberschwemmung im Blut nach »Schlemmereien« und Alkohol. Wir müssen also kurz über die Ernährung bei Fettblut sprechen.

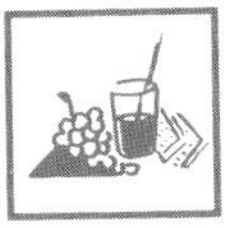

Bei den verschiedenen Formen der Cholesterin- und Fettstoffwechselstörungen ist entscheidend, ob ausschließlich äußere Einflüsse bei fettreicher Überernährung die Verantwortung tragen, oder ob sie Ausdruck einer angeborenen Störung sind. Am häufigsten sind die Störungen Typ II A, II B und Typ IV. In diesen Fällen sind Gewichtsreduktion sowie cholesterin-, fett- und zuckerarme Kost angebracht. Das Risiko an Arteriosklerose (Gefäßverkalkung) zu erkranken, ist bei allen drei genannten Gruppen sehr hoch. Die Fettzufuhr muss auf 30 Prozent der Kalorienmenge beschränkt werden, die tägliche Cholesterinmenge darf 200 bis 300 mg nicht überschreiten.

Sehr cholesterinreiche Nahrungsmittel sind

- Eidotter mit 336 mg,
- Hirn mit 2000 mg und
- Leber mit 200 bis 500 mg.

Viel Cholesterin enthalten auch Herz, Zunge, Butter, Frischkäse, Hummer, Muscheln und Ölsardinen.

Durch einen hohen Ballaststoffanteil der Kost kann die Cholesterinbildung gedrosselt werden. Seefische sollen zweimal in der Woche verzehrt werden.

Zucker, Fett und Gicht

Die Vernetzung unserer Körperfunktionen hat zur Folge, dass kein einziges Organ gesund bleiben kann, wenn irgendein anderes chronisch krank ist.

So gehört auch die Gicht neben »Zucker und Fettblut« zu den Krankheiten mit ganzheitlichen Auswirkungen. Wegen der Gefahr schwerer Nierenfunktionsstörungen kann durch drastische, diätetische Sparmaßnahmen auch der Verdauungstrakt in Mitleidenschaft gezogen werden.

Ernährung bei Gicht

Günstig ist eine knappe Kost mit wenig Fett und Kohlenhydraten, von Eiweiß ist Milcheiweiß zu bevorzugen. Es muss viel getrunken, Alkohol aber vermieden werden. Alle Lebensmittel sind verboten, aus denen viel Harnsäure gebildet werden kann.

Diese verbotenen Nahrungsmittel sind:

- Innereien,
- Fleischextrakte,
- Sardellenpaste und
- Sardinen sowie
- Weichtiere.

Ein nur mäßiger Verzehr ist gestattet bei Fleisch, Wild, Geflügel, Wurst und Fisch, Hülsenfrüchten, Spargel, Spinat, Süßigkeiten und Mehlspeisen.

Da die Vorstufen der Harnsäure in das Kochwasser übergehen, soll dieses weggeschüttet werden!

Wer zuviel isst
Ernährung bei Übergewicht

Die Übergewichtigkeit ist mit drei großen Problemen behaftet:

a) Psychologische Ursachen für die ständige Überfütterung sind nur schwer zu korrigieren.

b) Das Hunger- und Sättigungsgefühl geht verloren.

c) Der zunehmende Bewegungsmangel unterstützt ein Ansteigen des Körpergewichtes zusätzlich.

Welche Maßnahmen in der Diät kommen zur Verhütung und zum Abbau von Übergewicht in Betracht?

I. Das Fasten mit der Nulldiät bedeutet Nahrungsentzug bei uneingeschränkter Flüssigkeitszufuhr. Der Gewichtsverlust kann dramatische Ausmaße annehmen, wegen zahlreicher ungünstiger Auswirkungen ist die Nulldiät nicht zu empfehlen.

II. Beim modifizierten Fasten werden Eiweiß und geringe Mengen an Kohlenhydraten, Fett, Vitaminen und Mineralien ersetzt. Diese sogenannten Formuladiäten sind eintönig und fad, Dauererfolge sind nicht zu erwarten.

III. Saftfasten bedeutet sechsmal am Tag 250 ml Obst- oder Gemüsesaft, Tee oder Kompott. Eine Mahlzeit kann durch ein Viertelliter Buttermilch ersetzt werden. Beim Teefasten wird täglich koffein- und kaliumhältiger Schwarztee in der Menge von 2 Litern aufgenommen.

IV. Heilfasten besteht aus morgens und nachmittags je zwei Tassen Kräutertee, abends zusätzlich einem Viertelliter Obstsaft, zusätzlich Mineralwasser.

V. Zu den Fastenkuren rechnet man auch die Molketrinkkur. Dabei werden Diätkurmolke mit Weizenkleie, frisch geriebene Karotten und dazu Frischsäfte aus Brennnesseln und Löwenzahn gegeben.

Wie sollte nun langfristig eine energiereduzierte, gemischte Kost aussehen, um zuverlässig und natürlich ohne Schädigung des Körpers ein Normalgewicht zu erhalten?

Wie bleibe, wie werde ich schlank?

Die Grundlagen der Diät entsprechen den wichtigsten Grundsätzen einer Zuckerdiät. Die Kost muss ausgewogen und kalorienreduziert sein, eher kohlenhydrat- und eiweißreich, aber fettarm. Sie muss viel an Vitaminen und Ballaststoffen enthalten. Es soll dabei 30 Prozent Fett aufgenommen werden, davon je 10 Prozent gesättigte, einfach ungesättigte sowie mehrfach ungesättigte Fettsäuren. Kohlenhydrate haben mit 50 bis 60 Prozent Anteil an der Nahrung, Eiweiß mit 10 bis 20 Prozent.

Ballaststoffe sollten 30 bis 40 Gramm betragen, der Cholesterinanteil muss unter 300 mg pro Tag liegen. Insgesamt beginnt man mit 400 bis 800 kcal, verteilt auf fünf bis sechs Mahlzeiten. Alkohol muss in jeder Form gemieden werden. Es soll von Anbeginn eine Kostform gewählt werden, die man auch akzeptiert und bei der die Chance besteht, dass sie über viele Monate eingehalten wird. Nach dem Erreichen des Zielgewichtes wird auf eine Langzeiternährung bei konstantem Gewicht übergegangen. Für eine kalorienbeschränkte Kost steht eine Reihe von kalorienreduzierten Nahrungsmitteln (»light«) zur Verfügung.

Spektakuläre Anfangserfolge gibt es bei einer Unzahl an Außenseiterdiäten, die über eine längere Zeit wegen der Einseitigkeit vom Standpunkt der Ernährungswissenschaft unbedingt abzulehnen sind, zumal sie bleibende Schäden anrichten können.

Auch bei vernünftig geplanter Abspeckung aber gilt: Die anfängliche Gewichtsabnahme ist immer größer als im weiteren Verlauf, da sich der Körper allmählich an das geringere Energieangebot anpasst. Dies zu wissen, ist wichtig, damit man nicht entmutigt die Diät aufgibt, wenn das Körpergewicht nur mehr langsam abnimmt.

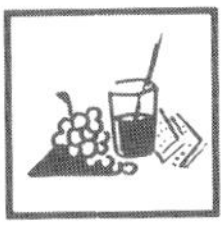

Bei der Gestaltung der Nahrungsaufnahme sollen auch ästhetische Gesichtspunkte beachtet werden. Damit ist gemeint, dass aus den Mahlzeiten kleine Zeremonien gemacht werden sollen. Kalorienarme Ballaststoffe wie Salatblätter lassen eine kleine Mahlzeit appetitlich und größer erscheinen, als sie in Wirklichkeit ist. Bewusstes, langsames Essen ist wichtig, damit beim Essen ein Sättigungsgefühl entsteht.

Regelmäßige, körperliche Aktivität mit sportlicher Betätigung soll möglichst bald aufgenommen werden.

Es sind Sportarten zu wählen, welche Herz, Kreislauf und die Gelenke schonen.

Dies sind vor allem

- Rad fahren,
- Schwimmen und
- Gymnastik,
- später auch Laufen.

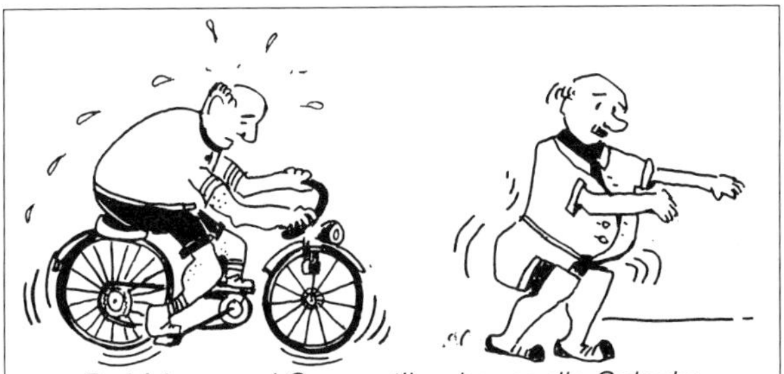

Rad fahren und Gymnastik schonen die Gelenke.

Von Diäten und Wundern

Außenseiterdiäten widersprechen teilweise modernen wissenschaftlichen Erkenntnissen, teilweise auch dem Hausverstand. So werden bei der Diät nach Stillmann und Atkins alle kohlenhydratreichen Nahrungsmittel ausgelassen. Es handelt sich um eine Extremzufuhr von Fett und Cholesterin mit täglich mehreren Eiern, fettem Fleisch und allen Käsesorten. Sämtliche Mahlzeiten werden in Butter gebraten und mit Schlagrahm (Sahne) serviert. Diese Diät enthält nur zwei kcal % Kohlenhydrate. Durch den hohen Sättigungswert des Fettes tritt eine bescheidene Gewichtsabnahme ein.
Die Folgen auf den Cholesterin- und Fettstoffwechsel sind aber extrem ungünstig.

Eine kurze und tabellarische Übersicht über alle Spezial- und Wunderdiäten:

Kohlenhydratarme, unsinnige Diäten sind:

- Bantingdiät — zu wenig Kohlenhydrate für den Alltag
- Atkinsdiät — führt zu Fettblut und Gefäßverkalkung
- Airforcediät — betont eiweißreich
- Punktediät — sehr kohlenhydratarm
- Hollywooddiät — mageres Fleisch, »Steaks«
- Schlankheitskonzept nach Dr. Felix — einseitig

Kohlenhydratreiche, auf Dauer abzulehnende Diäten sind:

- Müslidiät nach Seil — Müsli, Müsli, Müsli
- Brotdiät nach Menden — vorwiegend Vollkornerzeugnisse
- Schrothkur — nach der »klassischen« Variante viel Alkohol!
- Reisdiät — 100 Gramm (Trockengewicht) Reis täglich
- Kartoffeldiät — 1 kg Kartoffeln täglich
- Gemüsediät
- Ying-Yang-Diät — Vollkornerzeugnisse, Samen, keine Milch
- Dr. Kousa-Diät — Getreideprodukte
- Karottendiät — Karotten, Karotten, Karotten
- Intensivkost nach Schnitzer — Müsli, Getreide, Nüsse
- Leistungsdiät von Dr. Haas — fördert Diabetes
- Weizengeldiät
- Rohsäftekost
- Sieben Tage Körner-Kur
- »Pretty Skin« (keine »raffinierten« Kohlenhydrate)

Sehr alkoholreich und keiner weiteren Besprechung würdig sind die Trinkerdiät und Weindiät.

Eiweißreiche Kostformen — nur zum Probieren gestattet — sind:

- Topfendiät (Quark)
- »Bleibe jung, lebe länger«-Diät — unzählige Variationen weltweit
- Mayodiät — Rindfleisch
- Fischdiät von Kuhn — mittags und abends 500 Gramm Fisch
- 10 Tage Wunderkur von Cooley
- Milchkur von Karel
- Milch-Bananen-Kur
- Hochkalorische Humplikdiät
- 7 Tage Wechselkost von Antoine

Extrem fettreiche — schädliche — Diäten sind:

- Shape-Diät
- Slendertoneverfahren
- Hanssendiät
- Donaldsondiät (täglich 800 g Fleisch!)
- Penningtondiät (nur 6 g Kohlenhydrate pro Tag!)

Außenseiterdiäten können mit etlichen Erkenntnissen der Ernährungswissenschaft in keinen Einklang gebracht werden, dennoch erheben sie einen Heilsanspruch. Eine Auswahl davon:

- Vollwertkost von Dr. Bruker
- Trennkost-Diäten
- Anthroposophische Kost
- Makrobiotische Kost

Allen Außenseiter- und Wunderdiäten ist gemeinsam, dass

- wichtige Grundstoffe in der Nahrung entweder im schädlichen Übermaß oder in gefährlicher Verminderung angeboten werden,
- die Ansprüche von vornherein so hoch angesetzt werden, dass sie ohnehin unerfüllbar sind,
- durch die Unzufriedenheit des Dicken nach Ende (oder viel häufiger: Abbruch) der Kur der einsetzende Kummerfraß das Gewicht in die Höhe schnellen lässt,
- Abmagerungskuren umso »interessanter« sind, je abenteuerlicher die Diät zusammengestellt ist,
- Wunderdiäten von den Übergewichtigen grundsätzlich begierig aufgenommen werden, obwohl sie in keinem einzigen Fall zu einer **dauerhaften** Normalisierung des Körpergewichtes führen.

Trotzdem werden weltweit täglich bis zu zehn neue Kuren erfunden, um die geplagte, übergewichtige Kundschaft jeden Tag von neuem zu narren.

Vom Vielessen zum Nichtsessen

Der andere Pol einer extremen Nahrungszufuhr ist die Magersucht. Essen »bei Tisch« wird abgelehnt, heimlich verschlungenes Essen wieder erbrochen. Bei lebensbedrohlichen Zuständen ist eine künstliche Zwangsernährung die einzige Rettung.

Ein Verwandter der Magersucht — die Bulimie oder Fresssucht — findet sich bei meistens normalgewichtigen jungen Frauen. Hier wechseln Attacken von Heißhunger mit der Selbstauslösung von Erbrechen ab. Interessant dabei ist, dass Unmengen von Nahrungsmitteln eingekauft und gehortet werden. Die Behandlung besteht in einer lang dauernden Verhaltenstherapie der oft zugrunde liegenden schweren seelischen Störung.

Die Wiederauffütterung bei Unterernährung muss langsam geschehen, vor allem Fett wird zu Beginn schlecht vertragen. An eiweißreichen Nahrungsmitteln sind mageres Fleisch, magere Wurstsorten und fettarmes Geflügel von Vorteil. Wichtig sind kleine Mahlzeiten alle zwei Stunden. Zur Appetitanregung können Bitterstoffe sowie Portwein und Sherry verwendet werden, auch einige Stück Traubenzucker morgens nüchtern können Heißhunger auslösen.

Magersucht und Fresssucht gehören zu den psychosomatischen Krankheiten und werden dort genau besprochen.

Eisen im Essen

Eine zentrale Rolle spielt das Eisen im Zentrum der roten Blutkörperchen, welche unsere »Sauerstoff-Frächter« sind. Aber auch für viele andere Organleistungen ist der Mineralstoff Eisen unentbehrlich und lebenswichtig.

Nun führen gerade viele Verdauungskrankheiten mit Durchfall und schlechter Aufnahmsleistung der Darmschleimhaut zu Eisenmangelzuständen. Der Problemkreis Eisen — Ernährung — Blutarmut soll daher in den Grundzügen erläutert werden.

Ernährung bei Blutarmut

Die gemischte Kost enthält durchschnittlich 10 bis 30 mg Eisen. Der Tagesbedarf beträgt beim Mann ca. 12 mg, bei der Frau bis zur Beendigung des Regelzyklus 18 mg. Nur 5 bis 15 Prozent des Nahrungseisens können aus den Lebensmitteln auch nutzbar gemacht werden. Zum Beispiel werden von zubereitetem Spinat, der ca. 4 mg/100 Gramm Eisen enthält, nur knapp 10 Prozent auch tatsächlich im Darm aufgenommen. Wollte man den Eisenbedarf — theoretisch — nur aus Spinat decken, müsste man nach folgender Rechnung: 3000 Gramm Spinat enthalten 120 mg Eisen, davon 10 Prozent = 12 mg Eisen, täglich 3 (drei!) Kilo Spinat essen.

Wenn die Blutarmut auf einem Eisenmangel beruht, sind eisenreiche Nahrungsmittel zu bevorzugen. Gut geeignet sind Leber, Milz und Nieren vom Kalb, Lamm, Rind und Schwein, Hühnerleber, Leberwurst, gekochtes und gebratenes Fleisch, Kakaopulver, Sojaflocken, Bierhefe und Weizenkeime. Mäßig Eisen von den Gemüsesorten enthalten Petersilie, Schnittlauch, Spinat und Hülsenfrüchte. Die Aufnahmefähigkeit von Eisen wird durch Vitamin C gesteigert, durch Schwarztee, Milch-, Zitronen- und Essigsäure, Kalzium, Phosphat, Getreide und Antibiotika vermindert. Salzsäuremangel im Magen, Pankreaserkrankungen und alle Zustände mit beschleunigter Darmpassage behindern die Eisenaufnahme. Beim Kochen und Dünsten von Gemüse geht ein Teil des Nahrungseisens mit dem Kochwasser verloren.

Bei einem zusätzlich bestehenden Vitamin-B12-Mangel sind Sauermilchprodukte günstig.

Was graue Panter essen

Das »Alter« ist an sich keine krankhafte Lebensphase. Schon lange wissen wir, dass es keine »Alterskrankheiten«, sondern vielmehr nur Krankheiten im Alter gibt. Trotzdem ändern sich gewisse Verhaltensweisen und körperliche Vorgänge.

Wer dies berücksichtigt, kann Lebenselan und Spannkraft bis weit in die achtziger und neunziger Jahre hinein bewahren.

Eine gesunde Seniorenernährung ist auf alle Fälle eine gute Ausgangsbasis.

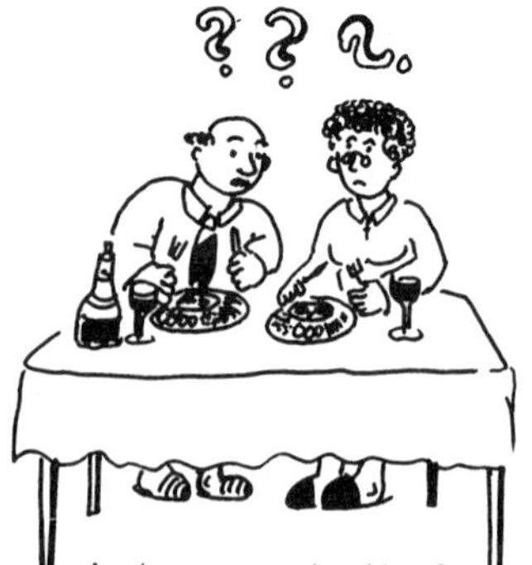

Anders essen im Alter?

Was ist bei der Ernährung in den »späten Jahren« zu tun? Gibt es eine »Alterskost«? Besser sprechen wir von der Ernährung im fortgeschrittenen Lebensalter — der »Seniorenkost«.

Viele Stoffwechselvorgänge ändern sich im letzten Lebensdrittel allmählich, aber mit deutlichen und sichtbaren Auswirkungen. Die Muskelmasse nimmt ab und die körperliche Tätigkeit geht durch gewisse Einschränkungen der Lungen, des Herz-Kreislauf-Systems und der Gelenke zurück. Somit beträgt der Energiebedarf von 70-jährigen Menschen nur mehr 65 Prozent eines Menschen von 20 Jahren. Wenn nun keine Kalorienbeschränkung erfolgt, droht gewissermaßen automatisch Übergewicht.

An Eiweiß sollte täglich 0,8 bis 1 Gramm pro 1 kg Körpergewicht und zur Hälfte als tierisches Eiweiß zugeführt werden.

Fette sollen beschränkt werden, Öle mit einem hohen Anteil an ungesättigten Fettsäuren, zum Beispiel Mais- oder Weizenkeimöl, bevorzugt eingesetzt werden.

Die Verträglichkeit von Kohlenhydraten nimmt im Alter beständig ab. Um die Symptome einer Zuckerkrankheit zu vermeiden, dürfen gezuckerte Nahrungsmittel nur in kleinen Mengen aufgenommen werden.

Mineralien und Spurenelemente wären in einer frischen, gemischten Kost normalerweise ausreichend vorhanden, es besteht aber durch eine häufig einseitige Diät des alten Menschen eine Unterversorgung. Kalziumreiche Nahrungsmittel wie Milch und Käse wirken günstig gegen die Altersosteoporose, den Knochenschwund. Kochsalz ist in unseren Breiten im Überfluss vorhanden.

Ungemein wichtig ist die ausreichende Flüssigkeitszufuhr, weil mit steigenden Lebensjahren das Durstgefühl nachlässt. Um eine Harnmenge von eineinhalb bis zwei Litern pro 24 Stunden zu erreichen, muss die Trinkmenge mindestens eineinhalb Liter betragen. An Getränken sind Milch und Milchgetränke, Jogurt, Tee, Gemüse- und Obstsäfte empfehlenswert. Kaffee sollte nach der persönlichen Verträglichkeit getrunken werden. An Alkohol darf eine tägliche Menge von 30 Gramm keinesfalls überschritten werden. Die Beachtung des Alkoholgehaltes in den verschiedenen Getränken ist im Herbst des Lebens keineswegs eine spitzfindige Nebensache, weil alle Stoffwechselvorgänge langsamer anlaufen — somit auch der Abbau von Alkohol.

Wie viel Gramm Alkohol enthält »Geistiges«?

Ein Liter Bier enthält 30 Gramm, ein halber Liter Bockbier 20 Gramm, ein Viertel Liter Wein 20 bis 25 Gramm, 60 ml Schnaps oder Likör bis zu 20 Gramm. In jedem Fall ist zu bedenken, dass Alkohol im Lebensabschnitt des »grauen Panters« schlechter vertragen wird als in der Jugendzeit.

Auf einen ausreichenden Anteil an Vitaminen ist besonders zu achten, denn ausgedehnte Untersuchungen an Bewohnern von Altersheimen haben gezeigt, dass speziell die Vitamine B1, C und D in zu geringer Menge aufgenommen werden.

Gewürze sollten reichlich verwendet werden, zumal die Empfindlichkeit des Seniors für süß, bitter und salzig abnimmt. An Gewürzen sind Curry, Pfeffer und Senf günstig, weiters die Verwendung von Enzian, Wermut, Artischocken, Dost, Curcuma, Melisse, Nelken, Pfefferminze, Rosmarin, Salbei, Thymian und Zwiebeln.

Vorsicht: Bei der gutartigen Prostatavergrößerung sind scharfe Gewürze wie zum Beispiel Pfeffer und Chili ungeeignet. Unbedingt vorzubeugen ist auch der häufig vorkommenden Verstopfung. Die Verwendung von Abführmitteln kann wegen der daraus resultierenden Kaliumverarmung im Blut zu bedrohlichen Herzrhythmusstörungen führen. Nicht oft genug wird darauf hingewiesen, dass Weizenkleie nur dann eine abführende Wirkung hat, wenn ausreichend Flüssigkeiten getrunken werden. Ohne entsprechendes Wasservolumen wird Weizenkleie sehr schnell zur Ileusgefahr.

Wer isst vegetarisch?

Ein Teil der Menschheit ist aus Not auf eine rein pflanzliche Kost angewiesen, ein anderer Teil bevorzugt diese Ernährungsform aus anderen Gründen. Wir wollen der Frage nachgehen, ob die vegetarische Kost besondere Vorteile oder auch Nachteile mit sich bringt.

Vegetarische Kost ist eine rein pflanzliche Ernährung, die man dann als Rohkost bezeichnet, wenn sie ohne Hitze zubereitet wird. Ungefähr ein Drittel der Menschheit ernährt sich vegetarisch, hauptsächlich, weil tierische Nahrungsmittel nicht vorhanden sind.

Grundsätzlicher Nachteil der vegetarischen Kost ist die mühsame Versorgung mit hochwertigem Eiweiß und das Fehlen von Vitamin B12. Vegetarische Kost ist reich an Vitamin C und anderen B-Vitaminen. Auf dem hohen Kalium- bei niedrigem Natriumgehalt von Obst und Gemüse beruht die günstige harntreibende Wirkung. Vegetarische Kost eignet sich gut als Diät bei Verstopfung und zur Unterstützung einer Gewichtsabnahme.

Die laktovegetabile Kost ist eine fleischfreie Ernährung. Sie besteht aus Obst, Gemüse, vollwertigen Getreideprodukten, Milch und Milchprodukten und kaltgepressten Ölen.

Die ovolaktovegetabile Kost enthält zusätzlich noch zweimal in der Woche ein Ei. Sie eignet sich als Dauerkost, es kommen aber Eisenmangelzustände vor, weshalb der Eisenspiegel drei- bis viermal jährlich kontrolliert werden sollte.

Alternativ essen?

Eine selbst gewählte tägliche Kost, der man gewisse Einseitigkeiten sozusagen schon auf den ersten Blick ansieht, bezeichnet man auch als alternative Ernährungsform. Es gibt — so wie bei den »Wunderdiäten« — weltweit eine riesige Zahl davon. Alle werden von den Anwendern heftig beworben, sodass sich der Normalesser eigentlich nicht mehr zurechtfindet. Was ist nun von einer »alternativen« Ernährung zu halten?

Eine kurze Übersicht soll etwas Ordnung in den Essdschungel bringen und eine Flurbereinigung bewirken.

Bei den alternativen Kostformen spielen neben gesundheitlichen Überlegungen auch philosophische, weltanschauliche und religiöse Einstellungen eine große Rolle.

Zu manchen dieser Ernährungsformen gehören regelmäßige Übungen mit Meditationen. Die anthroposophische Lebensweise berücksichtigt zum Beispiel auch die Mondstellung bei der Aussaat von Pflanzen. Etliche dieser Ernährungsformen sind als einseitig zu betrachten, die Forderung nach einer vollen Nährstoffzufuhr insbesondere für Kleinkinder wird dabei nicht immer erfüllt. Für alle gilt, dass naturbelassene Lebensmittel benutzt werden, wobei im Gemüse- und Obstbau Pflanzenschutzmittel verpönt sind. Etliche Varianten haben als Basis die laktovegetabile Kost. So gibt es bei der Bircher-Benner-Diät einen Schrotbrei aus Frischkorn und bei der Eversdiät eine Körnermahlzeit aus gekeimtem Weizen und Roggen. Die Waerlandkost enthält verstärkt Getreidemahlzeiten aus Weizen-, Hafer-, Roggen- und Gerstenkörnern. Die Normalkost von Schnitzer ist eine laktovegetabile Ernährung, bei der frisch gepresste Säfte, ausgenommen Zitronensaft, erlaubt sind.

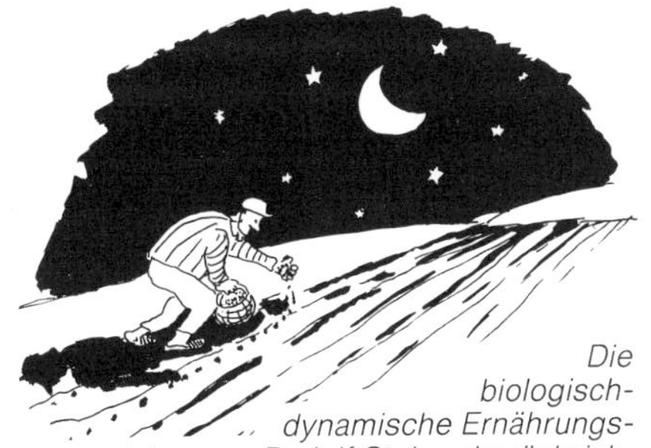

Die biologisch-dynamische Ernährungslehre von Rudolf Steiner berücksichtigt auch die Mondphasen für die Aussaat.

Die Vollwerternährung bevorzugt möglichst naturbelassene, nicht verarbeitete Lebensmittel aus kontrolliertem Anbau. Fleisch, Fisch und Eier sollen nur gelegentlich verzehrt werden, Genussgifte sind zu meiden.

Dazu ein Gesundheitstipp:

Die Meinung, nicht verarbeitete Lebensmittel seien wertvoller, trifft nicht allgemein zu. Die Gefahr einer Infektion, zum Beispiel durch den Genuss roher Milch, kann außerordentlich hoch sein.

Bei der Hay'schen Trennkost wird zwischen einer eiweißhaltigen und einer kohlenhydratreichen Mahlzeit eine Essenspause von drei Stunden gefordert. Eiweiß und Kohlenhydrate müssen immer getrennt aufgenommen werden. Von der Ernährungswissenschaft her ist diese Trennung unbegründet. Die Milch-Semmel-Kur von Franz Xaver Mayr geht davon aus, dass Darmträgheit eine Giftwirkung auf den Körper ausüben würde. Nach einer Woche Teefasten wird in der zweiten Woche eine Semmeldiät eingehalten, dabei gibt es zweimal täglich eine luftgetrocknete Semmel und etwas verdünnte Milchprodukte. Gewisse Erfolge lassen sich bei Verstopfung und Übergewicht damit erzielen.

Die Grundlage der makrobiotischen Ernährung sind Bohnen, Samen, Nüsse, Algen, Gerichte aus Sojabohnen und Frischgemüse.

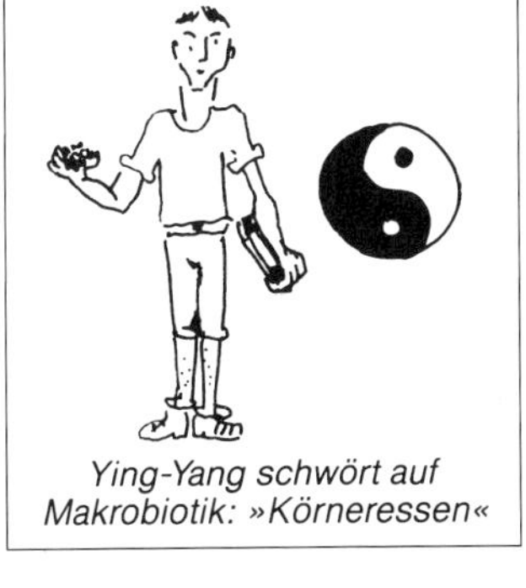

Ying-Yang schwört auf Makrobiotik: »Körneressen«

Kaffee, Tee, Alkohol und Milch sind nicht erlaubt. Diese Ernährungsform birgt besonders für Kinder Gefahren der Eiweiß- und Vitaminunterversorgung. Ebenfalls auf der laktovegetabilen Kost baut die anthroposophische Ernährung von Rudolf Steiner auf. Im Vordergrund stehen Zubereitungen aus dem vollen Korn von Weizen, Roggen, Reis, Mais, Hirse, Hafer und Gerste,

Gemüse, Kräutern, Obst, Nüssen, Samen sowie roher Milch. Nicht geschätzt werden Fleisch, Fisch, Hülsenfrüchte, Pilze, Kartoffeln, Paprika, Tomaten, Zucker, Süßigkeiten und Auszugsmehle. »Lebensfeindliche« Verfahren wie Erhitzen durch Dampfdruck, Pökeln, Tiefgefrieren und Einsäuern werden vermieden. Bei der anthroposophischen Kost ist durchwegs mit einer mangelhaften Versorgung von Eisen und Jod zu rechnen.

Die sogenannte Reformkost aus der Mitte des vorigen Jahrhunderts entspricht weitgehend einer laktovegetabilen Kost, Fleisch ist in kleinen Mengen erlaubt.

Welche Vorteile bietet die alternative Ernährung?

Eine endgültige Beurteilung der Vorzüge und Nachteile ist nicht immer möglich, da nicht alle Gesichtspunkte wissenschaftlich objektiv bewertbar sind. Auf jeden Fall ist es für uns erforderlich, dass eine alternative Ernährung nach den neuesten Erkenntnissen auch sinnvoll sein muss. Als Alternative kommen Ernährungsformen nicht in Betracht, die keine haltbaren Begründungen liefern oder langfristig unerwünschte Auswirkungen haben.

Beim Vegetarismus besteht die Grundkost aus pflanzlichen Lebensmitteln. Der Vegetarier meidet alle tierischen Produkte während der Laktovegetarier zusätzlich noch Milchprodukte und der Ovolaktovegetarier außerdem noch Eier verzehrt.

Die Zivilisationskrankheiten Verstopfung und Übergewicht sind beim Vegetarier deutlich seltener. Ebenso auch die Folgekrankheiten der Verstopfung wie Divertikulose, Hämorrhoiden, Thrombosen, Appendizitis und Dickdarmkrebs. Als Folgekrankheit des Übergewichtes finden sich beim vegetarisch lebenden Menschen weniger oft Fettblut, Gefäßverkalkung, Zuckerkrankheit, Hochdruck, Gallensteine, Gicht und Gelenksabnützung. Bei der vegetarischen Kost kommt es sehr leicht zu einem Mangel, wenn die Speisepläne nicht exakt eingehalten werden. Der Mangel betrifft hauptsächlich Eisen, Vitamin B12 und Kalzium.

Die Forderungen der modernen Medizin gehen in die Richtung einer geringeren Aufnahme von gesättigten Fettsäuren, Cholesterin, Fleisch und Kochsalz, gleichzeitig werden mehr Ballaststoffe, Vollkornprodukte, Gemüse und Obst verlangt. Somit könnte man sagen, dass der Vegetarismus die Grundlage zukünftiger Ernährungsformen sein kann. Bei den weiteren alternativen Kostformen unterscheiden wir zwei Gruppen:

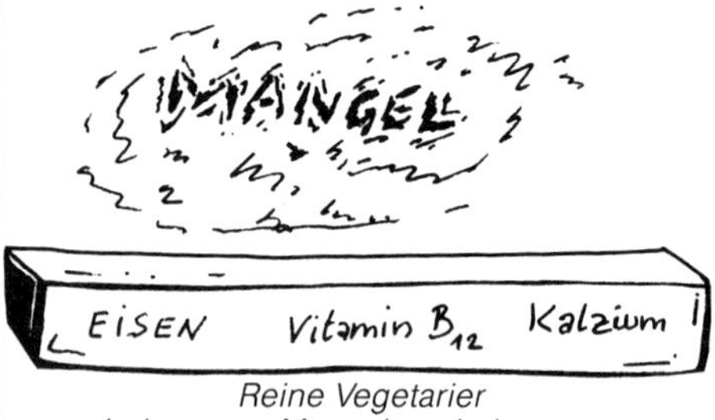

Reine Vegetarier bekommen Mangelerscheinungen.

Die Diäten nach Waerland, Bircher-Benner, Hay und Evers sind betont »ideologisch« orientiert, die Vollwerternährung nach Bruker und Schnitzer legt besonderen Wert auf die Lebensmittelauswahl. Mangelzustände treten bei schlechter Kenntnis der Nahrungsbestandteile auf.

Die Kostformen der Makrobiotik und der Anthroposophie sind teilweise schwer nachvollziehbar, eine ausreichende Nährversorgung ist aber meist gegeben.

Eine empfehlenswerte alternative Kostform ist die Vollwerternährung.

Dem Anspruch nach weniger Nahrungsenergie in Form von Fett und Zucker sowie weniger Salz und Alkohol wird durch Vollkornprodukte, Gemüse und Obst, Kartoffeln, Hülsenfrüchte, Nüsse und Milchprodukte sowie kalorienarme Getränke Rechnung getragen. Eine Ergänzung geschieht durch kleinere als derzeit übliche Mengen an Eiern, Fleisch und Fisch.

Das Prinzip der Naturbelassenheit bedeutet nicht, dass alle Lebensmittel völlig unverarbeitet verzehrt werden sollen. Gewisse Lebensmittel, zum Beispiel grüne Bohnen, dürfen ja ohne Erhitzen überhaupt nicht gegessen werden, weil sie giftig sind. Man muss also abwägen, welche Nahrungsmittel als Frischkost und welche in verarbeiteter Form zu verzehren sind.

Zentraler Gesichtspunkt der Vollwerternährung ist das Meiden von Zucker, Auszugsmehlen und Genussmitteln. Obst, Gemüse und Getreide sollen aus einem kontrollierten Anbau kommen, bei dem die Umweltbelastung geringer ausfällt.

Empfehlungen für eine vernünftige Lebensmittelauswahl bei der Vollwerternährung:

1. Besonders empfehlenswert:	unveränderte Lebensmittel gekeimtes oder eingeweichtes Getreide Rohgemüse und Rohobst Nüsse und Vorzugsmilch
2. Sehr empfehlenswert:	verarbeitete, nicht erhitzte Lebensmittel Vollkornprodukte Gemüse und Obst unraffinierte Pflanzenöle und Butter
3. Empfehlenswert:	erhitzte Lebensmittel Vollkornprodukte Gemüse, Obst und Kartoffeln pasteurisierte Milch und Milchprodukte Eier, Fisch und Fleisch
4. Weniger empfehlenswert:	verarbeitete Lebensmittel Auszugsmehle Konservenkost Milchpulver
5. Nicht empfehlenswert:	isolierte Lebensmittel Zucker, Süßwaren Kunstprodukte, Präparate süße Getränke und Alkohol

Bei guter Zubereitung ist die ballaststoffreiche Vollwertkost gut und verträglich und hat eine ausreichende Sättigungswirkung bei hoher Nährstoff- und niedriger Energiedichte.

Insgesamt ist zu bemerken, dass es vermutlich die einzig richtige Ernährungsform nicht gibt. Letzten Endes muss jede Kost den Arbeits- und Lebensweisen sowie Energiebedürfnissen angepasst werden — und sie sollte uns auch schmecken.

Schlummert der Krebs im Essen?
Essen bei Krebs

Alle Funktionen im Körper sind darauf ausgelegt, dass jede Zelle

1. ordnungsgemäß laut Schöpfungsplan arbeitet und
2. mit allen Nachbarzellen gut und verlässlich zusammenarbeitet.

Der extreme Fall einer Störung ist Krebs. Durch das »Krebschaos« vergisst die Zelle, den Körper zu ernähren, die Krebszelle mästet nur mehr sich selbst. Schadstoffe in der Nahrung können Krebsentwicklungen fördern. Können wir etwas tun, um krebsige Elemente in der Nahrung zu vermindern? Sollen wir bei Krebsgefahr anders essen, und wie sollen wir bei einer entstandenen Krebserkrankung essen?

Der Magen-Darm-Trakt ist eines der häufigsten und ersten Angriffsziele bei Krebs. Es erscheint nur logisch, dass die Ernährung eine große Rolle in der Krebsentstehung spielt.

Es gilt heute als unbestritten, dass viele Tumoren im Verdauungstrakt mit Umweltfaktoren, also auch mit der Nahrung, zusammenhängen. Für den Magen-Darm-Trakt mit seiner mehrere Quadratmeter großen Innenfläche sind die Bestandteile der Nahrung die entscheidenden Einflussgrößen. Vor der Besprechung einzelner Krebsformen sollen einige allgemeine, ziemlich gesicherte Beziehungen erläutert werden.

Alkoholkonsum fördert möglicherweise die Entwicklung eines Brustkrebses. Zirka 3 Prozent aller Krebsfälle gehen auf das Konto des Alkohols. Der Alkohol selbst ist dabei nicht krebserregend, sondern die in ihm enthaltenen Fuselöle. Hoher Fettverzehr steht im Zusammenhang mit Krebsen des Dickdarms und der Bauchspeicheldrüse. Grundsätzliche Schwierigkeiten der Zuordnung von Nahrungsmitteln zu einzelnen Krebsen liegen darin, dass die Krebsentstehung am Magen-Darm-Trakt sich über Jahrzehnte hinziehen kann.

Vitamin A hat eine Schutzwirkung auf die Schleimhäute. Tumoren im Verdauungstrakt treten bei Personen, die sich Vitamin-A-arm ernähren, häufiger auf. Ob allerdings eine Vitamin-A-Überversorgung vor der Krebsentstehung sicher schützt, ist dennoch fraglich.

Vorsorgetipp Vitamin A:
Vitamin A in Überdosen ist giftig!

Mangel an Eisen oder Vitamin C geht möglicherweise mit einer häufigeren Krebsentstehung in der Mundhöhle und Speiseröhre einher.
Vitamin E verhindert im Tierversuch die Entwicklung verschiedener Krebsarten.
Ein Mangel an den Spurenelementen Magnesium, Eisen, Kupfer, Zink und Selen zeigte ebenfalls eine krebsfördernde Wirkung.
Langjährige Beobachtungen stützen auch die Möglichkeit, dass Menschen, die wenig Obst und Gemüse verzehren, häufiger an Magen- oder Darmkrebs erkranken.
Eine Unterversorgung an Kalzium oder Vitamin D scheint das Risiko eines Dickdarmkrebses zu erhöhen.
Alkoholiker haben gehäuft Krebse von Leber und Dickdarm.

Auch verdorbene Lebensmittel sind als Krebsverursacher zu sehen. Der Gelbschimmel bildet die hochgiftigen Aflatoxine. Sie sind die stärksten Krebserreger überhaupt und wirken noch in unvorstellbar geringen Mengen. Deshalb sollen verschimmelte Nahrungsmittel, vor allem wenn es sich um Brot, Mandeln, Samen und geschälte Erdnüsse handelt, nicht gegessen werden. In verschimmelten, geschälten Erdnüssen wurden erstaunlich hohe Mengen an Aflatoxin — bis zu 2000 ppb bei einem Verordnungsmaximum von 5 ppb — gefunden. Erdnüsse sollten daher eher ungeschält gelagert werden.

Kulturschimmel, zum Beispiel im Camembert oder Gorgonzola, bilden keine Aflatoxine.

Eines der stärksten Krebsgifte sind Nitrosamine, sie entstehen durch eine Reaktion von Nitrit mit Aminen. Bereits 1 Millionstel Gramm wird als bedenklich angesehen, einen »unteren« unwirksamen Schwellenwert gibt es nicht! Besonders geräucherte Lebensmittel sind stark nitrosaminhältig.

Nitrosamingehalt einiger Lebensmittel

Fleisch (roh)	1 — 10 ppb (=1 Millionstel g/kg)
Wurst	1 — 10
Schinken	5
Schinkenspeck	30
Salami	20 — 80
Käse	1 — 10
Fisch	1 — 9
Lachs	5
Räucherhering	10 — 12

Weniger Malz im Bier schützt vor Krebs

Vitamin C kann die Bildung von Nitrosamin im Magen blockieren. Dagegen ist Bier eine wichtige Quelle für die Nitrosaminaufnahme. Dafür verantwortlich ist der Malzgehalt vieler Biersorten. Man kann sich dagegen schützen, indem man keine Starkbiere und Spezialitäten wie Rauchbiere trinkt, dafür lieber obergärige Biere.

Nitrosamingehalt verschiedener Biersorten:

Gerstenbier	0,2
Weizenbier	0,2
Alkoholfreie Biere	1,0
Export, Lager und Pils	1,2
Starkbier hell	1,9
Altbier	2,7
Starkbier dunkel	6,0
Rauchbier	18,0

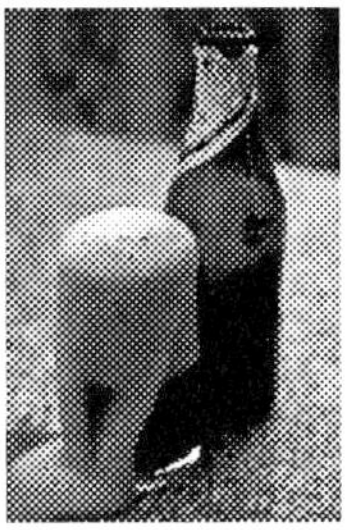

In stark malzhältigen Biersorten lauern Nitrosamine!

Wegen des Nitrosamingehaltes sollte man auch übermäßige Mengen — besonders nach längerer Lagerung! — von Spinat, roten Rüben (roter Bete), Radieschen, Rettich, Gurken und Kopfsalat meiden!

Durch Luftverschmutzung gelangen aromatische Kohlenwasserstoffe auf pflanzliche Nahrungsmittel und können beim Verzehren von größeren Mengen krebsfördernd sein. Besonders Grünkohl und Blattsalate lagern steigende Mengen an Benzpyren ein. Die Kohlenwasserstoffe lassen sich durch Waschen kaum aus der Wachsschicht der Blattoberfläche entfernen! Auch beim Räuchern werden höhere Konzentrationen des Benzpyren erreicht.

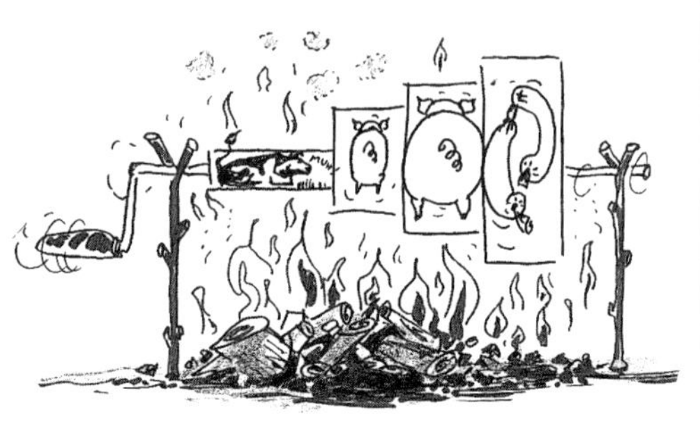

Mehr Fett beim Grillen bedeutet mehr Benzpyren.

Benzpyrengehalt von Gegrilltem:

Roastbeef	0,8
Schweinerücken mager	4,0
Schweinerücken fett	6,0
Bratwurst	8,0

Gesundheitstipp Grillen:

- mageres Fleisch verwenden
- nur über gut durchgeglühter Kohle grillen
- beim Kohlenachschütten Grillgut vom Rost nehmen
- nicht mit Presspapier oder Kiefernzapfen glühen
- senkrecht gestellte Grillplatte verwenden!

Welche Möglichkeiten gibt es, diese krebsfördernden Stoffe aus dem Magen-Darm-Trakt zu verbannen?

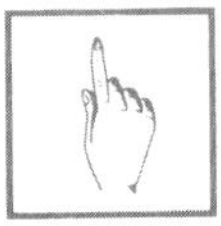

Vorsorgetipp Krebs:

Eine einfache Maßnahme ist die reichliche Verwendung von Ballaststoffen.

- Sie verringern die Konzentration der Krebsstoffe im Darm,
- verkürzen die Darmpassage und
- beeinflussen die Darmflora.

Eine ballaststoffarme Ernährung und ein hoher Fettkonsum begünstigen dagegen den Darmkrebs. Es empfiehlt sich daher, täglich ausreichend Ballaststoffe und nur wenig Fett zu verzehren.

Welche Krebse kann man sich »anessen«?

Speiseröhrenkrebs

Entscheidende Risikofaktoren sind Alkohol und Tabak. Die Essenssitte in China, alle Speisen und Getränke extrem heiß zu essen und zu trinken, ist ein hochgradiger Risikofaktor für die Schleimhäute. Gehemmt wird die Tumorentstehung durch Vitamin A beziehungsweise Betakarotin und Vitamin C.

Magenkrebs

Er wird ziemlich sicher gefördert durch Kochsalz, gepökelte Lebensmittel, Nitrate und Alkoholismus. Eine Hemmwirkung hat Vitamin C.

Bauchspeicheldrüsenkrebs

Er steht im Zusammenhang mit Zigaretten rauchen, Alkoholismus und Fettkonsum. Hemmstoffe sind möglicherweise Gemüse und Ballaststoffe.

Der **Dickdarmkrebs** ist häufig in Gebieten mit hohem Fleischkonsum, Fett- und Alkoholverbrauch. Eine mögliche Hemmung geschieht durch Ballaststoffe, Kalzium und vielleicht Stärke, Selen und die Vitamine C, A und D.

Der **Mastdarmkrebs** wird immer wieder in Zusammenhang gebracht mit einem erhöhten Bierkonsum als Risikofaktor.

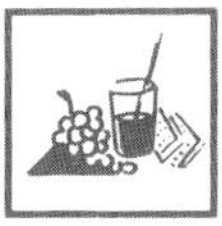

Eine eigentliche »krebsfeindliche« Diät gibt es nicht. Alle derzeit gepriesenen Krebsdiäten sind noch viel zu wenig wissenschaftlich begründet und können einer kritischen Prüfung nicht standhalten. Die günstige Wirkung einer »Spezialdiät« beruht meist auf einer veränderten günstigen Lebensweise, wozu eine Kostumstellung beitragen kann.

Wie ernährt sich der Krebskranke?

Welche Empfehlungen gibt es für die Ernährung eines Krebskranken? Viele Faktoren sind dabei zu bewerten. Die Art des Tumors, seine Größe und Ausdehnung, der Allgemein- und Ernährungszustand des Patienten, dessen Alter, diverse Begleiterkrankungen und die Art der Behandlung sind maßgebliche Faktoren. Insgesamt soll der Kranke durch eiweiß- und vitaminreiche, hochkalorische Kost so gut ernährt werden, dass notwendige Behandlungen durchgeführt werden können. Dieses Ziel lässt sich oft nur mit einer dem Patienten angepassten Wunschkost erreichen. Zu warnen ist vor allen Krebswunderdiäten und namentlich vor dem 40-(!)tägigen Fasten, welches in ländlichen Gegenden von selbsternannten »weisen Männern« propagiert wird. Noch ein Ratschlag: Krebskranke und deren Angehörige sollten keine Illustrierten lesen, in denen jeder Krebs im Handumdrehen geheilt wird.

Wie kann ich Krebs beim »Essen« vermeiden?

Eine Zusammenfassung gesicherter Beziehungen zwischen Krebs und Ernährung.

Die Befolgung der 10 Krebspunkte kann das persönliche Krebsrisiko weit unter den statistischen Durchschnittswert drücken!

1. Einschränkung des Alkoholkonsums, Kaffee reduzieren, Rauchverbot.
2. Bevorzugung von Nahrungsmitteln ohne Konservierungs- oder Zusatzstoffe.

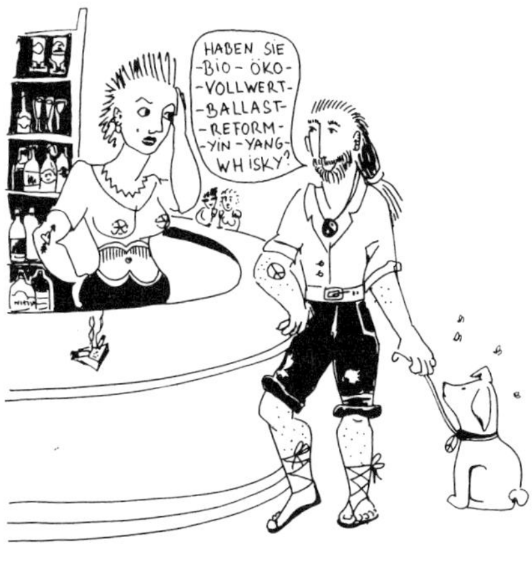

»Bio« durch und durch . . .

3. Weniger Fett, weniger Salz, geräucherte oder gepökelte Nahrungsmittel meiden.
4. Vermeidung von kalorischer Überernährung.
5. Zurückhaltung mit stark gerösteten und gegrillten Nahrungsmitteln.
6. Keine angeschimmelten Nahrungsmittel essen.
7. Täglich Gemüse, Salate und Obst.
8. Täglich Ballaststoffe, besonders Vollkornerzeugnisse.
9. Mehr Kohlenhydrate und mehr vitamin- bzw. mineralstoffreiche Lebensmittel, aber Einschränkung von Zucker und Süßigkeiten.
10. Vermeidung von Übergewicht, ausreichend körperliche Bewegung.

Andere Speisekarte bei künstlichem Ausgang?
Ernährung von Krebspatienten mit künstlichem Ausgang

Im Wesentlichen kann längerfristig die normale Basisdiät gegessen werden. Allerdings sind kleine Mahlzeiten alle zwei Stunden erforderlich, um die ausreichende Energiezufuhr zu ermöglichen.

Bei künstlichem Ausgang aus dem Dünndarm (Ileostomie genannt) wird nach jeder größeren Mahlzeit meistens dünner Stuhl entleert, dadurch können Wasser- und Elektrolytverluste zu einem zusätzlichen gesundheitlichen Problem werden.

Beim künstlichen Dickdarmausgang (Kolostomie genannt) kommt es meist nur zu 1 bis 2 Entleerungen, hauptsächlich nach dem Frühstück. Der Stuhl wird geformt entleert, man spricht von einem »trockenen« Anus praeter.

Fallweise auftretende, gesteigerte Darmtätigkeit lässt sich durch die Beschränkung von Milch, blähenden Gemüsen und eisgekühlten Getränken wieder normalisieren.

Wenn die Seele Trauer trägt
Psychosomatische Krankheiten

Ob psychosomatische Krankheiten durch die verschiedenen, auch negativen Auswirkungen unserer Zivilisation zunehmen oder ob sie immer schon bestanden haben und als solche nur nicht erkannt wurden, wird derzeit als ungeklärt angesehen.

Wir zählen zu solchen Krankheiten Funktionsstörungen des Körpers, die aus seelischer Ursache entstanden sind. Diese Störungen der Körperfunktionen, bei denen also »die Seele mangelhaft ernährt wird«, sind in der alltäglichen Praxis ungemein häufig.

Man kann bei zwei Drittel aller Beschwerden im Verdauungstrakt mit einer psychosomatischen Störung rechnen. Die Ursachen für diese Krankheiten lassen sich nicht auf einen einzigen Nenner bringen. Wie ein roter Faden zieht sich aber die Vorstellung durch, dass nicht lösbare Probleme und Konflikte die Urheber von psychosomatischen Störungen sind. Nachdem jeder Mensch im Laufe seines Lebens mehrmals in solche Situationen kommt, sind psychosomatische Störungen so häufig.

Wiederholte psychosomatische Probleme bei ein und demselben Patienten können auch insoweit gefährlich sein, als bei neuerlichem Auftreten unter Umständen nicht daran gedacht wird, dass auch eine »echte« organische Krankheit neu und zusätzlich aufgetreten sein kann. Es ist daher bei jedem Verdacht auf eine psychosomatische Funktionsstörung ganz besonders die ausführliche Untersuchung notwendig. Erst wenn geklärt ist, dass die Störung eine hauptsächlich seelische Grundlage hat, darf die Behandlung auch auf die Wiederherstellung des seelischen Gleichgewichtes ausgerichtet sein.

Die wichtigsten Vertreter psychosomatisch mitbedingter Krankheiten sind

- Luftschlucken oder Aerophagie,
- nervöser Magen,
- Reizdarm,
- Geschwürsleiden von Magen und Zwölffingerdarm,
- Ulkus ventriculi,
- Ulkus duodeni,
- Kolitis ulzerosa,
- Crohn'sche Krankheit,
- Magersucht,
- Fresssucht und
- Fettsucht.

Fraglich ist, wie weit nicht auch Krebserkrankungen als letzte Stufe einer Erschöpfungsreaktion psychosomatisch mitverursacht werden.

Alle genannten Krankheiten werden in einzelnen Kapiteln ausführlich dargestellt, hier soll vorwiegend der seelische Hintergrund beleuchtet und dargestellt werden.

Liebe geht durch den Magen, Trauer auch . . .

1. Das Geschwürsleiden von Magen und Zwölffingerdarm

Auslösend sind oft Konfliktsituationen. Diesen gehen Ereignisse voran, welche für den Geschwürspatienten oft einen besonderen Verlust an Zuwendung, Versorgung und Geborgenheit bedeuten.

Dies kann zum Beispiel durch den Tod geliebter Menschen passieren, durch Trennung vom Heimathaus, durch Scheidung oder soziale Isolierung.

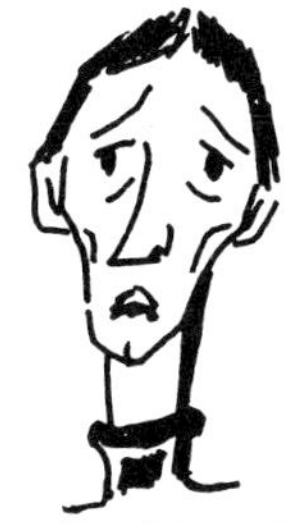

Manchen Menschen sieht man das Geschwür schon an.

Bei der derzeitigen Wanderungs- und Flüchtlingsbewegung in Europa finden sich Geschwüre ungemein häufig bei Personen, die aus einer Gemeinschaft ausgeschieden sind und denen in der neuen Umgebung Geborgenheit und Anerkennung vorenthalten werden; der Prozentsatz an Geschwürsleiden bei Gastarbeitern ist außerordentlich hoch!

Eine soziale Isolierung kann bereits auftreten, wenn die berufliche Tätigkeit an einem Arbeitsplatz ausgeübt wird, der an den Berufstätigen keinerlei Anforderungen stellt.

Dies ist beispielsweise der Fall, wenn sich eine Sekretärin nach einem erzwungenen Arbeitsplatzwechsel plötzlich am Fließband einer Strumpffabrik wiederfindet. Wirtschaftlicher und sozialer Abstieg kann Konflikte erzeugen, die für den Betroffenen auf längere Sicht unlösbar scheinen. Man sieht in den Familien der Geschwürspatienten häufig Einflüsse, welche gewisse aggressive Faktoren fördern und Schutzmechanismen eher vermindern. Die Patienten sind oft besonders ehrgeizig und leistungswillig.

Die Behandlung umfasst die medikamentöse Therapie und die Beratung der Lebenssituation. Dabei kommt es besonders darauf an, nicht die ganze Seele »durchzupflügen«. Entscheidend für den Betroffenen ist die — positive — Einsicht, dass es eben viele Probleme gibt, die in Wirklichkeit ein Leben lang unlösbar sind. Die Kunst in der Behandlung besteht darin, dass man diese Einsicht in eine optimistische Grundhaltung überträgt.

Fall aus der Praxis

Die 42jährige Anneliese D. klagt seit 3 Monaten über bohrende Oberbauchschmerzen, Krämpfe nach dem Essen und schlechten Schlaf.

Befunde: 175 cm große, 59 kg schwere Patientin, blass, herabgesetzter Allgemeinzustand. Im Labor Verminderung von Eisen, sonst normal. Der Ultraschall ist regelrecht, die Gastroskopie zeigt ein 4 mm großes Geschwür in der Magenmitte.

Krankengeschichte: Die Patientin sagt, sie sei der »Abfallkübel« der Familie, der Ehemann würde ihre Sorgen nicht anhören, die zwei Kinder (14 und 16 Jahre) würden sie »nicht verstehen«. Vor 1/2 Jahr sei der geliebte Hund eingegangen, ihre Lieblingstante sei in einen anderen Ort verzogen; danach seien erstmals Magenbeschwerden aufgetreten. Von den Eltern habe sie gelernt, höchstes Ziel sei »Bravsein« und Leistung bei persönlicher Bescheidenheit. Eine begonnene Lehre musste wegen vorzeitiger Eheschließung abgebrochen werden, Kurse an der Volkshochschule könne sie nicht besuchen, »weil es sonst im Haushalt drunter und drüber gehe«, ihr Leben habe eigentlich überhaupt keinen Sinn.

Behandlung: Medikamentös Cimetag und Ulcogant, daraufhin Besserung. Die Besprechung der Lebenssituation tut der Patientin gut; eine deutliche Aufhellung der Stimmung tritt aber erst ein, als die Patientin meinen Vorschlag akzeptiert, sie müsse eben jeden Tag im Leben neu beginnen und sich neue, kleine Ziele setzen. Sie beginnt als Aushilfstante in einem Behindertenheim. Nach 6 Wochen keinerlei Beschwerden, sie sei wie neugeboren.

Wenn der Dickdarm zum Psychiater muss
2. Kolitis ulzerosa

Bei diesem chronischen, geschwürigen Dickdarmprozess finden sich schleichend oder akut auftretende Blutungen und Bauchschmerzen. Auch andere Organe können mitbeteiligt sein, bei 5 bis 10 Prozent der Patienten liegt gleichzeitig eine gravierende Nervenstörung, zum Beispiel in Form einer Depression, vor.

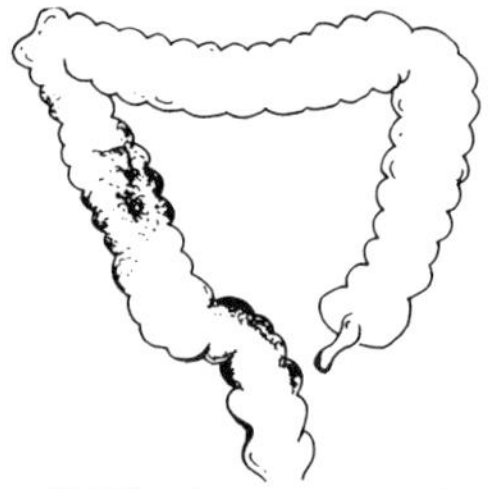

Kolitis ulzerosa nannte man früher auch »Asthma des Dickdarmes«.

Begünstigende Konfliktsituationen sind der drohende oder tatsächliche Verlust einer wichtigen Person, unerfüllbare Forderungen und allgemeine Missbilligung und Unzufriedenheit mit der Welt.

Die Patienten sind häufig extrem empfindsam, zwanghaft und öfter depressiv verstimmt. Das Selbstwertgefühl ist labil, sie sind stark verletzbar und von Schlüsselpersonen abhängig. Durch mangelndes Durchsetzungsvermögen wird oft eine Überanpassung versucht. Die eigentlichen Ursachen der Krankheit sind bis jetzt nicht klar, es handelt sich möglicherweise um eine Kombination körperlicher, seelischer und gesellschaftlicher Einflüsse. In 5 Prozent der Fälle kommt die Krankheit familiär vor.

Neben der intensiven und lang dauernden medikamentösen Therapie kann die Psychotherapie wesentlich mithelfen, die Krankheit zum Stillstand zu bringen. Es ist dabei wichtig, dem Patienten zu mehr Mut, Selbstvertrauen und Selbständigkeit zu verhelfen. Aktivität, Leistungswille und die betonte Unabhängigkeit müssen gefördert werden.

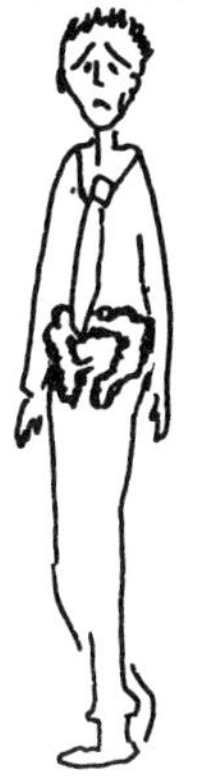

Auch der Darm trauert mit . . .

Fall aus der Praxis

Der 39jährige Angestellte Andreas B. klagt seit 7 Wochen über Bauchkrämpfe und mehrmalige tägliche Durchfälle mit Blut und Schleim. 3 kg Gewichtsabnahme.

Befunde: 181 cm großer, 77 kg schwerer Patient. Im Labor Erhöhung der Blutsenkung, vermindertes Blutbild. Allgemeine Entzündungszeichen. Blut im Stuhl (Hemocare) ist dreimal positiv. Die Rektoskopie zeigt eine blutig belegte Schleimhaut mit kleinen Geschwüren. Die Gewebsprobe ergibt die Diagnose Kolitis ulzerosa.

Krankengeschichte: Die Beschwerden hätten begonnen, seit der neue Büroleiter alle von oben herab behandle. Überhaupt seien im Büro alle gegen ihn, auch in der Familie hätten sich alle gegen ihn verschworen. Er habe im ganzen Leben viel »schlucken« müssen, möchte aber mit allen gut auskommen. Gefühle dürfe man nicht zeigen — das habe ihm seine Mutter beigebracht.

Behandlung: Medikamentös Claversal und Kortison als Darmeinlauf. Psychologisch wird am meisten erreicht, als der Patient beauftragt wird, in einer Kleinstadt einen Einmann-Filialbetrieb zu führen. In einer weitgehend selbständigen Position arbeitet Andreas B. täglich 12 bis 14 Stunden glücklich und zufrieden. Weitere vereinbarte Darmkontrollen werden »wegen Zeitmangel« nicht eingehalten.

Der depressive Verdauungsschlauch

3. Crohn'sche Krankheit

Diese Krankheit betrifft eigentlich den ganzen Verdauungsschlauch vom Mund bis zum Enddarm. Häufige Symptome sind kolikartige Schmerzen im rechten Unterbauch, Fieber, Durchfälle, es kommt zur Ausbildung von Abszessen, Fisteln und entzündlicher Miterkrankung anderer Organe. Die seelische Grundstruktur ist oft von Depressionen, Angstzuständen und Kontaktstörungen geprägt. Auslösende Mechanismen sind tatsächliche Verluste oder bevorstehende Trennungen, Lebensveränderungen zu größerer Unabhängigkeit wie Berufseintritt oder Geschäftseröffnung sowie kaum erfüllbare Forderungen und daraus resultierende Zurückweisungen.

Die Persönlichkeitsstruktur ist oft depressiv gefärbt und es besteht ein Schwanken zwischen übertriebener Angepasstheit und Aufbegehren mit Drang nach Unabhängigkeit. Von den bisher ungeklärten Ursachen sind — wie bei der Kolitis ulzerosa — körperliche, seelische und gesellschaftliche Einflüsse wahrscheinlich. Die Crohn'sche Krankheit kommt in 2 bis 11 Prozent familiär vor. Die Behandlung ist ebenfalls langfristig medikamentös und muss durch eine Psychotherapie unterstützt werden.

Fall aus der Praxis

Der 24jährige, eher schmächtige Student Bernhard Z. klagt über Bauchkrämpfe mit schleimigen Durchfällen. Die Beschwerden seien schon lange vorhanden, aber in den letzten 3 Wochen sehr arg geworden.

Befunde: 173 cm großer, 61 kg schwerer Patient, blass. Der Allgemeinzustand ist stark herabgesetzt. Die Blutsenkung ist auf 43/70 erhöht, der Blutnachweis im Stuhl ist positiv. Die Rektoskopie zeigt Schleimhautabschürfungen und kleine Einrisse. Die Gewebsprobe ergibt die Diagnose einer Crohn'schen Krankheit.

Krankengeschichte: Der Patient berichtet von »Ärger« seit 10 Jahren, er habe »immer« Probleme in der Schule gehabt, öfters auch Selbstmordgedanken. Er könne sich nicht durchsetzen und sei bei den Freunden nicht anerkannt. Das Studium schleppe sich dahin, er möchte einmal Recht haben.

Behandlung: Medikamentös Salofalk und Kortison, die Psychotherapie zeigt keinen Erfolg. Wesentliche Besserung der Darmsituation erst nach positivem Studienabschluss und Eingehen einer harmonischen Beziehung zu einer gleichaltrigen Kollegin.

Das Luftschlucken

macht sich durch Aufstoßen, Blähungen und verstärktes Abgehen von geruchlosen Winden bemerkbar. Häufig sind diese Symptome bei unzufriedenen Menschen, bei geistiger Überforderung und bei Ablenkung während des Essens. Typisches Beispiel: Im Büro ständig unzufriedener Mensch isst am Abend während des laufenden Fernsehprogramms.

Viele Patienten berichten aber auch, dass sie immer »viel hinunterschlukken« müssen.

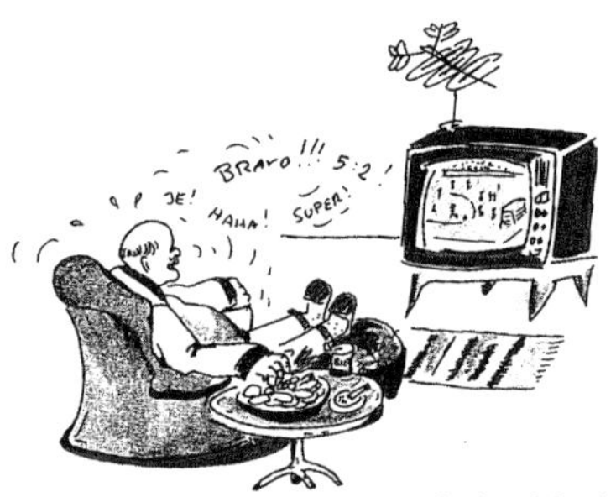

Luftschlucken beim Länderspiel

Beim nervösen Magen

findet man die verschiedensten Oberbauchbeschwerden mit Unverträglichkeit von Fett, Alkohol und Koffein mit gewissen Beziehungen zu konflikthaften Situationen. Magenbeschwerden sind oft auch Ausdruck einer traurigen Verstimmtheit mit beruflichen und familiären Problemen im Hintergrund.

Reizdarm

Hier finden sich Verstopfung und Durchfälle sowie Koliken im ganzen Bauch. Meist bestehen Blähungen, Völlegefühl und Unverträglichkeit vieler Nahrungsmittel. Die Gründe sind schwierige Lebensentwicklungen, die Grundhaltung ist oft eine verstärkte Leistungsbereitschaft. Nach außen hin scheinen die Kranken manchmal als »übernormal«, dabei können Ängste und Aggressionen nur schlecht geäußert werden.

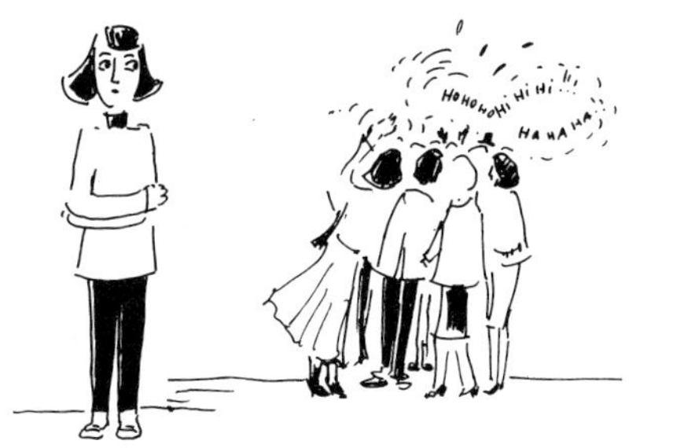

Seelische Probleme können eine Verdauungsstörung auslösen.

Wenn das Essen zum Problem wird

Essstörungen

Magersucht und Fresssucht

Beide Krankheiten stehen derzeit im Mittelpunkt allgemeinen Interesses, nicht zuletzt wegen der Häufigkeit ihres Vorkommens bei Jugendlichen. Interessant ist die Frage, ob die Fresssucht das Gegenteil der Magersucht ist.

Die Grenzen sind deshalb verschwommen, weil beide Krankheiten zum Teil denselben psychologischen Hintergrund haben können.

Wenn die Kaiserin nicht essen will — »Meine größte Angst ist, essen zu müssen«.

Die Magersucht, Anorexia nervosa

Sie beginnt meist in der Pubertät mit einer Gewichtsabnahme von mindestens 15 Prozent des Idealgewichtes beziehungsweise 25 Prozent des Normalgewichtes. Die Patienten haben also nur 85 Prozent vom Idealgewicht beziehungsweise 75 Prozent vom Normalgewicht.

Als Grundlage wird dabei die Berechnung von Broca genommen. Das Idealgewicht für Frauen beträgt Körpergröße in Zentimetern minus 100 minus 15 Prozent in kg. Bei Männern Körpergröße in Zentimetern minus 100 minus 10 Prozent in kg Körpergewicht.

Bei der suchtartigen Krankheit fehlt jegliche Einsicht in das krankhafte Geschehen, und die Gewichtsabnahme beruht auf dem nicht bezwingbaren Wunsch abzunehmen, mit welchen Mitteln auch immer.

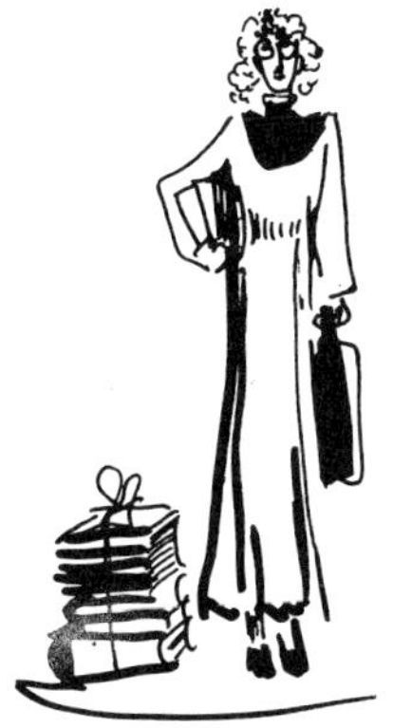

Normalgewicht minus 25 % = Magersucht

Das Idealbild der Patienten ist, extrem mager zu sein. Dabei bilden sich zwei Typen heraus. Bei der mehr passiven Form ist die Nahrungsverweigerung durch Ekel, Appetitlosigkeit und Unterdrückung des Hungergefühls im Vordergrund. Gelegentlicher Hunger wird mit Wasser und Kaffee unterdrückt.

Bei der aktiven Form wird die Nahrungsaufnahme absichtlich unterdrückt, es wird ein Erbrechen herbeigeführt, Abführmittel werden in gigantischen Mengen eingenommen. Dazu kommt noch eine besondere körperliche Aktivität. Manchmal, aber nur sehr selten, kommen auch heimliche Fressanfälle vor; beim Vollbild der Magersucht besteht eine Gewichtsabnahme von 15 bis 25 Prozent des Sollgewichtes. Eine regelmäßige körperliche Veränderung ist das konstante Ausbleiben der Menstruation. Auslösende Konfliktsituationen sind beginnende sexuelle Reifungsvorgänge, es besteht häufig eine Abwehr gegen weiblich-runde Körperformen. Anlässe können durchaus gut gemeinte Bemerkungen anderer Menschen über frauliche Formen sein oder erste Kontakte mit dem anderen Geschlecht, Liebeskonflikte, Trennungs- und Verlusterlebnisse. Nicht selten ist die Familienatmosphäre freudlos und eher depressiv gefärbt. Von der Persönlichkeit her haben die Patientinnen das Idealbild eines »trieblosen, reinen Wesens«. Die geistigen Interessen sind stark ausgeprägt, es findet sich ein ehrgeiziges Leistungsstreben bei hoher Intelligenz, das Verhalten ist trotzig und eigenwillig. Fragen nach Essen, Erbrechen und Abführmitteleinnahme versinken üblicherweise in einem Lügensumpf. Die Sucht, unaufhörlich abzunehmen und den äußersten Grad der Magerkeit zu erreichen, ist interessanterweise oft kombiniert mit einer besessenen Beschäftigung mit Ernährungs-, Diät- und Kalorienfragen, Sammeln von Nahrungsmitteln und Gewürzen. Die Beschäftigung mit der Nahrung und Ernährung wird zum beherrschenden Inhalt der Gedankenwelt. Die Magersüchtigen lesen Diät- und Kochbücher wie spannende Kriminalromane, sie werden zu Experten für Kochrezepte und Ernährungstipps.

Um das Ziel der Gewichtsabnahme zu erreichen, wird jede Gelegenheit benutzt, sich zu bewegen. Gewaltmärsche werden absolviert, es wird stundenlang Tennis gespielt oder geschwommen.

Über eine prominente Patientin — die Kaiserin Elisabeth (»Sissy«) von Österreich — schreibt Hans Bankl: »Bei einer Körpergröße von 172 hatte sie ein Höchstgewicht von 50 kg. Um ihr Untergewicht zu halten, machte sie andauernd Hungerkuren, vollführte anstrengende Ausritte und Gewaltmärsche und ließ sich neben ihren Gemächern einen Gymnastik- und Massageraum einrichten. In vielen Aussprüchen und Gedichten Elisabeths ist ihre extrem verkrampfte Haltung gegenüber der Sexualität dokumentiert, z. B.:

›Für mich keine Liebe, für mich keinen Wein;
Die eine macht übel, der andere macht spei'n!‹

Ihre hartnäckige Weigerung, Nahrung zu sich zu nehmen, führte zu gefährlicher Blutarmut und schließlich zu körperlichen Erschöpfungszuständen«.

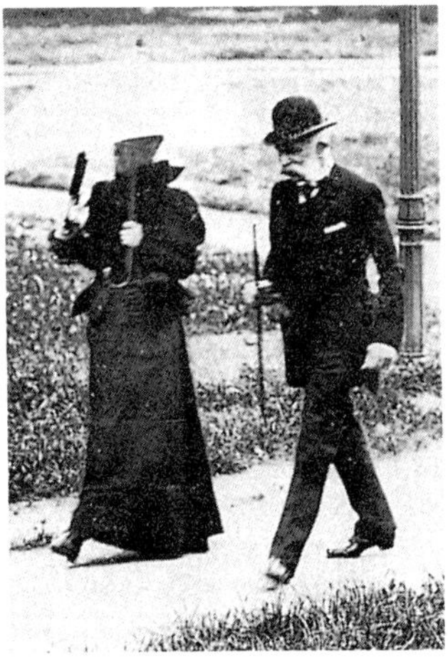

Kaiserin Elisabeth mit Franz Joseph in Bad Kissingen.

Auch ein »Jogging-Zwang« ist nicht selten. Zu diesen Aktivitäten kommt das Bedürfnis, den Darm möglichst oft (Abführmittel) zu entleeren.

Fall aus der Praxis

Die 16jährige Anita E. wird von ihrer Mutter wegen »Bauchweh« zur Untersuchung geschickt. Die Abmagerung wird von der Patientin selbst als »normal« bezeichnet.

Befunde: 164 cm große, 39 kg schwere Patientin, blass, nervös. Im Labor Blutarmut und Eisenmangel. Seit 1 Jahr keine Regel.

Krankengeschichte: Die Patientin meint, sie habe nie Bauchweh, müsse täglich mindestens 2 Stunden turnen. Jedes Essen wird in winzig kleine Stücke zerteilt, sie könne dann aber nichts essen. Täglich würden 15 Tabletten eines Abführmittels genommen (in Wirklichkeit: 40!). Die Mutter sei hysterisch, der Vater würde immer »schweigen«. Vor zwei Jahren habe eine Turnlehrerin gesagt, sie sei zu dick (bei damals 50 kg!), daraufhin habe sie begonnen »weniger« zu essen. Sie wolle von zu Hause weg, fürchte sich aber vor der »Freiheit«. Alle verfügbaren Kochrezepte werden gesammelt, sie möchte aber nicht »so dick« werden wie die (normalgewichtige) Mutter.

Behandlung: Psycho- und Familientherapie helfen nichts. Eine Besserung bringt ein junger ins Haus gebrachter Hund, für den sie allein sorgen muss. Praktisch Heilung nach Erkrankung der Mutter, wodurch der Patientin die Führung des Kochhaushaltes zufällt.

Fall aus der Praxis

Robert T., 18 Jahre, HTL-Schüler, ist einer der wenigen Burschen, die an einer Magersucht leiden.

In einer behüteten 4-Kinder-Familie aufgewachsen, hat er zunehmende Probleme mit dem Älterwerden. Die 28jährige Schwester ist als Juristin sehr erfolgreich, die beiden Zwillingsbrüder (10 Jahre) sind die Nesthäkchen. Für Robert »ist kein Platz im Haus«, er isst seit 2 Jahren immer weniger. Beide Eltern sind als dick zu bezeichnen, die stark übergewichtige Mutter warnt ständig vor dem Zunehmen.

Bei der Untersuchung sind gleich bleibende Gewichtszahlen — 53 kg bei 174 cm Körpergröße — festzustellen, obwohl Robert immer magerer aussieht. Die Erklärung dafür ergibt sich aus einem Zufall: Beim Bücken fällt dem Patienten ein Plastiksack mit 3 schweren Magneten aus den überweiten Jeans!

Durch diesen — für Robert peinlichen — Vorfall ist erstmals ein ehrliches Gespräch möglich geworden. Er akzeptiert meine streng naturwissenschaftliche Auslegung der Sinnlosigkeit des Nichtessens.

Die weiteren Besuche in der Praxis haben wir als »Magnetstunden« bezeichnet. Durch lockere Gespräche gelingt — in 6 Monaten — die Rückführung auf den normalen Nahrungsweg.

3 Jahre nach Behandlungsbeginn wiegt Robert 79 kg, er leitet ein Konstruktionsbüro und ist Tormann einer Amateurfußballmannschaft.

Ein interessanter Fall aus der Praxis

ist die heute 29jährige Cornelia B. Bei der Patientin besteht ein gemischtes Krankheitsbild aus Magersucht bei schwerer familiärer Konfliktstörung und Kolitis ulzerosa.

Die Patientin lebt 1993 in gesicherten, privaten Verhältnissen, hat 2 Kinder und führt den Haushalt.

Cornelia B. berichtet: »An einem Freitagnachmittag bemerkte ich zu meinem Entsetzen eine Menge Blut im Stuhl, und ich wusste nicht gleich, was das bedeutet, da ich zugleich keine Schmerzen spürte.

Damals war ich mit meinen 17 Jahren noch Schülerin, verbrachte meine Freizeit mit Freunden, wirkte nach außen hin unternehmungslustig und arglos, doch innerlich war ich heillos in meine keimende Rebellion gegen das »Establishment« und dessen Forderungen verstrickt. Ich weiß noch, wie der verfrühte Literaturgenuss von Sartre und Borchert meine negativen, hoffnungslosen Gedanken genährt hat. Tatsächlich dachte und redete ich mich in eine selbstgewählte Depression hinein, nicht ahnend, dass dieses Gefühlsgemisch aus Ekel, Hass und Sinnlosigkeit mich sehr bald in eine Sackgasse, eine schwere Krankheit führen würde.

Zurück zu jenem Freitag: Meine Mutter nahm gleich Kontakt zu unserem Hausarzt auf, der mich für Montag zum Röntgen ins Krankenhaus bestellte. Aus Angst, ich würde wieder bluten, blieb ich in den darauf folgenden zwei Tagen lieber verstopft. Beim Röntgen konnte ein Zwölffingerdarmgeschwür diagnostiziert werden, das durch eine konservative Behandlung bald ausgeheilt war.

Die Konflikte innerhalb der Familie aber blieben ungelöst. Nach der Matura wohnte ich in einer Universitätsstadt, wo es mir aber gar nicht gefiel. Spätestens zu diesem Zeitpunkt hätte ich zugeben müssen: ›Ich kenne meinen Weg nicht. Ich weiß nicht recht, was ich will.‹ Die Krise spitzte sich zu, außerdem war die Wohnungssituation so gespannt, so unerträglich geworden, dass ich das Verhältnis mit meinem Freund beendete und auch gleich Schmerzen im Bauch bekam, die dann lange Zeit täglich auftreten sollten.

Mindestens 20 bis 30 wehenartige Durchfälle bestimmten meinen Tagesablauf, die geringste Zufuhr von Speisen oder Flüssigkeiten verursachten grässliche Krämpfe. Mein Gemütszustand und mein Lebenswille waren zugleich auf dem Nullpunkt angelangt. Es machte mir nichts aus, immer dünner und dünner zu werden — ja es freute mich sogar.

Zwar konsultierten wir, meine Mutter und ich, verschiedene Fachärzte, als Ursachen von Magersucht und Kolitis ulzerosa gab ein jeder das altbekannte »Scio nescio« (= ich weiß, dass ich nichts weiß; d. Verf.) zur Antwort.

Unser Hausarzt erkannte sehr wohl, dass ich mich zu sehr gehen ließ und meinem körperlichen Verfall nicht entgegenwirkte. Als ich nur noch 31 kg bei 170 Körpergröße wog und ich mich nicht mehr wusch, drängte der Arzt auf sofortige Krankenhauseinweisung, wogegen ich mich bisher hartnäckig sträubte und was ich jetzt passiv geschehen ließ.

Im Spital hat man mich in 14 Wochen aufgepäppelt und eine Dauertherapie mit »Salazopyrin-Dragees« angeordnet. Bei der Entlassung bekam ich eine Empfehlung für eine Gesprächstherapie mit. Leider haben wir diese als Familie nicht wahrgenommen, wodurch grundsätzliche und notwendige Kommunikationsmöglichkeiten unterlassen wurden.

Aus heutigem Blickwinkel betrachtet, kann ich das Wesentliche erkennen. Sehr wichtig war der Milieuwechsel ins Krankenhaus, um den nötigen Genesungsfrieden herzustellen, was im hektischen Betriebshaushalt meiner Eltern nicht möglich war. In der reizfreien Zone konnte ich, unterstützt vom rhythmischen Spitalsalltag, meine Mitte wieder finden.

Seither bin ich auch aus anderen Krisen, doch nicht so schweren, siegreich hervorgegangen, zum Teil deswegen, weil ich gelernt habe, Mitverantwortung zu tragen für das, was wir ›persönliches Schicksal‹ nennen, aber auch durch echte Teilnahme von Freunden und gegenseitigen Gedankenaustausch. Gesund zu werden ist für mich ein lebenslänglicher Prozess.«

Täglich (fr)essen — täglich brechen

Die Bulimie, Fresssucht

Sie beginnt meist im frühen Erwachsenenalter und ist gekennzeichnet durch den unwiderstehlichen, anfallsartigen Drang, riesige Nahrungsmengen in kürzester Zeit hinunterzuschlingen und wird von der ständigen Angst vor einer Gewichtszunahme begleitet. Anfallsweise Fressattacken wechseln mit normalem Essverhalten ab. Ein anfängliches Normalgewicht oder leichtes Übergewicht werden durch heimliches Erbrechen konstant gehalten. Da die Krankheit ohne Behandlung nahezu unbeeinflussbar erscheint, spricht man auch von einer Sucht.

Wie unterscheidet sich die Bulimie von der Magersucht?

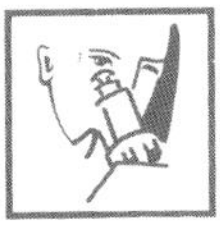

a) Die Patientinnen haben keine ständige Sucht, mager zu werden; im Vordergrund steht eher die krankhafte Angst, dick zu werden.

b) Die Heißhungeranfälle wechseln mit normalem Essen ab. Dagegen ist bei der Magersucht die Möglichkeit, normal zu essen, verloren gegangen.

Auffallend bei der Bulimie sind rasch wechselnde Gewichtsschwankungen von 3 bis 7 kg. Essen und Erbrechen werden geheim gehalten, es werden regelmäßig große Nahrungsmengen eingekauft. Durch »einkaufsbedingten« Geldmangel werden sogar Diebstahlshandlungen begangen. Ein häufiges körperliches Symptom ist auch bei der Bulimie das Aufhören der Menstruation.

Wesentliche Unterschiede zwischen Magersucht und Bulimie

Magersucht	Bulimie
Appetitlosigkeit	übermäßiger Appetit
zu wenig essen	Fressorgien
abnehmen wollen	nicht zunehmen wollen
Kontrollzwang	Kontrollverlust
Untergewicht	Normal- oder Übergewicht
dramatische Abmagerung	Gewichtsschwankungen
starke Veränderung des Körpers	gleichbleibend
kein Leidensdruck	großer Leidensdruck
Schuldleugnung	große Schuldgefühle
kein Bedürfnis nach Behandlung	starkes Behandlungsbedürfnis
geringe Mitarbeit bei der Behandlung	gute Mitarbeit

bei beiden: Ausbleiben der Menstruation

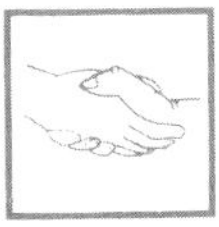

Die Behandlung muss mit sehr viel Geduld begonnen werden, zumal in der Anfangsphase mit Rückschlägen zu rechnen ist. Bei der Magersucht steht, wenn die Abmagerung sehr weit fortgeschritten ist, am Beginn oft eine Zwangsernährung mit Nasensonde zur Verabreichung kalorienreicher Nährstoffe. Unterstützt werden Ernährung und Diät durch eine medikamentöse Therapie mit Vitaminen und Mineralstoffen. Zusätzlich werden Familien- und Gruppentherapie und verschiedene Entspannungstechniken angeboten.

Die beste Voraussetzung für jegliche Behandlung ist die Freiwilligkeit, welche allerdings bei der Magersucht selten gegeben ist. Ein unbedingter Grund für eine Spitalsaufnahme ist ein kritischer Gewichtsabfall auf 55 bis 60 Prozent oder auf sogar weniger des Normalgewichtes mit ausgeprägter Depressivität. Eine stationäre Aufnahme ist auch notwendig bei bedrohlichen Komplikationen durch Eiweiß- und Mineralstoffmangel, Kreislaufschwäche und Selbstmordgefährdung. Behandlungsziele bei Magersucht und Fresssucht sind:

Anstieg des Gewichtes und Abnahme des Erbrechens bei Magersucht, Abnahme der Fressanfälle und des Erbrechens bei Bulimie mit Erreichen des Normalgewichtes.

Die Ernährung der Magersüchtigen muss ausgewogen sein, eine raschere Gewichtszunahme von mehr als 1 bis 2 kg pro Woche sollte nicht angestrebt werden.

Die Diätbehandlung — eventuell unterstützt durch Medikamente — wird von einer Reihe weiterer Maßnahmen begleitet.

Davon zu nennen sind

- Entspannungstherapie einzeln und in der Gruppe,
- Maltherapie,
- Gestaltungstherapie,
- Tiefenpsychologie,
- Familientherapie und
- Musiktherapie.

Immer muss ich essen

Die Fettsucht (Adipositas, Obesitas)

Für das krankhafte Übergewicht wird auch das Wort Fettsucht verwendet, welches bekanntlich nur im deutschen Sprachgebrauch existiert.

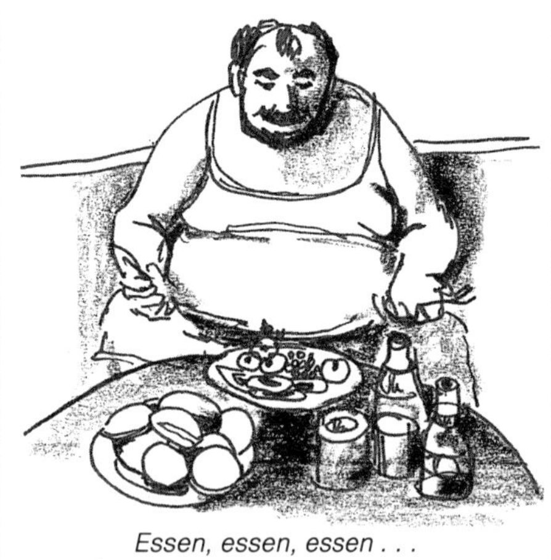

Essen, essen, essen . . .

Die häufigste Grundlage der Fettsucht ist ein Missverhältnis zwischen kalorischer Zufuhr und Energieverbrauch.

Eine große Rolle spielen der Bewegungsmangel sowie auch familiäre, gesellschaftliche und seelische Faktoren.

Die von Übergewichtigen zu hörende Erklärung, man habe »schwere Knochen«, sei ein »guter Futterverwerter« oder »habe es mit den Drüsen« ist meistens nicht haltbar. Die wirklich krankheitsbedingte Fettsucht kommt nur bei Hormonstörungen wie Unterfunktion der Schilddrüse und der Geschlechtsdrüsen sowie bei Erkrankungen der Nebenniere vor.

Wann beginnt Übergewichtigkeit?

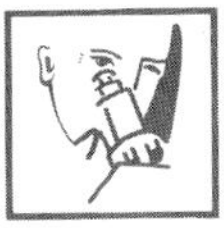

Fettleibigkeit beginnt, wenn das Normalgewicht um mehr als 10 Prozent oder das Idealgewicht um mehr als 20 bis 30 Prozent überschritten wird.

Häufige Symptome sind:

- oft essen und viel essen,
- mangelndes Sättigungsgefühl,
- erhebliche Gewichtsschwankungen;
- Viele Übergewichtige sind »Nachtesser«, es kommt auch zu Fressorgien zwischen Küchentisch und Kühlschrank, häufige Folgen sind depressiv gefärbte Angstzustände und gelegentlich auch Sexualstörungen.

Auslöser für das Vielessen sind oft Verstimmungen mit gefühlsmäßiger Leere, Langeweile, Unruhe, Angst oder Depression. Trennungs- und Verlusterlebnisse können ebenso als Verstärker wirken wie hohe Leistungsanforderungen.

Familiär findet sich oft eine übertriebene mütterliche Fürsorge und Überfütterung, wobei die Nahrung als Inbegriff der mütterlichen Liebe im Vordergrund steht.

Die Persönlichkeit der »Dicken« ist oft geprägt von Depression, passiver Bequemlichkeit, Vermeiden von Auseinandersetzungen, oberflächlichem Kontaktverhalten und unrealistisch hohem Geltungsanspruch.

Krankheiten des Verdauungstraktes sind selten Folgen der Übergewichtigkeit, vielmehr handelt es sich um Störungen des Herz-Kreislauf-Systems, der Atmung, der Wirbelsäule und Gelenke.

Es kommt zu vorzeitiger Gelenksabnutzung, Herzschwäche, Hochdruck, Herzkranzgefäßverkalkung und erschwerter Atmung wegen des Zwerchfellhochstandes. »Frühe Spätfolgen« sind die Zuckerkrankheit, Gicht, Gallensteinleiden, Krampfadern und erhöhtes Thromboserisiko.

Die Behandlung der Übergewichtigkeit erfolgt ausführlich im Kapitel Ernährung.

Fall aus der Praxis

Die 51jährige Beamtin Renate W. klagt über Herzschmerzen, Schlafstörungen, allgemeine Unlust; tägliche Einnahme von 12 »verschiedenen« Tabletten.

Befunde: 163 cm große Patientin, 105 kg Körpergewicht. Blutdruck auf 165/105 erhöht. Labor normal.

Krankengeschichte: Die Patientin berichtet von starken Gewichtsschwankungen, sie müsse nachts immer essen. Essen sei das Einzige, das sie wirklich »beruhige«. Auch Alkohol wird regelmäßig, besonders abends, getrunken. Der Familie sei es egal, dass sie dick sei. Sie habe ohnehin »alles« der Familie geopfert. Kontakte zu Bekannten habe sie »wegen der Umstände« ganz aufgegeben. Sie möchte zwar abnehmen, es sei aber doch sinnlos.

Behandlung: Mit einer knappen Zuckerdiät und ohne Alkohol gelingt in einem halben Jahr eine Gewichtsabnahme von 9 kg. Beginn einer Psycho- und Familientherapie. Nach einem weiteren Jahr Abmagerung auf 77 kg, worauf die Patientin die Leitung einer Selbsthilfegruppe für Übergewichtige übernimmt.

Was Pflanzen »können«!

Die Behandlung mit Pflanzen — »Phytotherapie« — bei Erkrankungen des Verdauungstraktes

Unter Phytotherapie versteht man die Behandlung und Vorbeugung von Krankheiten und Befindensstörungen durch Pflanzen, Pflanzenteile und deren Zubereitung. Um sehr häufigen Missverständnissen vorzubeugen: Die Phytotherapie wird — auch von der »Schulmedizin« — nicht als Alternative, sondern als Teil der heutigen naturwissenschaftlich orientierten Medizin angesehen. Sie schließt Behandlungslücken und bietet ergänzende Möglichkeiten in der Vorbeugung und Behandlung akuter und chronischer Krankheiten.

Was die Kräuterheilkunde betrifft, so ist bei etlichen Heilkräutern der wirksame Inhaltsstoff laborchemisch oft nur schwierig nachweisbar. Trotzdem greift jeder bei Befindensstörungen gerne zu seinem Lieblingstee aus Pfefferminze, Zitronenmelisse, Baldrian und Hopfen zur Beruhigung, verwendet Kamille zur Krampflinderung, Linden- und Holunderblüten bei Fieber zum Schwitzen, Fenchel für den Darm, Rhabarber zum Abführen, Heidelbeeren zum Stopfen, Mate und Süßholz zum leichteren Abnehmen.

Sehr viele Heilkräuter sind als Zusatzbehandlung für einen günstigen Heilverlauf gut zu gebrauchen. Von vielen Menschen werden sie auch einfach zur Erhaltung des Wohlbefindens prophylaktisch im Sinne der Naturheilkunde verwendet. Dabei geschieht vieles in der Hoffnung »hilft's nix, so schad's nix«. Ist dieser Standpunkt richtig? Wir müssen uns also die Frage stellen: Ist bei Naturheilmitteln auch mit Nebenwirkungen zu rechnen? Normalerweise wird diese Frage gar nicht gestellt, weil viele Menschen der Meinung sind, »Natur könne nur gesund sein.«

Eine zuverlässige Abschätzung ist leider nicht möglich, denn der tatsächliche Verbrauch an Medikamenten aus Gottes Apotheke wird nirgends registriert und dokumentiert. Die meisten Nebenwirkungen werden anhand von Einzelfällen beschrieben. So sind besondere Lichtempfindlichkeiten und andere Allergien wie Hautausschläge nach der Einnahme von Kräutertees oder Kräuterpillen bekannt. Auch Lebererkrankungen oder zumindest erhöhte Leberwerte wurden gefunden.

Viele Kräuterpräparate enthalten auch psychoaktive Substanzen, so dass psychische Nebenwirkungen auftreten können. Ein großes Problem sind Verunreinigungen, besonders dann, wenn die Herstellung nicht kontrollierbar ist. So hat es beispielsweise nach der Einnahme von indischen Kräuterpillen in der Absicht, Gallenbeschwerden zu lindern, Blei- und Arsenvergiftungen gegeben.

Welcher Käufer von Hopfen, Melisse, Baldrian und Lavendel weiß schon, wo die Kräuter gezüchtet beziehungsweise geerntet wurden? Zu bedenken ist, dass sehr viele »Natur«heilkräuter aus riesigen, industriell bewirtschafteten Plantagen der sog. Reformstaaten des Ostens kommen.

Viele duftende Kräuter und sogenannte »Schmuckdrogen« haben als »Herstellungs«land Südostasien. Nicht selten findet man dort kilometerlange Felder, die regelmäßig mit Insektiziden = Insektenvertilgungsmitteln und Herbiziden = Pflanzenschutzmitteln besprüht werden.

Nebenwirkungen gibt es auch nach Einnahme von falschen oder gefälschten Naturheilmitteln. Dazu gehören auch Fälle von Nierenversagen nach Zufuhr von Germanium. Dies ist ein Spurenelement, das zum Teil über den Versandhandel vertrieben wurde. Bei diesem Element handelt es sich keinesfalls um ein Naturheilmittel, obwohl es in der Natur vorkommt.

Schlimmer noch sind die gefälschten Naturheilmittel. Immer wieder gibt es Fälle von schweren Hormonstörungen durch in Illustrierten angepriesene Kräuterpräparate aus Sri Lanka, früher Ceylon. Diese Mittel können oft über den Versandhandel aus Kalifornien bestellt werden. Angepriesen werden sie häufig gegen Rheuma und Asthma; stets verschwiegen wird der hohe Kortisonanteil dieser Präparationen.

Insgesamt können exakte Angaben über Nebenwirkungen bei Naturheilmitteln nicht gemacht werden. Tatsache aber ist, dass sowohl bei normalem wie auch übermäßigem Gebrauch unerwünschte und zum Teil gefährliche Nebenwirkungen auftreten können. Das soll nicht gegen Naturheilmittel sprechen, sondern vielmehr unterstreichen, dass natürlich vorkommende Mittel sehr wohl aktive Substanzen enthalten, welche in einer kundigen Hand am besten aufgehoben sind. »Natur« heißt also nicht von vornherein ungefährlich.

Tees sind immer gut ...

Eine der häufigsten Arten, wie »Natur« zugeführt wird, ist der gute, alte Tee.

Im Folgenden daher einige bewährte Teezubereitungen:

Bei geringgradigen Störungen im Magen-Darm-Trakt und als Zusatzbehandlung haben sich aus der Erfahrung einige Tees als besonders bekömmlich und verträglich herausgestellt. Diese Tees beinhalten Stoffe aus Anis, Fenchel, Kümmel, Koriander, Kamille, Pfefferminze, Thymian, Melisse, Lavendel, Hopfen, Hibiskus (Malve), Hagebutten und Süßholz.

Dazu einige Erläuterungen:

Anis und Fenchel

Beide wirken krampflösend und beruhigend, Fenchel hat eine geringgradig desinfizierende Wirkung, wodurch Gärungsbakterien in ihrem Wachstum gehemmt werden. Anwendungsgebiete sind Blähungen und krampfartige Beschwerden im Magen-Darm-Bereich. Fenchel kann stark wassertreibend wirken. Bei normaler Dosierung ist mit keinen Nebenwirkungen zu rechnen.

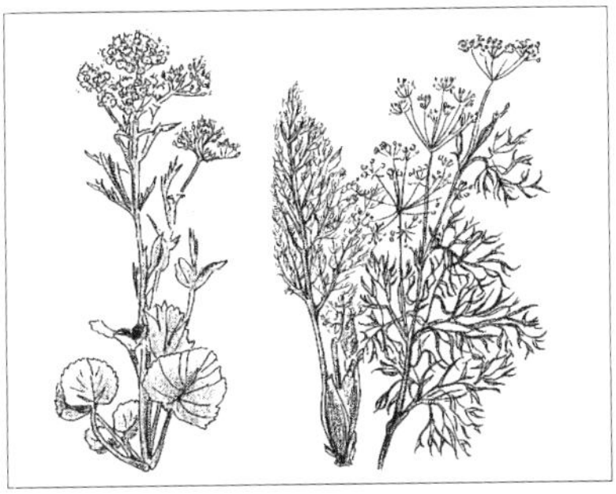

Kümmel und Koriander

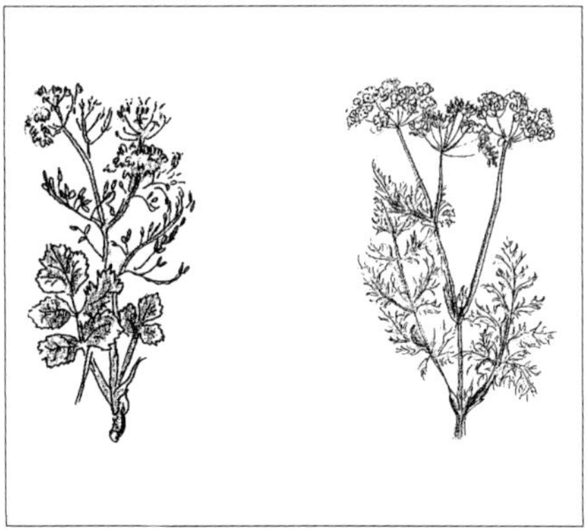

Beide wirken sehr gut bei Blähungen und quälender Windigkeit, wobei dem Kümmel insgesamt die stärkste Wirkung zukommt.
Kümmel regt außerdem die Magensäure und den Appetit an.

Kamille

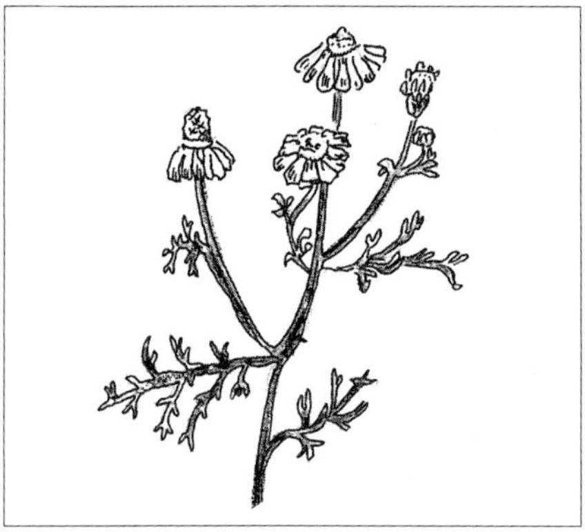

Sie zählt zu den ältesten Heilpflanzen. Die Hauptanwendungsgebiete sind Magen- und Darmbeschwerden mit Gastritis und Dünndarmentzündungen, weiters Blähungen und Krämpfe im Verdauungstrakt. Der Behandlungswert der Kamille beruht auf mehreren Inhaltsstoffen.
Nebenwirkungen: Gelegentlich sieht man allergische Reaktionen, aber eigentlich nur bei fraglicher Kamillenherkunft und Verfälschungen.

Pfefferminze

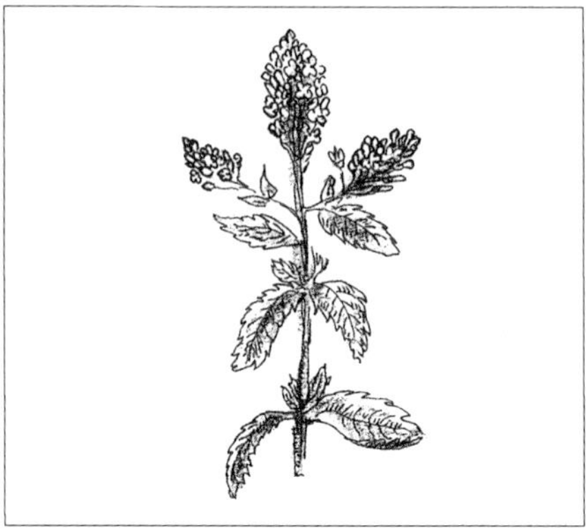

Pfefferminze wirkt krampflösend, beruhigend und galletreibend und wird bei krampfartigen Magen-Gallebeschwerden eingesetzt. Pfefferminze enthält Menthol, das zum Bronchialkrampf und zur gefährlichen Schwellung der Stimmritze führen kann. Pfefferminztee sollte daher bei Säuglingen und Kleinkindern sowie bei Patienten mit Atemwegserkrankungen mit Vorsicht oder besser gar nicht verwendet werden.

Thymian

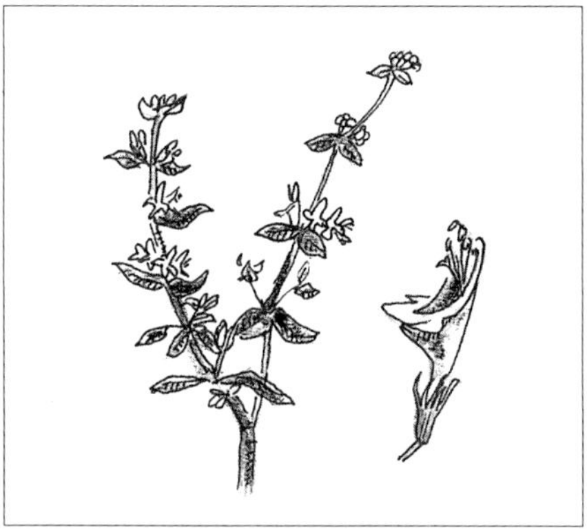

Thymian hat schleimlösende Funktionen.
Zu Nebenwirkungen kommt es nur bei Verwendung von reinem ätherischen Thymolöl.

Melisse

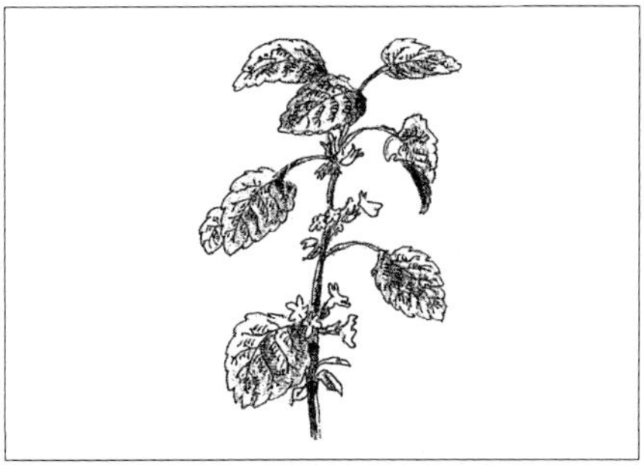

Melisse enthält ätherische Öle, die bei nervös bedingten Magen-Darm-Beschwerden beruhigend und krampflösend wirken. Mit Nebenwirkungen ist nicht zu rechnen.

Lavendelblüten

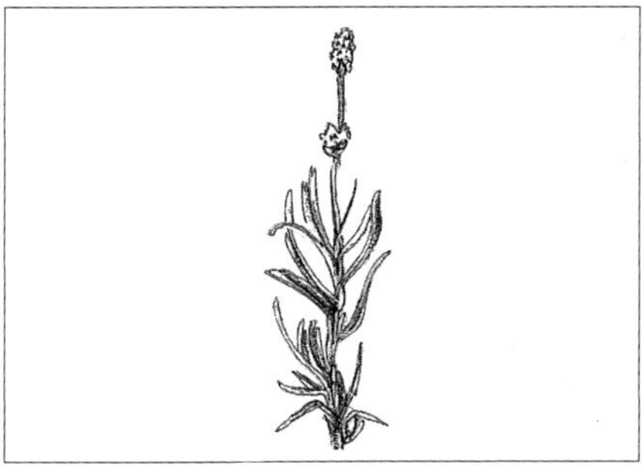

Lavendelblüten haben eine schwach beruhigende und gallentreibende Wirkung. Die hauptsächliche Anwendung erfolgt aber in Teemischungen als Aromastoff.

Hopfen

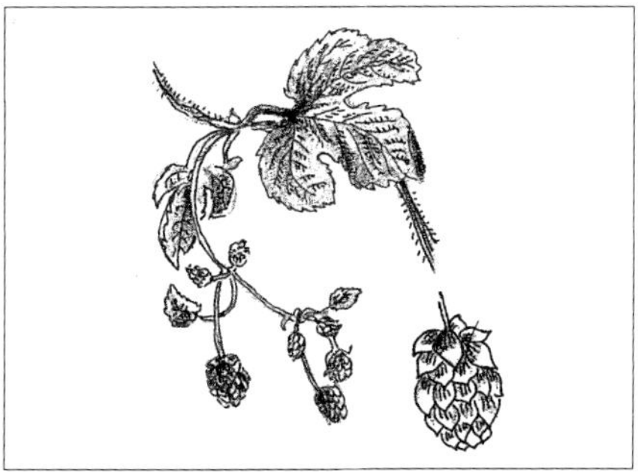

Hopfen hat eine seit alters her bekannte beruhigende Wirkung, die auf die Bitterstoffe Humulon und Lupulon zurückzuführen ist.
Es ist ein schwach wirkendes Beruhigungsmittel, Nebenwirkungen sind in therapeutischen Dosen nicht zu erwarten.

Hibiskus, Malve

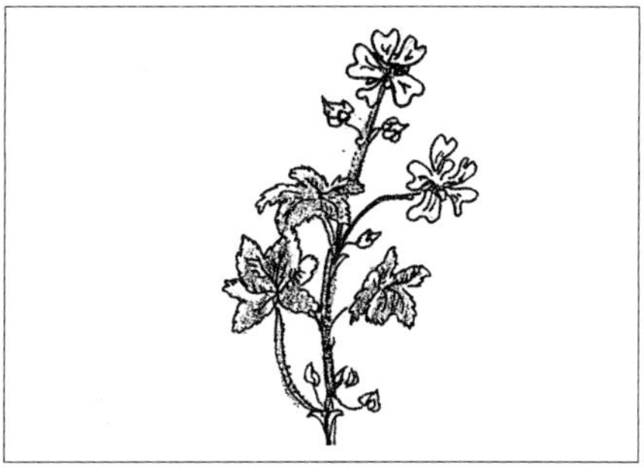

Malve hat einen angenehm säuerlichen Geschmack und wird als Erfrischungsgetränk benutzt. Durch den Gehalt an Fruchtsäuren wirkt es in größerer Menge abführend, aus dem gleichen Grund kann es bei Hautkontakt mit fruchtsäurehältigem Harn zu Hautrötungen kommen.

Hagebutten

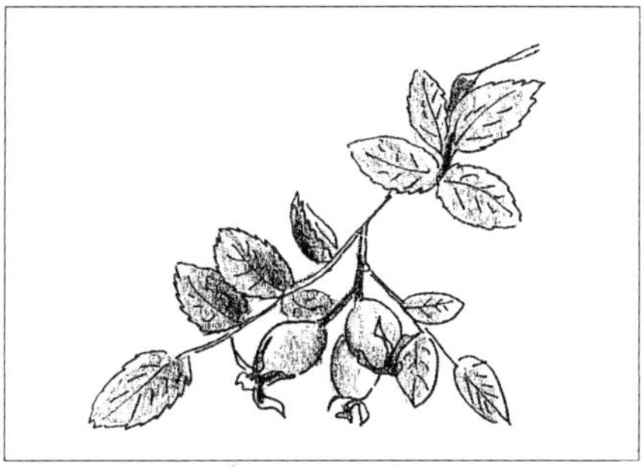

Hagebutten haben einen hohen Vitamin-C-Gehalt. Weitere wichtige Inhaltsstoffe sind Pektine und Fruchtsäuren; daraus ergibt sich beim Trinken größerer Mengen eine milde abführende Wirkung.

Süßholz

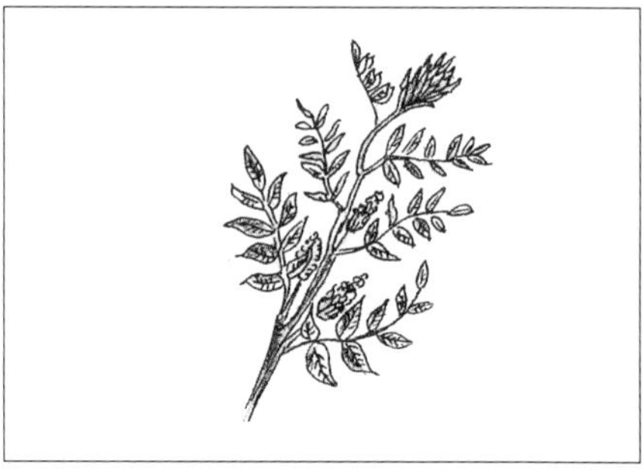

Die Wurzeln des Süßholzes enthalten Glycyrrhizin. Dieser Stoff hat eine Süßkraft, die 150mal größer als die des Rohrzuckers ist.

Süßholz wirkt krampflösend bei Gastritis und Magengeschwüren und wird auch in der Behandlung von Geschwürsleiden eingesetzt. Bei hohen Dosen ist mit hormonartigen Nebenwirkungen zu rechnen, wobei die üblichen Tees mit Süßholz niemals Konzentrationen erreichen, welche ungünstige Seiteneffekte erzeugen könnten. In Mischungen mit dem geistig aktivierenden Matetee kann Süßholz zusammen mit Verbenenkraut und Pfefferminze eine gute Hilfe beim Abnehmen sein.

Pflanzen bei gestörter Verdauung?

Welche pflanzlichen Arzneimittel können noch bei Störungen des Verdauungstraktes erfolgreich eingesetzt werden?

Artischocke

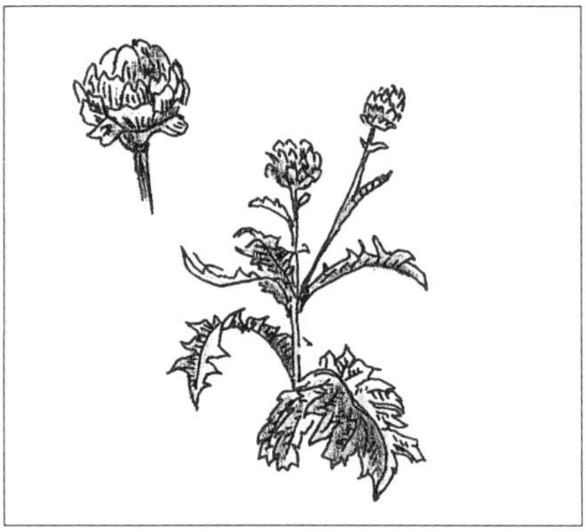

Der Einsatz erfolgt bei funktionellen, nicht organisch bedingten Verdauungsstörungen und bei krampfartigen Störungen des Gallenflusses. Auch Blähungen, Übelkeit und Appetitlosigkeit sprechen gelegentlich günstig darauf an.
Ein Fertigpräparat mit Artischockenextrakt ist zum Beispiel Cynarix.

Baldrian

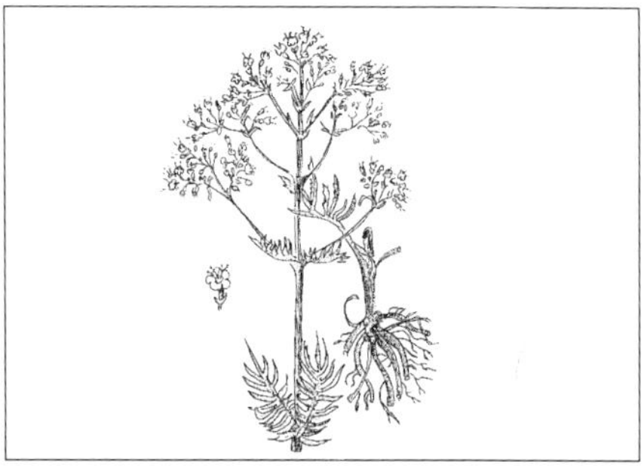

Baldrian entfaltet krampflösende Wirkungen bei krampfhaften und kolikartigen Schmerzen im Magen-Darm-Trakt. Er wird häufig gemeinsam mit Hopfen, Passionsblume und Melisse angewendet und ist in der Behandlung von leichten Schlafstörungen seit langem bekannt. Überempfindlichkeiten kommen gelegentlich vor.

Berberitze

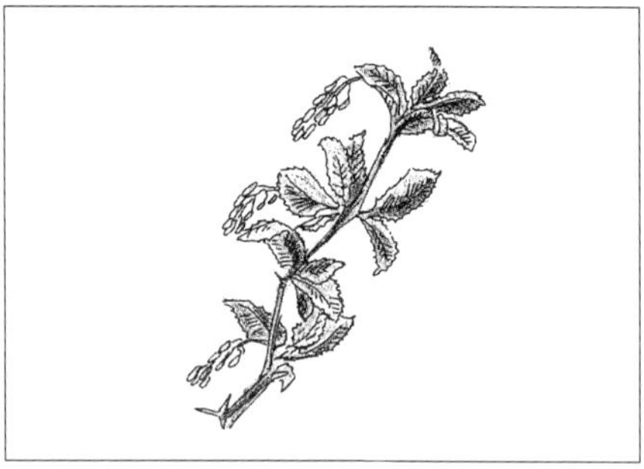

Berberitze hat Wirkungen an der Muskulatur der Verdauungsorgane und kann auch eine Besserung des Gallenabflusses bewirken.

Gelbwurz

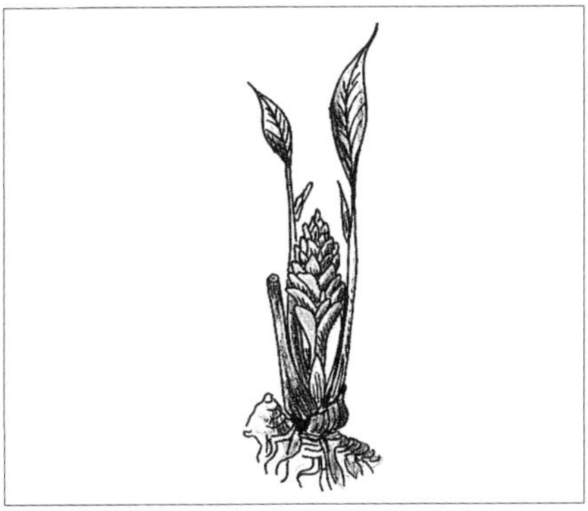

Gelbwurz enthält scharf schmeckende ätherische Öle und wird bei allgemeinen leichtgradigen Verdauungsstörungen empfohlen. Der wirksame Bestandteil Curcumen kommt in über 40 Kombinationspräparaten vor.

Herbstzeitlose

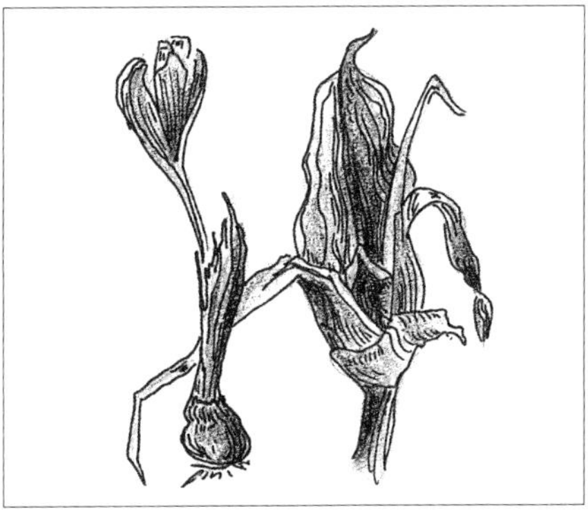

Hier liegen einige Studien vor über eine Wirkung bei bestimmten Formen der Leberzirrhose; eine allgemeine Empfehlung kann derzeit aber nicht gegeben werden, beim jetzigen Kenntnisstand sollte Colchizin, der Bestandteil der Herbstzeitlose, nicht verwendet werden.

Schwarzer Holunder

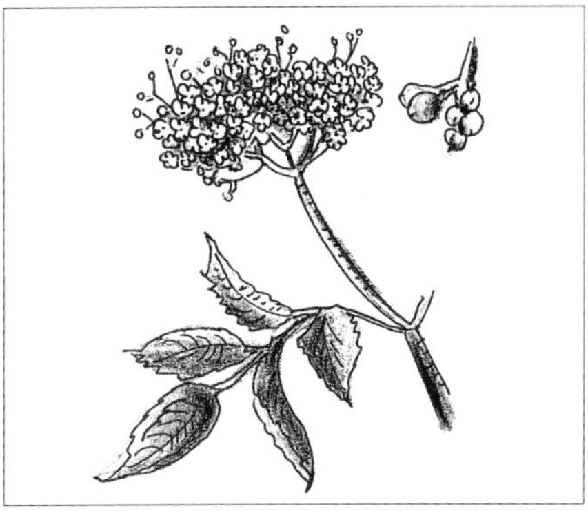

Die Früchte, Fruktus Sambuci, wirken in höherer Dosierung abführend. Auch wird die Anregung des Stuhlganges bei der Verstopfungsneigung während eines fieberhaften Infektes ohnehin gewünscht; dies betrifft die Verwendung von Holundersaft als Zusatz bei vielen fieberhaften Erkältungskrankheiten.

Ingwer

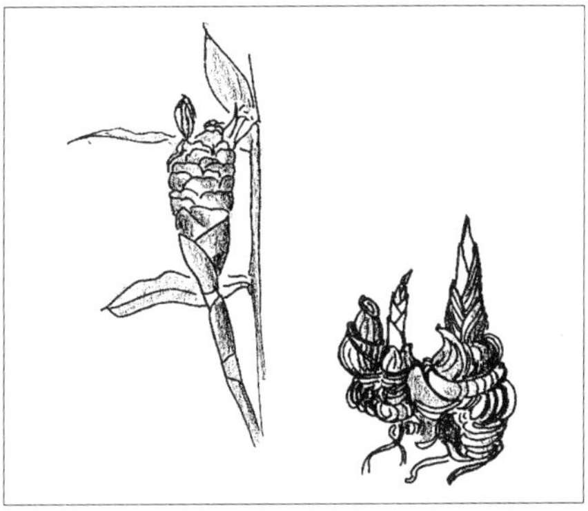

Ingwer wirkt günstig bei Appetitlosigkeit, Verdauungsstörungen mit Völlegefühl und zur Verhütung der Symptome der Reisekrankheit.
Achtung: Unmittelbar vor dem Schlafengehen eingenommen, kann Ingwer das Träumen beeinflussen, bei hohen Dosen wurden sogar Halluzinationen beobachtet!

Mariendistel

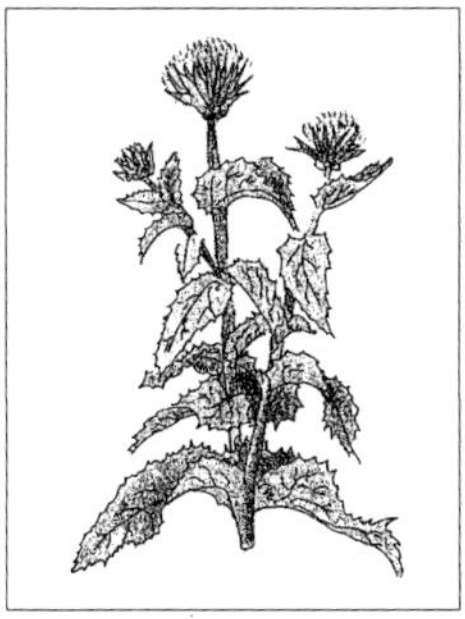

Die wirksamen Bestandteile Silymarin bzw. Silibenin aus der Mariendistel werden bei Leberzirrhose und bei der Knollenblätterpilzvergiftung verwendet; dabei ist sehr wahrscheinlich mit einer günstigen Wirkung zu rechnen, obwohl die Therapieergebnisse nicht einheitlich beurteilt werden.

Passionsblume

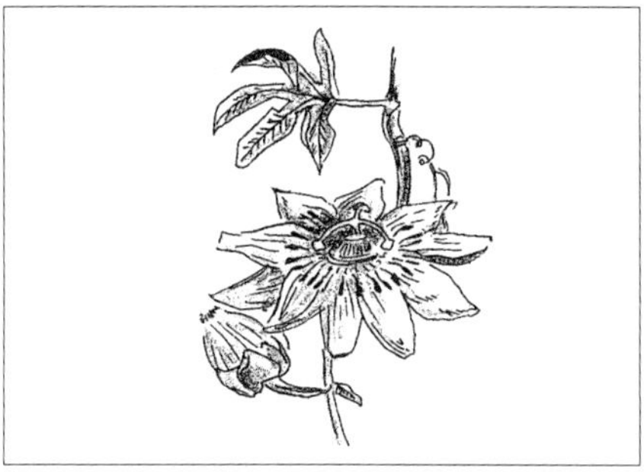

Das Anwendungsgebiet betrifft vor allem psychosomatische Störungen im Verdauungstrakt, verbunden mit Einschlafstörungen. Die Magen-Darmwirkung ist auch beruhigend.

Ringelblume

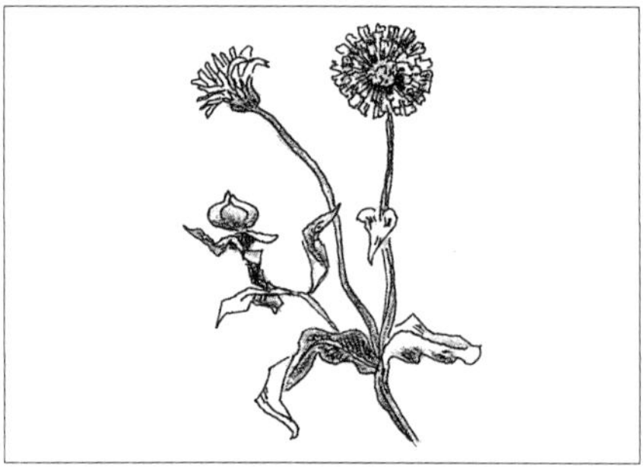

Die Ringelblume ist Bestandteil in sehr vielen Fertigteemischungen, unter anderem auch in Magen- und Darmtees. Obwohl in der Volksmedizin viel verwendet, kommt ihr nur der Stellenwert einer »Schmuckdroge« zu, eine wissenschaftliche Begründung für die Wirksamkeit der Calendulablüten bei der innerlichen Anwendung ist bis heute nicht gegeben.

Salbei

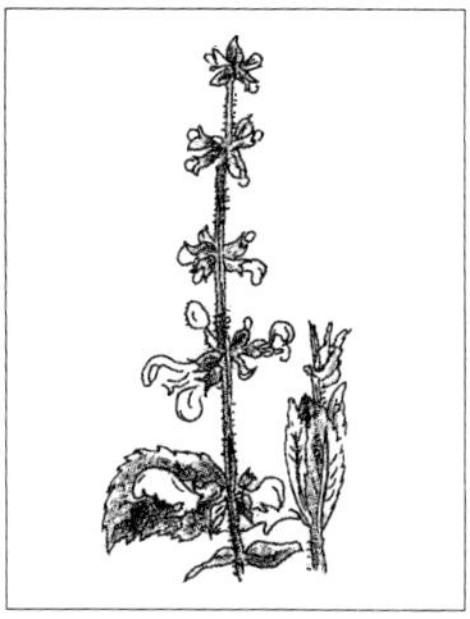

Salbei hat die häufigste Anwendung als Mund- und Rachenheilmittel bei entzündlichen Prozessen sowie auch bei Zahnfleischentzündungen. Als Gewürzmittel soll Salbei die Verdaulichkeit mancher Nahrungsmittel wie Lamm, Fisch und Leber verbessern und die Haltbarkeit der Lebensmittel durch eine desinfizierende Wirkung erhöhen.

Wermut

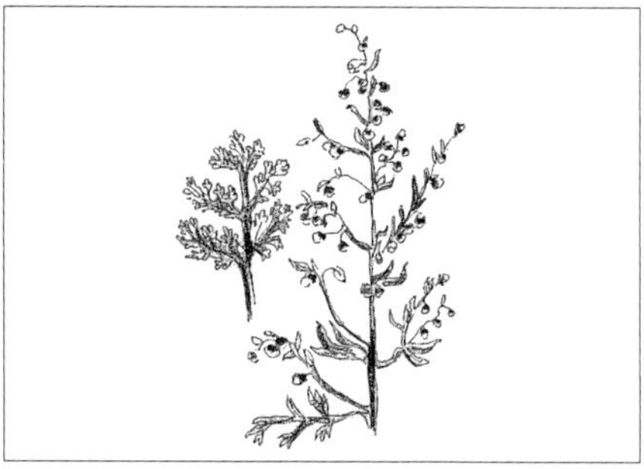

Wermut wird immer wieder empfohlen bei Appetitlosigkeit, Verdauungsstörungen und Krampfzuständen der Gallenwege.
In höherer Dosierung kann Wermutöl zu Vergiftungserscheinungen führen.

Des Menschen Pille ist sein Himmelreich!

Wirkungen und Nebenwirkungen von »Bauchpillen«

Welche Medikamente werden bei Erkrankungen und Störungen des Verdauungstraktes häufig verwendet?

Die Besprechung der Medikamente erfolgt nach dem Wirkprinzip beziehungsweise nach Anwendungsbereichen. Zur eigentlichen Gruppe der Magen-Darm-Heilmittel zählen nur jene, die unmittelbare Wirkungen am Verdauungstrakt entfalten sollen. Diese kleine Übersicht soll nur eine Orientierungshilfe sein, aber keinesfalls das Einholen des ärztlichen Rates oder die Beachtung der Beipackzettel überflüssig machen. Die Hinweise »empfehlenswert« oder »bedingt empfehlenswert« haben sich aus der über 25-jährigen ärztlichen Tätigkeit des Autors ergeben.

1. Magensäurepräparate

Alle enthalten als wirksamen Stoff Pepsin, ein wesentliches Ferment, das die Vorverdauung der Eiweißkörper im Magen ermöglicht, einige andere Schleimhautextrakte und wichtige Säuren. Die bekanntesten sind Enzynorm, Helo-acid, Oro-acid und Pansan. Das Hauptanwendungsgebiet ist die Verdauungsstörung bei Untersäuerung oder fehlender Magensäure. Die Mittel müssen vor den Mahlzeiten eingenommen werden, mit Nebenwirkungen ist nicht zu rechnen. Alle genannten Mittel sind sehr empfehlenswert.

2. Säurebindende Mittel

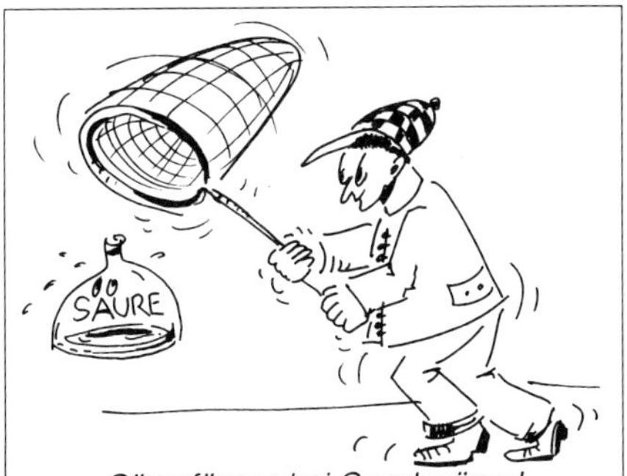

Säurefänger bei Geschwüren!

Ihre Hauptanwendungsgebiete sind die Übersäuerung des Magens mit Sodbrennen, bei Gastritis, Geschwürsleiden des Magens und Zwölffingerdarms, Refluxkrankheit und die Geschwürskrankheit nach Magenoperation. Die Mittel sollen üblicherweise 1 bis 2 Stunden nach den Mahlzeiten und vor dem Schlafengehen eingenommen werden. Ernsthafte Nebenwirkungen sind selten, gelegentlich kommen Durchfälle, aber auch Verstopfung vor. Bei langfristiger Dauereinnahme kann durch den Aluminiumgehalt gewisser Mittel ein Knochenschwund begünstigt werden. Eine Wechselwirkung mit anderen Medikamenten ist möglich, die »Säurefänger« sollten daher mit einem zeitlichen Abstand zu anderen wichtigen Medikamenten eingenommen werden. Die bekanntesten Präparationen sind Alucol, Rabro, Digestif-Rennie, Gelusil Lac, Maalox, Neoplex, Riopan, Solugastril, Trigastril und Talcid. Sehr empfehlenswert.

3. Säurebinder in Kombination mit einem krampflösenden Mittel

sind Gastripan und Spasmo Solugastril. An Nebenwirkungen bei diesen beiden Medikamenten sind zusätzlich noch vegetative, nervöse Störungen möglich mit Missempfindungen des Geschmacks und Mundtrockenheit.
Bei verschiedenen anderen Grundleiden dürfen diese beiden Mittel nicht gegeben werden. Alle genannten Präparate sind bei sachgemäßer und kurzfristiger Anwendung bedingt empfehlenswert. Nicht für Kinder!

4. Säurebinder mit Lokalanästhetikum

Diese Stoffe sind Säurebinder mit einem zusätzlichen Gehalt an Stoffen, die eine örtliche Schmerzlinderung in der Schleimhaut von Speiseröhre, Magen und Zwölffingerdarm bewirken. Es handelt sich um die Medikamente Acidrine und Tepilta. Sie werden ebenfalls 1 bis 2 Stunden nach den Mahlzeiten genommen. Nebenwirkungen sind selten. Sehr empfehlenswert.

5. Geschwürsmittel in Kombination mit Psychopharmaka

Hier wird ein muskelentspannendes Mittel mit einem niedrig dosierten Beruhigungsmittel kombiniert. Die Anwendung erfolgt vor allem dann, wenn dem Geschwürsleiden verstärkt psychosomatische Störungen zugrunde liegen. Die Mittel werden kurz vor den Mahlzeiten eingenommen. Alle haben eine Reihe von beachtenswerten Nebenwirkungen, im Vergleich zur Hauptwirkung ist das Nebenwirkungsprofil eher ungünstig. Verwendet werden Anxiolit plus, Librax, Spasmo-Praxiten, Stelabid, Tranquo Buscopan und Vesalium. Die genannten Mittel sind nur sehr bedingt empfehlenswert. Nicht für Kinder und Senioren.

6. Eigentliche Geschwürsmittel, die sogenannten Säureblocker

Alle Mittel werden bei Geschwüren von Magen und Zwölffingerdarm, bei Geschwürskrankheiten nach Magenoperation, bei der Refluxkrankheit und bei medikamentenbedingten Schleimhautverletzungen im oberen Verdauungstrakt mit sehr gutem Erfolg gegeben.

Folgende Mittel enthalten den gleichen Inhaltsstoff Cimetidin: Cimetidin Genericon, Cimetag, Cimetalgin, Neutromed, Neutronorm, Ulcometin, Ulcostad. Gleichsinnig, aber stärker wirksam sind Zantac, Ulsal, Ulxit und Ulcusan.

Alle Mittel werden meist nur einmal, nämlich abends, bei sehr guter Wirkung auf die Geschwürsabheilung verwendet. Die Einnahme muss sorgfältig überwacht werden, die Dosierung darf wegen der zahlreichen Nebenwirkungen nicht eigenmächtig geändert werden. Besonders wirksame Mittel gegen die Refluxkrankheit sind Agopton, Losec, Pantoloc.

Die durchschnittliche empfohlene Einnahmedauer beträgt vier bis acht Wochen und sollte zwölf nicht überschreiten. Es gibt zahlreiche Wechselwirkungen mit anderen Medikamenten. Insgesamt ist die Gruppe der Säureblocker in Anbetracht der hervorragenden Wirksamkeit aber sehr empfehlenswert. Im Allgemeinen ist die Nebenwirkungsrate bei der täglich vieltausendfachen Anwendung äußerst gering.

Indirekt in diese Gruppe gehören auch Mittel gegen die »Helicobacter«-Infektion bei wiederholtem Geschwür.
Die wirksamen Stoffe neben Wismut sind Amoxicillin und Metronidazol. Zusammen gibt es die beiden letztgenannten Mittel in der Packung »Helicocin« von Biochemie. Es muss durch 12 Tage jeweils 3 x 1 Tablette eingenommen werden. Nebenwirkungen kommen vor, die bisherigen Erfolge mit der 90-prozentigen Ausrottung des Bakteriums sind sehr gut. Helicocin nicht verwenden bei Penizillinallergie!

7. Weitere Geschwürsmittel mit verschiedener Zusammensetzung

Gastrozepin: schwächer wirksam als die Säureblocker. Aufgrund der Medikamentenstruktur finden sich als Nebenwirkungen Mundtrockenheit, Sehstörungen und Müdigkeit. Die gleichzeitige Gabe von Gastrozepin und Säureblockern führt zu einer verstärkten Säurehemmung. Empfehlenswert.

Milid: Das Mittel muss mit 3 x 2 Tabletten täglich höher dosiert werden, Nebenerscheinungen sind selten.

Phosphalugel: enthält Aluminium, welches säurebindend wirkt und die Geschwürsabheilung unterstützt. Nebenwirkungen sind bei Nierenfunktionsstörungen möglich. Empfehlenswert.

Ulcogant und Sucralbene, Sucralfat, Sucralan: Die Medikamente wirken örtlich als eine Art Schutzverband in der Schleimhaut. Die Hauptwirkung ist demnach bei frischer geschwüriger Veränderung der Schleimhaut zu erwarten. Eine Speicherung im Körpergewebe findet nicht statt. Eine komplikationslose Einnahme ist bis zu 12 Wochen möglich. Bemerkenswerte Nebenwirkungen sind praktisch nicht zu beobachten. Sehr empfehlenswert.

Cyprostol wird als Magenschutz dann genommen, wenn bei empfindlichem Magen längerfristig Rheumamittel zu schlucken sind. In Helicocin sind zwei Antibiotika kombiniert. Sie dienen der Behandlung des Helicobacter-Keimes.

8. Pflanzliche Magenmittel

a) Mischpräparate: Sie enthalten Wermut, Fenchel, Anis, Koriander, Myrrhe, Pfefferminze, Baldrian und andere Pflanzenauszüge, vorwiegend Bitterstoffe. Im Handel erhältlich sind Eryval, EF-EM-ES Magentee, Magentropfen Brady und Sigman Haustropfen. Bei nicht ganz gesicherter Hauptwirkung ist zumindest mit Nebenwirkungen nicht zu rechnen.

b) Kamillenpräparate: Azulenal und Azulon-Homburg. Sie enthalten Kamillenextrakt, der eine beruhigende Wirkung auf den Magen-Darm-Trakt ausüben soll. Sie sind nur bei leichten Störungen angebracht und werden manchmal auch prophylaktisch genommen.

9. Appetitanregende Mittel

Sie sind wenn nicht pflanzlichen Ursprungs — durchwegs nicht zu empfehlen. Der Wirkungsmechanismus und ihre Nebenwirkungen gleichen denen von Psychopharmaka.

10. Mittel gegen Durchfall

Carboguan: Anwendung bei durchfallartigen Darminfektionen, nicht bei Sulfonamidallergie! Bedingt empfehlenswert.

Carbo medicinalis »Chepharin« enthält Aktivkohle. Bei infektiösen Durchfällen 3-mal täglich 4 Tabletten, Kinder weniger. Bei Vergiftungen 30 bis 50 Tabletten. Als Erstmaßnahme bei Durchfall problemlos anzuwenden. Sehr empfehlenswert.

Arobon Pulver enthält Johannisbrotmehl, Kakao und Kartoffelstärke. Zur Prophylaxe und zur Behandlung von Durchfällen besonders beim Säugling. Sehr empfehlenswert.

Diarrhoesanlösung enthält Apfelpektin und Kamille. Anzuwenden bei allen Durchfallerkrankungen. Sehr empfehlenswert.

Tannalbin besteht aus Gerbsäure, bei Durchfall wird der Wassergehalt des Stuhles vermindert; empfehlenswert bei Reisedurchfall. Kaum Nebenwirkungen, sehr schwach wirksam.

Enterobene und Imodium sind sehr stark wirksame Mittel, welche die übermäßige Darmtätigkeit beim Durchfall hemmen. Die Anfangsdosis von 2 Kapseln für Erwachsene und 1 Kapsel für Kinder sollte nicht überschritten werden. Bei Krankheiten mit möglichem Darmverschluss nicht anzuwenden. Das Mittel muss sehr vorsichtig dosiert werden, ist aber trotz eines ungünstigen Nebenwirkungsprofiles bei heftigen Durchfällen sehr empfehlenswert. Das verlässliche Stopfmittel, wenn's darauf ankommt!

Normolytpulver: »Die« Elektrolytlösung im Fertigbeutel. Dient dem Ersatz der Salzverluste bei Durchfallerkrankungen. Sehr empfehlenswert, kann praktisch immer angewendet werden. Sollte in keiner Haus- und Reiseapotheke fehlen.

11. Fermente

Diese Mittel enthalten Stoffe, die zum Großteil bei normaler Organtätigkeit auch vom Körper selbst erzeugt werden. Sie werden bei Verdauungsstörungen durch eine oder mehrere Organschwächen mit Erfolg angewendet.
Die Mittel Arca Enzym, Combizym, Fermento duodenal, Helopanflat, Helopanzym, Intestinol, Kreon, Pankreoflat, Pankreon und Panzynorm sind alle empfehlenswert. Neben Verdauungsstoffen enthalten Helopanflat und Pankreoflat noch Entschäumer, wodurch Blähungen vermieden werden. Das Mittel Paspertase enthält zusätzlich einen Stoff, der eine normalisierende Wirkung auf die Magen-Darm-Beweglichkeit ausübt. Wegen dieses Stoffes — nur in Paspertase — ist aber bei unsachgemäßer Anwendung mit erheblichen Nebenwirkungen zu rechnen.

12. Fermente mit einem Zusatz eines entspannenden Mittels

Einen krampflösenden Stoff haben neben dem Gehalt an Fermenten die Präparate Combiase und Euflat. Beide sind empfehlenswert, ebenso wie Hylakombun, welches durch den Sulfonamidzusatz das Wachstum krankhafter Darmkeime verhindert.
Bei Sulfonamidüberempfindlichkeit darf dieses Mittel nicht gegeben werden. Bedingt empfehlenswert.

13. Entschäumer

Sie wirken bei Blähungen und verstärkter Windigkeit, übermäßigem Luftschlucken und verstärkter Bildung von Darmgasen. Empfehlenswert sind Lefaxin, SAB simplex und Disflatyl. Ceolat Compositum enthält einen die Magen-Darm-Beweglichkeit normalisierenden Stoff, welcher aber sehr unangenehme, nervöse Begleiterscheinungen machen kann. Bedingt empfehlenswert.

14. Abführmittel

Mineralisches Abführmittel: Lecicarbon. Diese Zäpfchen entwickeln nach Einführen in den Mastdarm Kohlensäure, wodurch ein Stuhlreflex ausgelöst wird. Keine Nebenwirkungen. Sehr empfehlenswert. Präparat für zuhause und unterwegs.
Künstliche Abführmittel: Agaffin, Dulcolax, Laxbene und Purgazen neu. Sie sind alle nur im Notfall zu gebrauchen, bis auf wenige Ausnahmen ist ein Dauergebrauch streng abzulehnen. Für den Notfall bedingt empfehlenswert.
Colonorm und Waldheim Pillen sind kurzfristig empfehlenswert, eignen sich aber nicht für den Dauergebrauch. Abführend wirken alle Tees und Präparate mit dem Inhaltsstoff der Sennesblätter.

15. Peristaltik (Darmbewegung) anregende Mittel

Gastrosil, Metogastron, Paspertin, Pertin und Nausigon enthalten denselben Inhaltsstoff. Die Wirksamkeit ist gut, aufgrund der reichhaltigen und zum Teil bedrohlichen Nebenwirkungen muss die Einnahme genau überwacht werden. Bedingt empfehlenswert. Motilium hat als Hauptanwendungsgebiet Übelkeit, Erbrechen und Schluckauf. Auch hier sollte die Anwendung nur kurz, bei Kindern nicht länger als 7 Tage erfolgen. Bedingt empfehlenswert.
Prepulsid ist ein gut wirksames Medikament gegen die Refluxkrankheit. Eine Reihe von Nebenwirkungen muss beachtet werden. Bei Notwendigkeit empfehlenswert.
Peribilan enthält u. a. Rinder- und Schweinegalle. Es wird hauptsächlich als Zäpfchen verwendet, die Wirkungsweise ist seit langem bekannt. Empfehlenswert.

16. Wurmmittel

Combantrin, Molevac und Pantelmin. Es lassen sich damit alle in unseren Breiten vorkommenden Wurmkrankheiten verlässlich beseitigen, alle werden nach dem Körpergewicht dosiert, die Hinweise der Hersteller sind strengstens zu beachten. Gehört nicht in die Hand von Kindern! Bei Wurmbefall wegen vorzüglicher Wirkung sehr empfehlenswert.

17. Mittel mit Darmbakterien

Sie enthalten ungefährliche Mischungen aus Milchsäurebakterien, Colibakterien und anderen Darmbewohnern. Sie werden in der Absicht gegeben, die natürliche »Tierwelt« an der Darmschleimhaut wieder herzustellen.
Antibiophilus, Bactisubtil, Bioflorin, Infloran und Omniflora sind schwach wirksam, mit Nebenwirkungen ist nicht zu rechnen, wegen fraglicher Wirkung bedingt empfehlenswert. Keine »notwendigen« Medikamente.

18. Lactulose-Darmmittel

Duphalac, Importal und Laevolac enthalten Lactulose. Die Wirkung beginnt im Dickdarm durch Milchsäurebildung. Nebenwirkungen sind Blähungen und manchmal Durchfälle. Das Hauptanwendungsgebiet ist die chronische Verstopfung aus verschiedenen Gründen. Nach längerer Zeit genügt oft die zweimalige Einnahme pro Woche. Sehr empfehlenswert. Nicht anzuwenden bei drohendem Darmverschluss.

19. An der Darmmuskulatur wirksame Stoffe

Hauptanwendungsgebiete sind krampfartige Bauchschmerzen, Blähungen und andere Störungen ohne organische Ursachen.

Die Mittel Colofac, Debridat, Dicetel und Spasmium sind zur vorübergehenden Einnahme bei gesicherter Diagnose mäßig empfehlenswert.

20. Kolitis-Medikamente gegen Kolitis ulzerosa und Crohn'sche Krankheit

Claversal, Dipentum, Pentasa, Salazopyrin und Salofalk haben ein ähnliches Wirkungsprofil und sind ausgezeichnete Medikamente in der Behandlung der geschwürigen Darmerkrankungen. Obwohl grundsätzlich eine reichhaltige Nebenwirkungsliste zu erstellen ist, müssen bei gesicherter Diagnose diese Mittel zur längerfristigen Behandlung unbedingt empfohlen werden. Kortisonhältige Einläufe als Zusatzbehandlung sind Colifoam Rektalschaum, Entocort und Phoscortil Klysma. Sie werden beide kurzfristig angewendet. Sehr empfehlenswert.

21. Pfefferminzöl und Milchsäurebildner

Günstige Effekte bringen gelegentlich Hylaktropfen, sie enthalten Stoffwechselprodukte von Milchsäurebildnern. Die Wirkung ist schwach, Nebenwirkungen sind keine zu erwarten. Mäßig empfehlenswert. Colpermin enthält Pfefferminzöl und wird bei krampfhaftem Durchfall oder Verstopfung gegeben. Überempfindlichkeitsreaktionen gegen Menthol (aus Pfefferminze) kommen vor. Mäßig empfehlenswert.

22. Gallenmittel

Pflanzliche Gallenmittel: Die Inhaltsstoffe sind Menthol, Eukalyptusöl, Kampfer, Gelbwurz, Tausendguldenkraut, Artischocken und andere. Die Wirkung ist schwach, mit Nebenwirkungen ist meist nicht zu rechnen. Die Mittel heißen Amersan, Biligut, Claim, Cynarix, EF-EM-ES Gallen- und Lebertee, Gallesyn, Gallimettee-Kwizda, Rikurmin und Rowachol. Empfehlenswert.

Vorwiegend künstliche Gallenmittel: Galledonau und Trommgallol. Sie bewirken eine Anregung des Gallenflusses und werden z.T. auch in der Diagnose von Gallenerkrankungen eingesetzt. Wirkung mäßig, Nebenwirkungen gering. Empfehlenswert.

Krampflösende Gallenmittel: Cynarix compositum, Hedonin, Spagall, Spasmoclaim, Spasmogallosanol und Unichol sind angezeigt bei Gallenblasen- und Gallenwegserkrankungen sowie nach Operationen. Auch bei längerfristiger Einnahme ist kaum mit Nebenwirkungen zu rechnen. Empfehlenswert.

23. Lebermittel

Apihepar, Hepabene und Legalon enthalten Extrakte aus der Mariendistel. Der Inhaltsstoff wird über die Galle ausgeschieden und bei Leberzellschäden verwendet. Nebenwirkungen sind selten. Ein Kombinationspräparat mit einem hohen Anteil an B-Vitaminen ist Essentiale. Bei Knollenblätterpilzvergiftung und Leberschädigung empfehlenswert.

Und die Nebenwirkungen?

»Medikamenten-Spezial«

Im folgenden »Medikamenten-Spezial« werden Medikamente vorgestellt, welche aus vielen Gründen und häufig gegeben werden; das Interesse richtet sich dabei nur auf die möglichen Nebenwirkungen, die sie am Verdauungstrakt haben können. Bedeutung haben die Mittel auch deswegen, weil sie teilweise rezeptfrei in der Apotheke erhältlich sind, in den USA im »drug store« gekauft werden können. »ND« bedeutet Normaldosierung.

I. Schmerzmittel

1. Mexalen, Paracetamol und APA (ND = bis 4-mal 500 mg) können bei Überdosierung eine akute Fettleber auslösen. Die Spanne zwischen Hauptwirkung und gefährlicher Nebenwirkung ist sehr kurz. Vorsicht!

2. Novalgin, Inalgon (ND = 4-mal 15 — 20 Tropfen) dürfen nicht gegeben werden bei der Lichtkrankheit (Porphyrie).

3. Aspirin, Colfarit, Ascorbisal, ASS »Genericon«, Thrombo ASS, Aspro (ND = bis 2 g täglich) können schnell versteckte Blutungen und Geschwüre im Magen-Darm-Trakt und Überempfindlichkeitsreaktionen hervorrufen. Sie dürfen nicht bei Blutungsneigung und bekannten Magen-Darm-Geschwüren gegeben werden.

4. Die Rheumamittel: Ibuprofen, Indocid, Imbun, Keprodol, Naprobene, Naproxen, Nycopren, Profenid, Proxen, Voltaren, Brufen, Dolgit, Deflamat, Magluphen, Clinoril, Indocid, Ambene, Flexidin,Tolectin und eine große Zahl weiterer Präparate mit ähnlichen Inhaltsstoffen haben die gleichen Nebenwirkungen und Gegenanzeigen wie unter 3. Die ND beträgt meist 1 — 2 Tabletten täglich.

5. Tramal (ND = 4-mal 15 — 20 Tropfen) kann Übelkeit, Erbrechen und Mundtrockenheit bewirken. Kein Mittel für Kinder und Senioren, Vorsicht bei Hirndurchblutungsstörungen. Ähnliches gilt für Codidol (1 — 2 Tabletten pro Tag).

II. Antibiotika

Binotal, Clamoxyl, Tricef, Ciproxin, Bactrim und viele andere Breitbandantibiotika können durchfallartige Dickdarmentzündungen mit schweren Blutungen verursachen. Sulfonamidhältige Kombinationen wie Bactrim, Eusaprim und andere können einen Gallenstau bewirken und sind bei schweren Leberstörungen nicht angezeigt.

III. Harntreibende Mittel

Sie können durch einen übermäßigen Salzverlust oder ein Überwiegen einer Mineralsalzart zu Magen-Darm-Störungen bis zum Darmverschluss führen. Häufig verwendet werden Aldactone, Aldopur, Dytide H, Aquaphoril, Hygroton, Burinex, Furon, Furesemid und Lasix.

IV. Gallensteinauflösende Mittel

Chenofalk und Ursofalk erzeugen häufig Durchfälle, sie sind nicht angezeigt bei gehäuften Koliken und Abflussstörungen der Gallenwege. Oft bestehen Wechselwirkungen mit anderen Medikamenten.

V. Psychopharmaka

Praktisch alle Psychopharmaka können unerwünschte Reaktionen am Magen-Darm-Trakt bewirken. Am häufigsten ist eine Neigung zu Verstopfung, einige Mittel können auch einen Gallestau bewirken.
Typische Vertreter sind Saroten und Ludiomil.

VI. Krampflösende Mittel

wie zum Beispiel Buscopan oder Baralgin können Mundtrockenheit und Sehstörungen verursachen. Sie sind bei Leber- und Gallenerkrankungen mit Vorsicht anzuwenden.

Alles geht durch die Leber

Nebenwirkungs-»Spezial«-Leber

Weit über 2000 Medikamente werden für Leberschädigungen verantwortlich gemacht. Die Tabelle gibt eine Auswahl, wobei wenig gebräuchliche oder aus dem Handel zurückgezogene Präparate weggelassen wurden.

Das Schädigungsmuster der Medikamente kann dabei sehr verschieden sein. Zum Teil verursachen diese Mittel nur symptomlose Leberfunktionsstörungen, teilweise aber auch Fettleber; in schweren Fällen kann auch der Beginn einer Leberzirrhose gesetzt werden.

Manche Zwischenfälle gehen auch tödlich aus. Verkompliziert wird das Problem, weil etliche der fallweise (»fakultativ«) giftigen Substanzen oft gleichzeitig eingenommen werden.

Die nachfolgend genannten Medikamente aus den verschiedensten Stoffklassen und Anwendungsgebieten sind nur als ein kleiner Hinweis zu verstehen. Berücksichtigen und festhalten muss man, dass viele Mittel sehr häufig gegeben werden müssen und Schäden extrem selten auftreten.

Es stellt sich also das zentrale Problem jeder Arzneimitteltherapie täglich neu: Ist der notwendige Nutzen größer als die eventuelle Giftigkeit?

Bei folgenden Stoffgruppen ist eine erhöhte Leberempfindlichkeit in Betracht zu ziehen:

- Mittel gegen Herzrhythmusstörungen
- Blutdrucksenkende Tabletten
- Rheumamittel
- Mittel gegen Pilze
- Narkosestoffe
- Zuckertabletten
- Psychopharmaka
- Gold gegen Rheuma
- Wassertreibende Substanzen
- Malariamedikamente
- Alle Schmerzmittel
- Antibiotika
- Tuberkulosemedikamente
- Geschwürsmittel
- Antitumorsubstanzen
- Die »Pille«

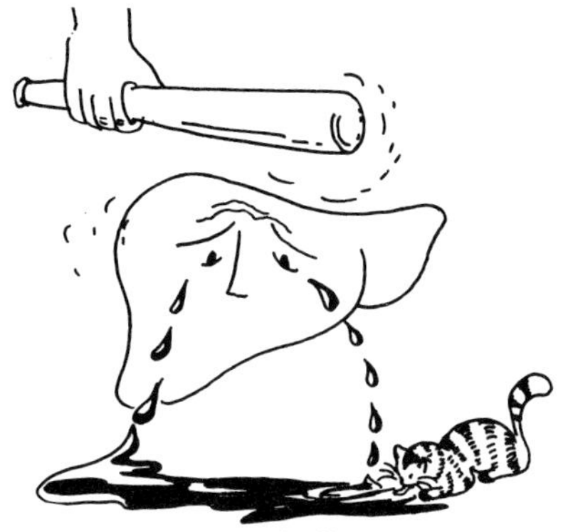

Bei vielen Medikamenten leidet die Leber.

Im Wartezimmer eines berühmten französischen Arztes hängt das Schild: »Die Patienten werden gebeten, keine Krankheitssymptome untereinander auszutauschen, da dadurch die Diagnose erschwert wird.«

Was ist mit Fehldiagnosen?

Arzt und Patient »übersehen« manchmal zusammen entscheidende Symptome. Immer sind es geringe Beschwerden, langsam entstehend und »anders« verlaufend. Mangelnde Aufmerksamkeit des Arztes und Unsicherheit des Patienten gehen eine unheilvolle Partnerschaft ein. Was aus dieser Partnerschaft entsteht, wollen wir

»Gefährliche Beschwerden und Befunde«

nennen. »Gefährlich« sind diese Krankheitsbilder deswegen, weil es wie auf einem »Maskenball der Befunde« zugeht. Zum Teil lebensbedrohende Krankheiten verbergen sich hinter der Maske der alltäglichen Befindensstörung oder Unpässlichkeit.

In einem Drittel bis zur Hälfte der Fälle leiden die Patienten an Beschwerden, die auch beim Einsatz einer umfangreichen Diagnostik ohne klare organische Diagnose bleiben. Gelegentlich aber zählen zu dieser Gruppe auch Patienten, bei denen die tatsächlich vorliegende organische Krankheit nicht erkannt wird.

1. Nicht erkannte organische Krankheiten

Dazu zählen Krankheiten und Leiden, bei denen der Patient die eingehende Untersuchung durch den Arzt scheut oder auch der Arzt selbst die entsprechende Untersuchung nicht oder zu spät veranlasst. Diese Krankheiten beginnen oft schleichend, untypisch, und die Beschwerden treten gelegentlich und unregelmäßig auf. Auch werden die Beschwerden oft nur als Befindensstörungen ohne Krankheitswert gedeutet.

Welche Krankheiten können nun hinter diesen eingangs erwähnten »gefährlichen Diagnosen« stehen?

In der **Speiseröhre** können Aussackungen — ähnlich wie im Dickdarm — am Übergang vom Schlund in die Speiseröhre vorkommen. Diese Aussackungen bezeichnet man als Divertikel. In diesen Ausstülpungen bleiben Speisereste hängen und machen fallweise Schluckstörungen und ein Fremdkörpergefühl; nach Entleerung der Aussackung verschwinden die Beschwerden wieder und treten wiederum auf, wenn sich die Ausstülpung mit Nahrungsresten gefüllt hat. Die entsprechenden Untersuchungen dafür sind Röntgenschluckakt und die Spiegelung der Speiseröhre. Eine operative Korrektur ist möglich.

Auch der Speiseröhrenkrebs verläuft sehr lange symptomlos oder symptomarm. Deshalb werden bösartige Tumoren der Speiseröhre meist zu spät diagnostiziert. Bei allen Symptomen mit Schluckstörungen sollte vorrangig an das Vorliegen einer bösartigen Speiseröhrenerkrankung gedacht und die Endoskopie unverzüglich veranlasst werden. Wenn nämlich Störungen im Schluckverlauf bestehen, sind meistens schon zwei Drittel des Speiseröhrenschlauches krebsig befallen.

Der Zwerchfellbruch der Speiseröhre, die »Hiatushernie«, kann dann vermutet werden, wenn folgende Symptome auftreten: Druck hinter dem Brustbein, Sodbrennen, saures Aufstoßen, Zunahme der Beschwerden im Liegen und beim Bücken, auch Schluckstörungen können auftreten. Die »Hiatushernie« ist eine typische Krankheit, die man nur findet, wenn man gezielt nach ihr sucht. Diagnose durch Röntgen und Endoskopie, Behandlung medikamentös oder operativ.

Unter den **Magenerkrankungen** ist der Magenkrebs vorrangig eine»gefährliche« Diagnose. Er macht im Anfangsstadium nur geringfügige oder keine Symptome. Übelkeit und Völlegefühl sind durchwegs Ausdruck einer fortgeschrittenen Erkrankung. Frühsymptome des Magenkrebses können im Röntgen fast nicht erkannt werden, deshalb sollte die Gastroskopie frühzeitig zum Einsatz kommen. Da gravierende Symptome praktisch immer Spätsymptome sind, wäre eine Verringerung der Sterblichkeit an Magenkrebs nur durch den großzügigen Einsatz der Gastroskopie in der Routinediagnostik möglich.

Die chronische Gastritis ist meistens nur ein Gewebsbefund, der durch eine Gewebsentnahme im Rahmen einer Gastroskopie erhoben wird. Oberbauchbeschwerden haben dabei sehr häufig eine funktionelle, nicht organische Ursache und sind nicht Ausdruck der »chronischen Gastritis«.

Geschwüre können ebenfalls übersehen werden, wenn sie an Stellen liegen, an denen sie üblicherweise selten vorkommen, zum Beispiel im letzten Drittel der Speiseröhre, in Falten oder Narben des Magenausganges. Für alle diese Fälle ist die Gastroskopie das diagnostische Mittel der ersten Wahl.

Nach Magenoperationen kann das schon beschriebene Dumpingsyndrom übersehen und als Kreislaufstörung verkannt werden. Es ist auch nicht selten, dass nach einer Billroth-Operation eine Darmstörung als Gallenerkrankung angesehen wird.

Darmerkrankungen: Das Vorliegen der Crohn'schen Erkrankung wird wegen ihrer Seltenheit ab und zu übersehen.

Diagnosetipp Crohn: Der »Crohn« ist schon halb diagnostiziert, wenn man nur an ihn denkt. Verdauungsbeschwerden, Geschwüre im Magen, Schleimhautveränderungen im Mund, Durchfälle, Gewichtsabnahme, etwas erhöhte Temperaturen sollten die Überlegung wert sein, dass ein »Crohn« vorliegt. Röntgen und Endoskopie weisen den richtigen Weg. Bei Blähungen und einer beständigen Neigung zu Durchfällen sollte daran gedacht werden, dass ein Mangel an milchzuckerspaltenden Stoffen — ein Laktasemangel — vorliegen könnte.

Auch der Krebs des Mastdarmes wird leider immer noch sehr spät diagnostiziert. Es gibt dafür viele Gründe, einer davon ist sehr häufig anzutreffen: Entweder wurden beim Krebsträger schon einmal Hämorrhoiden diagnostiziert oder der Patient selbst hält auftretende Blutungen für Hämorrhoiden. Auch immer wieder kehrende Blutbeimengungen aus jahrelang bestehenden Hämorrhoiden können der Grund sein, dass bei einer neuerlichen Blutung — die in Wirklichkeit aus dem Krebs stammt — Arzt und Patient sich in Sicherheit wiegen, womit die lebensrettende Endoskopie und Sicherung der Diagnose unterbleiben.

Diagnosetipp Mastdarm: Bei jeder Blutbeimengung im Stuhl darf man sich nicht mit Allerweltsdiagnosen zufrieden geben. Es muss definitiv bewiesen werden, dass kein Krebs vorliegt. Das Gleiche gilt für vermutete Tumoren im oberen Dickdarmbereich. **Alle Verdauungsstörungen, welche sich nicht innerhalb von 2 Wochen von selbst bessern oder auf eine kleine Behandlung ansprechen, müssen durch Magen-Darm-Spiegelung und Röntgen geklärt werden.**

Erkrankungen der Gallenblase und Gallenwege können ebenfalls längere Zeit im Dunkeln bleiben. Der Grund dafür kann sein, dass der Patient über »Magenbeschwerden« klagt, worauf eine Magenuntersuchung veranlasst wird. Der als normal erhobene Magenbefund wird sodann ärztlicherseits bei weiterbestehenden Beschwerden als psychosomatisch fehlgedeutet. In Wirklichkeit liegen zum Beispiel Gallensteine vor, für die ein wichtiges Symptom unregelmäßige Beschwerden, eher nach dem Essen, sind. Es sollte daher bei Oberbauchbeschwerden zu jedem Diagnoseprogramm eine Ultraschalluntersuchung gehören.

Auch der Krebs der Gallenblase wird nicht oder zu spät erkannt, besonders dann, wenn nicht von Anfang an eine Gelbsucht vorliegt. Die Gelbsucht bei Gallenblasenkrebs ist langsam entstehend und schmerzlos, der einsetzende Gewichtsverlust schreitet aber rapid voran.

Steine in den Gallenwegen und dem Abflusskanal können übersehen werden. Daran gedacht werden muss bei Koliken mit leichter Gelbsucht, Fieber, Juckreiz und Erbrechen. Auch die Bauchspeicheldrüsenentzündung ist häufig die Folge einer Gangverlegung durch einen Stein.

Bei **Leberkrankheiten** ist es fast die Regel, dass die akute Leberentzündung (Hepatitis), die ohne Gelbsucht verläuft, nicht erkannt wird. Das Gleiche trifft auf die schleichend und chronisch verlaufende Hepatitis zu. Die einzigen Symptome sind häufig nur Appetitstörungen, Müdigkeit und untypische Gelenksbeschwerden. Die chronische Bauchspeicheldrüsenentzündung kann ebenfalls lange im diagnostischen Hintergrund bleiben. Fallweise auftretende Koliken oder Schmerzen werden oft auf eine Gallenerkrankung geschoben.

Krebs in der **Bauchspeicheldrüse** macht so unklare Oberbauch- und Verdauungsstörungen, dass allzu lange nicht die Möglichkeit einer krebsigen Erkrankung ernsthaft erwogen wird. Die Symptome sind sehr davon abhängig, von welcher Stelle des Organs der Krebs seinen Ausgang nimmt. Am häufigsten entgeht der Pankreasschwanzkrebs der rechtzeitigen Diagnose, da er erst spät einen intensiven Dauerschmerz verursacht. Immer aber muss ein Pankreaskrebs als Verursacher von Oberbauchbeschwerden mit quälendem Dauerschmerz und Gewichtsabnahme als Diagnosemöglichkeit vorrangig ausgeschlossen werden. Die entsprechenden Untersuchungen sind Gastroskopie beziehungsweise ERCP, Ultraschall und Computertomographie. Der Tumor wird umso früher und häufiger erkannt, je mehr der Arzt an die Möglichkeit denkt und frühzeitig eine intensive Diagnostik einleitet. Auch die chronische Entzündung der Bauchspeicheldrüse (Pankreatitis) wird oft nicht diagnostiziert. Der Laboraufwand dafür kann recht erheblich sein, es werden aber die Beschwerden auch vom Patienten oft nicht ernst genommen, zumal wenn keine akuten Schübe vorhanden sind.

Viel zu selten wird auch daran gedacht, dass die Gründe für Schmerzen und Verdauungsstörungen in einer **Minderdurchblutung** des Bauchraumes zu finden sein können. Alle bekannten Krankheiten wie Gefäßverschlüsse beim Raucherbein oder Herzinfarkt durch Verkalkungen der Herzkranzgefäße können in der gleichen Ausprägung im Magen-Darm-Trakt vorkommen.

Schließlich gehören alle **krebsigen Erkrankungen** im Bauchraum überhaupt zu den eher spät diagnostizierten Krankheiten. Das mag damit zusammenhängen, dass »Bauchweh« für die meisten Menschen ein Symptom ist, welches von Kindesbeinen an bekannt ist und immer wieder auftritt. In den allermeisten Fällen steckt hinter »Bauchweh« keine ernsthafte Erkrankung. Tritt nun wiederum »Bauchweh« auf, wird auch im späteren Erwachsenenalter zu selten und zu spät an eine bösartige Veränderung gedacht.

Zusammenfassung aller »gefährlichen« Diagnosen:

- Divertikel der Speiseröhre,
- Speiseröhrenkrebs,
- Zwerchfellbruch,
- Magenkrebs,
- untypisch gelegene Geschwüre,
- Dumpingbeschwerden nach Magenoperation,
- Crohn'sche Erkrankung,
- Laktasemangel,
- Mastdarm- und Dickdarmkrebs,
- Gallensteine,
- Gallenblasenkrebs,
- Steine der Gallen- und Pankreaswege,
- Leberentzündung ohne Gelbsucht,
- Leberzirrhose,
- chronische Entzündung der Bauchspeicheldrüse,
- Krebs des Pankreasschwanzes,
- Durchblutungsstörungen im Darm,
- alle Tumoren.

2. Sogenannte funktionelle Beschwerden

Typisch dafür sind regelloses Auftreten, unberechenbarer Verlauf und ein Nichtübereinstimmen der Symptome mit einer bekannten organischen Erkrankung. Der Allgemeinzustand ist meistens sehr gut, trotzdem finden sich Ermüdbarkeit, Konzentrationsmangel, Depressionen, Kopfschmerzen, Schwindel und Schlafstörungen. Störungen können in allen Organsystemen auftreten. Von Seiten des Magen-Darm-Traktes finden sich Verstopfung, Durchfälle, Erbrechen und Veränderungen des Geschmacks auf Zunge und Gaumen. Häufig wird vom Patienten mit funktionellen, nicht organischen Störungen der Zungenbelag täglich kontrolliert und meistens als Symptom einer Magenerkrankung gewertet. Dabei muss man beachten, dass besonders bei Mundatmern der Zungenbelag etwas stärker sein kann, sehr wohl aber durch den Speichel und durch das Essen beseitigt wird. In der Speiseröhre können Würgen und Fremdkörpergefühl auftreten. Magendruck und Völlegefühl kommen bei funktionellen Störungen häufig vor, ebenso wie vermehrte Darmbewegungen und Durchfälle oder auch nur verstärkter Abgang von Schleim. Auch kommen Hitze- oder Kältegefühl mit Schmerzen bei der Stuhlentleerung vor. Alle diese Beschwerden verlaufen fließend zur sogenannten »larvierten« oder versteckten Depression. Dabei verläuft eine depressive Gemütserkrankung mit allgemeinem »Losigkeitsgefühl« — alles ist »wertlos, sinnlos, freudlos, antriebslos, appetitlos« — unter der Maske von mehreren körperlichen Symptomen. Die klassischen Symptome der Depression mit vordergründiger Traurigkeit, Schuldgefühlen, Angst, Hoffnungs- und Interesselosigkeit, Missmut und Hemmungen, fehlen oder treten in den Hintergrund. Dafür sind Bauchbeschwerden aller Art im Vordergrund.

Bei allen funktionellen Störungen ist eine genaue Abklärung unerlässlich, um nicht eine zusätzlich vorhandene organische Erkrankung zu übersehen. Dies ist besonders wichtig, wenn solche Beschwerden im Laufe der Jahre mehrmals und wiederholt auftreten. Die Behandlung beschränkt sich oft auf die Lösung von Konflikten durch Psychotherapie. Besonders bei ängstlichen Personen ist eine Tatsache immer wieder sehr bemerkenswert: Wenn alle notwendigen Untersuchungen durchgeführt worden sind und alle Organe als gesund klassifiziert wurden, sind auch die Beschwerden verschwunden, zumindest für eine gewisse Zeit.

Wenn die Diagnose nicht stimmt

Einiges über Fehldiagnosen im Verdauungstrakt — und was man dagegen tun kann

Fehldiagnosen sind bekannt, seit es Menschen und Heilbehandlungen gibt. Wenn eine »Diagnose« die Schlussfolgerung aus bestimmten Krankheitserscheinungen ist, dann ist die »Fehldiagnose« die falsche Schlussfolgerung daraus. Über 90 Prozent aller Diagnosen sind »Fünf-Sinne-Diagnosen«, wobei der Arzt aber immer auf die Mitarbeit und die Angaben des Patienten angewiesen ist. Technische Hilfsmittel, »Apparate« können zusätzliche Hilfen sein, zu viel Technik kann aber viel verderben.

Nach einer Untersuchung des berühmten Pathologen (das ist ein Wissenschaftler, der sich mit der Krankheitslehre beschäftigt) Professor W. Sandritter aus Freiburg im Breisgau sind 40 bis 60 Prozent der klinisch-stationären Diagnosen »nicht ganz richtig«. Andererseits stimmen die Diagnosen aus der Praxis mit denen im Spital in 28 Prozent nicht überein. Diese Zahlen regen zum Nachdenken an. Wo sind nun die Fallgruben auf dem Weg zur richtigen Diagnose, wer sind die Fallensteller, die den Patienten daran hindern, »richtig« ihre Beschwerden zu schildern und welche Momente behindern den Arzt, sich ein objektives Urteil zu bilden?

Wie soll der sichere Weg zur richtigen Diagnose aussehen?

Wie kann ich Fehler in der Sprechstunde vermeiden?

1. Nicht nur den Bauch, sondern immer den ganzen Körper untersuchen lassen. Außerhalb des Bauches liegende Krankheiten können der Grund für das »Bauchweh« sein. Zum Beispiel können die Zuckerkrankheit oder ein Kaliummangel heftige Bauchkrämpfe verursachen. Der Grund für Drücken im Oberbauch und Appetitlosigkeit kann eine Herzschwäche sein.

2. Trotz Bauchbeschwerden auch seelische Probleme (Kummer, Depression) und gesellschaftliche Sorgen (Geldnot, Streit mit Nachbarn) schildern. Wer kennt nicht das Gefühl »das hat sich mir auf den Magen geschlagen« oder »da kommt mir die Galle hoch«?

3. Nicht auf ein Organ (»Mir fehlt's nur beim Magen«) oder auf eine Untersuchung (»Ich möchte nur Ultraschall«) fixieren. Bei vielen Bauchkrankheiten leiden die Nachbarorgane mit. Gallensteine sind oft die Urheber einer Bauchspeicheldrüsenentzündung, die Gastritis macht Durchfälle.

4. Von langer Wartezeit beim Arzt nicht abschrecken lassen, eventuell weitere Termine ausmachen. Bis ein Bauch ganz durchuntersucht ist, können mehrere Sitzungen notwendig sein. Für die Bauchabklärung Zeit lassen.

5. Persönlich Wichtiges nicht erst beim Hinausgehen, sondern gleich sagen. Die »Hinausgehbeschwerden« (»Was ich noch sagen wollte . . .«) sind oft die wichtigsten gewesen. Hände weg von Telefonsprechstunden. Das Telefon ist ein Eldorado für Hörfehler, Missverständnisse und falsche Einschätzung von Symptomen und momentanen Lebensumständen.

6. Auch unangenehme Verhaltensweisen — Süchte durch Alkohol oder Tabletten, Missbrauch mit Abführpillen — frei schildern, besondere Ernährung und Diäten angeben. Heimliche Vorlieben wie die Schachtel Pralinen vor dem Schlafengehen nicht verschweigen.

7. Alle Medikamente — auch von mehreren Ärzten und oder Krankenhäusern aufzählen. Von Unverträglichkeiten und Allergien berichten. Auch auf die durchgeführte Selbstbehandlung — Hausmittel, Geheimrezepte — nicht vergessen.

8. Bei Angst vor Untersuchungen vom Arzt aufklären lassen und mit Patienten sprechen, die ähnliche Untersuchungen (z. B. Magenspiegelung) schon »überstanden« haben. Viele — unbegründete — Sorgen werden dadurch kleiner.

9. Nochmals zur Untersuchung kommen, wenn die Symptome auf die Behandlung nicht verschwinden. Vielleicht steckt eine zweite oder überhaupt eine andere Krankheit dahinter?

10. Vorsicht vor zu weit gehender Eigendiagnostik und Selbstbehandlung, schildern Sie aber dem Arzt Ihre Vorstellungen über Art und Natur Ihrer Beschwerden. Teilen Sie nach — richtiger — Diagnose Ihrem Arzt mit, welche Vorstellungen Sie selbst darüber haben, wie Ihre Krankheit behandelt werden müsse. Solche Mitteilungen können für den Behandler von unschätzbarer Wichtigkeit sein.

Jede Missachtung der genannten Punkte kann verhängnisvoll sein und zu einer Katastrophe kann es kommen, wenn mehrere Punkte sich kombinieren.

Diese 10 Punkte — keinesfalls im Range von »Geboten« — sollen nur das Gespür des Patienten für Kleinigkeiten schärfen, auf die es aber in der täglichen Praxis ankommt. Arzt und Patient sollten eine Partnerschaft entwickeln, denn sie sind ohnehin so miteinander verbunden wie Huhn und Ei.

Ohne Tabus verletzen zu wollen, soll auch das ärztliche Fehlverhalten nicht unerwähnt bleiben.

Wie können Ärzte irren?

Beschränken wir uns auf 10 »Hauptmängel«, manche davon sind selten, einige häufiger:

1. Mangelndes Wissen — sehr schlecht, aber doch (schwierig) zu beheben.
2. Aufmerksamkeitsfehler — nicht ins Auge springende Befunde, »Kleinigkeiten«, können übersehen werden.
3. Mangelndes technisches Geschick — für chirurgische Fächer ungünstig.
4. Ungenügend geschultes Assoziationsvermögen — zusammenhängende Beschwerdebilder können gleichzeitig nicht erfasst werden — ungünstig für lang dauernde, komplizierte Krankheiten.
5. Apparate- und Zahlengläubigkeit — apparativ und im Labor erhobene Befunde werden überbewertet.
6. Zeitmangel — leider sehr häufig.
7. Kranker, psychisch überforderter Arzt — auch Mediziner können krank werden und eine »Helfer-Krankheit« bekommen.
8. Sehr sachlicher Arzt verhindert angenehmes Gesprächsklima — kann bei »technischen« Problemen — manchmal — auch ein Vorteil sein.
9. Arzt weiß alles besser — unterdrückt den oft für die Diagnose entscheidenden Hausverstand des Patienten.
10. Kombinationen von 1. bis 10.

In Wirklichkeit sorgt der hohe Stand der ärztlichen Ausbildungsqualität aber dafür, dass der Fehlerteufel klein gehalten wird — und vergessen wir nicht, dass der Patient schließlich eine ständige Prüfinstanz ist, und für den Arzt beginnt die Prüfung täglich neu!

Wenn fürs Erste einmal die Richtung bestimmt werden muss, gibt es für den Schnell-Leser — Die Verdauung in Kürze:

Das »Verdauungstelegramm«

Eine Übersicht über die häufigsten Störungen und Erkrankungen im Verdauungstrakt

In diesem Kapitel wird eine Art Telegrammstil gewählt, da die meisten Erkrankungen ausführlich bei den entsprechenden Organen abgehandelt wurden. Es wird bei der betreffenden Störung jeweils das Hauptsymptom genannt, die wichtigste Ursache, das diagnostische Mittel der ersten Wahl sowie das Behandlungsprinzip.

Verwendete Abkürzungen:

S: Symptome
U: Ursachen
D: Diagnose
B: Behandlung

Bauchweh, akut, akutes Abdomen

S: Plötzlicher Schmerz, Koliken, Krämpfe, Erbrechen

U: Im rechten Oberbauch Geschwüre, Gallensteine und Entzündungen. Im linken Oberbauch Entzündung von Bauchspeicheldrüse, Milz oder Niere, Dickdarm und Herzerkrankung. Im rechten Unterbauch Appendizitis (Blinddarm), im linken Unterbauch Entzündung von Darmdivertikeln, Eierstockentzündung. Im Mittelbauch Entzündung der Bauchspeicheldrüse.

D: Labor, Röntgen, Ultraschall, Spiegelung, Computertomographie, EKG

B: Chirurgisch-medikamentös, rechtzeitige Operation, Patient darf nicht der Diagnose »geopfert« werden.

Bauchschmerz, akut, beim Kind

S: Abwehrspannung, Druckschmerz, Übelkeit, Erbrechen

U: Appendizitis, Darmverschluss, Harnwegserkrankung, Wurmbefall

D: Labor, Röntgen

B: Operation, medikamentös

»Angina abdominalis«, »Raucherbein« des Bauches

S: Brennende, schneidende Schmerzen 10 bis 20 Minuten nach dem Essen

U: Verkalkung der Bauchblutgefäße

D: Gefäßgeräusch im linken Mittelbauch, Angiographie, Ultraschall

B: Arteriosklerosebehandlung, eventuell Operation

Schluckstörungen, Dysphagie

S: Schmerzen, Brennen, Druckgefühl, Würgreiz, Hustenreiz, Schmerzausstrahlung in Rücken und Arme

U: Speiseröhrenverlegung durch Tumoren, Muskel- und Nervenstörungen, angeborene Verengungen, seelische Störungen

D: Gastroskopie, Röntgen

B: Breiige Kost, medikamentös, Operation

Übergewicht, Adipositas

S: Allgemeinbeschwerden, wenn Gewicht über 20 Prozent über dem Broca-Index liegt: Sollgewicht in kg = Größe in cm minus 100

U: Positive Kalorienbilanz, Zufuhr ist größer als Verbrauch

D: Waage

B: Negative Kalorienbilanz, Zufuhr kleiner als Verbrauch, Langzeiterfolg mit 600 – 1000 kcal Mischkost

Luftschlucken, Aerophagie

S: Druck, Völlegefühl, Kollern im Leib

U: Ungelöste Konflikte, größere Luftmengen werden ständig verschluckt

D: Ausführliche Magen-Darm-Untersuchung zum Ausschluss organischer Krankheiten

B: Diät, kleine Psychotherapie, medikamentös

Leberentzündung, alkoholische Hepatitis

S: Abgeschlagenheit, Appetitlosigkeit, Übelkeit, Verstopfung, Durchfall, Krämpfe, Fieber

U: Verstärkter Alkoholgenuss

D: Labor, Ultraschall

B: Striktes Alkoholverbot, leicht verdauliche Normalkost, Laevolac, B-Vitamine

Hämorrhoiden

S: Jucken, Blutungen bei Stuhlentleerung, Schleimhautverdickung, schmierige Absonderungen

U: Bewegungsarme Lebensweise, schlackenarme, stark gewürzte Nahrung

D: Rektoskopie

B: Ballaststoffreiche, gewürzfreie Kost, kein Alkohol, desinfizierende Sitzbäder, Waschen nach jeder Stuhlentleerung, fallweise Operation

Mastdarmeinrisse, Fissuren

S: Schmerzen bei jeder beabsichtigten Stuhlentleerung

U: Verstopfung, sitzende Lebensweise

D: Rektoskopie

B: Ballaststoffreiche Kost, Stuhlhygiene, eventuell Operation

Künstlicher Darmausgang, Anus praeter

S: Gelegentlich Durchfälle, Hautreizungen

U: Nach Tumoren oder schweren Entzündungen von Dünndarm und Dickdarm

D: Künstlicher Ausgang aus dem Dünn- oder Dickdarm

B: Selbstklebende Beutel, Hautpflege

Wurmbefall, Vermes

S: Juckreiz, Appetitstörung, Erbrechen, Abmagerung, Durchfälle, Muskelschmerzen, Fieber, Gelbsucht

U: Häufig Madenwürmer, selten Fadenwürmer, Schweine-, Hunde- und Rinderbandwurm

D: Wurmeier im Stuhl, Labor, Muskeluntersuchung

B: Medikamentös, chirurgisch

Bauchwassersucht, Aszites

S: Vorgewölbter Bauch, im Liegen ausladende Flanken, gedehnter Nabel

U: Leberzirrhose, Herzerkrankung

D: Ultraschall

B: Salzarme Diät, Medikamente

Bauchspeicheldrüsenentzündung, akute Pankreatitis

S: Akuter Oberbauchschmerz, Schocksymptome

U: Gallensteine, Alkoholmissbrauch, Medikamente

D: Labor, Ultraschall, Computertomographie

B: Intensivbehandlung

Bauchspeicheldrüsenentzündung, chronische Pankreatitis

S: Episodische Oberbauchschmerzen, Gewichtsabnahme

U: Gallen- und Stoffwechselleiden, Fettblut

D: Labor, Computertomographie, Ultraschall, ERCP, MR

B: Alkoholverbot, Medikamente, fettarme, eiweißreiche Kost, eventuell Operation

Leberentzündung, chronische Hepatitis

S: Gewichtsabnahme, Müdigkeit, unklare Bauchbeschwerden

U: Chronische Virusentzündung

D: Labor, Ultraschall, Leberstich

B: Alkoholverbot, Diät, medikamentös

Bluterbrechen, Hämatemesis

S: Blut- oder Kaffeesatzerbrechen

U: Blutung aus Speiseröhre, Magen oder Zwölffingerdarm

D: Notfallendoskopie

B: Intensivbehandlung

Teerstuhl, Melaena

S: Teerfarbener oder blutiger Stuhl bei Blutungen im Magen-Darm-Trakt

U: Dünndarm- und Dickdarmblutung bei Entzündungen und Tumoren, aber auch aus Magen und Zwölffingerdarm, künstliche Bluter (Marcoumar, Sintrom)

D: Endoskopie

B: Medikamentös, Operation

Leistenbruch, Hernie

S: Schmerzen und Vorwölbungen ein- oder beidseitig in der Leistengegend

U: Angeboren oder bei schwerem Heben und Tragen, Alter, Bindegewebsschwäche, Übergewicht

D: Besichtigung, eventuell Röntgen

B: Operation

Cadmiumvergiftung

S: Leberschäden

U: Industrieabgase und Klärschlamm

D: Labor

B: Prophylaxe, auch: nicht mehr als 250 g Pilze pro Woche essen, medikamentös

Bleivergiftung

S: Allgemeinsymptome, Magen-Darmgeschwüre, Verstopfung, Koliken

U: Hohe Bleikonzentrationen im Lebensbereich

D: Labor

B: Medikamentös

Salmonellose

S: Dünnflüssige Durchfälle, Erbrechen

U: Salmonelleninfektion durch verunreinigte Speisen

D: Stuhlkulturen

B: Bettruhe, Flüssigkeits- und Elektrolytausgleich, fallweise Antibiotika

Gallensteine, Cholezystolithiasis

S: Oberbauchkoliken, Fettunverträglichkeit, Übelkeit, Windigkeit, Druckschmerz

U: Steine in der Gallenblase

D: Ultraschall

B: Operation

Gallenblasenentzündung, akute Cholezystitis

S: Heftige Schmerzen im rechten Oberbauch, Abwehrspannung, Übelkeit

U: Häufig bei Gallensteinen

D: Ultraschall, Labor

B: Medikamentös, eventuell Operation

Gallengangssteine, Cholangiolithiasis

S: Gelbsucht, Koliken, Fieber

U: Steine und Entzündung der Gallenwege

D: Ultraschall, Labor, Computertomographie, ERCP, Magnetresonanz

B: Endoskopie, medikamentös, Operation

Cholera

S: Brechdurchfälle, Kreislaufschock

U: Infektionen mit Choleravibrionen

D: Erregernachweis im Stuhl

B: Wasser und Elektrolyte, fallweise Antibiotika

Dickdarmentzündung, Kolitis ulzerosa

S: Blutig-eitrige Durchfälle, 10- bis 20-mal pro Tag, Bauchkrämpfe, Abmagerung

U: Unbekannt, psychosomatisch?

D: Endoskopie

B: Medikamentös, im Notfall Operation

Reizdarm, Kolon irritabile

S: Schmerzen im gesamten Bauch, Koliken, Stuhlunregelmäßigkeiten

U: Psychosomatisch

D: Endoskopie, Röntgen, Labor

B: Kleine Psychotherapie, medikamentös

Reizmagen

S: Druck- und Völlegefühl, Übelkeit, Aufstoßen, Nahrungsmittelunverträglichkeit

U: Psychosomatisch, schlechte Essgewohnheiten

D: Gastroskopie

B: Änderung der Lebensweise, kleine Psychotherapie, eventuell medikamentös

Crohn'sche Krankheit

S: Krampfartige Bauchschmerzen, Durchfälle, Allgemeinsymptome, Abmagerung

U: Unbekannt, psychosomatisch?

D: Röntgen, Endoskopie

B: Medikamentös, Operation

Darmverschluss, Ileus

S: Aufstoßen, Erbrechen, Koliken, Aufhören von Stuhl und Winden, Schockzustand

U: Tumoren, Verwachsungen, Entzündungen, Vergiftungen

D: Röntgen, Labor

B: Operation, Intensivstation

Dickdarmtumoren

S: Bleiben lange symptomlos
Unklare Schmerzen, Änderung der Stuhlgewohnheiten, Gewichtsverlust, Blut und Schleim im Stuhl

U: Fettreiche, schlackenarme Kost, Vererbung

D: Röntgen, Endoskopie

B: Operation

Reisedurchfall, Diarrhöe

S: Bei 50 Prozent der »südlichen Urlauber« dünnflüssige Entleerungen, oft Besserung von selbst

U: Darmgiftige Kolibakterien, Bakteriengemische

D: Stuhlkulturen

B: Selbstheilung bzw. Wasser- und Elektrolytausgleich, Diät, Aktivkohle, fallweise Antibiotika

Durchfall, akuter, Diarrhöe

S: Akute Schübe mit breiigen, wässrigen und übelriechenden Stühlen

U: Infektiös, Bakterien und Viren, allergisch

D: Labor, eventuell Endoskopie

B: Wasser- und Elektrolytersatz, Diät, krampflösende Mittel, fallweise Antibiotika

Durchfall, chronischer, Diarrhöe

S: Mehr als 3-mal täglich zu dünne Stühle

U: Reizdarm, Tumoren, Kolitis ulzerosa, Crohn'sche Krankheit, Erkrankung aller Bauchorgane

D: Endoskopie, Röntgen, Labor

B: Stopfmittel, Aktivkohle, Antibiotika, »Durchfalldiät«

Divertikulose/Divertikulitis

S: Schleimhautausstülpung der Darmwand, Symptome erst bei Komplikationen mit Entzündung und Blutung

U: Schlackenarme Kost, Bewegungsmangel, Verstopfung

D: Röntgen, Endoskopie

B: Schlackenreiche Kost mit Weizenkleie, fallweise Antibiotika, Operation

Sodbrennen

S: Brennen und Schmerzen hinter dem Brustbein, Aufstoßen von Mageninhalt

U: Schließmuskelschwäche der Speiseröhre, Übersäuerung

D: Endoskopie

B: Säurebinder wie Maalox, Solugastril, Säureblocker wie Cimetag, Losec

Zwölffingerdarmgeschwür, Ulkus duodeni

S: Nüchtern-, Spät- und Nachtschmerz, Übersäuerung, Besserung durch Nahrungsaufnahme

U: Bakterien, Übersäuerung, Stress, Blutgruppe 0, psychosomatisch?

D: Endoskopie

B: Antibiotika, Säureblocker, Cimetag, Ulcusan, Rauch- und Alkoholverbot, Diät

Magengeschwür, Ulkus ventriculi

S: Variabler Schmerz, Verschlechterung nach dem Essen, Säure meist normal

U: Bakterieninfektion mit Helicobacter pylori, unklar, Blutgruppe A

D: Endoskopie mit Biopsie, Labor

B: Säureblocker, Antibiotika, Diät

Bauchfellentzündung, Peritonitis

S: Brettharter Bauch, großer Schmerz, Loslassschmerz

U: Organdurchbruch bei Entzündung und Tumor

D: Ärztlich Untersuchung, Labor, evtl. Röntgen

B: Operation, Intensivstation

Verstopfung, Obstipation

S: Drücken, krampfartige Bauchbeschwerden, Besserung durch Stuhlentleerung

U: Organische Ursachen selten, sitzende Lebensweise, falsche Ernährungsgewohnheiten

D: Endoskopie, Röntgen

B: Verstopfungsbehandlung, Bewegung, Ballaststoffe, Vollkornprodukte, kleine Psychotherapie

Erbrechen

S: Brechen von Nahrung und Verdauungssäften mit Übelkeit, Speichelfluss, Blässe, Herzklopfen und Schwäche

U: Allgemein oder seelisch, Entzündungen, Tumoren, Darmverschluss

D: Untersuchung, Endoskopie, Röntgen usw.

B: Teepause, medikamentös je nach Grundkrankheit

Erbrechen in der Schwangerschaft

S: Starker Speichelfluss, Gewichtsabnahme, häufiges fast unstillbares Erbrechen

U: Hormonell, psychisch

D: Untersuchung, Labor

B: Bettruhe, kleine Mahlzeiten, eisgekühlte Milch, kalter Tee mit Traubenzucker, salzreiche, breiige Kost mit passiertem Gemüse, Kartoffelbrei und passiertem Fleisch, fallweise Medikamente

Nahrungsmittelvergiftung

S: Kopfschmerzen, Übelkeit, Erbrechen, Durchfälle, Krämpfe, Fieber

U: Salmonellen, Colibakterien, Viren

D: Stuhlkultur

B: Leichte Kost, Wasser- und Elektrolytersatz, fallweise Antibiotika

Blähungen, Flatulenz

S: Vermehrter Gasgehalt im Magen und Darm
Verstärkte Empfindlichkeit, Völlegefühl, Beklemmungen, Unbehagen

U: Zellulosereiche Speisen, wie Kohl, Hülsenfrüchte und Zwiebel

D: Endoskopie und Röntgen zum Ausschluss einer organischen Störung

B: Änderung der Essgewohnheiten, Diät, Medikamente

Gallenblasenkrebs, Karzinom

S: Oberbauchschmerzen, Gewichtsabnahme, Gelbsucht

U: Häufiger bei Gallensteinen und bei Frauen

D: Ultraschall, Labor, ERCP, Computertomographie, Magnetresonanz

B: Operation

Gelbsucht

S: Gelbfärbung von Haut und Schleimhäuten

U: Leberentzündung, Gallengangssteine, Alkoholismus, Medikamente, Tumoren

D: Labor, Ultraschall, ERCP, Magnetresonanz

B: Schonkost, Bettruhe, medikamentös, eventuell Operation

Magenoperation, Zustand nach

S: Gewichtsverlust, Abmagerung, Blutarmut, Durchfälle, allgemeine Verdauungsstörungen, Völlegefühl und Schweißausbruch 20 Minuten nach dem Essen

U: Geänderter Nahrungsweg nach Magenteilentfernung

D: Röntgen, Endoskopie

B: Eiweißreiche und kohlenhydratarme Kost, Medikamente

Leberentzündung, Hepatitis

S: Gelbsucht, Übelkeit, Appetitlosigkeit, Gliederschmerzen, Juckreiz, dunkler Harn, heller Stuhl

U: Virusentzündung

D: Labor, Ultraschall

B: Bettruhe, fallweise spezielle Medikamente

Knollenblätterpilzvergiftung

S: Nach 8 bis 24 Stunden akut Übelkeit, Bauchschmerzen, choleraähnliche Durchfälle, Nierenversagen

U: Gifte des Knollenblätterpilzes

D: Untersuchung, Giftnachweis

B: Intensivstation

Leberzirrhose

S: Abgeschlagenheit, Verdauungsbeschwerden, Schmerzen im rechten Oberbauch, Bauchwassersucht, Geldscheinhaut, Weißnägel, Rötung der Handflächen, Gesichtsveränderungen,weibliche Umformung der Brust, psychische Veränderungen

U: Virusentzündung der Leber, Alkoholismus

D: Labor, Endoskopie, Ultraschall

B: Diät, vitaminreich, medikamentös mit Leberschutzpräparaten
Vorsicht bei Eiweiß!

Magenblutung

S: Bluterbrechen oder kaffeesatzartiges Erbrechen

U: Magengeschwür, Magenkrebs,
blutige Entzündungen

D: Gastroskopie

B: Intensivstation, Operation

Speiseröhrenblutung

S: Erbrechen von frischem Blut oder kaffeesatzartiges Erbrechen

U: Krampfadern in der Speiseröhre bei Leberzirrhose

D: Endoskopie

B: Intensivbehandlung

Magenkrebs

S: Spätsymptome, Unverträglichkeiten, Appetitmangel, Abneigung gegen Fleischspeisen, Übelkeit, Erbrechen, Teerstuhl

U: Nahrungseinflüsse, Nitrosamine, Raucher, Vererbung

D: Gastroskopie, Labor

B: Operation

Malaria

S: Akute Bauchsymptome mit blutigem Erbrechen, choleraartigen Durchfällen und Kreislaufkollaps

U: Infektion durch den Malariaerreger

D: Labor

B: Fansidar, Halfan, Lariam, Resochin

Pfeiffer'sches Drüsenfieber, Mononukleose

S: Gliederschmerzen, Fieber, Lymphknotenschwellung, Leberentzündung, Milzschwellung, Hautausschlag

U: Virusinfektion

D: Labor, Ultraschall

B: Bettruhe, fallweise Kortison und Antibiotika

Mukoviszidose

S: Schlechtes Gedeihen, Heißhunger, voluminöse, zähfettig-ölige und übelriechende Stühle, geblähter Bauch

U: Angeborene Stoffwechselkrankheit

D: Schweißtest

B: Verdauungspräparate, schleimlösende Mittel, Antibiotika

Darmpolypen

S: Meist keine, oft Zufallsbefund bei Darmspiegelung

U: Unbekannt, erblich?

D: Endoskopie

B: Entfernung notwendig, weil möglicher Krebsvorläufer

Schluckauf

S: Wiederholte, rhythmische Zwerchfellkrämpfe bei Stimmritzenschluss

U: Organisch oder seelisch, Kälte, Alkohol-, Nikotinmissbrauch

D: Bei längerem Bestehen Abklärung notwendig

B: Tief atmen, Luft anhalten, Schlucken von Eiswasser, Beruhigungsmittel, Sauerstoffinhalation

Refluxkrankheit

S: Sodbrennen, Zurückfließen von Mageninhalt, Oberbauchbeschwerden

U: Zwerchfellbruch, Schließmuskelschwäche der Speiseröhre

D: Endoskopie, 24-Stunden-Säuremessung

B: Gewichtsabnahme, Diät, fettarme Kost, medikamentös, Losec, Ulcogant

Reisekrankheit, Kinetosen

S: Übelkeit, Brechreiz, Erbrechen bei Auto-, Schiffs- und Flugreisen

U: Überempfindlichkeit des Gleichgewichtsorgans

D: Reise und Symptome

B: Ruhe vor der Reise, leichte Kost, Skopoderm Pflaster

Bauchspeicheldrüsenkrebs, Pankreaskarzinom

S: Erstsymptom Schmerz ist oft Spätsymptom, Oberbauchschmerz, Ausstrahlung nach links und in die Leistengegend, Gewichtsabnahme, Gelbsucht

U: Unbekannt, häufiger bei Gallensteinen und Leberzirrhose

D: Labor, Röntgen, Endoskopie, Ultraschall, Computertomographie

B: Operation

Magersucht, Anorexia nervosa

S: Essensverweigerung um abzunehmen

U: Unbekannt, seelische Störungen und Konflikte

D: Magerkeitswahn, keinerlei Krankheitseinsicht

B: Überkalorische Ernährung, Zwangsernährung, Psychotherapie

Fresssucht (Bulimie)

S: Fressanfälle mit gewolltem Erbrechen, um nicht zuzunehmen

U: Unbekannt, seelische Störung

D: Furcht vor Gewichtszunahme, Behandlungsbedürfnis

B: Psychotherapie, Lebensstabilisierung

Was bedeutet . . .?

Lexikon mit wichtigen Ausdrücken

Abdomen	Bauch
abdominell	zum Bauch gehörig
Abdomenleeraufnahme	Röntgenbild des Bauches
Abszess	abgekapselter Infektionsherd mit Bakterien
Adenom	Tumor, von Drüsen ausgehend, meist gutartig
Adenokarzinom	bösartiger Tumor, von Drüsen ausgehend, zum Beispiel Magenkrebs, Darmkrebs
Adhaesion	Verwachsung im Bauchraum nach Operationen
Adipositas	Fettleibigkeit, Übergewicht, auch Obesitas
Adrenalin	Hormon der Nebenniere, blutdrucksteigernd
Aflatoxine	krebserregende Stoffe aus Schimmelpilzen
AFP Alpha-Feto-Protein	ein Eiweißkörper, der als Tumormarker verwendet wird
After, Anus	unterster Mastdarmabschnitt
akut	plötzlich und von kurzer Dauer
Allergie	veränderte, meist gesteigerte Reaktionsweise des Körpers
Amylase	stärkespaltender Stoff
Anämie	Blutarmut
Anämie, perniziöse	Blutarmut durch Vitamin B-12-Mangel
Analgetikum	Schmerzmittel
Anamnese	Krankengeschichte
Antigen	körperfremder Stoff, löst Antikörperbildung aus
Anus	After
Anatomie	Lehre vom Körperbau
Anastomose	Verbindung zwischen zwei Darmabschnitten, zum Beispiel nach Billrothoperation
Angina abdominalis . . .	Schmerzen durch Verkalkung der Bauchblutgefäße
Angiographie	Röntgendarstellung der Blutgefäße
Anorexie	Magersucht, unzureichende Nahrungsaufnahme
Aorta	Hauptschlagader
Antacidum	Medikament gegen Magenübersäuerung
Antibiotikum	Medikamente gegen bakterielle Krankheitserreger, zum Beispiel Penizillin
Antikörper	Eiweißkörper für die körpereigene Abwehr
Appendix	Wurmfortsatz des Blinddarms
Appendektomie	operative Entfernung des Wurmfortsatzes, Blinddarmoperation
Appendizitis	Blinddarmentzündung
Asepsis	Keimfreiheit
Atrophie	Schrumpfung und Verkleinerung eines Organs
Autopsie	Leichenöffnung
Avitaminose	Fehlen eines Vitamins

Bakterie . . . . Kleinlebewesen
bakteriell . . . . durch Bakterien verursacht
Barbitursäure . . . . Grundsubstanz für Schlafmittel
benigne . . . . gutartig
Benzpyren . . . . krebserregender Stoff im Ruß
Bilirubin . . . . in der Leber gebildeter Gallenfarbstoff
Billroth . . . . »B I und B II« typische und häufige Operationsarten zur teilweisen Entfernung des kranken Magens
Biopsie . . . . Gewebsprobe zur mikroskopischen Untersuchung
Blutplasma . . . . zellfreie Blutflüssigkeit ohne Blutplättchen, aber mit Gerinnungsstoffen
Blutserum . . . . zellfreie Blutflüssigkeit ohne Blutplättchen und ohne Gerinnungsstoffe
Broca-Index . . . . Maß zur Berechnung des richtigen Körpergewichtes
Breitbandantibiotikum . . Medikament, das gegen verschiedene Erreger wirkt
Bulimie . . . . krankhaftes Essbedürfnis
Cadmium . . . . silberglänzendes Metall, sehr giftig
Campylobacter . . . . . . stäbchenförmige Bakterien im Magen, hier = Helicobacter pylori
Catgut . . . . Nahtmaterial, wird vom Körper aufgesaugt
Chemotherapie . . . . . . chemische Behandlung von Tumoren
Cholangitis . . . . Entzündung der Gallenwege
Cholezystektomie . . . . . Gallenblasenentfernung
Cholezystitis . . . . Gallenblasenentzündung
Cholezystolithiasis . . . . Steingallenblase
chronisch . . . . lang dauernd, schleichend
Cirrhose . . . . Zirrhose
Colibakterien . . . . normalerweise im Darm wohnende Bakterien
Colitis, auch Kolitis . . . . Schleimhautentzündung des Dickdarms
Computertomographie . Röntgenschichtuntersuchung mit computergestützter Verarbeitung, meist nur »CT« genannt
Cortison . . . . Kortison
CT . . . . Computertomographie
Cyclamat . . . . Künstlicher Süßstoff ohne Nährwert
Darmspiegel . . . . Flüssigkeitsspiegel im Dünn- und/oder Dickdarm bei Darmverschluss
Darmflora . . . . normalerweise im Dickdarm befindliche Kleinlebewesen, zum Beispiel Colibakterien und Darmhefen
DDT . . . . Dichlor-diphenyl-trichloräthan, Insektenvertilgungsmittel
Defäkation . . . . Stuhlentleerung
Depression . . . . Niedergeschlagenheit, traurige Stimmung
Diabetes mellitus . . . . . Zuckerkrankheit, oft nur: Diabetes
Diagnose . . . . Erkennung und Benennung einer Krankheit
Diät . . . . Ernährungseinschränkung
Dialyse . . . . Blutwäsche bei Nierenerkrankung
Diarrhöe . . . . Durchfall
Dilatation . . . . Erweiterung

Disaccharid	Doppelzucker, zum Beispiel Milchzucker, Laktose
Divertikel	Schleimhautausstülpung
Dosis	wie viel von einem Medikament eingenommen werden soll
Divertikulitis	Entzündung von Darmdivertikeln
Ductus	Gang, Kanal
Dumping Syndrom	sturzartige Magenentleerung nach Billroth Operation
Duodenum	Zwölffingerdarm
Duodenitis	Entzündung des Zwölffingerdarms
Duodenoskopie	Zwölffingerdarmspiegelung
Dysphagie	Schluckstörung
Embolie	Verschleppung von Blutgerinnseln
endogen	von innen heraus
Endokrin	innere Drüsen betreffend
Endoskop	Gerät zur Spiegelung von Hohlorganen und Körperhöhlen durch lichtleitende Glasfasern
Endoskopie	Spiegelung innerer Organe
Enteritis	Darmentzündung
Enzym	auch Ferment-Stoff, der chemische Prozesse im Körper in Gang setzt
Epidemie	Krankheit, die viele Personen einer Gegend akut befällt
Epithel	Körpergewebe, das einen äußeren oder inneren Abschluss bildet
Erosion	oberflächlicher Schleimhautschaden, Vorstufe zum Geschwür
Erythrozyt	rotes Blutkörperchen
Exkremente	Ausscheidungsprodukte, zum Beispiel Stuhl
Exkretion	Ausscheidung
exogen	von außen
exokrine Drüsen	Verdauungsdrüsen
Fäzes	Stuhl
Ferment	Enzym
Flatulenz	Windigkeit
Fruktose	Fruchtzucker
Fundoplikatio	Operationsmethode bei Zwerchfellbruch
Fungizid	Pilzvertilgungsmittel
Fuselöle	Nebenprodukte der alkoholischen Gärung, krebserregend
Gastrektomie	Magenentfernung, Operation
Gastrin	Magenhormon
Gastritis	Magenschleimhautentzündung
Gastroskopie	Magenspiegelung
Gastroenteritis	Entzündung von Magen und Darm
Gastropexie	Magenoperation bei Zwerchfellbrüchen
Gliadin	Stoff in Weizen- und Roggenkörnern, wirkt allergisch bei Zöliakie
Glukagon	blutzuckerhebendes Hormon, Insulingegenspieler
Glukose	Traubenzucker
Glykogen	Energiereserve aus Kohlenhydraten, in der Leber
Hämatemesis	Bluterbrechen

hämatogen	auf dem Blutweg
Hämatokrit	Maß für die Blutdicke
hämato	zum Blut gehörig
Hämoglobin	roter Blutfarbstoff der roten Blutkörperchen
Hämolyse	Zerstörung der Blutkörperchen
Helicobacter	Geschwür-fördernde Bakterie im Magen
Herbizid	Pflanzenschutzmittel
Hernie	Eingeweidebruch, Leistenbruch, Zwerchfellbruch
Hiatus	Öffnung im Zwerchfell
Hiatushernie	Zwerchfellbruch
Histologie	Lehre vom Gewebeaufbau
Hormon	Signal- und Botenstoff, in Drüsen produziert
hyper	über... gleichbedeutend mit super
Hyperalimentation	Überernährung
Hypercholesterinämie	Cholesterinspiegelerhöhung
Hyperglykämie	Blutzuckererhöhung
Hyperkaliämie	Kaliumerhöhung
Hyperkalziämie	Kalziumerhöhung
Hyperlipidämie	Fettblut
Hypertonie	Bluthochdruck
hypo	unter... gleichbedeutend mit sub..., infra
Hypoglykämie	Unterzuckerung
Hypotonie	niedriger Blutdruck
Hypoxie	Sauerstoffmangel
iatrogen	durch ärztliche Einwirkung
IG	Immunglobulin: Eiweißkörper für die körpereigene Abwehr
Ikterus	Gelbsucht
Ileum	Krummdarm
Ileus	Darmverschluss
immun	unempfindlich, gefeit gegen Infektion
Immunglobulin	»IG«, Eiweißkörper der körpereigenen Abwehr
Infektion	Krankheit durch Bakterien, Viren, Pilze, Würmer
Insektizide	Insektentötendes Mittel, z. B. DDT
Insulin	Hormon, senkt den Blutzucker
Interferone	Eiweißkörper, hemmen Viruswachstum
Implantation	Einbringen von natürlichen oder künstlichen Ersatzstücken, Prothesen
Importkrankheit	eingeschleppte Infektionskrankheit, z. B. Malaria
Intoleranz	Unverträglichkeit
Intoxikation	Vergiftung
Jejunum	Leerdarm
infra	unter... auch: sub
inguinal	Leisten
Infusion	Flüssigkeit, die anders als über den Mund zugeführt wird, zum Beispiel durch Vene

Initial . . . . Beginn
Isotope . . . . Atomarten eines Elementes, gemeint sind meist radioaktive
Kachexie . . . . Abzehrung des Körpers, zum Beispiel bei Tumoren
kanzerogen . . . . karzinogen = krebserregend
Karies . . . . Zahnfäule
Karzinom . . . . Krebs
Kolik . . . . wellenförmige, intensive Bauchschmerzen
Kolostomie . . . . operative Ausleitung des Dickdarmes
Kontraindikation . . . . . . Gegenanzeige
Laktase . . . . milchzuckerspaltender Stoff
Laktobazillen . . . . milchzuckerspaltende Bakterien
Laktose . . . . Milchzucker
Laxans . . . . Abführmittel
Laparoskopie . . . . Bauchspiegelung
Laparotomie . . . . operative Eröffnung der Bauchhöhle
Leukozyt . . . . weißes Blutkörperchen
Lipase . . . . fettspaltender Stoff
Lipide . . . . Fette
lith . . . . Stein
lithogen . . . . steinbildend
lymphogen . . . . über die Lymphwege
maligne . . . . bösartig
Malignität . . . . Bösartigkeit
Maltase . . . . malzzuckerspaltender Stoff
Maltose . . . . Malzzucker
Manometrie . . . . Druckmessung
mega . . . . Million, auch: übermäßig, groß
Melaena . . . . schwarzer Blutstuhl
Mercur . . . . Quecksilber
Metastase . . . . absiedelnde Tochtergeschwulst bei Krebs
Meteorismus . . . . Darmüberblähung
mikro . . . . ein Millionstel, auch: klein
Mikrobe . . . . Kleinlebewesen, z. B. Bakterie
milli . . . . Tausendstel
Miserere . . . . Koterbrechen
Morbus . . . . Krankheit
Myom . . . . gutartiger Muskeltumor
Nekrose . . . . Absterben von Körpergewebe
Nitrosamin . . . . hoch wirksames Krebsgift
Obstipation . . . . Stuhlverstopfung
Ödem . . . . Flüssigkeitsansammlung
oral . . . . über den Mund
Ösophagitis . . . . Speiseröhrenentzündung
Ösophagoskopie . . . . . Speiseröhrenspiegelung
Ösophagus . . . . Speiseröhre

Onkologie	Lehre von den Tumoren
Pankreas	Bauchspeicheldrüse
Pankreatitis	Bauchspeicheldrüsenentzündung
Papille	gemeinsame Mündung von Gallengang und Ausführungsgang der Bauchspeicheldrüse
Papillotomie	Spaltung einer verengten Papille
Parasympathikus	Vagusnerv, einer der Hauptnerven des vegetativen Nervensystems
Paralyse	Darmlähmung
Parese	Lähmung
Parkinson	Schüttellähmung
Pathologie	Lehre von den Krankheiten
Penetration	Krankheitsausbreitung
Perforation	Durchbruch, zum Beispiel Blinddarm
peripher	im äußeren Körperbereich
Peristaltik	Magen-Darm-Bewegung
Peritoneum	Bauchfell
Peritonitis	Bauchfellentzündung
Physiologie	Lehre von den Funktionsabläufen des Körpers
physisch	körperlich
psychisch	seelisch
psychosomatisch	körperliche Reaktion auf eine seelische Veränderung
Polyp	gutartiger Tumor mit Stiel
Polypektomie	Polypenabtragung, operativ
Polyposis	zahlreiche Polypen in Magen oder Darm
Polysaccharide	Stärke, Glykogen
Probeexzision	Gewebsentnahme zur mikroskopischen Untersuchung
Prophylaxe	Vorsorge
Protease	eiweißspaltender Stoff
Protein	Eiweiß
Psyche	Seele
Reflux	Rückfluss
Regeneration	Wiederbildung, z. B. von Zellen
Rezidiv	erneutes Auftreten einer abgeheilten Krankheit
rezidivierend	wiederkehrend
rektal	vom Mastdarm aus
Rektum	Mastdarm
Resektion	operative Organentfernung
resistent	widerstandsfähig, gegen Antibiotika
Resistenz	Widerstandsfähigkeit
Resorption	Aufnahme von Wasser und Stoffen
Saccharase	saccharosespaltender Stoff
Saccharose	Rohrzucker, Rübenzucker
Saccharin	künstlicher Süßstoff, 400-mal süßer als Zucker
Sekret	von Drüsen gebildeter Stoff

Sekretion . . . . Produktion von Sekret
Sepsis . . . . Bakterienausschwemmung ins Blut
Serosa . . . . Bauchfellüberzug der Organe
Sigmoid . . . . S-förmiger Dickdarmabschnitt zwischen absteigendem Dickdarm und Mastdarm
Sonographie . . . . Ultraschalluntersuchung
Spasmolytikum . . . . . . krampflösendes Mittel
spastisch . . . . krampfartig
Spurenelemente . . . . . . lebenswichtige Stoffe, in kleinsten Mengen vorkommend, Eisen, Bor, Fluor, Jod, Kupfer, Magnesium, Silizium, Selen, Zink
Stenose . . . . Verengung
steril . . . . völlig sauber, frei von Mikroben
Sympathikus . . . . zweiter Hauptnerv des vegetativen Nervensystems, Gegenspieler des Vagus
Symptome . . . . Zeichen der Krankheit
Synthese . . . . Aufbau
Therapie . . . . Behandlung der Krankheit
Thorax . . . . Brustkorb
Toxin . . . . Gift
toxisch . . . . giftig
Thrombose . . . . Bildung eines Blutgerinnsels
Thrombozyten . . . . Blutplättchen
Thymus . . . . Bries
Tomographie . . . . Röntgenschichtuntersuchung
Toxizität . . . . Giftigkeit
Transplantation . . . . . . Verpflanzung von Gewebe oder Organen
Tumor . . . . Geschwulst, abnormale Gewebsansammlung
Ulkus . . . . Geschwür, heilt mit Narbe ab
Vagotomie . . . . operative Vagusdurchtrennung
Vagusnerv . . . . einer der beiden Hauptnerven des vegetativen Nervensystems
Varizen . . . . Krampfadern
vegetatives Nervensystem steuert die Organfunktionen, besteht aus Sympathikus und Vagus, ist nicht dem Willen unterworfen
Viren . . . . winzige Krankheitserreger, nur in lebenden Zellen
Vitamine . . . . lebensnotwendige Stoffe, müssen von außen zugeführt werden
WHO . . . . Weltgesundheitsbehörde
ZNS . . . . zentrales Nervensystem, Gehirn, Rückenmark
Zirrhose . . . . Schrumpfung, zum Beispiel Leber
Zyste . . . . Hohlraum, innen mit Schleimhaut ausgekleidet, mit Flüssigkeit gefüllt
Zytologie . . . . Lehre von den Zellen
Zytostatikum . . . . Medikament gegen Tumorzellen, Zellgift

Selbsthilfegruppen

Sie gibt es für folgende im Text angesprochene Probleme:

- Bulimie
- Kolitis ulzerosa
- Morbus Crohn
- Mucoviszidose
- Kolostomie/Ileostomie
- Eßstörungen mit Übergewicht
- Zöliakie

Die Gruppen werden of von einzelnen Privatpersonen getragen, und es wäre nicht korrekt, deren Adressen und Telefonnummern hier abzudrucken.

Wie kann der Betroffene nun mit den Helfern Kontakt herstellen?

Man wendet sich an das zuständige Referat der jeweiligen Landessanitätsdirektion, die Auskunft erfolgt prompt und ist kostenlos.

Literaturverzeichnis

Bankl:	Woran sie wirklich starben, Maudrich 1989
Beske:	Lehrbuch für Krankenpflegeberufe, Thieme 1990
Birkmayer/Heindl:	Der liebe Gott ist Internist, Neff 1984
Bräutigam:	Psychosomatische Medizin, Thieme 1992
Classen:	Innere Medizin, Urban & Schwarzenberg 1991
Collier/Longmore:	Oxford Handbuch der Klinischen Medizin 2, Huber 1991
Geyer/Grabner:	Innere Medizin, Maudrich 1991
Hafter:	Praktische Gastroenterologie, Thieme 1978
Heisig:	Innere Medizin in der ärztlichen Praxis, Thieme 1985
Hegglin:	Differentialdiagnose innerer Krankheiten, Thieme 1980
Hope/Longmore:	Oxford Handbuch der Klinischen Medizin 1, Huber 1988
Hornbostel:	Innere Medizin in Klinik und Praxis, Thieme 1978
Kaspar:	Ernährungsmedizin und Diätetik, Urban & Schwarzenberg 1991
Lippert:	Lehrbuch der Anatomie, Urban & Schwarzenberg 1991
McLatchie:	Oxford Handbuch der Klinischen Chirurgie, Huber 1993
Mehnert:	Internistische Sprechstunde, Thieme 1991
Moeschlin:	Therapiefibel der Inneren Medizin, Thieme 1982
Ottenjahn:	Gastroenterologische Endoskopie, Enke 1997
Sandritter:	Makropathologie, Schattauer 1977
Sandritter:	Mikropathologie, Schattauer 1977
Schmid:	Leber – Galle – Pankreas, Hippokrates 1990
Schmidt:	Kompendium der Balneologie, Steinkopff 1989
Schneider:	Geriatrie in der Praxis, Schattauer 1982
Schrömgens:	Die Fehldiagnose in der Praxis, Hippokrates 1991
Siegenthaler:	Lehrbuch der inneren Medizin, Thieme 1992
Zöllner:	Innere Medizin, Springer 1991

Lektorat: MTA Maria Fabian, OSR Dir. Kurt Byma, Lisa Maier

Zeichnungen und Illustrationen: Karin Macher

Bildquellennachweis: Photos und Dias

Fujinon, Fa. Karl Bayer, Ing. Kantner, Firma Wolf, alle Wien

Dr. Karl F. Maier, Bad Gleichenberg

Dr. Tabuti, K. Y. Hospital, Japan

Generalarchivar Dir. Willi Rauch, Bad Gleichenberg

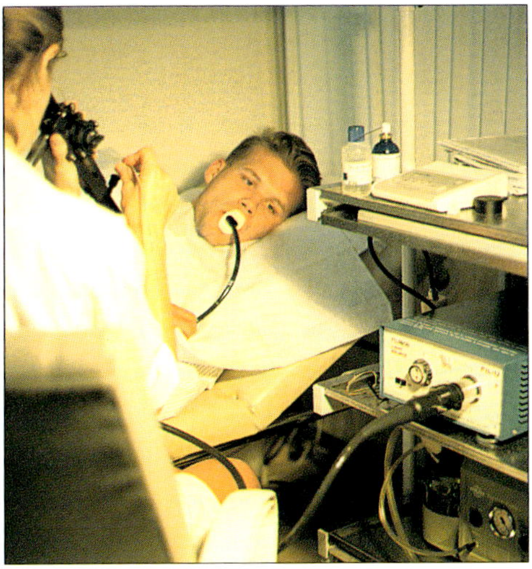

Gastroskopie: Magenspiegelung — Speiseröhre, Magen und Zwölffingerdarm werden untersucht

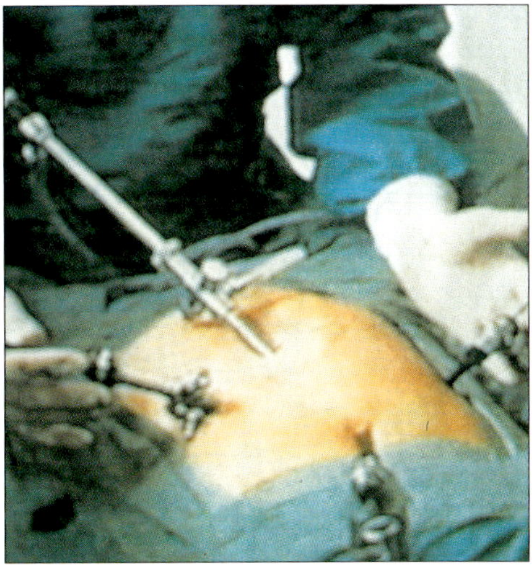

Laparoskopie: Bauchspiegelung

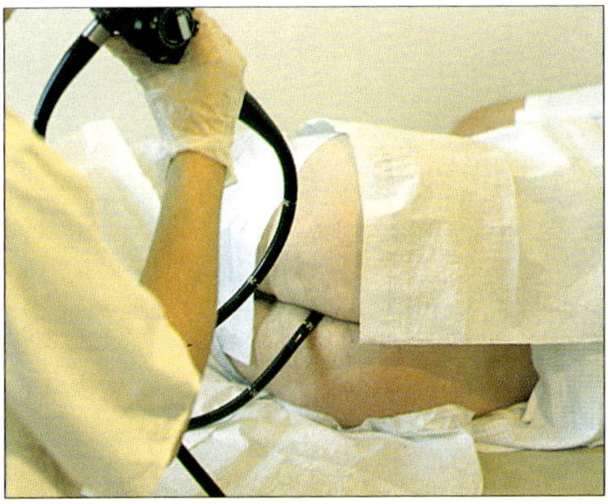

Koloskopie: Spiegelung des Dickdarms

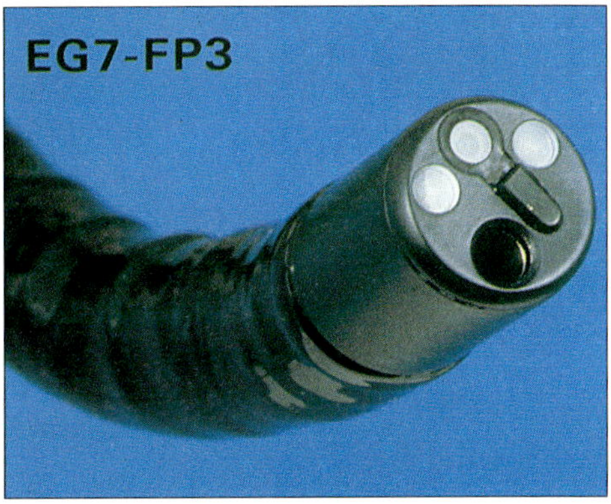

Endoskopspitze: die Linsen sind zum Beleuchten und Betrachten, das Loch ist der Arbeitskanal zum Spülen, Saugen und Einführen von Instrumenten

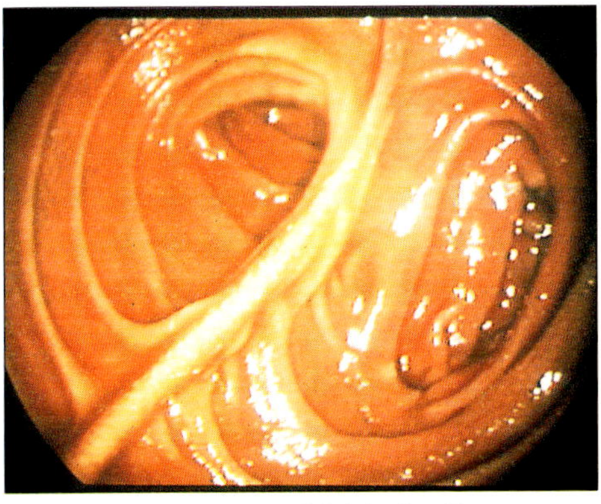

Endoskopischer Blick in den Darm

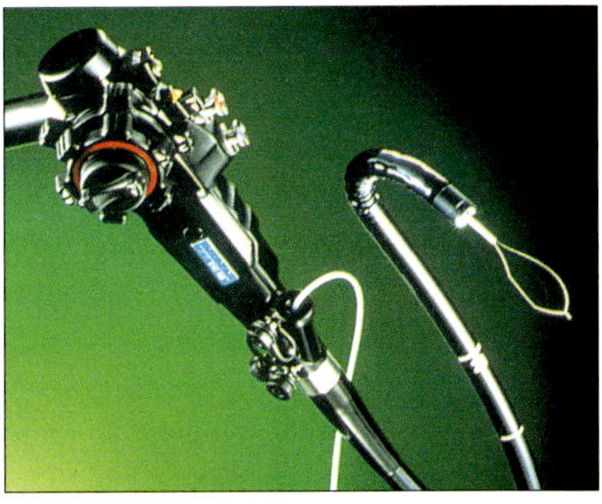

Schlinge zum Abtragen von Polypen

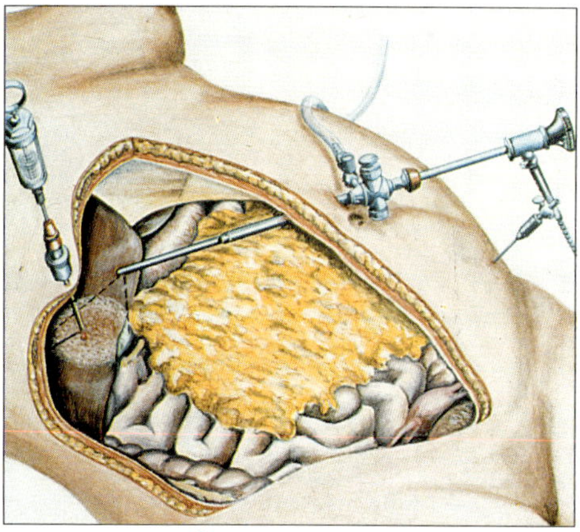

»Leberstich« (Biopsie) unter Sicht durch Bauchspiegelung

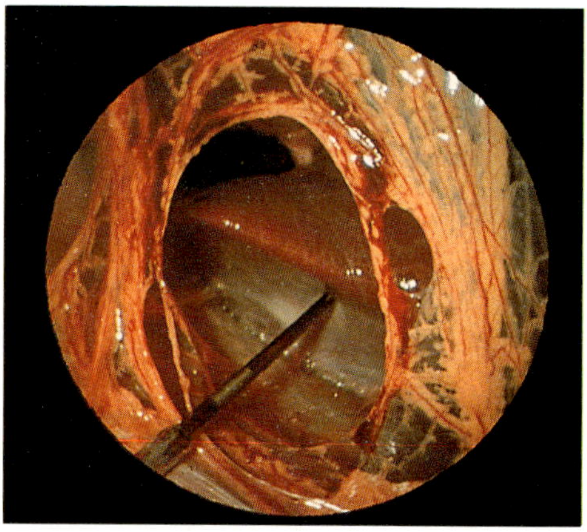

Aufsicht auf die Leber durch Bauchspiegelung

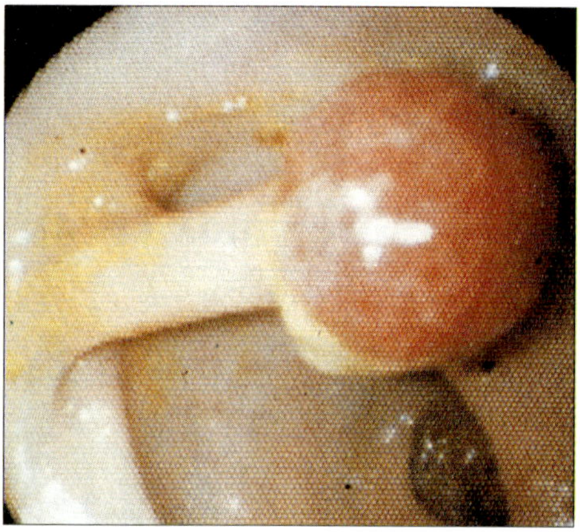

Gestielter Dickdarmpolyp

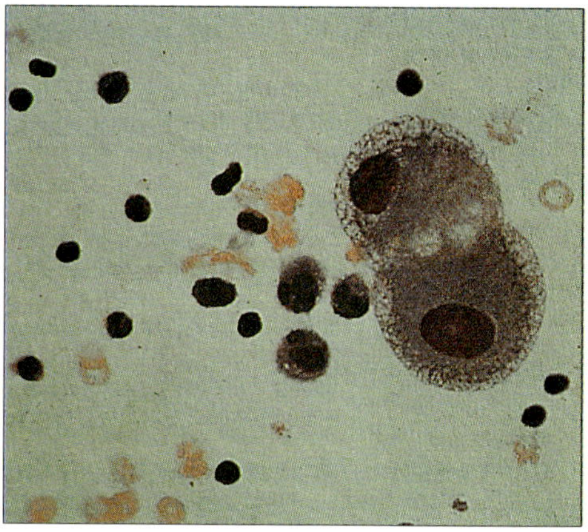

»Umstürzler« und »Anarchisten«
Krebszellen unter dem Mikroskop

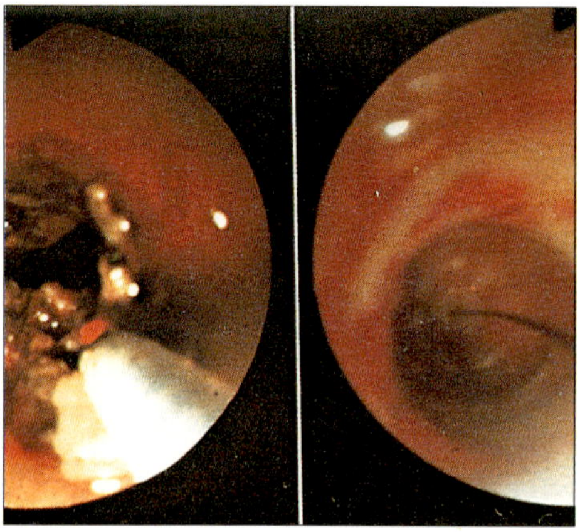

Speiseröhrenkrebsentfernung mittels Laser
Links vorher — rechts nach der Behandlung

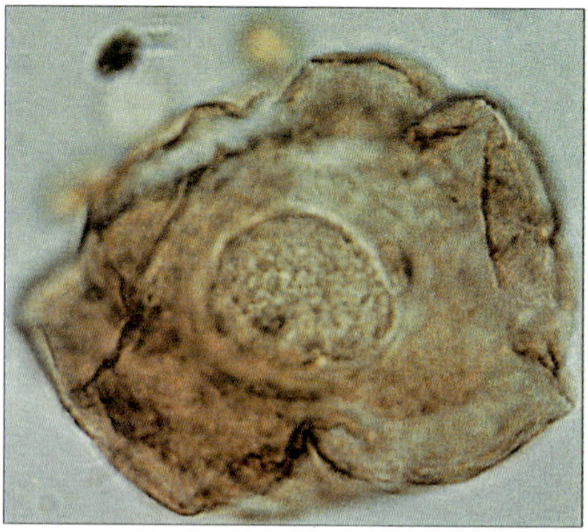

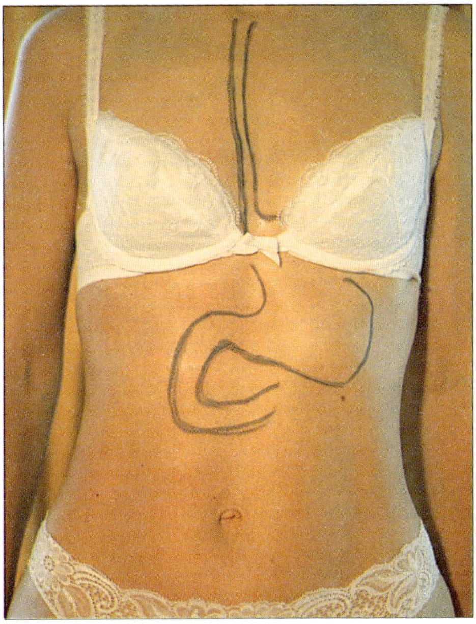 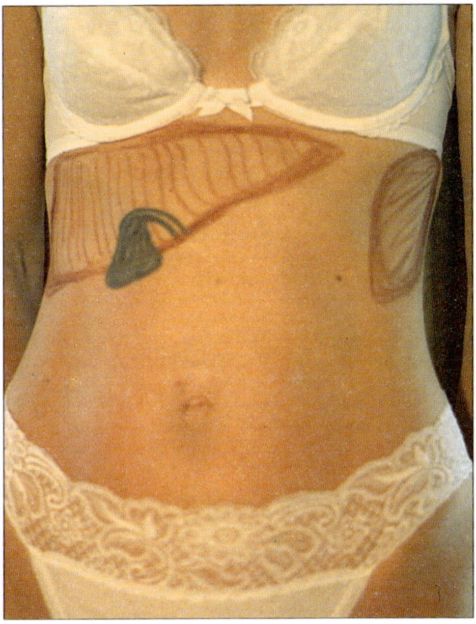

Speiseröhre, Magen und Zwölffingerdarm: die Lage im Körper

Leber, Gallenblase und Milz

Leber

Bauchspeicheldrüse: vor der Wirbelsäule, hinter dem Magen

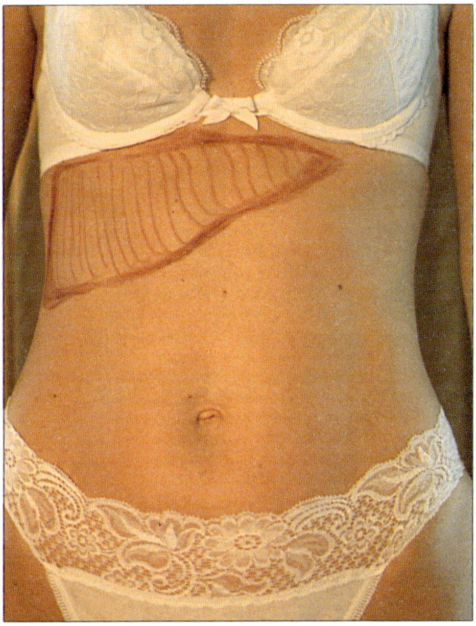 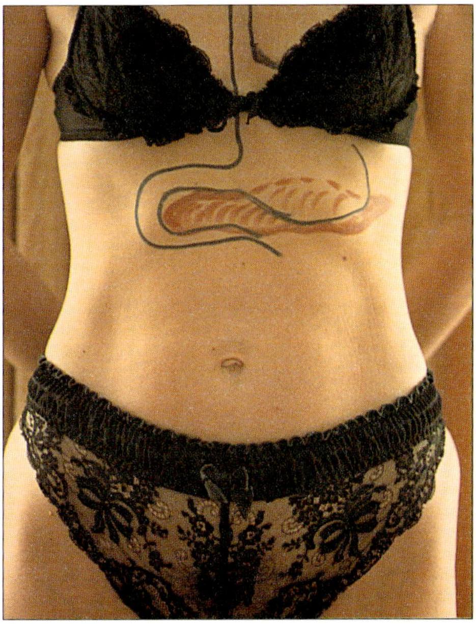